全国各类高等院校食品加工工艺专业“十三五”规划与创新系列教材

食品营养与卫生安全

主　编　李淑琼　张　建
副主编　张临颖　武玉涛
　　　　苏志平
参　编　路冠茹　周　鹏

中国商业出版社

图书在版编目(CIP)数据

食品营养与卫生安全／李淑琼，张建主编. —北京：中国商业出版社，2020.7(重印)
ISBN 978-7-5044-8920-3

Ⅰ.①食… Ⅱ.①李… ②张… Ⅲ.①食品营养-高等职业教育-教材②食品卫生-高等职业教育-教材 Ⅳ.①R15

中国版本图书馆CIP数据核字(2015)第052716号

责任编辑:蔡凯

中国商业出版社出版发行
010-63180647 www.c-cbook.com
(100053 北京广安门内报国寺1号)
新华书店经销
北京京丰印刷厂印刷
* * * * *
787毫米×1092毫米 开本:1/16 印张:21.5 字数:300千字
2015年9月第1版 2020年7月第3次印刷

定价:49.80元
* * * *
(如有印装质量问题可更换)

前 言

民以食为天，我们每天都摄取各种食品，随着经济社会的发展，人们越来越重视食品的营养健康、工艺设计、食品安全工程等问题。2015 年 4 月 24 日国家颁布新修订的《中国人民共和国食品安全法》并于 2015 年 10 月 1 日起施行;2019 年 3 月 26 日国务院第 42 次常务会议修订通过《中华人民共和食品安全法实施条例》，该条例于 2019 年 12 月 1 日起施行。这对食品生产、食品检测、食品工程设计与研发、食品加工储藏与运输、食品质量管理等各个环节都有更高要求。为此我们结合食品加工工艺专业教学情况，特邀请一批具有丰富经验校院老师编写本套教材，以适应本领域创新应用型、技能型人才培养需求，整套教材具有突出应用创新、技能过硬、注重情境环节、理论系统全面等特点。

为了适应经济社会发展，培养应用技能型人才，突出以应用为主，技能过硬，注重情境环节，理论系统全面的职业教育特点，我们编写了这本《食品营养与卫生安全》。

本教材内容完整、浅显易懂、实用性强，在知识点拨中把相应复杂内容简单化。本教材特别注重实践方向的培养，各校可根据实际情况对教材内容取舍，部分内容可作为学生的阅读材料。

全书共十一个模块，包括绪论、营养学基础、植物化学物、各类食品的营养价值、特殊人群的营养、强化食品与保健食品、社区营养、膳食结构与膳食指南、食品污染及预防、各类食品卫生及其管理、食物中毒及其预防、食品卫生监督管理等内容。

本书由四川省工业贸易学校高讲李淑琼(绪论和模块九的项目一、二、三、四、五、六、七)、邯郸职业技术学院高讲张建(模块一、三)担任主编，副主编由安徽粮食工程职业技术学院讲师张临颖(模块五、八、十)、邯郸职业技术学院高讲武玉涛

(模块四、六、七)、河南牧业经济学院食品工程学院苏志平(模块九的项目八、九、十、十一、十二、十三、十四、十五、十六、十七、十八、十九、二十、二十一、二十二)担任，参加编写的还有天津经济贸易学校讲师路冠茹(模块十一)、四川省工业贸易学校讲师周鹏(模块二)等。全书由李淑琼统稿。

本教材是高职高专食品加工与工艺专业的教学用书，也可供相关专业师生、食品行业各层次及各工种不同岗位的人员阅读和参考。

本书在编写过程中得到各编者所在院校的大力支持，在此表示衷心的感谢。也向有关参考文献的专家和作者表示衷心的感谢。

编 者

2020 年 7 月

目 录

绪论

◆基础理论和知识

1. 概念、研究对象及内容。
2. 营养学和卫生学的发展。
3. 我国食品营养与卫生方面面临的主要问题。
4. 怎样学好食品营养与卫生安全。

◆基本技能及要求

1. 掌握营养、营养学、营养与食品卫生学及食品卫生学的概念。
2. 了解营养学和卫生学的发展。
3. 了解我国食品营养与卫生方面面临的主要问题。

◆学习重点

1. 营养、营养学、营养与食品卫生学及食品卫生学的概念。

◆学习难点

1. 我国食品营养与卫生方面面临的主要问题。

◆导入案例

目前，我国以营养师为主体的营养指导专业人才奇缺，全国现有营养师不到4000人。即每30多万人才有一名营养师。而且这些专业人员当中，也是半路出家的居多，专业人士很少。这与瑞士、日本等发达国家相差甚远，日本的营养师数量在40万人以上，平均三四百人就有一个营养师。而且日本的法律规定每100人必须配备一名营养师。按照日本的法规数量计算的话，我国营养师行业还有近千万人的空缺。权威机构预测，营养师将是我国未来最热门的职业之一，具有广泛的社会需求及良好的就业前景。

现在营养师是一次投入、终身受用的时机。健康长寿是人类永恒的梦想，营养师的使命正是帮助各个年龄层次的人群合理搭配膳食、远离疾病、延缓衰老。均衡营养有助于保持人体的健康状态，有助于维持机体营养摄入平衡，更有助于预防并辅助治疗各种急慢性疾病。通过研究食物中的营养素和人体机能需要的关系，指导人们“吃什么、怎么吃、吃多少”，营养师帮助人们形成科学的膳食搭配方式、保持机体健康。与其他职业机能认证相比，营养师资格认证具有更高层次的价值，它不仅是个人职业技能的证明，更有助于提升个体生命质量。

营养师是未来的强制准入工种。随着社会分工的精细化、专门化，对职业的专业性要求也日趋增强。拥有营养师职业资格认证，将成为进入食品、保健、医药等朝阳产业的“敲门砖”，与之相关的保健医师和营养配餐人员等必须通过营养师资格认证方可上岗。《中华人民共和国营养法(草案)》还要求服务行业、学校食堂、烹饪学校、家政服务等相关产业必须配备通过营养师资格认证的专业人员。一旦拥有营养师资格认证证书将极大提高个体的职场竞争力。

◆讨论

1. 为什么我国以营养师为主体的营养指导专业人士奇缺?

2. 为什么现在是营养师一次投入、终身受用的时机?

3. 为什么说营养师是未来的强制准入工种?

任务1　概念、研究对象及内容

人体为了维持正常的生命活动，生长发育，从事生产劳动(包括脑力劳动)，修补破坏了的组织细胞，必须不断地摄取一定数量的各种食物，这些食物中的成分经过人体的消化吸收和一系列的新陈代谢，在机体内参与各种不同的生命过程，并且有一部分组成机体的组织成分。因此，人体获得和利用食物的一系列综合过程称为营养。

营养与食品卫生学是从预防医学角度研究营养和食物(饮食)与人类健康关系的科学，是预防医学的一个组成部分。营养与食品卫生学实际上是两门有密切联系的学科，即营养学和食品卫生学。

营养学是研究食品中的营养素及其他生物活性物质对人体健康的生理作用和有益影响，即营养学是研究食物与人体健康的科学。它主要研究:1. 人体对能量和营养素的需要;2. 各种食品的营养价值以及在生产加工中营养损失问题;3. 不同生理状况、特殊劳动条件及不同的劳动强度时的营养素需要量和食物供给量等。以保证广大人民的身心健康，增强人民的体质。

食品卫生学则是研究食物中含有的或混入食物中的各种有害因素对人体健康安全的危害及其预防措施，即食品卫生学是研究食品卫生质量，防止食品中有害因素影响人体健康的科学。它主要研究:1. 有关食品卫生的基本问题，如腐败变质、食品受有害的生物和化学物质的污染、食品添加剂不当对人体健康可能危害及预防等;2. 食物中毒及其预防;3. 食品卫生质量标准及鉴定;4. 食品企业的卫生管理等。以达到预防疾病，增进人民健康，提高生产劳动能力的目的。

任务2　营养学的发展

一、营养学的发展史

在 五千多年的文明历史中，我国的饮食文化源远流长，我国是最早提出膳食指导的国家。在距今 两千多年前的春秋战国时代，孔子就曾说过“食色性也”，指出饮食与繁衍后代是人的本能。又说“食而，鱼馁【něi】而肉败，不食。色恶，不食。恶臭，不食。不时，不食”。注意到饮食卫生。其后继者孟子进一步提出“民以食为天”的论点。

西汉时代的中医经典著作《黄帝内经》中，集纳古代学派的先进观点，以朴素的辩证思想，提出了许多至今仍然有益的见解。《黄帝内经·素问·脏器法时论》云:“五谷为养，五果为助，五畜为益，五菜为充，气味合而服之，以补精益气。”这就是说，人们必须要以谷、肉、果、菜等类食物的互相配合以补充营养，增强体质。又提及：“谷肉果菜，食养尽之，勿使过之，伤其正也。”也就是说，谷、肉、果、菜等虽是养生之物，但若过食偏食，非但不能补益，反而有伤正气，于健康不利。上述论点可以看作是世界上最早的膳食指南。

东汉时期的《神农本草经》中，记载了许多食物既可以食用，还可以药用。如上品中就有大枣、葡萄、海蛤【gé】等 22 种食品，可养命应天，轻身益气不老延年；中品中有干姜、海藻、赤小豆等 19 种，可养性应人，遏病补虚；下品中有 9 种食物，可治病应地，除寒热邪气。

李时珍在《本草纲目》中，将 350 种食物列入具有治疗作用的范围，并区分为寒、凉、温、热、有毒和无毒等物质，以便对症使用。

欧洲文艺复兴和工业革命使欧洲的实验科学有了突破。1783 年有“营养学之父”之称的法国化学家拉瓦锡（lavoisier ）发现了氧，并证明呼吸是一种燃烧过程。1842 年普劳特（ prout ）将人体主要成分归类为蛋白、脂肪和糖三类，为食物的化学分析奠定了基础。1850 年德国化学家李比希（Liebig）做了很多动物生理学的研究，并将不同食物按其对动物的功能进行了分类。李比锡（Liebig）的学生福伊特（Voit）研究了人和动物体内的气体交换和代谢，认为所有含蛋白质的食物均含有氮，而氮的多少与营养好坏有关，创建了氮平衡学说。福伊特（Voit）的一名学生鲁布纳（Rubner）确定了碳水化合物、脂肪和蛋白质的能量关系，而另一名学生拉斯克（Lusk）研究了基础代谢和食物热效应，并撰写了经典著作《营养科学》（*The Seience of Nutrition*）。这师生三代的连续研究，为把营养学引进现代科学发展的轨道做出了卓越的奠基性贡献。以后，有学者对人体内含有的矿物质进行了分析，如铁、钙、磷等。1810 年发现第一种氨基酸——亮氨酸。1844 年发现血糖。1850 年沙坦（Chatin） 从甲状腺中分离出碘，还进一步明确钙与人体骨质发育的关系。1856 年发现肝糖原。1888 年对蛋白质命名。1912 年丰克（Fumk ）通过对病人观察和动物实验，发现了“生命胺”，这是第一个维生素，以后称之为硫胺素。1913 年至 1915 年发现维生素 A 和 B 族维生素。1917 年发现维生素 C。1922 年发现维生素 D。1929 年证明亚油酸是人体必需脂肪酸。1935 年发现最后一种氨基酸——苏氨酸。至第二次世界大战结束后，已发现的维生素有水溶性和脂溶性两大类共 16 种。1947 年发现目前认为的最后一种维生素 B_{12}。微量元素的问题同时提到日程上来。1953 年安德伍德（Underwood ）发现牛羊的消瘦病是由于牧草中钴元素缺乏所引起。以后陆续在动物实验中发现多种机体所必需的微量元素。如里克特（Richert） 提出钼、施瓦兹（Schwartz） 提出硒，是人、动物所必需的，梅茨（ Mertz） 证实铬是大鼠所必需的。在伊朗的缺锌地区观察到人体发育不良的缺乏病。1973 年世界卫生组织已认定 14 种元素为机体所必需，称为必需微量元素。从 20 世纪末期，营养学界又出现一个新的研究热点，即植物性食物中的生物活性物质，亦称植物化学物，如多酚、芥子油甙、皂甙、植物雌激素、硫化物等，它们对保护机体健康和防治慢性疾病有明显的有益作用。

在漫长的人类历史中，早期因为对营养知识的无知而付出过沉重的代价。最典型的是航海中发现的坏血病。

在 18 世纪末到 19 世纪初，因为维生素缺乏而引起大量人群病死仍然是惊人的。在地中海沿岸国家、美国南部种植园以玉米为主食的地区癞皮病猖獗，以皮肤粗糙、腹泻及精神失常为特征，严重时引起死亡。当时认为是一种传染病，后来戈德贝热（Goldberger ）发现这种疾病与病区的食物有关。1937 年遨德齐（Elvehjem） 在酵母中提取出烟酸，才了解这也是一种维生素缺乏症。

解放战争时期，渡江战斗中战士阴囊皮炎的流行，抗美援朝时期部队中大批夜盲症的发生，均极大地影响了战斗力，但一经采用核黄素或维生素 A 补充，这些营养缺乏病就很快痊愈了。建国初期，新疆南部也流行过癞皮病，且发生在春耕时期，严重影响了当地农业生产。

杨光圻【yín】等人首先观察到克山病与缺硒有关，并以亚硒酸钠预防取得成功。

由于我国有 3.7 亿多人生活在土壤缺碘的地区，因而我国政府于 1995 年开始实施全民食盐加碘的措施。

我国各地区经济发展不同，各民族生活习惯不尽相同，因此营养问题也不尽一样。

1992 年 12 月，联合国粮农组织与世界卫生组织在意大利罗马联合召开了世界营养会议。这是一个联合国成员国部长级会议。会议讨论和通过了《世界营养宣言》和《营养改善行动计划》。

我国是一个具有 56 个民族的多民族社会主义国家，幅员辽阔，而在地理上有很大的差异，各民族的饮食文化有共性，也有各自特点，因此在改善居民营养、提高人民健康素质方面，要有一个适应 13 亿人的行动计划。1997 年 12 月经国务院批准并印发了《中国营养改善行动计划》，各级领导肩负着贯彻实施《中国营养改善行动计划》的重任，其中核心的问题就是向群众宣传均衡营养的观点——现代生活的一个战略概念。

二、营养学的发展前景

随着我国经济和社会的发展，人们的生活水平日益得到改善，人们在追求丰富物质生活的同时，更希望自己拥有健康的身体。因此，人们对科学合理的膳食结构的要求也越来越高。食品安全、营养与健康、营养与保健、营养与康复已成为社会新的需求，营养工作已受到前所未有的重视。为了全面普及营养知识，提高全民营养意识，我国已经完成《中国营养改善行动计划》的制订，逐步在医院、幼儿园、学校、企事业单位的公共食堂及餐饮服务业推行营养师制度。

在开展宏观营养研究的同时，营养学又逐渐向微观发展，如营养素的代谢、作用机制研究等。

20 世纪末 21 世纪初，人类基因组计划完成之后，相继提出了环境基因组计划和食物基因组计划。食物基因组计划主要是找出那些能对膳食成分（营养素和非营养素）做出应答反应的基因及其多态性和与营养素代谢有关的突变基因。基因多态性决定了个体对营养素的敏感性不同，从而决定了个体之间对营养素需要量存在很大差异。随着关于特异营养素如何影响基因表达及特异基因或基因型如何决定营养素的需要量和营养素的利用等方面知识的层出不穷，就像知道我们的血型一样，我们也可以知道我们的营养素需要类型。可设计出一种遗传筛选实验，根据不同基因型对营养素需要和耐受程度的不同，针对每一种基因型制定相应的营养素供给量建议。这种 RDA 与过去的 RDA 不同，不仅考虑了年龄和性别的差异，而且更主要是考虑了基因型，即个体在营养素需要量上的特殊性。这种 RDA 将能促进那些对健康有利基因的表达，并对退行性疾病和死亡有关基因的表达有抑制作用。这就是分子营养学研究的重要意义和最终目的所在。尽管大多数人对营养问题表示关注，但是仍缺乏必要的营养知识，虽然吃得很好，但并未吃出健康，大多数人都营养过剩，而与此相关的职业——营养师却极其缺乏，其数量与人口总数比例严重失衡。在国外，由营养师调理人们日常的膳食并不算稀奇，然而在我国，营养师职业却面临着严重的缺口。

任务3 卫生学的发展

一、卫生学的发展史

我国早在周朝不仅能控制一定卫生条件制造出酒、醋、酱等发酵食物，而且已经设置了凌人，专司食品的防腐冷藏。《唐律》规定了如何处理腐败食物和采取“肉腐败、焚，违者杖九十，如故与人食，致死者，绞”的严厉法律制裁。直到 19 世纪初自然科学有了长足的发展，才给现代食品卫生学奠定了自然科学的基础。1833 年李比希(Liebig)建立了食品成分化学分析法，1863 年巴斯德(Pasteur)论述了食品腐败过程微生物作用，随后又提出了巴斯德消毒法，1885 年 Salmon 和 Gaetner 发现了引起食物中毒的沙门菌，这一系列事件都是现代食品卫生学发展的里程碑。在此阶段，随道资本主义市场经济的发展，食品掺假伪造相当猖獗，所以在发达的资本主义各国最早进行了食品卫生立法。总之，在第二次世界大战之前，从世界范围看食品卫生学的基本内容就是食品腐败变质、细菌性食物中毒、食品掺假伪造以及对这些食品卫生问题的研究、检测和监督管理。

在战后的相对和平时期，科学技术发展带动工农业生产并以前所未有的速度发展，一方面基础学科与关联学科的进步直接促进了食品卫生学向高、精、尖方向发展，如引入新概念、新理论，应用新技术、新方法等;另一方面又因当时工农业生产的盲目发展曾一度使公害泛滥而带来来源不同、种类各异的环境污染因素，食品卫生学在生物性、化学性、放射性三大类污染物、食物中毒、食品毒理方法学以及卫生科学管理等各项内容方面都取得了引人注目的进展。

为加强食品卫生学的科学性、法制性和以国际合作为主要特点的食品卫生监督管理，1962 年联合国 FAO 和 WHO 成立了食品法典委员会(Codex Alimentary Committee,CAC)，主要负责制定推荐的食品卫生标准及食品加工规范，协调各国的食品卫生标准并指导各国和全球食品安全体系的建立。1982 年制定颁布《中华人民共和国食品卫生法(试行)》，并于 1995 年正式实施。1995 年世界贸易组织(World Trade Organization,WTO)成立，在一些有关食品贸易的协议中明确规定了食品法典(Codex)标准是世贸组织成员国必须遵循的国际标准。《中华人民共和国食品卫生安全法》已于 2009 年 6 月 1 日起施行。《中华人民共和国食品卫生法》同时废止。

二、2000 年以来一些重大食品安全事件

1. 2000 年 12 月 15 日，金华市卫生防疫站在金华市区五里牌楼农贸市场内查获 1500 公斤的“毒瓜子”。这些瓜子生产中掺了矿物油，同时福建、河南、广东、南京等地也发现了“毒瓜子”。

2. 2001 年 3 月至 9 月期间，广东河源某饲料公司因购买“瘦肉精”即盐酸克伦特罗生产猪用混合饲料，导致 11 月 7 日河源 484 名市民因食肉中毒。

3. 2001 年 9 月 3 日，吉化公司所属的 16 所中小学校发生严重的豆奶中毒事件。万余名学生饮用学校购进的“万方”牌豆奶后，6362 名学生集体中毒。至今，仍有多名饮用豆奶的学生被不同的病症缠身，其中 3 名学生患上白血病。

4. 2002 年 2 月，用哈尔滨香香鸟食品有限公司去年的陈月饼非法生产汤圆的恶性事件被查处。据当地工商部门介绍，在所查获的汤圆馅是由去年中秋节期间生产的月饼经粉碎后制

得，月饼早已超过保存期，有些已发霉变质，甚至被鼠咬。

5.2002 年 5 月 21 日，长春市卫生局查处一处用牛血、猪血和化工原料加工假“鸭血”的黑窝点，制造假“鸭血”的化工原料一般为建筑或化工用品。

6.2002 年 6 月 21 日，金华市卫生局在某仓库发现标识为广西田阳南华糖业有限责任公司的 9.5 吨假冒“白砂糖”，该“白砂糖”30% 的成分为蔗糖，30% 成分为硫酸镁，其余成分无法确认，对这批“白砂糖”全部没收并予以公开销毁。

7.从 2003 年 7 月上旬开始，不到一个月的时间里，浙江省卫生监督部门查获了从嘉兴等地流出的 48 吨含有的“毒狗肉”。

8.2003 年 11 月 16 日，“金华火腿敌敌畏”事件被曝光，金华市的两家火腿生产企业在生产“反季节腿”时，为了避免蚊虫叮咬和生蛆在制作过程中添加了剧毒农药敌敌畏。

9.2003 年 12 月 1 日，杭州质检部门公布“毒海带”事件的调查结果，市场上畅销的一种碧绿鲜嫩的海带是用印染化工染料浸泡出来的“毒海带”。

10.2003 年 12 月 3 日，广东省质量技术监督局对佛山、江门两地的鱼翅、开心果加工企业进行执法检查，现场查获用工业双氧水加工过的鱼翅成品、开心果等干果类食品成品。

11.2004 年“陈化粮”事件曝光，全国 10 多个省市粮油批发市场发现有国家粮库淘汰的发霉米，含有可致肝癌的黄曲霉素。

12.2004 年 5 月，中央电视台《每周质量报告》的一期“龙口粉丝掺假有术”节目揭露，部分正规粉丝生产商为降低成本，在生产中掺入粟米淀粉，并加入了可能致癌的碳酸氢铵化肥、氨水用于增白。

13.2004 年 4 月 30 日，“大头娃娃”事件曝光，安徽省阜阳市查处一家劣质奶粉厂。该厂生产的劣质奶粉几乎完全没有营养，致使 13 名婴儿死亡，近 200 名婴儿患上严重营养不良症。

14.2004 年 5 月 11 日，广州一市民被怀疑饮用散装白酒中毒死亡，短短 10 天内，共有 14 人因饮用假酒死亡、39 人受伤。这些散装白酒中含有剧毒工业酒精甲醇。

15.2005 年 3 月 15 日，上海市相关部门在对肯德基多家餐厅进行抽检时，发现新奥尔良鸡翅和新奥尔良鸡腿堡调料中含有“苏丹红一号”成分。

16.2005 年 5 月 26 日，雀巢金牌成长 3^+ 奶粉在浙江被抽检出碘含量超标。

17.2005 年 6 月 14 日，北京市工商局经抽查的潮安 12 家企业果脯产品二氧化硫含量超标，随即宣布广东潮安生产的果脯全部下架，将近 800 家潮安果脯蜜饯企业集体被挡在了北京门外。6 月 15 日起，重庆、成都、西安、义乌等地相继“封杀”潮安果脯。

18.2005 年 7 月 5 日，有媒体报道，甲醛已经被国际癌症研究机构确定为可疑致癌物，但众多的中小啤酒企业依然在产品里普遍使用甲醛。

19.2005 年 7 月 5 日，三鹿被查出超前标注生产日期的酸牛奶。

20.2005 年 8 月 16 日，“维维”牌天山雪活性乳饮料在上海被检测酵母菌数超标 24 倍。

21.2006 年 6 月，北京食用福寿螺导致的广州管圆线虫病患者确诊病例达到 160 例。

22.2006 年 7 月，中央电视台曝光湖北武汉等地的“人造蜂蜜”事件。造假分子还在假蜂蜜中加入了增稠剂、甜味剂、防腐剂、香精和色素等化学物质。

23.2006 年 8 月 2 日，浙江省台州市卫生局在某油脂厂内查扣原料油 38600 公斤、成品油 5300 公斤。经疾病预防控制中心抽样检测，猪油中酸价和过氧化值严重超标，浙江省疾病预防控制中心还检出内含剧毒的“六六六”和“滴滴涕”。

24. 自 2006 年 9 月初开始，上海市发生多起因食用猪内脏、猪肉导致的疑似瘦肉精食物中毒事故。这批来自浙江海盐县瘦肉精超标猪肉和内脏共导致上海 9 个区 336 人次中毒。

25. 2006 年 11 月 12 日，由河北某禽蛋加工厂生产的一些“红心咸鸭蛋”在北京被检测出含有致癌物质苏丹红。部分河北农户用添加了工业染料苏丹红的饲料喂养鸭子，导致蛋黄内含有苏丹红，以致全北京市范围内停售河北产“红心”咸鸭蛋。

26. 2006 年 11 月 17 日，上海市抽检的 30 件冰鲜或鲜活多宝鱼全部含有硝基呋喃类代谢物，部分样品还被检出环丙沙星、氯霉素、红霉素等多种禁用鱼药残留，部分样品土霉素超过国家标准限量要求。

27. 2007 年 4 月 12 日，在广西壮族自治区销售的“思念”“龙凤”品牌云吞及水饺被检出金黄色葡萄球菌。

28. 2007 年 8 月 14 日，总数为 7.26 吨台湾味全的较大婴儿奶粉在从香港入境时，被深圳检验检疫局检验出阪[bàn]子岐肠杆菌超标，检疫局依法对该批不合格婴儿奶粉作出监督销毁的处理。

29. 2008 年 8 月，人造“新鲜红枣”流入乌鲁木齐市场。主要经过两道工序，铁锅里放进酱油，使青枣变成红色，并保持光泽。再次放进加入大量糖精钠和甜蜜素的水池中浸泡，使其口感泛甜。过量食用会造成血小板减少，酿成急性大出血等直接身体危害。

30. 2009 年 1 月 22 日，三鹿“三聚氰胺奶粉”案终审宣判。自 2008 年 7 月始，全国各地陆续收治婴儿泌尿系统结石患者多达 1000 余人，9 月 11 日，卫生部调查证实这是由于三鹿集团生产婴幼儿配方奶粉受三聚氰胺污染所致。

31. 2009 年 2 月 27 日，“咯咯哒”问题鸡蛋所用饲料厂的法人代表获刑，该厂于头一年 9 月两次向饲料中加入三聚氰胺。在 2008 年 10 月，在香港对从内地进口的鸡蛋中检测出三聚氰胺后，引起了广泛关注，致问题饲料被查出。

32. 2010 年 3 月 19 日，调查负责人武汉工业学院教授何东平召开新闻发布会，建议政府相关部门加紧规范废弃油脂收集工作，再次引起了人们对食品安全的担忧。据报道，目前我国每年返回餐桌的地沟油有 200 万至 300 万吨。医学研究称地沟油中的黄曲霉素强烈致癌，毒过砒霜 100 倍。

33. 2010 年 7 月，三聚氰胺超标奶粉事件“卷土重来”：在青海省一家乳制品厂，检测出三聚氰胺超标达 500 余倍，而原料来自河北等地。

34. 2011 年 3 月 15 日，双汇使用瘦肉精喂养的猪肉事件在央视曝光。

35. 2011 年 4 月 11 日，上海超市染色馒头事件曝光，继而又在温州发现染色馒头。随后在全国多个省市展开针对馒头的专项整治。

36. 2011 年 4 月 15 日，安徽合肥工商部门在市场上发现一种食品添加剂——牛肉精膏，只要 90 分钟就可以让猪肉变成牛肉，色香味几乎都可乱真，继而又在异地的超市上看到牛肉精粉，羊肉精粉。

37. 2010 年 7 月 26 日佛山市南海区工商所查扣了一在猪肉中制造假牛肉的“牛肉加工厂”，2011 年 3 月 7 日，被抓获。谭某交代，自 2010 年 1 月起开始制售假牛肉，至今约达 3.15 万斤，销售金额约 23.4 万元。谭某交代，添加硼砂是肉制品行业的潜规则。

38. 2011 年 4 月 21 日，中山市质监局在港口镇铺锦村偏僻鱼塘处查封一家粉条工厂，当场查获约 1 万斤假粉条成品。该作坊的红薯粉是用普通玉米做原料。加入墨汁、石蜡、柠檬黄、果绿摇身变“红薯粉条”，据该公司法人罗某交代，该作坊从2011年2月开始生产，两个月已卖出45吨假粉条，主要销往位于中山沙朗金叶广场的批发市场。他称，东莞类似的假粉条厂家有二三十家，也都是用墨汁染粉条。

三、食品卫生学发展前景

随着经济日益全球化和国际食品贸易的日益扩大，危及人类健康、生命安全的重大食品安全事件屡屡发生、令人防不胜防，新技术影响食品品质，环境恶化导致农牧渔产品受到污染，以及境外食品安全问题可能影响我国食品安全问题等，成为人们关注的热点。食品安全是一个重要性日益提高的公共卫生问题。食品卫生学已经引起人们的注意，怎样吃才安全成了人们热切关注的话题。今后多年，食品卫生学势必有很好的发展前景，食品安全卫生问题必然成为社会各界的热点。

◆**知识拓展**

我国与发达国家相比，在食品安全问题上的差距

与国外相比国内的食品安全事件的数字是如此地庞大。为什么国内外会产生如此大的差距呢？与发达国家相比，在食品安全问题上，我国的差距一在意识，二在管理。食品生产者应该有对社会负责的态度，生产者在生活中也是消费者，如果大家都不负责任，就会造成人人赚昧心钱，又人人都受害的“不合作均衡”。消费者也应该有健康意识，追求合理的膳食和健康的生活方式。在管理方面，食品安全是一个涉及面很广的社会问题，需要系统的解决方案，涉及立法、执法、行业自律多个方面。随着人民生活水平的提高，食品卫生与安全方面的法制建设应加快步伐。在执法上，应进一步明确职责分工，探索适合我国国情的食品卫生与安全监管体制。在行业自律上，我国的问题是企业过多过小，行业门槛太低。对食品生产者资格的取得应建立可操作的严格标准，改变“有一口锅就可以卖吃的”的无序状况。对违规生产者的处罚不能“一封了事”。应该建立行业的诚信记录制度，有不良记录的食品生产者在若干年内不得重操旧业。国内出现如此之多的食品安全事件究其原因总结为以下几点：一、国民对食品营养卫生知识的重视程度不够。二、国家对国民的食品营养卫生知识的教育程度不够。三、我国对食品科学的研究投入尚存在不足。四、我国食品卫生监管标准陈旧，食品安全法律体系不够完善。改善和提高我国食品安全水平的主要对策为：1. 加强国家食品安全控制系统。包括人力建设与各部门之间的分工。2. 持久开展食品污染和食源性疾病的监测。为摸清“家底”和评价控制措施有效性提供科学依据。3. 将危险性分析用于食品安全立法，包括标准的制定。这是WTO有关协定中特别强调的，只有这样才能做到基于科学和协调一致。4. 大力加强实验室检测能力。这是摸清“家底”和在国际贸易中保护国家利益的技术保障。5. 强调企业的自身管理。因从农场到餐桌的食物生产和消费的全过程中，企业应为食品安全的主体 。6. 建立有效保证食品安全的卫生监督体制和技术支撑体系。7. 重视宣传教育。包括对政府部门、企业和消费者的广泛、持久的宣教。

任务4　我国食品营养或卫生方面面临的主要问题

一、我国食品安全的现状

1974年11月，联合国粮农组织在世界粮食大会上通过了《世界粮食安全国际约定》，从食品数量满足人们基本需要的角度，第一次提出了“食品安全”的概念。经过近30年的发展，目前，“食品安全”的含义包括了几个大的方面：从数量的角度，要求人们既能买得到，又买得起需要的基本食品；从质量的角度，要求食品的营养全面、结构合理、卫生健康；从发展的角度，要求食品的获取注重生态环境的保护和资源利用的可持续性。由此看来，食品安全问题是一个系统工程，需要全社会各方面积极参与才能得到全面解决。

我国各主管食品企业的政府部门也在积极倡导企业建立 HACCP 体系，特别是经过了突如其来的非典风波之后，加强食品卫生管理，提高食品安全质量，更是成为公众、政府和全社会共同关注的焦点问题。

国家认监委在《出口食品生产企业卫生注册登记管理规定》中，明确了六大类出口产品企业必须强制建立 HACCP 体系。

国家质检总局在《食品生产加工企业质量安全监督管理办法》中，鼓励食品企业建立 HACCP 体系，提高企业质量管理水平；并规定获得 HACCP 认证的企业免于进行 QS(食品质量安全市场准入标志)申请中必备条件的审查。

农业部在《优势农产品质量安全推进计划(2003－2007 年)》中要求在优势农产品区域内应当积极推行 HACCP 体系的认证。

原国家计委、国家经贸委、农业部联合发布《食品工业“十五”发展规划》强调在肉类、水产品类等产业要督促企业积极建立 HACCP 体系；

原卫生部在 2002 年 7 月即向各地下发《食品企业 HACCP 实施指南》，要求各地卫生行政部门应积极鼓励并指导食品企业实施《指南》。

可见，HACCP 体系已成为国际上公认的控制食品安全的有效手段。

1. 食品数量安全

从 2000 年开始，全球出现了当年粮食生产量比消费量低的情况，2003 年全世界粮食的消费量超过生产量 0.93 亿吨，世界粮食储备也降低到 30 年来的最低水平。世界粮食贸易量年均约 2 亿吨左右，而世界上仍有大约 8 亿人没有解决温饱问题。就我国粮食安全状况而言，尽管 2004 年的整体形势明显好转，预计 4.6 亿吨左右，但是粮食数量安全要继续给予足够关注。自 2000 年以来，我国粮食年消费需求大致在 4.8 亿～4.9 亿吨之间，产需缺口约 500 亿公斤，由于目前仍有一定的粮食库存和粮食进口调节，粮食供应基本可以满足。到 2030 年，我国人口的持续增长将要达到高峰期，粮食等食品安全将进入一个重要的历史时期，随着人民生活水平的提高，肉蛋奶和水产品的消费不断增加，粮食作为饲料的比重将越来越大，人均粮食占有量的标准应有所提高。

2. 食品质量安全

食品的质量安全已经成为全球的焦点之一。从有关部门不定期对食品质量抽查的情况看，当前，我国常见的食品质量问题主要是三个方面：一是卫生指标超标，菌落总数、大肠杆菌群等严重超出国家强制性标准，个别的甚至超过国家标准许多倍；二是超量使用食品添加剂或使用已经明令禁止的食品添加剂，例如苯甲酸、山梨酸含量超标，违规使用已经禁用的人工合成色素、“瘦肉精”、“吊白块”等；三是食品包装、标签等不规范，虚假标签、以次充好等人为“造假”现象较多。

3. 食品营养结构改善

2002 年 8－12 月进行的全国营养与健康综合性调查(第四次全国营养调查)结果于 2004 年 10 月公布。结果显示，我国居民膳食质量明显提高，营养状况明显改善，营养不良和营养缺乏患病率继续下降，同时我国仍面临着营养缺乏与营养失衡的双重挑战。

我国城乡居民能量及蛋白质摄入得到基本满足，肉、禽、蛋等动物性食品消费量明显增加，优质蛋白比例上升。与1992年相比，农村居民膳食结构趋向合理，优质蛋白质占蛋白质总量的比例从17%增加到31%。我国城市居民膳食结构不尽合理，畜肉类及油脂消费过多，谷类食品消费偏低。2002年城市居民每人每日油脂消费量由1992年的37克增加到44克，脂肪供能超过世界卫生组织推荐上限，而谷类食品供能明显低于合理范围。此外，奶类、豆类制品摄入过低仍是全国普遍存在的问题。

为实现全面建设小康社会的战略目标，根据第四次全国营养调查结果，从国情出发，从急需入手，以不失时机和分类指导为原则，将从政策支持、市场指导和群众教育三方面加强居民营养改善和慢性病预防工作：第一，加强政府的宏观指导，尽快制定相关法规，将国民营养与健康改善工作纳入国家与地方政府的发展规划；第二，加强对农业、食品加工、销售流通等领域的科学指导，发挥其在改善营养与提高人民健康水平中的重要作用；第三，加强公众教育，倡导平衡膳食与健康生活方式，提高居民自我保健意识和能力。

4. 食品资源安全

食品资源安全受到广泛关注。食品资源主要包括两大类，一类是为食品的生产提供"基础载体"的资源，比如耕地资源、水域资源、草地资源、森林资源等，国家已经通过实施"最严格的土地保护政策"和加强耕地质量建设，保护耕地资源；通过治理水污染、大力发展海洋健康食品和水产养殖业，保护和开发水域资源等。另一类是为食品提供多样性的物种资源，我国是世界上物种十分丰富的国家之一，约有种子植物3万种、脊椎动物4000种、无脊椎动物20多万种、昆虫15万种，还有成千上万种苔藓、蕨类和微生物物种等。对食品资源的保护和科学开发，已经成为可持续发展战略的重要内容。

5. 食品工业发展

食品工业取得长足进展。由于国家加强宏观调控、推动农业产业化发展，和人民生活水平提高、食品消费结构的改善等原因，我国食品工业快速发展。2003年全国规模以上食品工业企业达到19395家；完成工业总产值12913.54亿元，按照可比价格计算，比2002年同期增长19.67%；实现产品销售收入12329.50亿元，同比增长20.64%；实现利税总额2267.52亿元，同比增长18.24%，其中实现利润698.04亿元，同比增长32.47%。2003年我国食品进出口总值330.53亿美元，比上年同期增长33.40%，其中出口金额187.59亿美元，进口金额142.94亿美元，分别比上年增长20.93%和54.28%，实现贸易顺差44.65亿美元。

二、食品安全发展的对策

1. 基本建立和逐步完善我国食品安全法律体系

据我们初步统计，1949年至今，我国部级以上机关所颁布的有关食品安全方面的法律、法规、规章、司法解释以及各类规范性文件等多达840篇。其中基本法律法规107篇、专项法律法规683篇、相关法律法规50篇；"文革"前（1966年5月前）7篇、改革开放前（1978年12月前）1篇、改革开放后（1978年12月后）832篇。国务院于1979年8月28日发布了《中华人民共和国食品卫生管理条例》（现已失效），全国人大常委会于1982年11月19日发布了《中华人民共和国食品卫生法（试行）》（现已失效），全国人大常委会于1995年10月30日发布了《中华人民共和国食品卫生法》（现已失效），2009年2月28日颁布的《中华人民共和国食品卫生安全法》（以下简称"《食品卫生安全法》"）已于2009年6月1日起施行。这4个法律规定从法律层面上相继构成了我国改革开放后食品安全法律体系的核心，对我国的食品安全起到了重要的、不可替代的作用。

2. 建立和完善统一协调、权责明晰的食品安全监管体系

我国现今的食品安全监管体制在延续历史做法的同时，更要向管理体制卓有成效的国家学习，使监管体制相对协调集中，逐渐开创我国科学、协调的食品安全监管新模式。长期以来，我国对食品实行多头管理，一方面执法中各部门职责交叉，都可以执法；另一方面则出现模糊或真空地带，给不法分子造成可乘之机。这样就出现了我国食品安全"都管但都管不好"的局面，也为一些权力部门寻找了借口。2003 年 3 月 10 日，国务院宣布在原国家药品监督管理局基础上组建国家食品药品监督管理局，其意图很明显，在政出多门的情况下，希望国家食品药品监督管理局能起到协调作用。但由于管理构架、职责划分、行政成本以及部门协调等诸多原因，想要在短时间内解决食品安全监管体制的问题，尚不容乐观。有学者认为，应改变多头管理，向相对集中统一的方向发展。我们认为，由于食品的产业链太长，我国的地域范围大，生产力发展水平极不平衡，不可能也不必要将食品安全的监管统一在一两个部门。当前，应重点解决食品监管职责过于分散的状况，将食品安全监管的职能相对集中，权责进一步明晰，并通过建立一种有效率和权威的协调机制提高监管效率，降低行政成本。

3. 建立较为完善的食品安全应急处理体系

目前，我国在对食品的安全监管中尚未建立起较为完善的食品安全应急处理制度。从现实来看，一旦发生了食品安全事故，往往是监管部门事后仓促应对，相关部门匆匆召开联席会议，确定彼此的职责、工作分工和工作步骤。这种事后的应急处理方式已经不能及时控制原因日趋复杂的食品安全事故，也不能满足公众对政府高效处理此等事故的期望，更可能发生部门之间的互相推诿以及信息沟通的迟缓与不力。建立并不断完善食品安全应急处理机制，不仅有助于上述问题的解决，还可以加强食品安全执法部门的队伍建设。

4. 完善统一全面的食品安全检验检测体系，加大对食品检测检验研究和应用的投入

在实行从农田到餐桌管理的食品安全保障体系中，检测工作应当紧随标准的修订不断完善。检测工作作为食品原料、生产加工过程、运输以及市场销售等环节中内部自我监控和外部监督检查的重要手段，直接影响食品的质量和安全。随着食品中安全卫生指标限量值的逐步降低，对检测技术提出了更高的要求，检验检测应向高技术化、速测化、便携化以及信息共享迈进。设置系统的食品检测机构并使之逐步社会化，建立科学的检测质量保证体系以及加强检测技术储备和人员储备，是从总体上提高我国食品检测能力的重要举措。

任务 5　怎样学好食品营养与卫生安全

《食品营养与卫生安全》的内容包括食品营养及食品卫生两大部分，它所涉及的知识面非常广泛，它是运用食品生物化学、微生物学、生物学、生理学、畜牧兽医学、毒理学、流行病学、临床医学、食品工艺学等多种学科的知识和方法，研究食物和膳食的营养与卫生质量。所以，要学好和掌握这门课程，应该要尽可能地具备这些基础知识。

食品营养与卫生安全是食品从业人员的必修课程，必须学习和掌握营养与卫生安全的一般理论和基础知识，并运用于食品制作，原料的选择，加工工艺的研究，开拓食品新产品，努力发展我国的食品工业。所以，食品营养与卫生安全在食品行业占有重要地位。因此，必须

贯彻理论联系实际的原则，认真学好这门课程。

◆知识驿站

人体获得和利用食物的一系列综合过程称为营养。营养与食品卫生学是从预防医学角度研究营养和食物（饮食）与人类健康关系的科学，是预防医学的一个组成部分。营养与食品卫生学实际上是两门有密切联系的学科，即营养学和食品卫生学。营养学是研究食品中的营养素及其他生物活性物质对人体健康的生理作用和有益影响，即营养学是研究食物与人体健康的科学。食品卫生学则是研究食物中含有的或混入食物中的各种有害因素对人体健康安全的危害及其预防措施，即食品卫生学是研究食品卫生质量，防止食品中有害因素影响人体健康的科学。

复习思考题

一、填空题

1. 人体获得和利用食物的一系列综合过程称为____________。

2. ____________是从预防医学角度研究营养和食物（饮食）与人类健康关系的科学，是预防医学的一个组成部分。

3. 营养与食品卫生学实际上是两门有密切联系的学科，即__________和__________。

4. ____________是研究食品中的营养素及其他生物活性物质对人体健康的生理作用和有益影响，即____________是研究食物与人体健康的科学。

5. ____________是研究食物中含有的或混入食物中的各种有害因素对人体健康安全的危害及其预防措施，即____________是研究食品卫生质量，防止食品中有害因素影响人体健康的科学。

6. 植物性食物中的生物活性物质，亦称____________，如多酚、芥子油甙、皂甙、植物雌激素、硫化物等，它们对保护机体健康和防治慢性疾病有明显的有益作用。

二、判断题

1. 营养学和食品卫生学均涉及食物、饮食（结构和行为）与人体健康关系。（　）

2. 营养学和食品卫生学的研究内容、对象和实践应用均不同。（　）

3. 营养学和食品卫生学同属于一个二级学科，都是研究食物与人体健康关系的科学。（　）

4. 营养学和食品卫生学研究目标、研究目的、研究方法、理论体系等方面各不相同。（　）

5. 营养学是研究食物的营养价值，人体对营养素的需要以及改善人体营养的措施，是研究食物“好”的一方面（营养）。（　）

6. 食品卫生学是研究食物的安全性，即食物中的有害因素对人体健康的影响及其预防控制措施，是研究食物“坏”的一方面（安全）。（　）

模块一　营养学基础

◆基础理论和知识

1. 蛋白质、脂类、碳水化合物的生理功能。
2. 必需氨基酸、必需脂肪酸的对人体健康的意义。

◆基本技能及要求

1. 掌握人体能量消耗的途径、不同体力活动的能量消耗量。
2. 掌握钙、铁、锌、硒的生理功能及缺乏症。
3. 掌握维生素 A 及水溶性维生素的生理功能及缺乏症。
4. 用心体会科学饮水的方法。
5. 理解膳食纤维的生理功能。
6. 了解各种营养素的推荐摄入量。

◆学习重点

六大营养素的参考摄入量与食物来源。

◆学习难点

六大营养素的生理功能。

◆导入案例

人体需要的营养素共有六大类，它们分别是蛋白质、脂类、碳水化合物、矿物质、维生素和水。这六大类营养素没有高低贵贱之区别，都是维持人体健康所必需的，具有独特的生理功能。

蛋白质主要为人体提供必需氨基酸，实际上是为人体提供合成细胞所需的氮源。再看脂类，脂类主要为人体提供必需脂肪酸、促进脂溶性维生素的吸收。不过，目前，人们普遍存在一种营养学上的误区，认为脂类对人体健康没有好处，高血脂、肥胖、心血管疾病等都是脂类这个罪魁祸首干的坏事。其实，以上营养疾病主要是由于不科学的饮食生活所造成的，不能把罪责完全推到脂类上面。碳水化合物具有节约蛋白质、保护肝脏和抗生酮作用。膳食纤维还有促进胃肠道健康的作用，有“肠道清洁工”的美誉。蛋白质、脂类和碳水化合物这三种营养素被称之为宏量营养素，是人体能量物质的来源。其中，碳水化合物是最清洁的能源物质，对人体内部环境的污染程度最小。人体从三大能量营养素获得能量之后，主要消耗在维持人体基础代谢、劳动耗能、食物热效应以及生长发育等方面。矿物质主要有常量元素（如钙、磷、钾、钠、镁等）和微量元素（如铁、锌、硒、碘等），每种矿物质都有自己独特的生理功能，缺乏时表现为相应的缺乏症状。维生素主要由水溶性维生素（如维生素 C 和 B 族维生素）和脂溶性维生素（如维生素 A、D、E、K），每种维生素都有自己独特的生理功能，缺乏时表现为相应的缺乏症状；矿物质和维生素被称之为微量营养素。水是地球上极其普通的化学物质，但却是万物生命所必需的营养素，正是有水的滋润，我们居住的这个星球才如此美丽动人。

为了确保身体健康，《中国居民膳食营养素参考摄入量》规定了人体对六大营养素及能量的参考摄入量，如果你每天的膳食能够满足营养素参考摄入量的要求，那么，你将会是一个充满活力健康向上的人。

◆讨论

1. 人体必需的营养物质有哪些？

2. 在日常生活中，为了做到健康饮食，我们应当注意些什么？

项目一　蛋白质

任务1　蛋白质的组成与分类

目前已知人体需要的营养素约四十余种，归纳起来有七大类：蛋白质、脂肪、碳水化合物、维生素、矿物质、水和膳食纤维，此外还包括一些生物活性物质。

蛋白质主要含碳、氢、氧、氮四种元素，有的蛋白质还含有硫和磷，少量蛋白质中还含有铁、铜、锌、碘等微量元素。

氮元素在各种蛋白质中的含量是最稳定的，平均含量为 16%，所以常以食物中氮的含量来测定蛋白质的含量。

蛋白质是复杂大分子，种类繁多。蛋白质的分类方法有多种，依据蛋白质的组成可将蛋白质分为单纯蛋白质和结合蛋白质两大类。单纯蛋白质的降解最终产物是氨基酸，结合蛋白质的降解最终产物除氨基酸外还有其他化合物，如糖、磷酸、核酸等。

根据蛋白质的营养价值，又可将蛋白质分为完全蛋白质、半完全蛋白质和不完全蛋白质。

1. 完全蛋白质。所含必需氨基酸种类齐全、数量充足、比例恰当，不但能维持成人的健康，还能促进儿童的生长发育。动物性蛋白质的来源大多为完全蛋白质，如奶中的酪蛋白、乳白蛋白，蛋类中的卵白蛋白、卵黄磷蛋白，肉类中的白蛋白、肌蛋白和大豆中的大豆蛋白等。

2. 半完全蛋白质。所含必需氨基酸种类齐全，但有的数量不充足，比例也不恰当，可以维持生命，但不能促进儿童的生长发育，如小麦、大麦中的麦胶蛋白等。

3. 不完全蛋白质。所含必需氨基酸种类不全，既不能维持生命，也不能促进生长发育，如玉米胶蛋白、动物结缔组织、蹄筋胶质及由动物皮等制的的白明胶等。

任务2 蛋白质的生理功能

蛋白质是具有许多生理作用的物质，是生命存在的形式，也是生命的物质基础。

1. 构成人体组织，修复组织

蛋白质约占人体总重量的16% ~18%，肌肉、神经、皮肤、内脏、血液、骨骼，甚至指甲和头发，没有一处不含有蛋白质。

人体中的蛋白质，在新陈代谢过程中需要不断地进行组织更新的修复，这就需要从食物中补充足够的蛋白质，否则会造成体质下降，免疫功能减退，影响生长发育。

2. 合成酶和激素

酶是活细胞中最重要的蛋白质之一，一个细胞中就有成千上万种酶。它们催化人体中特定的化学反应，催化效率可达一般化学催化剂的几亿倍。

激素是人体调节生理机能所必需的，激素的化学本质是蛋白质或其衍生物，如甲状腺激素、胰岛素、肾上腺素等。

3. 构成抗体，增强免疫

人体能抵抗疾病，主要因为人体自身能够产生抗体以抵抗外界抗原(异体蛋白)的危害，即人体的免疫作用。免疫作用是由免疫球蛋白和其他抗体来完成的。

4. 运载工具

血液中的血红蛋白负责在人体内运输氧和二氧化碳，血红蛋白是球蛋白与血红素的复合物。

细胞代谢过程中的某些物质，如血液中的脂肪、脂肪酸、胆固醇、磷脂、矿物质等，也往往是以蛋白质为载体运输的。

5. 调节体液的渗透压

正常人血浆和组织液之间的水分不断进行交换，维持动态平衡。血浆胶体渗透压是由人体血浆中蛋白质(以白蛋白为主)的浓度决定的。蛋白质浓度下降，就会破坏体液平衡，造成水肿，生理功能紊乱。

6. 维持酸碱平衡

机体不断产生酸性和碱性的物质，大多进入血液运输。血液本身具有缓冲能力，使pH值处于正常范围。

蛋白质是两性物质，它与碳酸盐、磷酸盐等均为维持血液酸碱平衡的重要物质。

7. 供给能量

当碳水化合物和脂肪所供能量不足或蛋白质摄入过多时，蛋白质也能氧化提供能量，但这种方式并不经济。

任务3 氨基酸和必需氨基酸

生物体中绝大多数蛋白质都是由20种氨基酸组成的。按照能否在人体内合成人们把20种氨基酸分为必需氨基酸(essential amino acid，EAA)和非必需氨基酸(non－essential amino acid，NEAA)。

必需氨基酸是指那些不能在体内合成，或合成量很少，不能满足机体需要的氨基酸，必须由食物蛋白质提供。

必需氨基酸共有8种，即亮氨酸、异亮氨酸、赖氨酸、苏氨酸、色氨酸、苯丙氨酸、甲硫氨酸（蛋氨酸）和缬氨酸。另外，组氨酸为婴儿所必需，因此婴儿的必需氨基酸为9种。

非必需氨基酸指可以在体内合成或可由其他氨基酸转变而成，不必由食物供给的氨基酸。

非必需氨基酸通常有13种：甘氨酸、酪氨酸、丙氨酸、丝氨酸、胱氨酸、半胱氨酸、天冬氨酸、天冬酰胺、谷氨酸、谷氨酰胺、精氨酸、脯氨酸和羟脯氨酸。

从营养学观点看，上述氨基酸均是人体蛋白质的建筑材料，而8种必需氨基酸则是食物蛋白质营养价值的关键成分。

1. 必需氨基酸的需要量

人体对必需氨基酸的需要量随年龄的变化而改变。人体对各种氨基酸的需要量如表1－1所示。

表1－1 每日必需氨基酸需要量[mg/(kg·d)]估计及氨基酸需要量模式

	婴儿（3~4个月）	儿童（2岁）	学龄儿童（10~12岁）	成人	氨基酸模式	比值
组氨酸	28	（?）	（?）	（8~12）		
异亮氨酸	70	（31）	30（28）	10	40	4.0
亮氨酸	161	（73）	45（44）	14	70	7.0
赖氨酸	103	（64）	60（44）	12	55	5.5
蛋氨酸＋胱氨酸	58	（27）	27（22）	13	35	3.5
苯丙氨酸＋酪氨酸	125	（69）	27（22）	14	60	6.0
苏氨酸	87	（37）	35（28）	7	40	4.0
色氨酸	17	（12.5）	4（3.3）	3.5	10	1.0
缬氨酸	93	（38）	33（25）	10	50	5.0
总计	714	（352）	261（216）	84	360	

注：1. 表中所示婴儿EAA需要量与人乳的模式稍有不同，它高于含硫氨基酸和色氨酸，总EAA中未包括组氨酸。

2. 表中未加括号的数字来自WHO technical report series，1973：522；括号内的数字摘自周才琼、周玉林主编. 食品营养学. 北京：中国计量出版社，2006

从表1－1可以看出，人体对必需氨基酸的需要量随年龄的增长而不断下降，成人同婴儿相比有显著下降。婴儿和儿童对蛋白质和必需氨基酸的需要量比成人高。

2. 必需氨基酸的需要量模式

组成人体各种组织细胞蛋白质的氨基酸之间有一定比例，每日膳食中蛋白质所提供的各种必需氨基酸比例必须与此比例一致，才能在体内被人体充分利用，否则，在组织蛋白的合成过程中某种氨基酸用完，其他氨基酸虽然含量丰富，也无法充分利用。

各种必需氨基酸之间的相互比例，称为氨基酸模式。（见表1－2）

表 1－2　几种中国食物的人体蛋白质氨基酸模式

氨基酸	人体	全鸡蛋	鸡蛋白	牛奶	瘦猪肉	牛肉	大豆	面粉	大米
异亮氨酸	4.0	2.0	3.3	3.0	3.4	3.2	3.0	2.3	2.5
亮氨酸	7.0	4.0	5.6	6.4	6.3	5.6	5.1	4.4	5.1
赖氨酸	5.5	3.1	4.3	5.4	5.7	5.8	4.4	1.5	2.3
蛋氨酸＋半胱氨酸	3.5	2.3	3.9	2.4	2.5	2.8	1.7	2.7	2.4
苯丙氨酸＋酪氨酸	6.0	3.6	6.3	6.1	6.0	4.9	6.4	5.1	5.8
苏氨酸	4.0	2.1	2.7	2.7	3.5	3.0	2.7	1.8	2.3
缬氨酸	5.0	2.5	4.0	3.5	3.9	3.2	3.5	2.7	3.4
色氨酸	1.0	1.0	1.0	1.0	1.0	1.0	1.0	1.0	1.0

注：摘自王亚伟主编. 食品营养与检测. 北京：高等教育出版社，2005.

任务 4　蛋白质的消化、吸收和代谢

蛋白质消化的主要场所在小肠。由胰腺分泌的胰蛋白酶和糜蛋白酶使蛋白质在小肠中被分解为氨基酸和部分二肽和三肽，再被小肠黏膜细胞吸收、代谢。机体每天由于皮肤、毛发和黏膜的脱落，妇女月经期的失血等，以及肠道菌体死亡排出，损失约20g 蛋白质，这种氮排出是机体不可避免的氮消耗，称为必要的氮损失。理论上只要从膳食中获得相当于必要的氮损失的量，即可满足人体对蛋白质的需要，维持机体的氮平衡。

当摄入氮和排出氮相等时，为零氮平衡。如摄入氮多于排出氮，则为正氮平衡，而摄入氮少于排出氮时，为负氮平衡。

任务 5　食物蛋白质的营养评价

评价一种食物中的蛋白质营养价值如何，总的来说要从三方面考虑："质"、"量"和被人体消化、吸收和利用的程度。"质"即其必须氨基酸的含量及模式，"量"即蛋白质含量的多少，另外还要考虑被人体摄入后的效果。

1. 蛋白质含量

食物中蛋白质含量的多少，是评价蛋白质营养价值的基础。如果含量低，无法满足人体的需要，不能保持氮平衡，也就不能发挥食物蛋白质的作用。

食物中蛋白质的含量一般采用凯氏定氮法进行测定，然后换算成蛋白质的量。动、植物性食物蛋白的含氮量约为15.7%～19%，平均16%。将测得的氮值乘以6.25（1/0.16＝6.25，蛋白质换算系数），即得该食物的蛋白质的含量。需要比较准确地计算时，可采用不同的换算系数（表 1－3）。

表 1－3　氮换算成蛋白质的换算系数

食品	换算系数
面粉（中或低出粉率）	5.70
全麦	5.83

续表

大米	5.95
花生	5.46
黄豆	5.71
玉米	6.25
芝麻	5.30
乳类	6.38
蛋	6.25
肉	6.25

2. 蛋白质的消化率。

蛋白质的消化率是指食物中的蛋白质被肠道消化吸收的程度。

$$消化率 = \frac{吸收氮}{食物氮} \times 100\%$$

$$= \frac{食物氮 - (粪氮 - 粪代谢氮)}{食物氮} \times 100\%$$

粪氮绝大部分来自未消化的食物氮。

粪代谢氮则指消化道脱落的肠黏膜细胞和代谢废物中的氮，以及极少量肠道微生物的氮。粪代谢氮是在人体进食足够热量，但完全不摄取蛋白质的情况下在粪便中测得的。

如果忽略粪代谢氮不计，所得的结果为“表观消化率”，若将粪代谢氮计算在内的结果则称为“真消化率”。

表观消化率比真消化率数值低，对蛋白质的消化吸收做了较低的估计，具有更大的安全性，且测定方法简便易行，因而常用表观消化率表示蛋白质的消化率。

蛋白质的消化率会在人体、食物及其相关的多种因素影响下，发生变化。如人的全身状态、消化功能、精神情绪、饮食习惯及食物的种类、烹调加工方式、食物与食物间的相互影响等等。比如整粒进食大豆时，其所含蛋白质的消化率仅为60%，若加工成豆腐，即可提高至90%。一般动物性蛋白质比植物性蛋白质消化率高。

3. 蛋白质的生物价

蛋白质的生物价是表示蛋白质被消化吸收后在体内利用的程度。

$$蛋白质的生物价 = \frac{储留氮}{吸收氮} \times 100\%$$

吸收氮 = 食物氮 -（粪氮 - 粪代谢氮）

储留氮 = 吸收氮 -（尿氮 - 尿内源氮）

式中尿内源氮是指实验对象在无氮条件下，由尿中排出来的来自体内原有蛋白质的氮，也可从无氮对照组的尿中测得。

它表示氮在人体中储留量的高低。生物价越高，该蛋白质的利用率就越高。常见食物蛋白质的生物价为：鸡蛋 94、牛奶 85、鱼 83、牛肉 76、猪肉 74、大米 77、熟大豆 64、红薯 72、土豆 67。

4. 蛋白质的净利用率

人体摄入的食物中蛋白质在被消化的过程中不一定全部能够储留体内，我们用体内储留氮量与食物氮的比值表示摄入蛋白质被实际利用的程度，称为蛋白质净利用率。事实上也就是将消化率和生物价结合起来评价蛋白质的营养价值。

$$蛋白质净利用率=\frac{储留氮}{食物氮}\times 100\%$$

也就是说，蛋白质净利用率 = 蛋白质的消化率 × 蛋白质的生物价

$$=\frac{吸收氮}{食物氮}\times\frac{储留氮}{吸收氮}$$

$$=\frac{储留氮}{食物氮}$$

5. 氨基酸评分

为了评定一种食物中蛋白质的营养价值，人们提出氨基酸评分，将食物中必需氨基酸的含量与此种氨基酸的参考含量相比较(由于鸡蛋或人奶的生物价接近 100，在体内将近 100% 可以被利用，可做参考标准)。

$$氨基酸评分=\frac{被测蛋白质每克蛋白质中氨基酸含量}{理想模式中每克蛋白质中氨基酸含量}$$

在实际工作中，通常采用赖氨酸、含硫氨基酸(蛋氨酸、胱氨酸)、苏氨酸和色氨酸做作标准。

表 1-4　氨基酸的评分理想模式

氨基酸	每克氮(或蛋白质)中的含量/[mg/g 氮(或蛋白质)]	氨基酸	每克氮(或蛋白质)中的含量/[mg/g 氮(或蛋白质)]
异亮氨酸	250	苏氨酸	250
亮氨酸	440	色氨酸	60
赖氨酸	340	缬氨酸	310
蛋氨酸 + 胱氨酸	220	总计	2200
苯丙氨酸 + 酪氨酸	330		

注：摘自王亚伟主编. 食品营养与检测. 北京：高等教育出版社，2005

例如，食物中赖氨酸在每克氮中为 150mg，而理想模式中为 340mg(见表 1-4)，则氨基酸评分为 150/340 = 0.44(或 44%)。氨基酸评分的值越接近 1，与理想模式氨基酸组成越接近，蛋白质价值就越高。

不同食物的蛋白质的氨基酸评分为：鸡蛋 100，人类乳汁 100，牛奶 95，大豆 74，花生 65，大米 67，小米 63，玉米 49。

表 1-5　几种食物蛋白质经消化率修正的氨基酸评分

食物蛋白	经消化率修正的氨基酸评分	食物蛋白	经消化率修正的氨基酸评分
酪蛋白	1.00	斑豆	0.63
鸡蛋	1.00	燕麦粉	0.57
大豆分离蛋白	0.99	花生粉	0.52
牛肉	0.92	小扁豆	0.52
豌豆粉	0.69	全麦	0.40
菜豆	0.68		

注:摘自周才琼，周玉林主编.食品营养学.北京:中国计量出版社，2006

任务 6　蛋白质的互补作用

蛋白质的互补作用是指将不同种类的食物混合食用，使它们之间不足的蛋白质互相补充，从而接近于人体所需的氨基酸模式，以提高食物蛋白质的营养价值，这种作用称为蛋白质的互补作用，或称氨基酸的互补作用。

蛋白质互补作用的原则:

1. 搭配的食物种类宜多不宜少。

小麦和大豆间搭配的效果就不及小麦、大豆和牛肉间搭配的效果。

2. 搭配的食物种属宜远不宜近。

食物种属越远，其蛋白质所含必需氨基酸的种类和数量差异可能越大，必需氨基酸之间取长补短的效果就越好，动植物性食物间搭配比单纯植物性食物间搭配的效果要好。

3. 所进食食物的时间间隔宜短不宜长。

合成蛋白质所需的各种氨基酸应该同时具备才能发挥组装效果，而从食物中消化吸收的氨基酸在体内储留的时间通常只有 4~5 小时，时间间隔越长，效果就越差。

任务 7　蛋白质营养不良及营养状况评价

1. 蛋白质营养不良

蛋白质缺乏在成人和儿童中都有发生，但处于生长阶段的儿童更为敏感。蛋白质缺乏常有热能不足，故称蛋白质-热能营养不良。临床表现有水肿型和消瘦型两种，同时有维生素和矿物质等多种营养素缺乏的特点。多见于 3 岁以内的婴幼儿。分为原发性蛋白质-热能营养不良和继发性蛋白质-热能营养不良。

原发性蛋白质-热能营养不良主要是长期膳食供给不足，如小婴儿母乳不足而未及时添加其他乳品;奶粉调配不当;突然停母乳而未及时添加辅食;长期以淀粉类食品(粥、奶糕)为主。年长儿的不良饮食习惯如偏食、挑食、吃零食过多或早餐过于简单;学校午餐摄入不足等。

继发性蛋白质-热能营养不良是由于消化系统解剖或功能上的异常影响食物的消化和吸收，如唇裂、腭裂、幽门梗阻、迁延性腹泻、过敏性肠炎、肠吸收不良综合征等;需要量增多造成相对缺乏，如急、慢性传染病(如麻疹、伤寒、肝炎、结核)后的恢复期、双胎早产、生长发育快速阶段等；消耗量过大，如糖尿病、大量蛋白尿、急性发热性疾病、甲状腺功能亢进、恶性肿瘤等。

◆**知识拓展**

安徽阜阳的“大头娃娃”事件

自2004年5月以来，在安徽阜阳农村出现了170名“大头娃娃”。这些婴儿生长发育迟缓，有的甚至比出生时体重还轻，头大，四肢短小，经诊断为营养不良，元凶即是蛋白质含量极低的奶粉。

婴儿生长发育时需要大量的蛋白质，婴儿所需要的蛋白质主要通过奶粉等食物获得，如果缺乏蛋白质，则会影响婴儿的生长发育。所以，“大头娃娃”事件的根本原因是因为劣质奶粉含蛋白质极少。

2. 蛋白质营养状况评价

评价食物蛋白质的营养价值，对于食品品质的鉴定，新的食品资源的研究和开发，指导人群膳食等许多方面，都是十分重要的。各种食物，其蛋白质的含量、氨基酸模式等都不一样，人体对不同的蛋白质的消化、吸收和利用程度也存在差异，所以营养学上主要从食物蛋白质含量、被消化吸收的程度和被人体利用程度三方面全面地进行评价。常用的指标有：

(1)蛋白质的含量

虽然蛋白质的含量不等于质量，但是没有一定数量，再好的蛋白质其营养价值也有限。所以蛋白质含量是食物蛋白质营养价值的基础。食物中蛋白质含量测定一般使用微量凯氏定氮法，测定食物中的氮含量，再乘以由氮换算成蛋白质的换算系数，就可得到食物蛋白质的含量。

(2)蛋白质消化率

蛋白质消化率不仅反映了蛋白质在消化道内被分解的程度，同时还反映消化后的氨基酸和肽被吸收的程度。蛋白质消化率(%)＝食物氮－(粪氮－粪代谢氮)×100/食物氮。该计算结果，是食物蛋白质的真消化率。在实际应用中，往往不考虑粪代谢氮，这种消化率叫作表观消化率。

(3)蛋白质利用率

人体细胞蛋白质的氨基酸组成都有一定的比例。食物中的氨基酸比例与人体自身的氨基酸比例越来越接近，其利用率就越高。如果某一种氨基酸不足，就可能无法顺利合成蛋白质而不能发挥作用。因此各种必需氨基酸不但数量要充足，而且比例要适当，才能最高效地合成蛋白质。

常见的评价指标有生物价、蛋白质净利用率、、蛋白质功效比值、氨基酸评分等。除上述方法和指标外，还有如相对蛋白质值、净蛋白质比值、氮平衡指数等。

任务8　蛋白质摄入量与食物来源

1. 蛋白质摄入量

考虑到我国居民的膳食结构特点，中国营养学会提出了蛋白质的每天推荐摄入量：11～14岁，男女均为75g；14～18岁，男子85g，女子80g。成人按1.16g/kg体重计，老人按1.27g/kg体重计。

如果按膳食能量比值计算，蛋白质的膳食热比值以11%～14%为宜。其中儿童和青少年为13%～14%，成年人为11%～12%。

2. 蛋白质的食物来源

人体蛋白质的食物来源主要包括动物蛋白质和植物蛋白质两大类，其中动物蛋白质，如畜肉、禽肉、鱼肉、蛋、乳类等，因所含必需氨基酸种类齐全，数量充足，而且各种氨基酸的比例与人体需要基本符合，容易吸收利用，属于优质蛋白；植物蛋白质如豆类、薯类、硬果类、蔬菜、杂豆类等食物，通常属于非优质蛋白。

在日常膳食中，动物性食物的比重越高，蛋白质的摄入就相对越低，而植物性食物的比重越高，蛋白质的摄入量就相对越多。

项目二　脂类

任务1　脂类的组成与分类

脂类主要是由碳、氢、氧三种元素组成，有的含有少量的磷、氮等元素，它们是重要的食物成分，在活细胞结构中具有极为重要的生理作用。

- 脂类
  - 中性脂肪
    - 脂肪（常温下固态）
    - 油（常温下液态）
  - 类脂：主要包括磷脂、糖脂和固醇等，也包括脂溶性维生素和脂蛋白，有着重要的生物学意义。

中性脂肪是由一分子甘油和三分子脂肪酸组成的三酰甘油酯，亦称甘油三酯，占食物中脂类物质的98%。油脂的性质与组成它们的脂肪酸有很大关系。

（1）根据分子是否有碳碳双键，脂肪酸可分为饱和脂肪酸和不饱和脂肪酸。

- 脂肪酸
  - 饱和脂肪酸（分子中无碳碳双键）
    - 低级饱和脂肪酸（碳原子个数在10个以下）
    - 高级饱和脂肪酸（碳原子个数在10个以上）
  - 不饱和脂肪酸（分子中有碳碳双键）
    - 单不饱和脂肪酸（分子中有一个碳碳双键）
    - 多不饱和脂肪酸（分子中碳碳双键在两个以上）

（2）按碳链长短不同，脂肪酸可分为短、中、长、超长链脂肪酸。

- 脂肪酸
  - 短链脂肪酸：碳原子个数为4～8
  - 中链脂肪酸：碳原子个数为10～14
  - 长链脂肪酸：碳原子个数为16～18
  - 超长链脂肪酸：碳原子个数>20

脂溶性维生素只有与脂肪共存时才能被人体吸收，所以食物中的脂肪可促进脂溶性维生素的吸收。

任务2　脂类的生理功能

1. 构成人体细胞

脂类是人体的重要组成部分，正常人体含脂肪约占体重的12%～14%，胖人可达30%～60%。类脂是多种组织和细胞的组成成分，如细胞膜由磷脂、糖脂和胆固醇等组成类脂层。

2. 提供能量，保护机体

脂肪富含能量，每克脂肪供能可高达 37.6KJ，比碳水化合物和蛋白质高约一倍。皮下脂肪不易导热，有助于维持体温的恒定。脏器周围的脂肪层有固定、保护内脏的作用。

3. 提供必需脂肪酸

脂肪为人体提供必需脂肪酸和其他具有特殊营养功能的多不饱和脂肪酸，以满足人体正常生理需要。

4. 促进脂溶性维生素的吸收

脂溶性维生素只有与脂肪共存时才能被人体吸收，所以食物中的脂肪可促进脂溶性维生素的吸收。

5. 改善食品的感官性状

脂肪可改善食品的感官性状，促进食欲，如油炸食品具有特有的美味感。

6. 增加饱腹感

脂类在胃中停留时间较长[胃排空速度:碳水化合物 > 蛋白质(排空较慢) > 脂肪(更慢)]，一次进食含 50g 脂肪的高脂膳食，需 4 ~6 小时才能在胃内排空，因而使人有高度饱腹感。

任务3　脂肪酸

自然界约有七八十种不同的脂肪酸，大多数是偶数碳原子直链脂肪酸，奇数碳原子的脂肪酸少见，但由微生物产生的脂肪酸中可有相当数量的奇数碳原子脂肪酸，也还有少数含环的脂肪酸和极少数带侧链的脂肪酸。不过，能被人体吸收、利用的却只有偶数碳原子的脂肪酸，这些脂肪酸可含有 0 ~6 个间隔的顺式双键。

1. 饱和脂肪酸

脂肪酸的碳链中不含双键的为饱和脂肪酸，动植物油脂中所含的饱和脂肪酸主要有硬脂酸、软脂酸、花生酸和月桂酸等。软脂酸常与硬脂酸一起存在于所有的脂肪中，多数动物油含有丰富的软脂酸，牛、羊脂中含量可达 20% ~25%。花生油里含有大量的花生酸，椰子油中含有大量的月桂酸。

食物中的饱和脂肪酸可影响血浆中胆固醇的含量，增加肝脏合成胆固醇的速度，提高血胆固醇的浓度。过多地摄取饱和脂肪酸会增加患冠心病的危险。

2. 不饱和脂肪酸

碳链之间有不饱和键存在的脂肪酸为不饱和脂肪酸，主要有油酸(18 :1)、亚油酸(18 :2)、亚麻酸(18 :3)、花生四烯酸(20 :4)、二十五碳五烯酸 EPA(20 :5)和二十二碳六烯酸 DHA(22 :6)。其中油酸只有一个碳碳双键，为单不饱和脂肪酸，其他的均含有两个或两个以上的碳碳双键，为多不饱和脂肪酸，如亚油酸。

油酸普遍存在于动植物油脂中，芝麻油、花生油、牛羊脂、乳脂中都含有油酸。油酸在室温下呈液态，没有气味和滋味，容易与空气中的氧作用而发生氧化酸败。所以，含有大量油酸的油脂不耐贮存。

亚麻酸几乎存在于所有的植物油中，特别是豆油、亚麻油和葵花子油中含量较多，猪油和鱼油中也含有亚油酸。亚油酸有两个不饱和双键，比油酸更容易氧化酸败。

多不饱和脂肪酸在细胞中一系列酶的催化下，可转变为前列腺素、血栓素及白细胞三烯等重要衍生物，几乎参与所有的细胞代谢活动;使胆固醇酯化，降低血中胆固醇和甘油三酯，降低血液黏稠度;提高脑细胞的活性，增强记忆力和思维能力。

另有实验证实，大量摄入多不饱和脂肪酸如亚油酸会降低对人体有益的高密度脂蛋白(HDL)，所以在膳食中增加摄入单不饱和脂肪酸以取代部分饱和脂肪酸有重要意义。

3. 必需脂肪酸

必需脂肪酸是指不能被人体合成，但又是人体生命活动所必需，一定要有食物供给的脂肪酸。亚油酸可以合成亚麻酸和花生四烯酸，是最重要的必需脂肪酸。

必需脂肪酸在人体内具有重要的生理功能。(1)它是组织细胞的组成成分，对线粒体和细胞膜的结构非常重要;(2)在体内必需脂肪酸参与磷脂的合成，并以磷脂的形式出现在线粒体和细胞膜中;(3)与脂类代谢有密切关系，对胆固醇的代谢很重要，胆固醇与必需脂肪酸结合后才能在体内进行正常代谢;(4)动物的精子形成也与必需脂肪酸有关，膳食中长期缺乏必需脂肪酸，动物可出现不孕症，授乳过程也会发生障碍;(5)必需脂肪酸可以保护皮肤免受射线损伤;(6)必需脂肪酸是人体前列腺素在体内合成时的原料。

必需脂肪酸在植物油中含量较多，在畜禽类脂肪中含量相对较少。海产鱼类的脂肪往往含有长链的多不饱和脂肪酸(见表1-6)。

表1-6 常用食用油中主要脂肪酸的组成 单位:%

食用油脂	饱和脂肪酸	不饱和脂肪酸			其他脂肪酸
		油酸	亚油酸	亚麻酸	
椒目仁油	9	26	33	31.6	—
橄榄油	10	80	8	2	—
花生油	19	41	38	0.4	1
豆油	16	22	52	7	3
菜籽油	13	20	16	9	42 *
粟米油	15	27	56	0.6	1
葵花子油	14	19	63	5	—
茶油	10	79	10	1	1
棉籽油	24	25	44	0.4	3
芝麻油	15	38	46	0.3	1
棕榈油	42	44	12	—	—
猪油	43	44	9	—	3
牛油	62	29	2	1	7

注: * 主要为芥酸 此表出自《中国居民膳食营养素参考摄入量》

4. 反式脂肪酸

植物油由液态油进行浓缩(固化)的过程，即氢化的过程中，引入了氢分子，将液态不饱和脂肪酸变成易凝固的饱和脂肪酸。

任务4 脂肪的消化与吸收及转运

食物中含有的碳水化合物主要为淀粉，此外还包括少量的低聚糖和单糖。单糖分子无须消化可直接吸收，而低聚糖和淀粉必须经过消化酶水解成单糖后才能被机体吸收和利用。

任务5　脂肪的营养价值评价

实用脂肪营养价值评价的主要依据有以下几个方面：

1. 脂肪的含量

脂肪含量是脂肪营养价值评价的基础指标，但不是主要指标。

2. 脂肪的消化率

脂肪的消化吸收率与熔点成反比，熔点在50℃以上的不容易消化吸收，熔点越低或越接近人的体温，消化率越高；其消化率还同不饱和双键的多少有关，双键数目越多，其消化吸收率越高。植物油的不饱和双键一般多于动物脂肪，人体对植物油的消化吸收率较好，而对牛油和羊油的吸收较差。鱼油中不饱和脂肪酸多，而畜肉的硬脂酸、软脂酸含量高，因此，鱼油的营养价值大于畜肉脂肪。

3. 脂肪酸的种类与含量

因为人体本身无法合成必需氨基酸，一定要由食物供给，必需脂肪酸的含量和组成是衡量植物油脂营养价值的重要方面。植物油中含较多的必需脂肪酸，是人体必需脂肪酸（亚油酸）的主要来源，因此植物油的营养价值相对较高。

4. 脂溶性维生素的含量

脂溶性维生素主要是维生素 A、维生素 D、维生素 E、维生素 K，维生素 A、维生素 E 在动物脂肪中含量极少。在动物肝脏中含有丰富的维生素 A、维生素 D，而植物油中富含维生素 E。由于甘油、牛乳、蛋黄脂肪中维生素 A、维生素 D 含量多，并且其脂肪呈分散细小微粒状态，很容易被人体消化吸收和利用，所以这些食物的营养价值高。

任务6　磷脂与固醇

1. 磷脂

磷脂几乎存在于所有生物膜中，是哺乳类动物细胞的必需组成部分，所以说磷脂是构成一切生物体的生物膜成分之一，它具有表面活性和抗氧化作用。人体中具有重要机能的脑、肝脏、心脏、肾脏和肺等组织，磷脂的含量特别高。例如，脑中的磷脂含量高达30.9%，肝、肾脏为9.8%左右。因此磷脂是生命的基础物质之一，是维持人体机能不可缺少的必需成分。

人体内的磷脂来源于食物及体内生物合成，特别是磷脂胆碱成分必须在体内合成。据世界卫生组织（WHO）专门委员会报告，一般成人每日需补充6～8克磷脂，食用22～83克的磷脂可以降低血液中的固醇，且无任何副作用。因此磷脂是重要的保健食品。

磷脂由于其化学结构的特点，还具有多种特性和功能，常作为天然食品的添加剂、乳化剂、分散剂、润湿剂、膨松剂、抗氧化剂、黏度调和剂及强化食品的营养剂等，广泛应用于医药、食品、石油化工、轻纺、橡胶、制革、油漆涂料、建筑、农药、饲料及化妆品等行业之中。

胆碱（Choline）是卵磷脂和鞘磷脂的关键组成部分，也是乙酰胆碱的胶体化合物，对细胞的生命活动有重要的调节作用。因此，磷脂和胆碱在营养保健食品工业中被广泛应用。磷脂和胆碱有以下几种生理功能：构成生理膜的重要组成成分；促进神经传导，提高大脑活力；促进脂肪代谢，防止出现脂肪肝；促进体内转甲基代谢的顺利进行；降低血清胆固醇、改善血液循环、预防心血管疾病。

2. 固醇

固醇可分为动物固醇和植物固醇。胆固醇就是最重要的动物固醇。人体内的胆固醇主要有两个来源:一是内源性的，主要是肝脏利用乙酸及其前体合成的，是人体胆固醇的主要来源;二是外源性的，即人体从食物中摄取的。

胆固醇在体内发挥着重要的生理功能:胆固醇是维持生物膜结构和功能的重要物质;是机体中脂类运输的载体;是机体中合成类固醇激素机维生素 D 等的重要物质;与机体的免疫功能密切相关。

但有研究表明，血胆固醇水平与心血管疾病的发病率之间呈现正相关。原因在于血液中胆固醇浓度过高时，容易在血管壁上沉淀而使血管壁变厚，降低血管的弹性和流通性。

另一方面，有研究发现，胆固醇过低同样不利于人体健康。胆固醇偏低不利于机体的新陈代谢，而且会导致某些微量元素(如锌、镁等)的缺乏，还会增加其他原因导致的疾病的死亡率等。

植物固醇可促进饱和脂肪酸和胆固醇代谢，具有降低血液中胆固醇的作用。如豆固醇、菜油固醇、谷固醇、燕麦固醇。植物固(甾)醇能够干扰食物中胆固醇被肠道吸收，促进胆固醇排泄，具有降低人体血清胆固醇，预防心、脑血管疾病的功能。植物固醇主要存在于麦胚油、大豆油、菜籽油、燕麦油等植物油中，可从植物油精炼的产物中提取。

任务 7　脂类的摄入量与食物来源

1. 脂类的摄入量

随着人们对脂肪摄入量，尤其是饱和脂肪酸摄入量过高引发心血管疾病及癌症等认识的深入，认为必须降低脂肪的摄食量。我国 2000 年修订的中国居民膳食营养素参考摄入量固定，按脂肪能量所占总能量的百分比，成人脂肪的适宜摄入量 AI 为 20% ~30% ,儿童、少年为 25% ~30% ;必需脂肪酸占总热量的 2% 。

目前很多国家除对脂肪的摄入总量有所建议外，对不同脂肪酸的组成比例也非常重视。不同脂肪酸的组成比例包括两个方面:一方面是饱和脂肪酸(S)、单不饱和脂肪酸(M)与多不饱和脂肪酸(S)之间的比例，多数国家提出 S∶M∶P = 1∶1∶1;另一方面是多不饱和脂肪酸中 n - 6 和 n - 3 多不饱和脂肪酸之间的比例，基本上认为 n - 6∶n - 3 = (4 ~6) ∶1。

2. 脂肪的食物来源

膳食中脂肪的来源主要有动物性脂肪和植物油。

动物性脂肪包括猪肉、牛肉、羊肉、禽蛋类、水产品鱼、虾、贝类、奶油等。

植物油多为液态，日常膳食中的植物脂肪主要有豆油、花生油、菜籽油、芝麻油、棉籽油等。

通常，动物脂肪含饱和脂肪酸较多，植物油含不饱和脂肪酸多，而动物脂肪中的禽蛋类和水产品脂肪中含多不饱和脂肪酸较多;鱼类尤其是海鱼脂肪更是 EPA 和 DHA 的良好来源。因此，植物油和禽蛋类、水产品类是人体必需脂肪酸的良好来源。

此外,坚果类含油量也很高，但在日常的食物中所占比例不大，糕点、饼干和油炸食品等都可含有大量油脂。谷类食物含脂肪量较少,水果、蔬菜则更少(见表1－7)。

表1－7　几种食物的脂肪含量　　单位:克/100克

食物名称	脂肪含量	食物名称	脂肪含量
猪肉(肥)	90.4	芝麻	39.6
猪肉(肥瘦)	37.0	葵花子仁	53.4
牛肉(肥瘦)	13.4	松子仁	70.6
羊肉(肥瘦)	14.1	大枣(干)	0.4
鸡肉	9.4	栗子(干)	1.7
鸡蛋	10.0	南瓜子(炒)	46.1
大豆(黄豆)	16.0	西瓜子(炒)	44.8
核桃仁	58.8	水果	0.1～0.5
花生仁	44.3	蔬菜	0.1～0.5

项目三　碳水化合物

任务1　碳水化合物的组成与分类

碳水化合物(Carbohydrates)是由碳、氢、氧三种元素组成的一类多羟基醛或多羟基酮类化合物，分子式通常以$C_n(H_2O)_m$来表示。最初人们认为这类化合物是碳的水合物，故称为碳水化合物。碳水化合物是广泛存在于生物体内的有机成分，主要包括糖、淀粉、纤维素等。

根据FAO/WHO的新分类，将食品中的碳水化合物按其化学组成、生物功能和健康意义，分为糖(单糖、双糖和糖醇)、低聚糖(低聚异麦芽糖等)和多糖(淀粉和非淀粉多糖)三类。

1.糖

(1)单糖

单糖(Monosaccharides)是指分子结构中含有3～6个碳原子的糖，如三碳糖的甘油醛;四碳糖的赤藓糖、苏力糖;五碳糖的阿拉伯糖、核糖;六碳糖的甘露糖、果糖、半乳糖等。食品中的单糖以己糖(六碳糖)为主，主要有:

①葡萄糖

葡萄糖主要存在于各种植物性食物中。人体所需的葡萄糖的主要由淀粉水解而来，此外还可来自蔗糖、麦芽糖、乳糖等的水解。葡萄糖不需经消化过程就能直接被人体小肠壁吸收，是为人体提供能量的主要燃料。血液中的葡萄糖即血糖浓度保持恒定具有极其重要的生理意义。

②果糖

果糖是糖类中最甜的一种糖，主要存在于蜂蜜和水果中。食物中的果糖在体内吸收后可转化为葡萄糖。果糖是食品工业重要的甜味物质。

(2)双糖

双糖是由两个单糖分子缩合失去一分子水而形成的化合物。双糖为结晶体，溶于水，但不能直接被人体吸收，必须经过酸或酶的水解作用生成单糖后方能为人体吸收。食品中常见的双糖有:

① 蔗糖

蔗糖是由一分子葡萄糖和一分子果糖缩合而成，是植物界分布广泛的一种双糖，在甘蔗和甜菜中含量很高，它们是制糖工业的重要原料。日常食用的绵白糖、砂糖和红糖都是蔗糖。

多吃蔗糖容易引起龋齿，因此，必须保持牙齿卫生。肥胖症、糖尿病、动脉硬化、冠心病等病症可能与大量摄入蔗糖有关。

② 麦芽糖

麦芽糖是由两个分子葡萄糖缩合而成，在麦芽中含量最高。人们吃米饭、馒头时，在细细咀嚼中感到的甜味就是由淀粉水解而成的麦芽糖的味道。麦芽糖在饴糖、高粱饴、玉米糖浆中大量存在，是食品工业中重要的糖质原料。

③ 乳糖

乳糖是由一分子半乳糖和一分子葡萄糖组成，其甜度约为蔗糖的16%，是唯一没有在植物中发现的糖。乳糖是哺乳动物乳汁中的主要成分，通常人乳中约含7%，它是婴儿食用的主要碳水化合物。乳糖对婴儿的重要意义在于它较难溶于水，在消化道中吸收较慢，能够维持肠道中最合适的菌群比例，并促进对钙的吸收。故在婴儿食品中可添加适量的乳糖。

（3）糖醇

糖醇是糖的衍生物，食品工业中常用其代替蔗糖作为甜味剂使用。食品中经常使用的糖醇主要有以下几种：

①山梨糖醇

山梨糖醇又称葡萄糖醇，是由于工业制法常常将葡萄糖氧化，使其醛基转化为醇基而制成山梨糖醇而得。其甜度约为蔗糖的一半，广泛存在于植物中，苹果、梨、葡萄等中均有存在。其特点是代谢时可转化为果糖，而不转变为葡萄糖；不受胰岛素控制，食后不引起血糖的迅速上升。因而山梨糖醇适合于作糖尿病等患者的调味剂。

山梨糖醇具有良好的吸湿、保湿性，可防止食品的干裂、老化，保持新鲜柔软及色、香、味，延长食品货架期限。

②木糖醇

木糖醇是木糖代谢的正常中间产物，分子式为 $C_5H_{12}O_5$，是一种五碳糖醇。木糖醇为白色晶体，外表和蔗糖相似，味凉，甜度相当于蔗糖，热量相当于葡萄糖。

在自然界中，木糖醇广泛存在于各种水果、蔬菜中，如南瓜、香蕉等，但含量很低。商品木糖醇是用玉米芯、甘蔗渣等农作物，经过深加工而制得的，是一种天然健康的甜味剂。其代谢利用可不用胰岛素调节，因而可被糖尿病人食用。

木糖醇不被口腔中产生龋齿的细菌发酵利用，防止龋齿和减少牙斑的产生，防龋齿特性在所有的甜味剂中效果最好。

③麦芽糖醇

麦芽糖醇由麦芽糖氢化而来，在工业上是由淀粉酶解制得多组分的葡萄浆后氢化而制成。麦芽糖醇具有与蔗糖相同的甜度，且甜味温和，没有杂味。

麦芽糖醇为非能源物质，不升高血糖，也不增加胆固醇和中性脂肪的含量，因此是心血管病、糖尿病等患者作为疗效食品用的理想甜味剂。麦芽糖醇具有显著的吸湿性，利用这种吸湿性可以作为各种食品的保湿剂，防止蔗糖的结晶析出。

2. 低聚糖

低聚糖是由 3 ~ 9 个单糖以苷键聚合而成的碳水化合物，有许多低聚糖如低聚果糖、低聚木糖、低聚半乳糖、低聚乳糖、低聚异麦芽糖、大豆低聚糖等具有营养和生理两方面的意义。功能性低聚糖已被广泛应用于食品工业中，它们在食品加工中可代替或部分代替甜味剂。目前已有先进的发酵技术和精细化工技术可以生产功能性低聚糖。由于大多数低聚糖不被人体消化酶分解，人体难以消化吸收，是理想的功能性甜味剂，对某些疾病患者有重要的意义；能使人体肠道有益菌群——双歧杆菌活化和增殖，有益于肠道健康；具有某些食用纤维的生理功能，如降低血清胆固醇和预防肠癌等；不易或难以为龋齿菌所利用，不易形成齿垢或龋变，可以预防口腔疾病。

3. 多糖

多糖是由 10 个或 10 个以上的单糖分子通过糖苷键聚合而成的。一般不溶于水（有的能与水相混合形成胶体溶液），无甜味。一般不形成结晶，在酸或碱的作用下，依水解程度不等而生糊精，完全水解时的最终产物为单糖。多糖中一部分可被人体消化吸收，如淀粉、糊精、糖原等，而另一部分则不能，如纤维素、半纤维素、木质素、果胶等。食品加工中经常存在的多糖有淀粉和纤维素。

①淀粉

淀粉是由单一葡萄糖聚合而成的多糖，其分子式为 $(C_6H_{10}O_5)_n$，相对分子质量约为 50000 ~ 200000。食物中绝大部分碳水化合物以淀粉形式存在，淀粉是人们膳食中主要的供能物质。

淀粉有直链淀粉和支链淀粉两种结构。淀粉在消化道内经过消化分解，最终变为葡萄糖供人体吸收利用。淀粉在谷类、豆类和薯类中含量丰富，是人类膳食的重要组成成分，也是食品工业的主要原料。

②糖原

糖原是葡萄糖储藏在动物体内的主要形式，俗称动物淀粉。由 3000 ~ 60000 个葡萄糖分子结合而成。人体内的糖原主要分布在肝脏和肌肉中，其中约有 1/3 的糖原存在于肝脏，成为肝糖原；约有 2/3 存在于肌肉，称为肌糖原，是人体储存碳水化合物的主要形式。

当人体摄入过多的碳水化合物而又未被完全利用时，多余部分就会转变为糖原储存在肝脏和肌肉中；当人体内缺糖时，糖原就会分解为葡萄糖供给身体需要。

③纤维素

纤维素也是葡萄糖构成的多糖，是自然界中最丰富的一种多糖，占全部有机碳的 50%。纤维素是重要的食物成分，但人体内缺乏分解纤维素所需要的酶，故不能消化食物纤维。动物体内含有水解纤维素的酶，故能够消化食物纤维。但是，膳食纤维却对人体健康起着重要作用。膳食纤维不但能够刺激肠道蠕动、减少便秘，而且对心血管疾病、糖尿病、结肠癌等有一定预防作用。

天然纤维也可以经过一定处理，使其性质改变以适应特殊的需要，这种纤维素称为改性纤维素。如羧甲基纤维素钠（CMC），它具有良好的持水性和黏稠性，在食品工业中广泛用作增稠剂。

半纤维素是一些与纤维一起存在于植物细胞壁中的多糖的总称，大量存在于植物的木质化部分。

④果胶

果胶是植物细胞壁的成分之一，存在于相邻细胞壁的中胶层。在植物体内一般有原果胶、果胶和果胶酸三种形态，不溶于水，水解后生成果胶。果胶存在于植物汁液中，果胶酸稍溶于水，与钙生成不溶性沉淀。果胶是亲水胶体物质，其水溶液在适当条件下形成凝胶，因此，应用果胶这一特性可将水果制成果酱、果冻等制品。

任务2　碳水化合物的生理功能

虽然人体内碳水化合物的含量只占1%，但是由它们提供的能量占人体摄入总量的40%～80%。

碳水化合物的生理功能：

1. 提供能量

食物中碳水化合物是人类最主要的和最有效的能量来源，每克碳水化合物可提供约16.8KJ(约4kcal)的能量，与蛋白质相同但少于脂肪，并且它在人体内消化吸收较蛋白质和脂肪迅速和完全。

2. 构成机体

碳水化合物可以参与构成机体的重要物质，并参与细胞的多种活动。如糖和脂肪形成的糖脂是细胞膜和神经组织的重要成分，糖与蛋白质结合形成的糖蛋白是抗体、酶、激素、核酸的组成部分，具有重要的生理功能。核糖与脱氧糖参与核酸的构成。

3. 脂肪代谢的调节

脂肪在体内正常代谢需要有碳水化合物的参与，如果碳水化合物的摄入量很少，则脂肪不能被完全氧化，而产生过量的代谢中间产物——酮体(丙酮、乙酰乙酸等)，体内的酮积累会导致酮血症。足量碳水化合物的摄入可以使酮形成的物质完全被代谢，所以碳水化合物具有抗酮的作用。

4. 维持神经系统的功能

碳水化合物对维持中枢神经系统的功能是必需的，葡萄糖是脑、神经和肺组织必需的能源物质。大脑没有能量储备，必须依靠血液中的葡萄糖来来供能。血糖降低，脑功能即受影响，长期的低血糖可造成大脑不可逆性损害。

5. 提供纤维素

碳水化合物中的纤维素、树胶、半纤维素、果胶和戊聚糖等，并不为机体提供营养，但它们能够吸收水分，并为肠中容纳食物提供容积，由此刺激消化的蠕动和减少食物通过的时间，这类碳水化合物统称为膳食纤维。此外，膳食纤维是减轻体重的一种辅助物，因为它可填充胃肠道却不提供额外的热量。

任务3　碳水化合物的消化和吸收

食物中含有的碳水化合物主要为淀粉,此外还包括少量的低聚糖和单糖。单糖分子无须消化可直接吸收，而低聚糖和淀粉必须经过消化酶水解成单糖后才能被机体吸收和利用。

任务4　碳水化合物的摄入量与来源

碳水化合物是人类最容易获得的能量来源，而且它们在体内大部分用于能量的消耗。碳水化合物和脂肪是体内能量的基本供给物质，两者在代谢过程中又可相互转化，它们对蛋白质具有节约作用。碳水化合物的供给量主要取决于饮食习惯、生活水平和劳动强度等。在合理的膳食搭配中，碳水化合物在膳食总能量中所占比例应在55% ~65%为宜。

我国规定，成人轻体力劳动每日需7.5g/kg体重，中等体力劳动需8.8g/kg体重，重体力劳动需13.3g/kg体重。儿童处于生长发育期，每日每千克体重需供给10g左右的碳水化合物食物。此外，每天还需摄取一定量的不同类型富含膳食纤维的食物，如蔬菜、水果等。

碳水化合物主要来源于植物性食物中的谷物（如水稻、小麦、高粱等）、薯类、根茎类（如马铃薯）、豆类等。此外，坚果类、水果、蔬菜中也含有一定量的碳水化合物。动物性食品中，奶是重要的碳水化合物的来源，提供乳糖。膳食中其他的碳水化合物来源还有食糖、蜂蜜、糖果、糖浆等，给人们提供热量。

项目四　能量

任务1　人体能量平衡及其意义

能量是机体赖于生存的基础，人体为了维持生命及从事各项体力活动，必须每日从各种食物中获得能量以满足需要。不仅体力活动需要能量，即使机体处于安静状态时也需要能量来维持体内器官的正常生命活动，如心脏的跳动、血液循环、肺呼吸及腺体分泌等。

能够提供这些能量的营养素叫作产能营养素，即食物中的糖类、脂肪和蛋白质。它们在体内经酶的作用进行生化氧化所释放出的热能，其中一部分用于维持体温和向外界环境散发热量，另一部分以三磷酸腺苷（ATP）形式储存在高能磷酸键中。而食物中的无机盐和维生素并不能供给能量。

一般情况下，健康人从食物中摄取的能量和所消耗的能量经常保持平衡状态，否则就引起体重的减轻或过重，但并非任何人在任何一天内摄入的和消耗的能量总量都相等，一般在5 ~7天内可达到平衡。

任务2　能量单位及产能营养素的能值测定

1. 能量单位

国际单位和我国法定计量单位规定各种形式的能（包括热能）的单位为焦耳（joule，J），简称焦。1J表示1N的力使1kg物质移动1m所消耗的热能。

过去营养学上用卡（cal）或千卡（kcal）表示能量，1cal表示1L水从15℃升高到16℃时所吸收的热量，1cal =4.185J或1J =0.239 cal。

2. 产能营养素的能值测定

(1)产能营养素

食物能值是指食物彻底燃烧时所测定的能量，也称为物理燃烧值。在人体摄取的所有营养素中，只有碳水化合物、脂肪和蛋白质能够在体内产生能量，营养学上将它们称为“产能营养素”。每克碳水化合物、脂肪和蛋白质在体外燃烧时分别释放 17.1KJ、39.5KJ 和 23.6KJ 的能量，但在体能氧化时，不如体外燃烧彻底。因此，上述三种产热营养素所供给热量的数量（或称食物的卡价）可按每克碳水化合物 16.7KJ（4kcal），每克脂肪 37.6KJ（9kcal）和每克蛋白质 16.7KJ（4kcal）计算。

（2）能值测定

食物能值通常用氧弹热量计进行测量，它是一个弹式的密闭高压容器，其内充以高压氧气，并置于已知温度和体积的水浴中。弹体内有一白金坩埚，其中可以盛放待测的食物样品。用电流引燃食物样品，使其在氧气中完全燃烧，所产生的热量使水温升高，由热量计测定水温升高的温度，并由此计算出该食物样品所产生的能量（见图 1－1、图 1－2）。

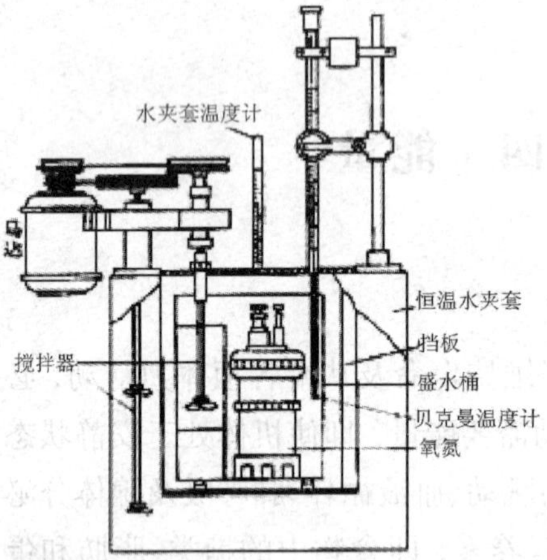

图 1－1 氧弹温度计

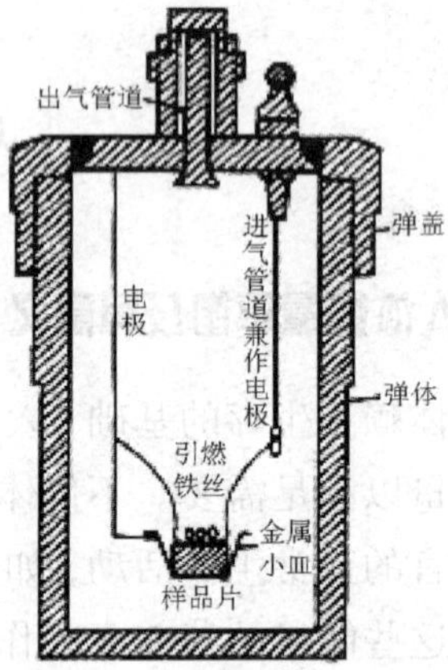

图 1－2 氧弹剖面图

任务3 人体的能量消耗

1. 直接测定法

测定对象进入一个特殊装备的小室内，小室四周被水层所包围，并与外界隔热，人体所散失的热量即被水吸收，并使水温上升，此时测出在一定时间内水温上升的度数，即表示这段时间内人体所散发的热量。这不仅能反映人体热量代谢情况，还可以表示出人体热能需要量。但此法所用的设备笨重复杂，目前很少使用。

2. 间接测热法

由于食物在人体内氧化时，需消耗吸入空气中的氧，生成二氧化碳，释放出能量，因此从测定人体消耗掉的氧气量和生成的二氧化碳量可以计算出人体所生成的热量，此法称为间接测热法。

测定时用气袋收集一定时间内受试者的全部呼出气，分析呼出气中的含氧量和二氧化碳量，将呼出气与吸入的空气对比，即可以算出此段时间内人体所消耗的氧量和二氧化碳生成量。

还有一种方法是利用双标记水测定人体日常生活和工作中进行各种活动时总能量的消耗。通过让受试者摄入一定量的双标记水（$^2H_2O^{18}$），机体被这两种稳定的同位素所标记。当它在体内达到平衡时，^2H 参加 H_2O 的代谢，而 O^{18} 参加 H_2O 和 CO_2 的代谢。通过对它们代谢速率常数的测定和一定的计算，从而测定其在一段时间内活动的能量消耗。

此法精密度和准确度高，但对材料、技术和设备要求较高，因此有一定的局限性。

任务4 人体一日能量需要量的确定

人体能量需要与消耗是一致的，主要包括以下四个方面，即维持基础代谢所需的热能、从事劳动所消耗的热能、食物特殊动力作用所消耗的能量和生长发育所需的热能。其中正常成人能量消耗主要用于基础代谢、体力活动和食物的热效应，而孕妇、乳母、婴幼儿、儿童、青少年和刚病愈的机体还包括生长发育所需的能量。

1. 基础代谢所需能量

人体基础代谢所需能量是人体处于清醒、神经肌肉完全安静与空腹状态下，维持生命所需的最低能量需要量，亦即人体静卧在18℃～25℃的环境中，完全处于休息状态，既无体力劳动也无脑力劳动，而且在12小时前已停止进食，消化系统也处于静止状态，基本上是维持体温和器官内脏最基本生命活动所需的最低能量。

基础代谢受许多因素影响，特别是身体的大小如身高、体重、性别、年龄、气候等影响。一般相对来说，男性基础代谢比女性高，儿童和青少年比成人高，寒冷气候下比温热气候下高。

单位时间内人体每平方米体表面积所消耗的基础代谢热称为基础代谢率（Basal Metabolic Rale，BMR）。在实际工作中，可根据身高体重求出体表面积，然后再按照体表面积计算基础代谢能量。

体表面积（m^2）＝0.00659身高（cm）＋0.0126体重（kg）－0.1603

表1－8 人体基础代谢率（BMR）

年龄（岁）	男		女	
	KJ/（m^2·h）	kcal/（m^2·h）	KJ/（m^2·h）	kcal/（m^2·h）
1～3	221.8	53.0	221.8	53.0
3～5	214.6	51.3	214.2	51.2
5～7	206.3	49.3	202.5	48.4
7～9	197.7	47.3	200.0	45.4
9～11	189.9	45.2	179.1	42.8
11～13	179.9	43.0	175.7	42.0
13～15	177.0	42.3	168.6	40.3
15～17	174.9	41.8	158.8	37.9
17～19	170.7	40.8	151.9	36.3
19～20	164.0	39.2	148.5	35.5
20～25	161.5	38.6	147.7	35.3
25～30	156.9	37.5	147.3	35.2
30～35	154.0	36.8	146.9	35.1
35～40	152.7	36.5	146.4	35.0
40～45	151.9	36.3	146.0	34.9

续表

45~50	151.5	36.2	144.3	34.5
50~55	149.8	35.8	139.7	33.9
55~60	148.1	35.4	139.3	33.3
60~65	146.0	34.9	136.8	32.7
65~70	143.9	34.4	134.7	32.2
70~75	141.1	33.8	132.6	31.7
75~80	138.9	33.2	131.0	31.3
80岁以上	138.1	33.0	129.3	30.9

一般来说，在普通情况下，成年男子每1㎡体表面积每小时基础代谢平均为1167.4KJ，或每1kg体重每1h平均消耗能量4.18KJ。以65kg体重的男子计，则24h的基础代谢约为1×65×24=6520KJ，但女性基础代谢比男性低约5%。总之，人体的基础代谢常是以体表面积乘以年龄性别基础代谢率（见表1-7），再乘以24h计算出来的。

正常情况下，对于健康的成年人来说，基础代谢率（BMR）大概占每日能量消耗的三分之二。从人体发展阶段看，生成发育期儿童、孕妇BMR较高，随着年龄增加，BMR逐渐降低；体型偏瘦者BMR较高而肥胖者较低，一般男性比女性BMR高。但是疾病、发烧、处于寒冷或炎热的环境、应激反应、摄入尼古丁、咖啡因和其他兴奋性药物等会提高人体的BMR，而节食、饥饿、营养不良会使人体的BMR下降。所以说，即使减肥成功，由于基础代谢较减肥前明显降低，因此人体内转化成脂肪的能量要比节食减肥前显著增加，最终造成体重迅速反弹，减肥失败。换言之，节食减肥很难成功！

2. 我国成人活动水平分段及所需能量

体力活动（劳动）的能量消耗是人体总能量消耗的重要部分。从事劳动消耗的热能与劳动强度、劳动持续时间及工作熟练程度有关，即劳动强度大，持续时间越长；工作越不熟练，能量消耗越多。一般根据劳动强度不同，将劳动分为五个等级。

（1）极轻体力劳动。身体主要处于坐位工作，如办公室工作、开会、读书和装配及修理钟表和收音机。

（2）轻体力劳动。主要是站立为主的工作，如商店售货员、化学实验工作和教师讲课等。

（3）中等体力劳动。如重型机械操作、机动车的驾驶、学生的日常活动、电工安装、金工切削等。

（4）重体力劳动。如非机械化农业劳动、炼钢、舞蹈、体育运动等。

（5）极重体力劳动。如非机械化的装卸工作、采矿、伐木和开垦土地等。

3. 食物特殊动力作用

食物特殊动力作用是指人体摄入任何食物后，都可使安静状态下的人体发生能量代谢增高，使人体向外界散失的热量比进食前有所增加，这种由于摄取食物而引起的人体能量代谢的额外增高成为食物特殊动力作用。它只是增加人体能量消耗，并非增加能量来源。各种营养素或食品都表现食物特殊动力作用，其中蛋白质最强，相当于蛋白质本身所产生热能的30%，碳水化合物约为其本身所产生热能的5%~6%，脂肪约为4%~5%。一般情况下，摄取普通混合膳食时，食物特殊动力作用所引起的额外能量消耗约为627~830KJ，相当于基础代谢的 10%。

关于食物特殊动力作用的机理，现在认为食物或营养素中所含的能量并非全都可以被人体利用，只有转变为 ATP 或其他高能磷酸键的部分才能被人体利用。不能转变为 ATP 的一部分能将转变为热能向外散失，这将有助于维持体温。

任务5　能量推荐摄入量及食物来源

1. 能量推荐摄入量

在正常情况下，人体的能量需要与其食欲相适应，当正常食欲得到满足时，其能量需要一般也可以满足。成人的体重是评定膳食能量摄入适当与否的重要标志，如能量供给量过多或不足时，则体重将增加或减轻，导致人体肥胖或消瘦。

能量摄入不足，可造成体力下降，工作效率低下，身体对环境的适应能力和抗病能力就会因此下降，而过多能量的摄入，将造成肥胖症、高血压、心脏病、糖尿病等疾病，影响健康。因此能量的摄入量与消耗量必须互相平衡才能保证人体健康。

能量需要量是指长期保持良好的健康状况、具有良好的体型、身体构成和活动水平的个体达到能量平衡，并能满足其从事生产劳动和社会活动需要的能量摄入。对孕妇或者乳母来说，能量需要量还包括满足组织生长和分泌乳汁需要的能量。不同人群的能量需要参见表 1－9。

表 1－9　中国居民膳食能量推荐摄入量　　单位：kcal/天

年龄段	18～49 岁		50～59 岁		60～69 岁		70 岁以上	
性别	男	女	男	女	男	女	男	女
轻体力活动	2400	2100	2300	1900	1900	1800	1900	1700
重体力活动	2700	2300	2600	2000	2200	2000	2100	1900
重体力活动	3200	2700	3100	2200				
孕妇	所属体力活动＋200							
乳母	所属体力活动＋500							

2. 能量的食物来源

人体需要的能量，主要来源于食物中的碳水化合物，其次是食物中的脂肪和蛋白质。这三大产能营养素在体内各有其特殊的生理作用，且又相互影响。故合理的膳食要求产能营养素之间有适当的比例。

根据我国人民的饮食习惯和生理需要，碳水化合物提供的能量应占总能量的 55%～65%，脂肪约占 20%～30%，蛋白质约占 11%～14%。人们应根据实际需要合理地选择食物，使人体所需的能量和各种营养素之间保持一定的平衡关系。

项目五　矿物质

任务1　概述

人类和自然界的所有物质一样，都是由化学元素组成的。在漫长的生物进化过程中，人体的元素组成，在质和量上基本与地球表层和生物圈的元素组成相似。

在人体内的各种元素中，除碳、氢、氧、氮主要以有机化合物的形式存在外，其余的各种元素均统称为矿物质或无机盐(Mineral Salts)。

人体中能检测出的矿物质有70多种，约占人体的4%。它们不能在人体内合成，必须从食物和饮水中摄取，除排泄外也不能在人体代谢过程中消失，但在人体的生命活动中具有重要的作用。

根据其在体内的含量和膳食中需要量的不同，可分为两类：钙、镁、钾、钠、磷、硫、氯七种，在人体中含量超过0.01%，需要量在每天100mg以上，称为常量元素或大量元素。在人体中含量低于0.01%，需要量在每天100mg以下，如铁、铜、碘、锌、锰、硒、铬、钴、钼和氟等，称为微量元素或痕量元素。

微量元素可分为三类：

第一类为人体必需的微量元素，有铁、铜、碘、锌、硒、铬、钴、钼、氟、锰十种。

第二类为人体可能的必需微量元素，有锰、硅、镍、硼、矾等。

第三类为具有潜在的毒性，但低剂量时又可能是必需微量元素，有铅、镉、汞、砷、铝、锡和锂。

1. 常量元素的生理功能

(1)构成机体组织的重要部分。如骨骼和牙齿中含有大量的钙、磷、镁，蛋白质中含有硫、磷等，软组织中含钾较多。

(2)维持细胞内外液渗透压的平衡，以及调剂体液的酸碱平衡。如氯、硫、磷、钠、钾、镁等。

(3)维持神经、肌肉细胞膜的生物兴奋性，传递信息，使肌肉收缩，此外，还有使血凝固和酶活化的功能。

(4)构成酶的成分或激活酶的活性，参加物质代谢。

2. 必需微量元素的生理功能

必需微量元素虽然含量极微，却发挥着重要的生理生化功能。它能影响人体的免疫功能、胎儿发育，还与癌症的发病率有关。

它们是酶和维生素必需的活性因子，许多金属酶均含有微量元素；必需微量元素构成某些激素或参与激素的作用，参与核酸代谢；协助宏量营养素和常量元素发挥作用，不同的微量元素参与蛋白质、脂肪、碳水化合物的代谢。

3. 食物中矿物质的含量

食物中矿物质的含量比较丰富，一般都能满足机体的需要。只有当膳食调配不当，偏食或患某些疾病时，才容易造成缺乏。比较容易缺乏的元素是钙和铁，在特殊地理环境或其他特殊条件下也可能造成碘、锌、硒的缺乏。一些元素也可因摄入过量而发生中毒。

◆知识拓展

不同食物中矿物质的含量差异很大，这主要取决于生产食品的原料品种的遗传特性，农业生产的土壤、水分或动物饲料等。其他因素也很重要。例如，影响食品中铜含量的环境因素就有：土壤中的铜含量、地理位置、季节、水源、化肥、农药、杀虫剂和杀真菌剂等。经测定，我国不同食物100g食部的铜含量分别为：大米0.30mg，小米0.54mg，马铃薯0.12mg，黄豆1.35mg，油菜0.06mg，菠菜0.10mg等。

特别值得提出的是，同一类食物不同品种，其每100g食部铜含量变化很大，如一般苹果的铜为0.06mg，而红香蕉苹果为0.22mg，可是安徽砀山县香玉苹果的每100g食部铜含量仅为0.01mg，彼此相差数倍乃至数十倍。于动物不同部位的铜含量亦不相同，如猪肉（肥瘦）每100g食部的铜含量为0.06mg，而猪肝则为0.65mg，彼此差别也很大。

4. 矿物质的生物有效性

矿物质的生物有效性是指食品中矿物质实际被人体吸收、利用的程度。

食品中矿物质的总含量还不足以准确评价该食品中矿物质的营养价值，因为这些矿物质元素被人体吸收利用率，决定于矿物质的总量、元素的化学形式、颗粒大小、食物分解成分、pH、食品加工及人体的机能状态等因素的影响。

◆知识驿站

影响矿物质生物有效性的因素主要如下所述：

①食物的可消化性。如果食物不易消化，即使营养成分丰富也得不到利用。如：麸皮、米糠中含很多Fe、Zn，但这些物质的可消化性很差，因而不能利用。

②矿物质的化学与物理形态。在消化道中呈溶解状态的矿物质才能被吸收，矿物质颗粒的大小可影响可消化性和溶解度，因而也是影响生物有效性的因素。

③与其他营养物质的相互作用。饮食中一种矿物质过量往往会干扰对另一种必需矿物质的利用，如Ca^{2+}、Mg^{2+}。此外，草酸、植酸等会与Ca^{2+}形成不溶物而减少Ca^{2+}的吸收，而Ca^{2+}与乳酸成盐，铁与氨基酸成盐，都使这些矿物质形成可溶态，有利于吸收。

④加工方法。如磨碎、增加细度可提高难溶元素的生物有效性，发酵可提高面团中锌的生物有效性。

⑤生理因素。人体的机能状态对矿物质的吸收、利用影响很大。

5. 酸性食品与碱性食品

在正常状态下，人类的血液和体液都稍偏碱性，pH保持在7.35～7.45之间。因而调整食物营养时必须考虑食物的酸碱性，以维持体内酸碱平衡。

一般来说酸性食物含有磷、硫、氯等非金属元素较多，在人体内代谢后形成磷酸、硫酸，使体液的酸度升高。大部分的肉、鱼、禽、蛋等动物性食品中含有丰富的硫蛋白，主食的米、面及其制品则含磷较多，所以它们均属于酸性食品，可降低血液等的pH。

碱性食品是指所含无机盐如钙、钠、钾、铁、镁等元素占优势，可使体液表现为碱性的食物，大部分蔬菜、水果、豆类都属于碱性食品。

中性食物所含的金属元素和非金属元素基本均衡，进入人体后代谢产物的酸碱性基本平衡，例如牛奶、芦笋等。

如各种食物搭配不当，易引起酸碱不平衡。成酸食品摄取过多，会使机体pH升高，引发酸毒症，可增加钙、镁等碱性元素的消耗，导致人体缺钙，血液色泽加深、黏度增高、血压上升，需引起足够重视。

◆**知识拓展**

强酸性食品：蛋黄、乳酪、白糖做的西点或柿子、乌鱼子、柴鱼等。

中酸性食品：火腿、培根、鸡肉、鲔鱼、猪肉、鳗鱼、牛肉、面包、小麦、奶油、马肉等。

弱酸性食品：白米、花生、啤酒、酒、油炸豆腐、海苔、文蛤、章鱼、泥鳅等。

强碱性食品：葡萄、茶叶、葡萄酒、海带、柑橘类、柿子、黄瓜、胡萝卜等。

中碱性食品：大豆、番茄、香蕉、草莓、蛋白、梅干、柠檬、菠菜、萝卜干、南瓜、橘子等。

弱碱性食品：红豆、苹果、甘蓝、豆腐、卷心菜、油菜、梨、马铃薯等。

中性食物：牛奶、芦笋等。

任务2 常量元素

1. 钙

钙是人体中含量最多的一种无机元素，相当于体重的1.5%～2.0%，其中的99%是以羟磷灰石结晶形式集中存在于骨骼和牙齿中，其余1%则以结合或游离离子形式存在于软组织、细胞外液和血液中，统称混溶钙池。这部分钙与骨骼钙维持着动态平衡，为体内细胞正常生理状态所必需。

钙的生理功能主要表现为：构成骨骼和牙齿；调节心脏和神经的正常活动，维持肌肉一定的紧张力；参与凝血过程；调节酶的活性，参与激素分泌；构成生物膜的成分，维持细胞内胶质完整性；调节细胞膜的通透性，维持细胞渗透压和体液的酸碱平衡。

人体长期缺钙就会导致骨骼、牙齿发育不良，血凝不正常，甲状腺机能减退。儿童缺钙会出现佝偻病，若血钙降低，轻者出现多汗、易惊、哭闹，重者出现抽搐；中老年人缺钙易发生骨质疏松、骨质增生、肌肉痉挛、四肢麻木、腰腿酸疼、高血压、冠心病等；孕妇缺钙不仅严重影响胎儿的正常发育，还容易在中年后患骨质疏松症。

2. 磷

磷是人体必需的常量矿物质之一，成人体内含磷约为600～700g，占体重的1%左右，其中的85%～90%与钙一起以羟磷灰石结晶形式储存在骨骼和牙齿中。

人体内的磷与钙一起作用于骨骼与牙齿的形成、细胞的生长、心肌的收缩，并作用于肾的功能，其余的10%～15%以磷脂、磷蛋白及磷酸盐的形式存在于细胞和血液中，是人体骨骼、牙齿、细胞核蛋白及许多酶的重要组成成分。

磷还参与碳水化合物和脂肪的吸收与代谢，参与体内的能量转化，以高能磷酸键的形式储存能量，磷酸盐缓冲系统可维持人体酸碱平衡。

磷脂是构成脑神经组织和脑脊髓的主要成分，对儿童生长发育特别重要。但过量的磷能影响钙的吸收。

动物性食物和植物性食物中均含有丰富的磷，当膳食中能量与蛋白质供给充足时不会引起磷的缺乏。我国居民膳食中，成人、孕妇、乳母磷的适宜摄入量AI均为700mg/d，成人和乳母磷的可耐受最高摄入量UL为3500mg/d。

任务3　微量元素

1. 铁

铁是人体内含量最多的一种必需微量元素。成人体内含铁约4～5克，60%～75%存在于血红蛋白中，3%存在于肌红蛋白中，1%的铁存在于各种含铁酶当中，其余21%～36%的铁为储存铁，以铁蛋白和血铁黄素的形式分布于肝脏、脾脏和骨髓中。人体内的铁都与蛋白质组合，无游离状态。

铁的生理功能主要体现在：参与肌红蛋白、血红蛋白的合成，与体内氧气的运输密切相关；构成机体组织器官（肌肉、肝脏、脾脏、骨髓等）的成分；参与体内某些酶（如细胞色素酶、过氧化氢酶等）的构成，与体内的氧化还原反应密切相关。

膳食中可利用铁长期供给不足，会导致缺铁性贫血。发生缺铁性贫血时表现为乏力、面色苍白、头晕、心悸、指甲脆薄、食欲不振等，儿童易于烦躁、智能发育差，并出现虚胖、肝脾肿大等症状。婴儿先天性缺铁将对婴儿以后的发育和健康产生长久不良影响。为此要积极做好缺铁性贫血的预防和治疗工作。

我国的膳食结构中，血红素铁含量低，估计膳食铁的吸收率仅为10%左右。我国规定每日膳食铁的参考摄入量：少年男子为20毫克，少年女子为25毫克，成年男子为15毫克，女子为20毫克，每日铁的摄入量最好不超过50毫克。孕妇每日需铁35～60毫克，在一般膳食中不可能达到，应在营养师的指导下，额外补充铁剂，以预防缺铁性贫血。

动物的肝脏、血液、肉类和鱼类等，不仅含铁量高，而且生物有效性好，是铁的最佳食物来源。肉类、豆类、菌藻类、绿色蔬菜含铁也较多。铁制炊具烹调食物也是铁的一大来源。口服铁制剂有硫酸亚铁、富马酸铁、葡萄糖酸亚铁、琥珀酸亚铁、枸橼酸铁胺等。

2. 锌

锌存在于人体所有组织中，皮肤、头发、指甲中的锌水平通常可反映人体锌的营养状况。

成人体内含锌约1.4～2.3克，主要分布在肝脏、肌肉、骨骼和皮肤中。血液中的锌有75%～88%存在于红细胞中，血浆中的锌往往与蛋白质结合存在。膳食营养调查结果显示锌的供应不足在我国较为普遍。

锌是人体很多金属酶的组成成分，同时也是酶的激活剂，在组织呼吸和物质代谢中起重要作用。

锌与DNA、RNA以及蛋白的生物合成密切相关，可促进人体的生长发育，并能加速创伤组织的愈合。

锌是维持细胞膜稳定，减少毒素吸收和组织损伤的重要组成成分，在维持免疫功能系统的细胞复制中起着重要作用，还参与激素的合成、分泌及储存，机体缺锌时，激素的合成及功能受到影响。

锌参与构成唾液蛋白而对人体味觉与食欲发生作用。当人体缺锌时，味觉迟钝或消失，食欲下降。锌与口腔黏膜上皮细胞的结构、功能、代谢相关，缺锌可导致口腔疾病。

儿童缺锌时表现为生长发育停滞，脑垂体调节机能障碍，食欲不振，味觉与嗅觉减退，皮肤干燥粗糙，脱发，创伤难愈合；男性缺锌时表现为性成熟延迟，性腺机能减退，肝脾肿大，贫血症，嗜睡症，肠原性肢端皮炎等。通过锌强化食品或锌剂补充锌时一定要慎重，因过量摄入锌会造成锌中毒症，表现为恶心、腹泻、腹痛和发热。

我国规定每日锌的参考摄入量：11 岁儿童为 18 毫克，成年男性为 15.5 毫克，女性为 11.5 毫克。

动物性食物中的贝类、虾蟹、螺蛳、肉类、内脏等含锌丰富且吸收率比较高，为人体锌的主要食物来源。植物性食物的干果类、谷类胚芽和麦麸、花生等含锌量较高，谷类碾磨后含锌量明显减少。

3. 碘

碘是首批被人类确认的必需微量元素之一。人体内含碘总量约为 20～50mg，约 30% 存在于甲状腺中，其余的存在于肌肉等组织中。人体内碘含量虽然很低，但对人体具有非常重要的生理意义，尤其在促进婴儿中枢神经系统发育方面意义重大，故有“智慧元素”之称。

碘是甲状腺素的主要组成成分。甲状腺素可活化人体内的 100 多种酶，调节机体内的热能代谢和三大营养素的合成与分解，从而促进机体的正常生长发育。

碘是胎儿中枢神经发育的必需物质。如果新生儿甲状腺功能低下，就会造成脑发育障碍，导致智力低下。儿童的身高、体重、肌肉、骨骼的增长及性发育等都必须有甲状腺激素的参与，缺碘会导致儿童生长发育受阻。

人体缺碘，可导致甲状腺素分泌不足，会促使甲状腺增生肥大，出现甲状腺肿大，俗称大脖子病。孕妇缺碘会使胎儿生长迟缓，造成智力低下，导致早产、流产、死产、先天畸形儿、先天聋哑儿等。缺碘还会造成呆、小、聋、哑、瘫等临床表现的地方性克汀病。

高碘也是地方性甲状腺肿的一个原因，高碘对甲状腺亢进的发生和儿童的智力也可能发生影响。高碘与甲状腺癌也可能有关。

◆知识拓展

人主要从饮水、食物及周围环境中获得碘。在内陆、山区等地，一般远离海洋，水和土壤中含碘量比较少，因而食物中碘含量也相应较低，长期生活在这样的缺碘环境中容易患碘缺乏病。除在食盐中加碘之外，对那些特殊人群应采取特殊的碘缺乏病预防措施，补碘时可加服碘油胶丸或注射碘油针剂等。

我国每日膳食中碘的参考摄入量标准为：1 岁为 50 微克，4～11 岁为 90 微克，14 岁以上和成人为 150 微克，孕妇、乳母为 200 微克。

海产品含有丰富的碘，尤其是海带、紫菜含碘量非常高。其他海产品如各种鱼虾类含碘量也较高。陆地食物中的动物性食物含碘量较植物性食物要高，植物性食物如蔬菜水果等含碘量低。食盐加碘是预防人群碘缺乏的有效措施。

4. 硒

过去一直认为硒对人体有毒，到 20 世纪 50－60 年代，才确认硒是人体必需的一种微量元素。它广泛分布于人体组织、器官和细胞中，以指甲、头发、肝脏、肾脏为主。人体内含硒总量约为 14～21mg，生物活性形式为含硒酶和蛋白，含量虽然很低，但对人体具有非常重要的生理意义，尤其在预防癌症方面意义重大。

硒与重金属有很强的亲和力，在体内可与汞、镉、铅等结合成金属硒蛋白复合物而解毒，并促进有毒重金属排出体外。

在我国发现的一种以心肌病变为主要特征的地方性疾病为克山病，其根本原因是缺硒；大骨节病也是与缺硒有关的疾病，其主要病变是骨端软骨细胞变性坏死、肌肉萎缩、发育障碍。

硒在体内,可以刺激免疫球蛋白和抗体的产生等，硒预防和抑制恶性肿瘤的作用机理是多方面的，包括清除自由基、促进 DNA 的修复等。

我国的每日膳食中推荐硒的参考摄入量标准为:成人 50 微克，孕妇早期不需额外补充，但是到哺乳期则每日为 65 微克，一般每日摄入量不宜超过 400 微克。

硒在食物中的含量受环境化学构造影响很大，动物性食品如肝、肾、海产品、肉类都是硒的良好来源。粮食等植物性食品则随着土壤中的硒含量而各异。烹调加热可导致硒的挥发，精制食品随加工精度的提高含硒量减少。

5. 铜

铜存在于各种器官、组织中，成人体内含铜量约 50 ~ 120mg，所含浓度最高的是肝、肾、心、头发和脑、脾、肺。肝是铜储存的仓库，可以调节血中的含铜量。

维持正常的造血功能，铜主要以酶的形式起作用，缺铜时血红蛋白合成减少，可导致贫血。

长期缺铜或铜营养不良可导致心血管损伤和胆固醇代谢异常，是诱发冠心病的危险因素。缺铜时还可以因弹性蛋白和胶原蛋白的交联发生障碍，影响骨骼的生长。

每日膳食中铜的安全和适宜摄入量为 2.0 毫克。铜广泛存在于各种天然食物中，正常的膳食中不易缺乏。牡蛎、贝类、动物肝、肾及坚果类、谷类胚芽、豆类等含铜较多，牛奶、绿叶蔬菜含铜较少。

6. 氟

成人体内约有 0.007% 的氟，体内的氟约 95% 分布于骨骼和牙齿中，其次分布于指甲、毛发，极少量分布于其他器官、组织和体液中。

氟是唯一能降低儿童和成人龋齿患病率，减轻龋齿病情的营养素，过量会引起中毒。

氟主要是增强骨和牙齿的结构稳定性、保护骨和牙齿的健康。因为氟可部分取代羟基磷灰石晶体中的羟基，形成溶解度更小、晶体颗粒更大和更稳定的含氟磷灰石，成为骨盐的组成成分。适量的氟有利于钙和磷的利用，加速骨骼的形成，保护骨骼健康，有助于牙齿的坚硬，防止龋齿发生。

中国营养学会推荐成年人氟的 AI 为 1.5mg/d。

因为天然氟化合物的水溶性高，所以饮用水是氟的重要来源。食物中含氟量高的有茶叶、红枣、莲子、籼米、面、海带、紫菜、南苜蓿和苋菜等。

项目六　维生素

维生素是维持人体正常生命活动，促进人体生长发育和调节生理功能所必需的一类低分子有机化合物的总称。维生素不是构成人体组织的材料，也不为人体提供能量，但却在调节物质代谢和能量代谢中起着十分重要的作用。

维生素主要以辅酶的形式来发挥调节各种生理功能的作用，有些维生素在体内可转变成激素。不少维生素具有几种结构相近、生物活性相同的化合物，如维生素 A_1 和维生素 A_2，维生素 D_2 和维生素 D_3。

维生素存在于天然食物中，大多不能在体内合成，或合成量很少，在体内的储存量也很少，但却是绝对不可缺少的，必须经常由食物中摄取。人体对维生素的需要量甚少，一般以毫克(mg)，甚至微克(μg)计。

维生素摄入不足，就会影响人体正常代谢和生理功能，严重者会发生维生素缺乏症。因此，合理地选择食物，正确地加工和烹调，对保证人体获得足够的维生素是非常重要的。

虽然各类维生素之间化学结构差异大，但它们的生理作用都与其溶解性有密切关系。通常按照溶解性质将其分为脂溶性维生素、水溶性维生素。还有一些化合物，它们的活性类似维生素，称之为类维生素。

◆知识拓展

维生素(Vitamin)俗称维他命，最先是由日本人铃木梅太郎于1910年发现的，但是却被芬兰人芬克于1911年抢先发表并命名为维生素。

维生素有时会直接音译成“维他命”(Vitamin)，但“维生素”是营养学上的正式称呼。维生素(Vitamin)这个词是波兰化学家卡西米尔·冯克最先提出的，是由拉丁文的生命(Vita)和氨(-amin)缩写而得，因为他当时认为维生素中都属于胺类(后来证明并非如此，但是名称仍然被保留了下来)。

维生素常用的命名方式一般是按其发现的先后顺序以大写英文字母命名，如维生素A、B、C、D、E等。或根据其营养作用的第一个词的第一个字母命名，如维生素K具有凝血作用，它的发明者荷兰科学家用荷兰文的凝血因子(koagalation factor)而命名。

一种维生素若有多种存在形式，命名时便在其原英文字母下标注1、2、3等加以区别，如维生素B_1、B_2、B_6等。也有按其生理功能命名的，如抗坏血酸、抗干眼病维生素和抗凝血维生素、抗癞皮病维生素等，还有按其化学结构命名的，如核黄素、视黄醇、硫胺素等。

任务1　脂溶性维生素

脂溶性维生素包括维生素A、维生素D、维生素E、维生素K。

它们的共同特点是:①化学组成只含碳、氢、氧;②不溶于水而溶于脂肪和有机溶剂;③在食物中与脂类共存;④在肠道吸收时随脂肪经淋巴系统吸收，少量从胆汁排出;⑤大部分储存在脂肪组织中;⑥缺乏症状出现缓慢;⑦营养状况不能用尿进行评价;⑧大剂量摄入时易引起中毒。

1. 维生素A

维生素A又称视黄醇(retinol)，是最早被发现的维生素，包括维生素A和维生素A原，即所有具有视黄醇活性的一大类物质。维生素A仅存于动物体中，以两种形式出现:视黄醇为维生素A_1，不脱氢视黄醇是维生素A_2。

植物和真菌中有许多胡萝卜素在人体内可以转变为维生素A，它们是维生素A的前体，因此被称为维生素A原。目前发现约有50种天然类胡萝卜素能转化为维生素A，其中比较重要的有β-胡萝卜素、α-胡萝卜素、γ-胡萝卜素等，以β-胡萝卜素的活性最高，它常与叶绿素并存。由β-胡萝卜素转化成的维生素A约占人体维生素A需要量的2/3。

(1)生理功能

维生素A与正常视觉有关。眼球内层视网膜上的感光物质视紫红质，是由维生素A和视蛋白结合而成的，有维持弱光下视力的作用。如缺乏维生素A，就会影响视紫红质的合成，引起夜盲症(古称雀目)。

维生素A能维持上皮组织的完整和健全，增强抵抗力。缺乏维生素A可使细胞角化增生，对每个器官均有影响。常见的症状有皮肤干燥、脱屑、毛囊角化、干眼病等。维生素A通过调节细胞免疫和体液免疫来提高免疫功能，对预防腹泻和呼吸道感染也有一定效果。

β－胡萝卜素是极好的抗氧化剂，在人体内起到清除氧自由基的作用，有助于提高正常人体的免疫功能。天然β－胡萝卜素在防癌方面和预防心血管疾病方面有明显作用。

（2）参考摄入量（DRI）与食物来源

在计算膳食维生素A供给量时，应考虑其来源，我国人民膳食中维生素A的主要来源为胡萝卜素。

膳食或食物中全部具有视黄醇活性的物质常用视黄醇当量（RE）来表示，包括已形成的维生素A和维生素A原的总量（毫克）。它们的换算关系为：

1微克视黄醇当量＝1微克视黄醇＝6微克β－胡萝卜素＝12微克其他维生素A原类胡萝卜素

食物中总视黄醇当量＝视黄醇（毫克）＋0.167×β－胡萝卜素（毫克）＋0.084×其他维生素A原类胡萝卜素（毫克）

我国成年人每日维生素A的推荐摄入量：男子为800微克视黄醇当量，女子为700微克视黄醇当量，孕妇及乳母为800～1000微克视黄醇当量。

维生素A在动物肝脏、蛋黄和乳中含量较多。在植物性食物中，维生素A原在红黄色及绿色蔬菜、水果中含量较多。对婴儿可适当补充鱼肝油或维生素A制剂。

长期摄入过量维生素A，可发生中毒，急性表现为恶心、呕吐、嗜睡，慢性表现为食欲不振、毛发脱落、头痛、耳鸣、复视等。我国目前膳食中维生素A和胡萝卜素的摄入量仍然普遍偏低。

2. 维生素D

维生素D是类固醇的衍生物，主要包括两种：维生素D_2，称麦角钙化醇；维生素D_3，称胆钙化醇。植物中麦角固醇在日光或紫外线照射后可以转变成D_2，人体皮下的7－脱氢胆固醇在日光或紫外线照射下可以转变为维生素D_3，所以维生素D又被称为“阳光维生素”。

（1）生理功能

维生素D主要与钙和磷的代谢有关，它促进钙、磷的吸收利用，维持血清钙磷浓度的稳定，对骨骼及牙齿的钙化过程起重要作用，能保证正常的生长发育。

维生素D具有免疫调节功能，可改变机体对感染的反应。

婴幼儿缺乏维生素D将引起佝偻病（Rickets），临床表现为骨骼的软骨连接处及骨骼部位增大；成人缺乏维生素D，由于导致钙吸收不良，可使已经成熟的骨骼脱钙而发生软化症或骨质疏松症（Osteoporosis）。

（2）参考摄入量与食物来源

我国规定维生素D的每日推荐摄入量是：0～10岁的建议值为10微克，11岁后及成年人建议值为5微克，50岁以后建议值为10微克。

由于日光直接照射皮肤科产生胆钙化醇，所以经常在户外活动的人不易缺乏，一般不需另外补充。

动物性食品是天然维生素D的主要来源，含脂肪高的海鱼和鱼卵、动物肝脏、蛋黄、奶油等含量均较多；瘦肉，奶含量较少，故许多国家在鲜奶和婴儿配方食品中强化维生素D。例如维生素D含量很高的鱼肝油是维生素D的丰富来源。

3. 维生素E

维生素E是1922年由加利福尼亚大学的埃文斯和毕晓普等发现的。维生素E又名生育酚或抗不育维生素，是一组具有生育酚生物活性化合物的总称。自然界共有 8 种化合物维生素 E。

(1)生理功能

维生素 E 是一种极有效的抗氧化剂，可保护维生素 A、维生素 C 以及不饱和脂肪酸免受氧化；可保护细胞膜免受自由基的损害；与发育抗衰老有密切关系；能保护血管，改善血流状况；提高运动能力；与生殖功能有关，可防治流产；缺乏维生素 E 红细胞就受到破坏，容易引起贫血。缺乏维生素 E 还容易引起未老先衰而产生疾病。

(2)参考摄入量与食物来源

维生素 E 的需要量因人而异，婴儿、孕妇、乳母和老人需求量较大。我国一般成人维生素 E 的每日摄入量为 14 毫克，儿童依年龄而有所不同。摄入多不饱和的脂肪酸的同时需要增加维生素 E 摄取。

维生素 E 广泛地存在于各种油料种子及植物油当中，谷类、种子、坚果类、豆类、蛋黄和绿色蔬菜中含量较多，肉类、鱼类、果蔬类含量较少。维生素 E 一般不易缺乏。

4. 维生素 K

维生素 K 亦称凝血维生素。天然存在的维生素 K 有两种，维生素 K_1 存在于绿叶植物中。称叶绿醌；维生素 K_2 存在于发酵食品中，由细菌合成；维生素 K_3 由人工合成，是天然维生素 K 的基础结构，生物活性最高，是一种水溶性维生素。

(1)生理功能

维生素 K 有助于某些凝血因子在肝脏的合成，从而促进血液的凝固，缺乏时可以延长凝血时间。

(2)参考摄入量与食物来源

我国提出维生素 K 参考摄入量的标准为青少年每公斤体重 2 毫克，成年人每日摄入量为 120 毫克。

维生素 K 在食物中分布很广，含量丰富的是绿叶蔬菜，其次是动物内脏、肉类与奶类等，人体肠道正常菌群也可合成维生素 K。因此，人体一般不会缺乏维生素 K。

任务2　水溶性维生素

1. 维生素 C

维生素 C 即抗坏血酸(ascorbic acid)。它具有酸性和强还原性，为高度水溶性维生素。

(1)生理功能

维生素 C 参与组织胶原的形成，保持细胞同质的完整；在胶原质减弱时，癌细胞才能溶化胶原质的屏障，对人体造成危害；癌症病人服用大量维生素 C，可以延缓癌细胞的扩展，甚至压制癌细胞的生长；维护结缔组织、骨、牙、毛细血管的正常结构与功能，促进创伤和骨折愈合；维生素 C 的钙、磷、铁盐则有很高的水溶性，能够帮助这类矿物质在小肠的吸收，对于贫血或是骨质疏松症患者很有帮助；有助于解毒；是一种抗氧化性极强的物质。对于过氧化脂质、抽烟、喝酒、虫蛇咬伤及许多化学毒素所产生的自由基物质，都可以有效地消除；维生素 C 能促进人体对铁的吸引和叶酸的利用，如缺乏时会引起造血机能障碍。

为避免维生素 C 在使用过程中分解，可以加入其他稳定剂或制造成化学衍生物以维持其稳定性。市售的维生素 C 制成不同的形式以适应不同的应用，如维生素 C 化钠较合适作为肉类保鲜的抗氧化剂，维生素 C 化钙则适合作为同时提供维生素 C 和钙质的营养素。

（2）参考摄入量与食物来源

我国规定每日维生素 C 推荐摄入量为：儿童依年龄而各异，1 ~ 11 岁为 60 ~ 90 毫克，青少年及成人为 100 毫克，孕妇及乳母为 130 毫克。

维生素 C 主要存在于新鲜水果、蔬菜中，水果中以酸枣、枣、红果、柑橘类含量较高，蔬菜中以绿色蔬菜含量丰富，动物性食物及奶类中维生素 C 含量较少。

由于维生素 C 易受储存和烹调加工的影响而损失，所以果蔬要尽可能保持新鲜和生食。如经常吃到足量的多种蔬菜和水果，注意合理烹调，一般不会发生维生素 C 的缺乏。

2. 维生素 B_1（硫胺素）

（1）生理功能

维生素 B_1 是糖代谢中辅羧酶的重要成分，参与 α – 酮酸脱羧。人体缺乏时，糖代谢到丙酮酸阶段就无法继续氧化分解，造成体内丙酮酸堆积，降低能量供应，影响正常生理功能。当神经组织能量不足时，即会出现相应的神经肌肉症状，如多发性神经炎、肌肉萎缩及水肿严重时甚至影响心肌和脑组织功能。

（2）参考摄入量与食物来源

因为维生素 B_1 与碳水化合物代谢密切相关，所以它的供给量随能量的总摄入量变化。我国规定成年男性每日摄入量为 1.4 毫克，成年女性为 1.3 毫克，孕妇为 1.5 毫克，乳母为 1.8 毫克。

维生素 B_1 广泛分布于整个动植物界，谷类、豆类及肉类含量较多，米糠、麦麸、籽粒的胚和酵母是维生素 B_1 的良好来源。动物食品中以肝、心、肾、脑含量较多，奶、蛋、禽、鱼等含量较少，但高于蔬菜。粮食是我国居民摄取维生素 B_1 的主要来源。

3. 维生素 B_2（核黄素）

（1）生理功能

维生素 B_2 构成黄酶的辅酶（FMN 和 FAD），具有可逆的氧化还原特性，是生物氧化过程中传递氢的重要物质。参与机体能量代谢，促进正常生长发育，维护皮肤和黏膜的完整性，还与人体内铁的吸收、储存和动员有关。

（2）参考摄入量与食物来源

维生素 B_2 的供给量与能量代谢成正比。我国规定维生素 B_2 的每日参考摄入量为：1 ~ 11 岁为 0.6 ~ 1.2 毫克，成年男性为 1.4 毫克，成年女性为 1.2 毫克，孕妇和乳母为 1.7 毫克。

维生素 B_2 广泛存在于动植物食品中，在动物性食品中含量较高，特别是内脏（如肝、心、肾）、奶类和蛋类含量较多，植物性食品中以豆类和绿叶蔬菜含量较多，谷类和一般蔬菜含量较少。谷物加工对维生素 B_2 存留有显著影响，奶精白末维生素 B_2 的存留只有 11%。

4. 维生素 B_6

（1）生理功能

维生素 B_6 是一组含氮的化合物，是人体中很多酶系统的辅酶。除参与神经递质、糖原、神经鞘磷脂、血红素、类固醇和核酸的代谢外，还参与所有氨基酸代谢，帮助糖原由肝脏和肌肉中释放能量。维生素 B_6 缺乏会损害 DNA 的合成，这个过程对维持适宜的免疫功能是非常重要的。

(2)参考摄入量与食物来源

我国对维生素 B_6 规定的每日参考摄入量为:1～11 岁为 0.5～1.1 毫克,成人为 1.2 毫克,50 岁后增加到 1.5 毫克,孕妇和乳母为 1.9 毫克。

维生素 B_6 普遍存在于动植物食物中,通常动物性食物含量相对高些。含量最高的为白色肉类,如鸡肉和鱼肉,其次为肝脏、豆类和蛋类,水果和蔬菜中维生素 B_6 含量也较多。人体肠道内也可合成少量维生素 B_6,一般认为人体不缺乏维生素 B_6。

5. 维生素 B_{12}(钴胺素,抗恶性贫血维生素)

(1)生理功能

维生素 B_{12} 以辅酶形式参与体内一碳单位的代谢,可以通过增加叶酸的利用率来影响核酸和蛋白质的合成,从而促进红血球的发育和成熟。参与胆碱的合成,缺少胆碱会影响脂肪的合成,产生脂肪肝。

(2)参考摄入量与食物来源

我国对维生素 B_{12} 推荐的每日参考摄入量为成人为 2.4 微克,孕妇为 2.6 微克,乳母为 2.8 微克。

维生素 B_{12} 主要来源于肝脏、鱼类、贝类、蛋类、乳类和肉类,豆制发酵食品也含有一定数量,其他植物性食物中含量极少。人类肠道中的一些细菌虽能合成维生素 B_{12},但大多排出体外。

6. 维生素 PP(烟酸、尼克酸)

维生素 PP 又名烟酸,或称尼克酸,即抗癞皮病维生素,是吡啶衍生物,有烟酸和烟酰胺两种物质,在体内主要形式是具有生理活性的烟酸胺。

(1)生理功能

烟酸在体内可转变为烟酰胺,构成脱氢酶辅酶,作为氢的受体和供体,维生素 PP 与其他酶一起参与细胞内生物氧化还原的全过程,还有促进消化功能,维持皮肤和神经组织的功能,可扩张末梢血管和降低血清胆固醇水平。

(2)参考摄入量与食物来源

我国对维生素 PP 规定的每日参考摄入量为成人为 14 毫克,孕妇为 15 毫克,乳母为 18 毫克。

烟酸及其衍生物广泛存在于动植物食物中,其良好的来源为酵母、肉类(包括肝)、全谷及豆类等,奶类及其制品、各种绿叶蔬菜和鱼,咖啡和茶中也有相当数量。

在一些植物中的烟酸可能与大分子物质结合,如玉米、高粱等谷物中的大多数烟酸为结合型,不能被哺乳动物吸收利用,如用碱(小苏打、石灰水等)处理,可有大量游离烟酸从结合型中释放出来,从而增加其生物利用率。

7. 叶酸

叶酸由蝶酸和谷氨酸结合而成,是指有蝶酰谷氨酸结构的一类同效 B 族维生素。天然存在的叶酸,有的是单谷氨酸型,也有的以多谷氨酸盐的形式出现。

(1)生理功能

叶酸被小肠吸收后转化成具有生物活性的四氢叶酸(FH_4),四氢叶酸是人体内一碳单位转移酶的辅酶,参与氨基酸代谢和嘌呤、嘧啶的合成,对蛋白质和核酸的生物合成有重要作用。参与血红蛋白的合成,可促进各种氨基酸间的相互转变。叶酸还是胎儿形成并正常发育的必要维生素。

(2)参考摄入量与食物来源

我国对叶酸建议的参考摄入量为成人400微克，孕妇为600微克，乳母500微克，一般不超过1毫克。

叶酸及其衍生物广泛存在于动植物食物中，其中动物肝脏、鱼类、蛋类和肉类含量比较高，豆类、绿叶蔬菜和水果中含量也比较高。人体一般不会发生叶酸缺乏。

8. 泛酸

(1)生理功能

泛酸又称遍多酸、维生素 B_5，是辅酶A的组成成分，与糖类、脂类、蛋白质的代谢有关。它可促进细胞代谢功能，参与类固醇激素、脂肪及氨基酸的合成。

(2)参考摄入量与食物来源

我国推荐每日参考摄入量成人为5.0毫克，孕妇为6.0毫克，乳母为7.0毫克。

泛酸存在于所有动物和植物细胞中，在自然界有广泛的食物来源，最好的来源是肉类和内脏，蘑菇、鸡蛋、甘蓝和酵母，全谷物也是良好的泛酸来源。

9. 生物素

(1)生理功能

生物素存在α、β两种结构，它们是羧化酶辅酶的组成成分，对于细胞的生长，脂类、碳水化合物和氨基酸的代谢，DNA的生物合成以及各种免疫细胞正常功能发挥起重要作用。

(2)参考摄入量与食物来源

生物素广泛分布于动植物食品中，人体肠道细菌亦能合成，所以罕见有人得生物素缺乏症，但是生蛋清中有一种抗生物素、蛋白，使生物素失活。我国推荐每日参考摄入量成人为30微克，乳母为35微克。

维生素 B_1、维生素 B_2、维生素 B_6、维生素PP、泛酸、叶酸、生物素以及维生素 B_{12} 等共同构成庞大的B族维生素家族，对维持人体的正常生理功能发挥极其重要的作用。

◆知识驿站

有些营养物质的活性类似于维生素，通常称之为“类维生素”。

类维生素包括生物类黄酮、肌醇、肉碱、牛磺酸、泛醌、硫辛酸、对氨基苯甲酸、乳清酸等，其中牛磺酸、肉碱在近些年的研究中特别受重视。

牛磺酸有保护视网膜、心肌的作用，能促进中枢神经系统发育和人体免疫功能，促进脂类消化吸收。肉碱在能量代谢中起关键作用，具有抗疲劳、降血脂、减体重、改善心肌功能和延缓脑细胞衰老的作用。它们在体内能合成，一般不会缺乏。对于早产儿、人工喂养儿、长期肠外营养者因合成能力降低，应注意补充。

项目七　水和膳食纤维

任务1　水

没有水就没有生命，生命起源于水的。水是人体除氧气以外赖以生存的最重要的物质，是人体需要量最大、最重要的营养成分。

一般人体失水占体重2%时，就会感到明显口渴、尿少、口腔黏膜发干；失水达体重10%以上时，生理功能即发生严重紊乱；失水超过体重的20%，人很快就会死亡。人若缺水，生命仅能维持几天，但在绝食时只要不缺水，可维持生命十几天。

1. 水的生理功能

(1) 构成人体的重要成分

水是构成细胞和体液的重要组成部分，是人体中含量最多的成分，年龄越小，含水量越多。新生儿体内的水占体重的75% ~80%，成年男子约为60%，成年女子约为50%。

人体内所有组织中都含有水，但分布不均匀，如血液含水90%，肌肉含水70%，骨骼含水22%。

(2) 参与人体新陈代谢

水是营养素的良好溶剂，能使很多物质溶解，有助于体内的生理化学反应；水在体内形成体液循环运输物质，把营养物质运送到身体各部位，并将细胞代谢的废物运到肺和肾脏，经呼吸和尿液排出体外。

(3) 调节体温

它能吸收体内不断代谢产生的大量能量而使体温保持不变，通过汗液蒸发调节体温。

(4) 润滑作用

水是人体关节、肌肉及内脏器官的润滑剂，对人体组织器官起一定的保护作用。

2. 人体内水的需要量和来源

人体每日所需要的水量，随年龄、环境温度和劳动强度等因素不同而有差异。年龄越大单位体重需要的水量相对越少，婴儿需水量为成人的3 ~4 倍。为维持体内水的恒定，摄入的水量必须能够补充经呼吸、皮肤蒸发和尿、粪等途径排出的水量，以保持水平衡。

人体水分有三个来源：(1) 饮用水和其他饮料；(2) 食物中的水；(3) 由碳水化合物、蛋白质、脂肪在体内氧化分解时产生的代谢水。一般成人每日约需水 2500 ~4000mL，其中代谢水为 200 ~400mL，其余来自饮水和食物。

3. 科学饮水

判断人体是否缺水，可以“至少四小时左右小便一次”为衡量标准，如果超出四小时才有尿意则说明体内的水分不足。

为保持人体吸收充足的水分，建议采取以下措施：

(1) 不要等口渴时再喝水。感觉到口渴时或尿液变得量少而且颜色较深时体内已经失水了；经常少量饮水而不是一次性大量饮水；活动之后要喝水以便恢复正常体重。

(2) 大量出汗后要喝加盐开水，不喝冰镇饮料；不要用咖啡、茶叶、碳酸水饮料代替水。咖啡因、酒精有利尿作用，饮后会增加尿液的排泄，损失人体内水分。出汗后要及时补水，在清晨起床之际和夜晚睡觉之前各喝一杯水。

(3)饭后半小时再饮水;饮水应适量,切不可暴饮;一次性大量饮水将会增加人体器官的负担,增加患膀胱癌的危险甚至造成水中毒。

◆**知识拓展**

饮用水的选择

目前,随着生活水平的提高,饮用水的种类繁多。

(1)茶饮料

茶水被公认为健康饮料。但由于茶水中含有较多的鞣酸,所以患胃病的人应少饮或不饮,特别是饭前。

(2)咖啡饮料

咖啡饮料中的咖啡因成分具有使中枢神经系统兴奋的作用,适量饮用可在短时间内提高人体脑力及精神,提高学习效率。但不能长期大量饮用咖啡,否则会有成瘾性。

(3)碳酸和果汁饮料

碳酸和果汁饮料中含有糖、香精、色素、防腐剂和磷酸,长期过量饮用会对人体健康造成危害,出现胃肠功能紊乱、食欲下降。碳酸饮料中的糖分容易使人肥胖;碳酸饮料中的二氧化碳和磷酸易导致酸性体质,消耗血钙,促进骨钙丢失。所以有人将碳酸饮料成为“化骨水”或“软骨水”。

(4)瓶装水饮用

①纯净水　纯净水是在普通饮用水的基础上,经多次反复过滤,进一步去丢掉危害人体健康的病原体和有机物,使饮用水更安全,但同时也去除了人体必需的许多矿物质,阻断了通过饮用水提供人体必需矿物质的重要途径,因此长期饮用不利于健康。

②矿泉水　矿泉水是经过地层过滤的地下水,溶有较多的矿物质,其中有人体必需的矿物质,也有对人体有害的矿物质,因此,矿泉水必须符合国家饮用矿泉水标准才能饮用,否则对人体健康有害。

③蒸馏水　把普通饮用水转化为蒸汽,再冷却而获得。它比普通饮用水含更少的细菌和矿物质,饮用更安全,但容易损失从饮水中获得某些矿物质的机会。

应该强调的是,桶装的纯净水和矿泉水最好在一个月内喝完,不要存放太长时间。据研究资料表明,水分子是主链状结构,在静止状态下,这种链状结构会不断扩大、延伸,变成含氧量较低的“老化水”,未成年人经常饮用“老化水”会使细胞的新陈代谢明显减慢,影响生长发育,中老年人经常饮用这类水会加速衰老。

◆**知识驿站**

科学饮水要注意

(1)未开水和过开水不能喝

日常生活饮用的自来水经过氯化处理后,水当中含有较多的卤代烃和氯仿等有机物,还有许多致癌的细菌。这些有机物对人体健康是有害的,科学实验证明长期饮用未开水可增加人体患膀胱癌或直肠癌的概率。但是,当水温达到100℃沸腾之后,这些有害物质会汽化而挥发掉,从而避免对人体健康造成不利影响。

煮开时间超过5分钟以上的水为过开水。过开水不挥发物质和亚硝酸盐的含量高,亚硝酸盐使血液中的血红蛋白失去携氧功能导致机体缺氧,严重的甚至出现早衰症状。

(2)久存水和重煮水不能喝

长期冷却的开水和长期存放在热水瓶中的温开水中微生物开始繁殖，也会生成较多的亚硝酸盐。科学证明，存放3天的开水亚硝酸盐含量是存放1天开水的2.75倍。因此，开水存放最好不超过1天。

任务2　膳食纤维

膳食纤维(Dietary Fibre)又称食物纤维，是植物性食物中含有的不能被人体消化酶分解利用的多糖碳水化合物。膳食纤维包括纤维素、半纤维素、木质素和果胶等物质，是植物细胞壁间质组成成分。

膳食纤维虽不能被人体消化吸收利用，但却为人体健康所必需，是平衡膳食结构的必需营养素之一。膳食纤维分为两大类，一类是可溶性的，一类是不溶性的，两者合并为总的膳食纤维。

1. 膳食纤维的生理功能

刺激胃肠道的蠕动，缩短了食物在肠道内的停滞时间，有肠道“清洁工”之称；还能够延缓或阻碍食物中脂肪和葡萄糖的吸收，降低血液和肝脏中胆固醇浓度；改善肠道菌群，维持体内的微生态平衡。但必须指出，食物中过多的膳食纤维将影响矿物质和某些维生素的吸收。

2. 食物来源

膳食纤维在植物性食物中含量丰富，蔬菜中一般含有3%、水果中含有2%。膳食纤维是植物性成分，植物性食物是膳食纤维的天然食物来源，在蔬菜、水果、粗粮、杂粮、豆类及菌藻类食物中含量丰富。

同种蔬菜或水果的边缘表皮或果皮的膳食纤维含量高于中心部分，如果食用时将其去掉，就会损失部分膳食纤维。所以，在食用未受污染的水果蔬菜时，应尽可能将果皮与果肉同食。建议正常成年人每天摄入膳食纤维25～30克。

复习思考题

一、名词解释

1. 必需氨基酸　2. 不饱和脂肪酸　3. 碳水化合物　4. 产能营养素　5. 膳食纤维

二、填空题

1. 蛋白质互补作用的原则有：______________、______________、______________。

2. 碳链之间有不饱和键存在的脂肪酸为______________，主要有______________、______________、______________、______________、______________和______________。

3. 葡萄糖主要存在于______________中，人体所需的葡萄糖的主要由______________水解而来。

4. 根据具体在体内的含量和膳食中需要量的不同，矿物质可分为两类：在人体中含量超过________，需要量在每天________以上，称为常量元素或大量元素；在人体中含量低于________，需要量在每天________以下，称为微量元素或痕量元素。

5. 脂溶性维生素包括________、________、________、________。

三、判断题（请在正确的括号里打"√"，错误的括号里打"×"）

1. 酶是活细胞中最重要的脂类之一。（　）
2. 油酸只有一个碳碳双键，为单不饱和脂肪酸。（　）
3. 食物中碳水化合物是人类最主要的和最有效的能量来源。（　）
4. 学生的日常活动属于重体力劳动。（　）
5. 在我国发现的一种以心肌病变为主要特征的地方性疾病为克山病，其根本原因是缺铁。（　）
6. 一般成人每日约需水250mL－400mL。（　）

四、简答题

1. 必需氨基酸有几种？蛋白质的生理功能有哪些？
2. 必需脂肪酸有几种？脂类的生理功能有哪些？
3. 单糖有哪些食物来源？碳水化合物的生理功能有哪些？
4. 计算一个20岁男大学生的一日基础代谢的能量消耗。
5. 解释食物热效应的含义。
6. 分别说说维生素C、维生素A的生理功能及缺乏症。
7. 分别说说钙、铁、锌、硒的生理功能及缺乏症。
8. 简述水的生理功能。人每天需饮用多少水？
9. 简述科学饮水的措施及注意事项。
10. 简述膳食纤维的生理功能。膳食纤维的食物来源有哪些？

模块二 植物化学物

◆**基础理论和知识**

1. 植物化学物的概念、分类及生理功能。
2. 多酚类化合物的结构和生理功能。
3. 含硫化合物的结构和生理功能。
4. 皂甙类化合物的结构和生理功能。

◆**基本技能及要求**

1. 掌握植物化学物的概念。
2. 了解植物化学物的分类及生理功能。
3. 了解多酚类化合物、含硫化合物和皂甙类化合物的结构和生理功能。

◆**学习重点**

1. 植物化学物的概念。

◆**学习难点**

1. 多酚类化合物、含硫化合物和皂甙类化合物的结构和生理功能。

◆**导入案例**

2011 年 10 月 11 日，加州圣何塞市圣克拉拉县(Santa Clara)卫生部门公布了一份文件。文件显示，苹果前 CEO 史蒂夫·乔布斯于美国太平洋时间 10 月 5 日下午 3 点(北京时间 10 月 6 日早 6 点)在其加州帕洛阿尔托(Palo Alto)的家中死于胰腺癌引发的呼吸停止。而乔布斯的职业栏中则写的是:高科技领域的企业家。

根据这份文件显示，导致乔布斯立即死亡的原因是“呼吸停止”，而引发呼吸停止的原因是“胰腺神经内分泌肿瘤转移”。文件还指出，乔布斯胰腺肿瘤发生癌变已经有 5 年时间了。

为了赢得与癌症的斗争，乔布斯曾花费 10 万美元巨资为自己实现 DNA 测序，寄希望于找出肿瘤的基因。然而终究没能挽救自己的生命。

乔布斯失败了，然而，面对癌症这一世界难题，科学家们还没有放弃……

◆讨论

1. 为什么乔布斯治疗会失败?

项目一　植物化学物概述

任务1　植物化学物的概念

植物化学物是指植物性食品中除含必需营养成分外的一些低分子量生物活性物质，是植物的次级代谢产物(secondary metabolites)。广义上讲，植物化学物是生物进化过程中植物维持其与周围环境(包括紫外线)相互作用的生物活性分子。

任务2　植物化学物的特点

1. 种类繁多，数量少。迄今为止，天然存在的植物化学物的总数量还不清楚，但估计有6万~10万种。就混合膳食而言，每天的摄入量大致为1.5g/d。

2. 对人体健康具有双重作用。如马铃薯所含少量龙葵素，能减少胃液分泌，缓解痉挛，对胃痛有一定的治疗作用。但久存会产生大量的龙葵素，尤其发芽以后含量更高，可引起恶心、呕吐、头晕、腹泻等中毒现象，对人体有害，严重者可致死；龙葵素主要集中在外皮上，故发芽的马铃薯不能食用。2004年5月10日，惠州市博罗县湖镇某公司集体食堂122名员工食物中毒，上吐下泻，浑身发热无力，头晕恶心。库存马铃薯上发现长有约两毫米长的嫩芽，经检测，发芽马铃薯的龙葵素呈阳性(可致毒)。

任务3　植物化学物的分类

植物化学物可按它们的化学结构或者功能分类，按化学结构大体分为：

一、类胡萝卜素(carotenoids)

类胡萝卜素存在于深色蔬菜和水果，它们的功能之一是使植物显示出红或黄色。在自然界存在的700多种天然类胡萝卜素中，对人体营养有意义的大约在40~50种。通常将类胡萝卜素分成无氧和含氧两种类型。根据个人膳食特点，人类血清中含有不同比例的类胡萝卜素，主要以无氧型的形式存在，如α－和β－胡萝卜素及番茄红素。人体每天摄入的类胡萝卜素大约为6mg/d。

二、植物固醇(phytosterols)

植物固醇主要存在于植物的种子和油料中。如β－谷固醇、豆固醇和菜油固醇。从化学结构来看，植物固醇比胆固醇加了一个侧链，可抑制胆固醇的吸收，降低胆固醇的作用。人每天摄入量约为150~400mg/d，但人体吸收的只占5%左右。影响吸收率的原因目前尚不清楚。

三、皂甙(saponins)

皂甙在豆科植物中特别丰富，有苦味。可与蛋白质和脂类(如胆固醇)形成复合物，这类化合物具有苦味。平均摄入量约为10mg/d。

四、芥子油甙(glucosinolates)

芥子油甙存在于所有十字花科植物中，它们的降解产物具有典型的芥末、辣根和花椰菜的味道。其活性形式为异硫氰酸盐、硫氰酸盐和吲哚。当白菜加热时，其中的芥子油甙含量可减少30%~60%。芥子油甙的代谢产物可在小肠完全吸收，人体每日的摄入量约为10~50mg/d，素食者每日摄入量可高达110mg。

五、多酚(polyphenols)

多酚是所有酚类衍生物的总称，主要为酚酸和类黄酮[(后者主要存在于水果蔬菜外层(黄酮醇)和整粒谷物中(木聚素)]。多酚在新鲜蔬菜中的含量可高达1%。目前研究较多的是槲皮素，槲皮素每日摄入量约为23mg/d。

六、蛋白酶抑制剂(protease inhibitors)

蛋白酶抑制剂存在于所有植物中，以豆类、谷类等种子中含量更高。主要是通过阻碍内源性蛋白酶的催化位点，从而竞争性抑制蛋白酶的活性，降低癌症的侵袭能力，起到抑制肿瘤和抗氧化的作用。如胰蛋白酶抑制剂摄入量约为295mg/d。

七、单萜类(monoterpenes)

单萜类存在于调料类植物中。主要是典型的食物单萜类物质，如薄荷中的薄荷醇、柑橘油中的柠檬油精和葛缕子[gelvzi]种子中的香芹酮等，其摄入量约为150mg/d。

八、植物雌激素(phyto - oestrogens)

植物雌激素存在于所有植物中，可结合到哺乳动物体内雌激素受体上并发挥类似于内源性雌激素作用的成分。异黄酮(isoflavones)和木聚素在化学结构上属多酚类物质，但同时也属于植物雌激素。异黄酮几乎全部存在于大豆及制品中，木聚素在亚麻(flax)种子和粮食制品中含量较高。

九、硫化物(sulphides)

硫化物是指存在于大蒜等球根状植物的有机硫化物。大蒜中的主要活性物质是氧化形式的二丙烯基二硫化物即蒜素，在新鲜的大蒜中蒜素的含量可高达4g/kg。

十、植物凝血素(lectins)

植物凝血素存在于大豆和谷类制品，可能具有降低血糖的作用。

除上述各种植物次级代谢产物外，还有一些非主要植物化学物，例如葡萄糖二胺、苯酚、叶绿素、生育三烯酚类和植酸等。

任务4　植物化学物的生物学作用

一、抗癌作用

癌症的发生是遗传和环境共同作用的结果。

1.癌症的发生是一个多阶段的过程，主要包括启动、促进和发展三个过程。第一阶段主要是在接触致癌物后正常细胞内DNA的损伤并引起突变，如果这种损伤在细胞分裂前没有被及时修复，突变将会传至子代细胞，这一过程称为启动。启动阶段很短且不可逆，膳食因素、避免接触致癌物对于预防这一阶段的形成有重要作用。第二阶段是促进阶段，被启动的细胞暴露于有益生长的环境，使决定细胞分裂的基因发生突变而导致致癌前细胞形成。促进阶段大约需要几年至几十年，同时也受环境因素的影响而加快或减慢该阶段，为肿瘤的化学预防提供了最好的可能时机。第三阶段是发展阶段，癌前细胞转变成癌细胞，表现出无限增殖的特性，发展至这一阶段要几个月或几年。膳食是与癌症危险性相关的主要外源性因素，在各种类型的癌症中大约有三分之一的病因与膳食因素有关。

2. 大量的研究表明蔬菜和水果中约有 30 余种植物化学物质可能可以降低人类癌症发病率。

3. 动物实验证实植物性食物或植物提取物可抑制自发性肿瘤或化学诱导性肿瘤。

4. 抗癌机制：

(1)芥子油甙、多酚、单帖类、硫化物等通过抑制Ⅰ相酶(如细胞色素 P450)和诱导Ⅱ相酶(如谷胱甘肽－S－转移酶)来抑制亚硝胺的致癌作用。据生物转化反应的类型，毒物代谢酶相应分为Ⅰ相酶、Ⅱ相酶。致癌物与 DNA 相互作用产生遗传毒性的先决条件是Ⅰ相酶介导致癌物内源性生物活化。Ⅱ相酶是对已活化的致癌物发挥减毒作用(Ⅱ相解毒酶)。

(2)某些酚酸可与活化的致癌剂共价结合，而掩盖致癌剂与 DNA 结合的位点，从而抑制由 DNA 损伤造成的致癌作用。

(3)植物雌激素可在人肝脏诱导性激素结合球蛋白结合体内雌激素，从而降低雌激素促进肿瘤生长的作用。

(4)蛋白酶抑制剂抑制自由基的形成和癌症的发生；植物固醇和皂甙可以减少内源性细胞生长促进物质的形成(如次级胆汁酸)，阻止其对细胞增生的异常调节作用。

二、抗氧化作用

1. 类胡萝卜素、多酚、植物雌激素、蛋白酶抑制剂、硫化物具有明显的抗氧化作用，以多酚类的抗氧化作用最强。

2. 某些种类的蔬菜对 DNA 氧化性损伤有保护作用。

3. 抗氧化作用机制：

(1)清除自由基：自身供氢氧化。(具有未配对电子的化学基团，它可以是原子、分子或基团，大多数自由基表现很活泼，在反应过程中仅能瞬时存在。)

(2)抗脂质过氧化：抑制酶性或非酶性脂质过氧化过程。

(3)螯合金属离子：过渡态金属离子是许多自由基产生过程的催化剂。

三、免疫调节作用

免疫系统的主要功能是抵御病原体的入侵，对机体起一种屏障作用，同时也涉及在癌症及心血管疾病病理过程中的保护作用。适宜的营养是免疫系统维持正常功能的基础。动物实验和干预性研究表明：

1. 类胡萝卜素具有免疫增强作用。

2. 类黄酮具有免疫抑制作用。

3. 皂甙、硫化物、植酸具有免疫增强作用。

四、抗微生物作用

1. 硫化物(蒜素)具有很强的抗微生物作用。

2. 芥子油甙的代谢物(异硫氰酸盐和硫氰酸盐)具有抗微生物作用。

3. 其他：日常生活中，浆果(酸梅和草莓)可预防和治疗感染性疾病。

五、降胆固醇作用

1. 动物实验和临床研究均发现，皂甙、植物固醇、硫化物等具有降低血浆胆固醇的作用。

2. 可能机制(以皂甙为例)：

(1)在肠道中与初级胆汁酸结合形成微团，因这些微团过大不能通过肠壁而减少了胆汁酸的吸收，使胆汁酸排出增加。

(2)增加肝脏中胆汁酸的合成，从而降低了血中胆固醇浓度。

(3)植物固醇使胆固醇从微团中游离出来，减少胆固醇的肠外吸收。

(4)抑制肝脏中胆固醇代谢的关键酶，最重要的是 HMG - CoA(羟甲基戊二酸单酰 CoA 还原酶)。在体内可被生育三烯酚和硫化物所抑制。

六、其他作用

1. 调节血压；
2. 调节血糖；
3. 参与血凝；
4. 抑制炎症。

任务5　蔬菜和水果对健康保护作用的流行病学证据

对 200 多项流行病学研究结果进行分析，证实了大量食用蔬菜和水果可以预防人类多种癌症。通常，摄入蔬菜和水果量大的人群较摄入量低的人群癌症发生率低 50%。新鲜(生)蔬菜和沙拉可明显降低癌症发生的危险性，对胃肠道、肺和口腔/喉的上皮肿瘤证据最充实。但对激素相关肿瘤的证据很少，乳腺癌和前列腺癌的低发病率似乎与食用大量蔬菜有关。

除了降低癌症发生的危险，流行病学证据还显示，摄入大量蔬菜和水果可降低男性脑卒中的危险性。

根据目前对植物化学物有益健康的理解还不需要对营养素推荐量进行修改，某些具有预防或治疗某些疾病作用的植物性食物的 RDA 还不能及时制定出来。但是，根据流行病学得到的植物化学物对人类健康有益的证据，几乎所有营养学家均推荐多吃植物性食物。

随着生命科学研究的不断深入和发展，营养学家将会准确地告诉人们应吃哪种食物，吃多少，而不是像今天这样笼统地说“多吃蔬菜和水果”。

项目二　多酚类化合物

多酚类化合物主要指酚酸及类黄酮，后者也称黄酮类化合物。这里重点介绍黄酮类化合物。

任务1　黄酮类化合物的结构与类型

黄酮类化合物也称类黄酮，是广泛存在于植物界的一大类多酚化合物，多以甙类形式存在，也有一部分以游离形式存在。黄酮类化合物泛指两个苯环(A 和 B 环)通过中央三碳链相互连接而形成一系列化合物，天然黄酮类化合物为上述基本母体的衍生物。黄酮类化合物的结构如下：

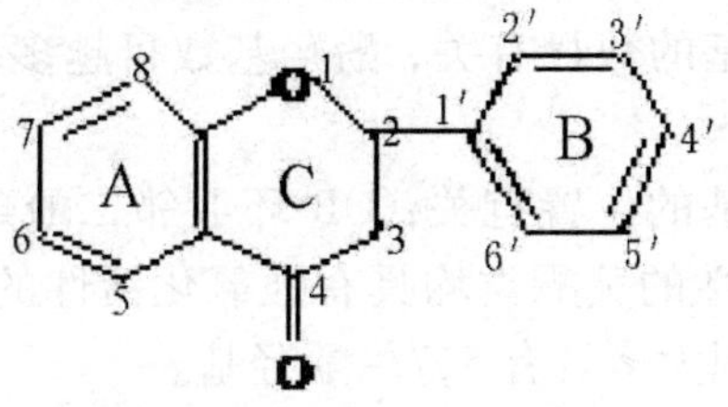

$C_6-C_3-C_6$

黄酮类化合物具有如下共同特征：

(1)黄色带有酮基化合物(A、B、C环)；

(2)具有 $C_6-C_3-C_6$ 通式。

1. 主要包括6类

(1)黄酮及黄酮醇类：C_3 - 位有无OH，有：为黄酮醇（Flavonol），无：为黄酮。槲皮素及其甙类为植物界分布最广、最多的黄酮类化合物。如2 - 苯基色原酮。

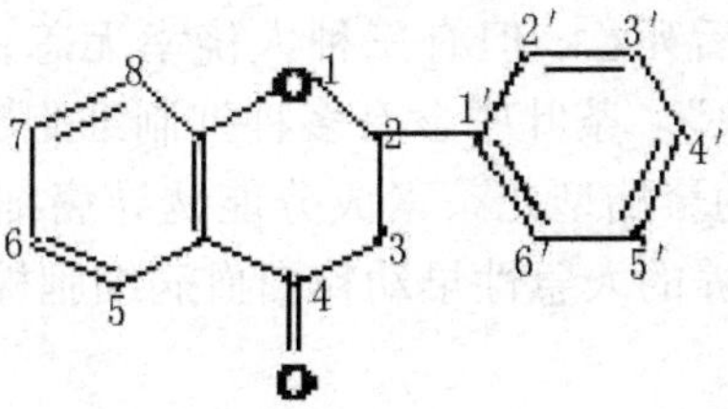

2-苯基色原酮

(2)二氢黄酮及二氢黄酮醇类：C_2，C_3 饱和，加“二氢”

(3)黄烷醇类：如黄烷3 - 醇和黄烷3,4一、二醇

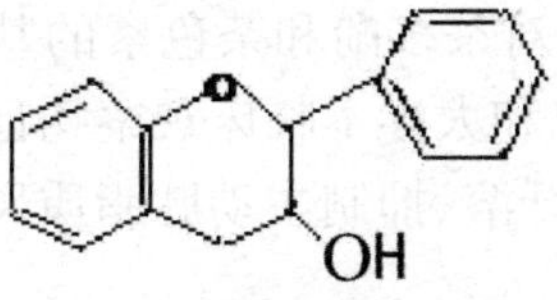

黄烷3-醇

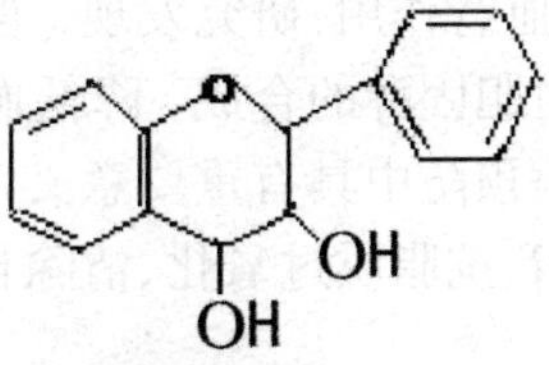

黄烷3, 4 一、二醇

(4)异黄酮及二氢异黄酮类

(5)双黄酮类

(6)其他：如查耳酮、花色甙、噢哢等

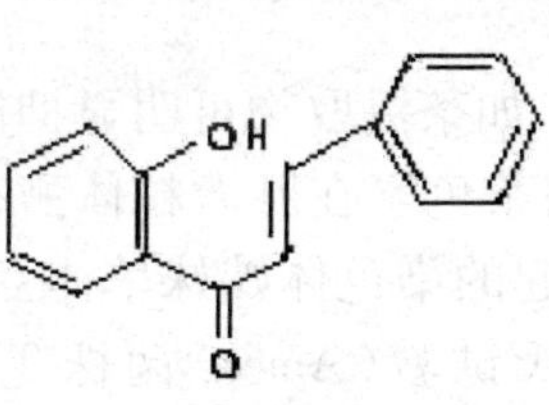

查耳酮

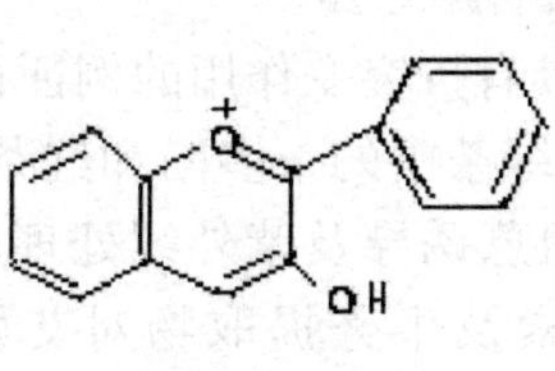

花色素类

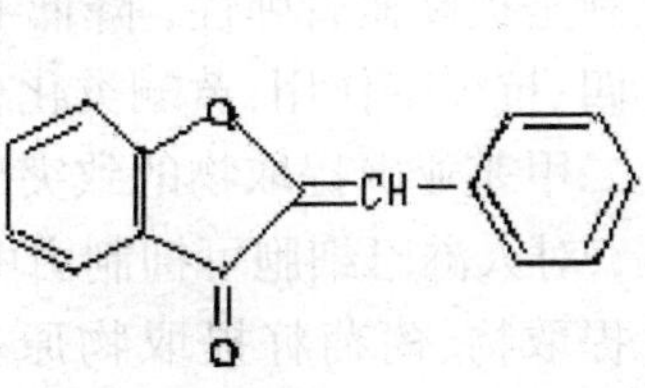

噢哢类

2. 黄酮类化合物的许多生物活性均与其抗氧化活性有关，而抗氧化活性与其结构有关。

(1)清除自由基能力与羟基的数目有关，酚羟基数目越多，则可与活性自由基结合的氢原子越多。

(2)清除自由基能力与羟基的位置有关:①B 环上邻二酚羟基是高效黄酮类抗氧化剂的结构基础，一般具有强抗氧化性的黄酮类均具有强氧化活性的黄酮类即具有 3′,4′ - 邻苯二酚结构;②高效黄酮类抗氧化剂大多具有 5,7 - 酚羟基。

(3)Δ2(3)双键、羟基成甙、4 位羰基及羟基的甲氧基化等对黄酮类化合物的抗氧化作用均有影响。

任务2 黄酮类化合物的生物学作用

一、抗氧化作用:黄酮类化合物具有良好的抗氧化活性和清除自由基的能力。脂质抗氧化是一个复杂的过程，黄酮类化合物可通过直接和间接清除自由基两种机制来影响该过程。

二、抗肿瘤作用:黄酮类化合物具有抗肿瘤作用的经典例证就是茶的抗肿瘤作用。1945 年 8 月，广岛被原子弹轰炸使 10 万人丧生，同时有 10 万人受辐射伤害。大约十年后，许多受到辐射的人因患白血病而先后死亡，但有三种人侥幸无恙，即茶农、茶商和茶癖者。此种特殊的关联性被称为“广岛现象”。茶叶中含有多种抑制细胞突变的成分，其中茶多酚(黄烷醇)的效果最明显。茶中所含的聚酯型儿茶素成分能诱导癌细胞分化和凋亡，对动物肿瘤生长有明显抑制作用。对体外培养的人急性早幼粒白血病细胞株、肝癌细胞株、肺癌细胞株的生长也有明显抑制作用。

大豆异黄酮是大豆及其制品中的一类黄酮类化合物，因其能与雌激素受体结合而发挥微弱的雌激素效应，故称其为植物雌激素。大豆异黄酮的活性是雌二醇活性的 1/1000，可与雌二醇竞争结合雌激素受体，对雌激素表现为拮抗作用，因而对激素相关的癌症(如乳腺癌)有抑制作用。

三、保护心血管作用:研究发现，食用大豆食品的人群心脏病发病率低，主要原因是黄豆甙类可减少体内胆固醇的合成，降低血清胆固醇浓度。对茶多酚和茶色素的基础研究表明它们在心血管疾病预防中具有重要意义。通过实验室研究和大样本临床观察均证实茶多酚和茶色素在调节血脂、抗脂质过氧化、清除自由基、抗凝和促纤溶、抑制主动脉脂质斑块形成等多方面发挥作用。

其他黄酮类化合物对心脑血管也同样具有保护作用。高血压及冠心病患者静脉注射葛根素后大脑半球血流量明显增加，血浆儿茶酚胺的含量明显降低、血压下降。葛根素还能通过扩张冠状动脉、降低外侧支冠状动脉的阻力而增加氧的供给，并因对抗冠状动脉的痉挛而有明显缓解心绞痛的作用。银杏叶的提取物有解痉、降低血清胆固醇及治疗心绞痛等功效，目前已有以银杏叶为主要原料加工制成的饮品(茶)。原花青素保护心血管和预防高血压的作用机制是提高血管弹性，降低毛细血管渗透压。

四、抗突变作用:黄酮类化合物具有抗突变作用的例证很多，如茶提取物可明显抑制烤牛肉中二甲基亚砜提取物的致突变性;绿茶中的茶多酚和红茶中的茶色素在肝微粒体酶存在条件下，对人淋巴细胞可抑制由甲基胆蒽诱导及紫外线处理所引起的染色体姊妹单体互换;银杏叶提取物、葡萄籽提取物原花青素及牛蒡提取物对艾姆斯氏试验(Ames)菌株 TA98 和 TA100，在有无代谢活化条件下均有抗突变作用等。

五、其他生物学作用：黄酮类化合物的其他生物学作用还包括免疫功能的调节（如葛根素）；预防女性骨质疏松和骨流失（如大豆异黄酮）；改善四氧嘧啶糖尿病小鼠的糖耐量，对抗肾上腺素的升血糖作用（如葛根素）；降低由链脲霉素诱导的糖尿病大鼠血糖（如红茶提取物）；改善皮肤过敏症状及过敏性哮喘（如原花青素）等。此外，原花青素具有改善视疲劳和抗辐射作用，葛根素有明显的解酒作用并与抗胆碱、解痉、增加脑血流量、改善学习记忆等作用有关。

项目三　含硫化合物

包括所有存在于大蒜和其他球根状植物（bulbous plants）中的有机硫化物。以大蒜和洋葱中含量最为丰富。

任务1　大蒜的化学成分

大蒜中的主要活性物质是氧化形式的二丙烯基二硫化物（diallyl disulphide），亦称蒜素（allicin）。蒜素中的基本物质是蒜苷（alliin）或者（+）-S-丙烯基-L-半胱氨酸硫代氧化物[（+）-S-allyl-L-cysteinesulphoxide]，当大蒜类植物的结构受损时，蒜苷在蒜氨酸酶（allinase）的作用下可形成蒜素。新鲜大蒜中蒜素的含量可高达4g/kg。

任务2　大蒜的生物学作用

一、抗突变作用：大蒜水提取物对诱变剂2-氨基芴诱发的艾姆斯氏试验（Ames）试验菌株TA100的回变有抑制作用，推测大蒜提取物具有阻断由“前诱变剂”向“终诱变剂”转换的作用。在老套子（SOS）原噬菌体诱导试验中，大蒜水提取物能对抗甲基硝基亚硝基胍、丝裂霉素、苯并[a]芘所诱导的老套子（SOS）反应。对苯并芘诱发的小鼠遗传损伤，大蒜提取物也有保护作用，可使染毒小鼠骨髓细胞微核率及染色体姊妹单体交换率下降。

二、抗癌作用：二烯丙基硫化物能抑制致突变剂对食管、胃、肠黏膜上皮细胞的损伤，还抑制甲基亚硝胺和苯基亚硝胺所诱发的胃癌、食管癌的进展，对二甲基肼诱发的大鼠肝肿瘤、肠腺癌及结肠癌也有明显的抑制作用。鲜蒜泥和蒜油均可抑制黄曲霉毒素B_1诱导的肿瘤发生并延长肿瘤生长的潜伏期。此外，大蒜还可抑制二甲基苯并蒽诱发大鼠乳腺癌。大蒜能抑制胃液中硝酸盐还原为亚硝酸盐，从而阻断四硝胺的合成。唾液酸是一种有效的肿瘤标志物。食用生大蒜后肿瘤患者唾液酸（SA）的含量明显下降，表明长期食用大蒜有防癌作用。实验证实，蒜叶、蒜瓣、蒜油、鲜蒜汁、蒜泥、蒜片及蒜粉等均有抗癌效果。

三、对免疫功能的影响：大蒜能够提高免疫功能低下小鼠的淋巴细胞转化率，促进血清溶血素的形成，提高碳廓清指数及对抗由环磷酰胺所致的胸腺、脾萎缩，说明大蒜对免疫功能低下的小鼠具有提高细胞免疫、体液免疫、非特异性免疫功能的作用。

用大蒜对焦炉工在不脱离生产的情况下进行为期半年的试食实验，发现服用大蒜制剂后焦炉工的唾液酸和脂质过氧化产物较服用前降低，而谷胱甘肽过氧化物酶提高。我国援外医疗队在乌干达用大蒜治疗98例艾滋病患者，有64例症状出现明显好转，大蒜对艾滋病的治疗可能是硫化物起了重要作用。

四、抗氧化和延缓衰老作用：自由基是一种氧化剂，对生物膜具有多种损伤作用。线粒体

DNA组成结构特殊，易受自由基的攻击，目前认为线粒体DNA的氧化损伤是自由基引起衰老的分子基础。大蒜及其水溶性提取物对羟自由基、超氧阴离子自由基等活性氧有较强的清除能力，从而阻止体内的氧化反应和自由基的产生。此外，大蒜提取物还可抑制由丁基过氧化氢所引起的肝微粒体内脂质过氧化物的早期生成，这主要是大蒜中的烯丙基硫化物发挥了抗氧化作用。大蒜素对四氯化碳诱发大鼠肝损伤和血清转氨酶及脂质过氧化物水平的升高均有明显抑制作用，并且存在剂量－效应关系，说明大蒜素对化学性肝损伤具有保护作用，这与其具有抗氧化活性及抑制脂质过氧化物有关。

大蒜提取物可影响正常人皮肤纤维细胞的生长，大约在475天就能使细胞发生55～66次群体倍增，说明大蒜提取物能延长正常细胞的寿命，具有延缓衰老的作用。

洋葱的独特风味是由蒜氨酸酶水解S－烯烃基或烷烃基半胱氨酸亚砜产生的。在此过程中，由于其反应中间体极其不稳定，会以不同的方式生成一系列具有挥发性和生化活性的含硫化合物。这些含硫化合物通过其化学键和结构上的特异性及其极高活性，使得其自身具有抗菌消炎、缓解糖尿病、抗哮喘、降血脂、降血糖及抑制血小板增生的功效。

任务3　洋葱的生物学作用

在洋葱中发现两大类二级代谢产物类黄酮与有机硫化合物，它们对提高人体抗病功能具有重要作用。其中含硫化合物主要存在于挥发油中，洋葱含有0.05%具有刺激性气味的辛辣挥发油。洋葱油中富含硫，且含有多种脂肪烃类二硫和三硫化合物，包括烯丙基丙基二硫化合物、丙烯基丙基二硫化合物、二丙基二硫化合物、甲基丙基二硫化合物及它们的三硫化合物。而其中的主要成分是丙烯基丙基二硫化合物，即烯丙基丙基二硫化合物的异构体。洋葱油的前体物质是半胱氨酸亚砜的甲基、烯烃基、丙烯基和丙基衍生物，这些氨基酸就是我们所说的蒜氨酸。洋葱液泡中还含有蒜氨酸酶，它将蒜氨酸催化生成二硫氧化物，这些化合物就是蒜素类化合物。当洋葱组织被破碎或受到机械损伤、细胞壁受到破坏时，就会形成此类化合物。S－烷基或烯烃基半胱氨酸亚砜在蒜氨酸酶的催化作用下生成硫醇，然后通过两条途径生成挥发性物质硫代亚磺酸酯。第一，由硫醇直接聚合而成；第二，硫醇先形成不稳定的亚磺酸，再由亚磺酸聚合形成硫代亚磺酸酯，其中1－丙烯基亚磺酸生成葱蒜属植物所特有刺激性物质，而后硫代亚磺酸酯再与其他反应产物相结合生成半月半天冬酶（lepaenes）和二硫、三硫化合物等各种有机硫化合物，蒜素类化合物再进行化学重组生成二硫化合物和硫代磺酸酯。有机硫化合物通过抑制环氧酶（cyclooxygenase）和脂肪氧合酶（lipoxygenase）这两种酶的活性而具有抗菌消炎、抗过敏、抗血栓形成、抗癌和抑制糖尿病等保健功能。

一、抑菌作用

新鲜洋葱汁中蒜素类化合物的活性使得其具有适度的杀菌作用，蒜素和二硫化合物可以与类似半胱氨酸的、具有巯基（－SH）的化合物相互反应，阻止其与蛋白结合，这种反应可以抑制细菌繁殖。拉米尼（kamini）等对洋葱作抗菌活性研究时发现，含硫化合物能有效地抑制革兰氏阳性菌和革兰氏阴性菌，同时还认为洋葱中的有机硫化合物对消化道的细菌也有选择性抑制作用。洋葱提取物中有抵抗口腔病原菌的抗病毒作用，其中所含有的有机硫化合物硫代亚磺酸酯被认为具有保护作用。在多实（Dorsch）和瓦格纳（Wagner）、奥古斯蒂（Augusti）的研究报告中还有关于洋葱中有机硫化合物具有抗哮喘的功能，在洋葱组织降解和受到机械损伤时所产生的硫代亚磺酸酯可以抑制花生四烯酸代谢途径且能消炎和抗哮喘。

二、缓解糖尿病作用

马修（ Mathew）和奥古斯蒂（Augusti）从新鲜洋葱的油醚提取物中分离出两部分降血糖物质。A 和 B 部分分别具有相同剂量抗糖尿病药物甲糖宁效力的 34% 和 97%，其中 A 部分含有抑制胰岛素的因子硫醇，B 部分含有二硫化合物及其氧化物（类蒜素物质），它们通过氧化反应或硫醇二硫化物的置换反应可以除去抑制胰岛素功能的硫醇。亚砜类氨基酸可与 NADPH 反应，通过 NADPH 的氧化反应可以阻止胰岛素的还原。洋葱挥发油中的含硫化合物是二硫化合物的混合物，主要成分是丙烯基丙基二硫化合物，在普通老鼠、四氧嘧啶糖尿病兔子和人体的实验中，挥发油中的含硫化合物呈现出降血糖的功能，洋葱中硫化物的硫键不饱和性和氧化功能是其具有生化活性的原因。1992 年希娜（Sheela）首次从洋葱中分离出具有降血糖的有机硫化合物 S－烯丙基半胱氨酸亚砜。有机硫化合物 S－甲基半胱氨酸亚砜和 S－烯丙基半胱氨酸亚砜与体重减轻、高血糖、肝蛋白与肝糖原含量降低及小鼠糖尿病 Mellitus 的其他特征的显著改善有关。布洛克（Block）发现，洋葱等葱蒜属植物中的含硫化合物具有调节脂肪代谢，抑制血小板凝集以及抗菌抗癌等生理活性。奥古斯蒂（Augusti）报道，洋葱中的烯丙基丙基二硫醚、甲丙二硫醚和丙硫醇等含硫化合物有降血糖、降血脂、溶血栓、抗菌和抗血小板凝集等方面的治疗作用。Keusgen 认为，亚砜类物质可通过氧化还原平衡防止胰岛素被破坏。克马德（Kumud）等证实了洋葱中 S－甲基半胱氨酸亚砜对四氧嘧啶型糖尿病小鼠有降血糖和降血脂的作用。半胱氨酸亚砜是葱蒜属植物中的主要有机硫化合物，但是由蒜氨酸酶催化而得到的产物同样具有降血糖活性。

三、降低胆固醇功能

在 20 世纪 80 年代的研究中发现，洋葱具有降血糖功能的原因是因为其含硫化合物的存在。洋葱油中的二硫化合物可以与参与胆固醇和脂类合成的含有巯基（－SH）的酶及 NADPH 发生反应，并通过硫醇二化合物之间的反应及氧化作用抑制它们。洋葱中含硫化合物氧化并抑制脂质合成所需的硫醇基酶和 NADPH 的现象，就可以解释洋葱中硫化物降低脂肪含量的功能。另外糸川（Itokawa）等发现，洋葱中的含硫氨基酸、S－甲基半胱氨酸亚砜和 S－烯丙基半胱氨酸亚砜能够抵消摄入高脂肪和高胆固醇饮食所导致的胆固醇升高现象，这就说明风味前体物质及其代谢产物都具有降脂功能。

四、抗癌功能

查里尔（Challier）等发现洋葱中含烯丙基的硫化物是一个预防乳腺癌的保护因子。沈欧怡（Shoughley）和查尔夫里（Choughley）等发现，洋葱的巯基化合物可以有效地抑制腌制食品中的 N－亚硝基化合物，降低脑癌的发病率。二烯丙基二硫（DDS）、S－烯丙基半胱氨酸（SAC）及 S－甲基半胱氨酸（SMC）等有机硫化合物已经被证实可以抑制导致结肠癌和肾脏癌的致癌物质，其保护机制包括诱导癌细胞的变异、抑制基因转录和保护免疫系统不受紫外线的破坏。法郎士（France）等报道了洋葱中含烯丙基的硫化物能有效地抑制胃癌、食道癌和结肠癌，这些硫化物是通过调节致癌因子的代谢酶来实现抑制癌细胞 DNA 模板的形成与复制。葱蒜属植物中的初级有机硫化合物，如 S－甲基半胱氨酸亚砜及其衍生物，它们对在雄性小鼠肝部由二乙基亚硝胺诱发的肿瘤（neoplasia）所引起的缓解作用已得到验证，特别是 S－甲基半胱氨酸亚砜和半胱氨酸有重要的抑制作用，它们的摄入对于防癌意义重大。

蒜葱属植物中有机硫化合物的保健功能已经有许多报道。对于大蒜、洋葱，学术界已经做了大量的研究，从这两种植物中所获得的提取液有非常显著的生物活性。然而如何从这些可以作为现代抗生药物的植物中提取有效的药用成分的途径和方法有待于深入研究。

洋葱抗哮喘、抗糖尿病和抗血小板凝集的活性已经得到证实，而大蒜则展现出降脂功效、抗血栓和抗动脉粥样硬化的作用。获得上述医疗效果，推荐每天摄入 50 ~ 100g 洋葱或 2.5 ~ 4g 大蒜或充足分量的葱蒜属植物产品。根据对比案例的研究，每天有规律地摄入两种植物，即使食用较低的剂量，也可以防止癌症疾病的发生。葱蒜属植物也可以降低得肠癌和胃癌的风险概率，其他葱蒜属植物的保健功效目前尚不清楚，所以迫切需要进行人体试验以验证其作用。洋葱中的有机硫化合物，例如初级产物硫代亚磺酸酯、二级产物二硫和多硫化合物已经成为抗氧化、抗癌防癌、心血管疾病及其他一些与人体疾病有相关因素的研究重点。根据所参阅的文献得知，国外采用流行病学资料对洋葱摄入量和某种特定的疾病之间的关系进行了研究，特别是人体的各个主要器官。其他的研究则把工作重心放在脂肪氧化、细胞氧化、细胞功能的逐渐受损以及整体健康上。体内与体外的研究结果也证实了在洋葱中所发现的化合物的潜在功能，并阐明了为什么每天要食用大量的洋葱。但是，我们仍要进行大量的体内研究以弄清楚大量食用洋葱所带来的保健功能。

总之，大蒜和洋葱不仅是一种免疫激发型中药，而且还是一种强有力的抗氧化剂。常吃洋葱和大蒜可提高机体免疫能力，增强机体抗氧化、抗突变和抗肿瘤的能力，提高人类健康水平。

项目四　皂甙类化合物

人参、大豆等植物中皂甙类化合物最为丰富。

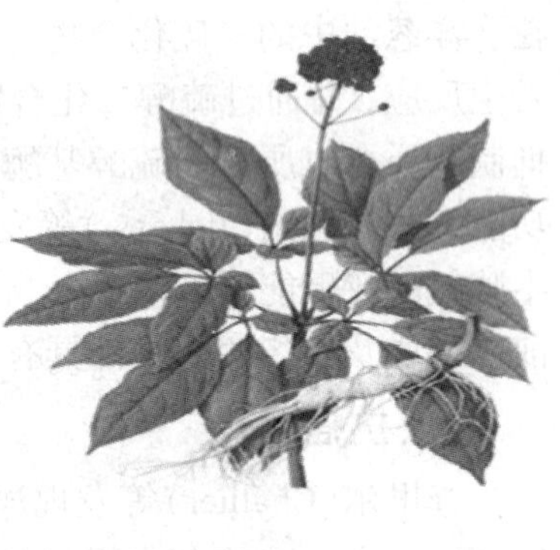

皂苷，是苷元为三萜或螺旋甾烷类化合物的一类糖苷。主要分布于陆地高等植物中，许多中草药如人参、桔梗、柴胡等的主要有效成分都含有皂苷。某些皂苷具有抗癌的生物活性。

皂甙又名皂素或皂草苷，是一类比较复杂的甙类化合物，大多可溶于水，易溶于热水，味苦而辛辣，振荡时产生大量肥皂样泡沫，故名皂甙。皂甙的水溶液大多能破坏红血球而有溶血作用，又常被称为皂毒素，但对高等动物口服无毒。

任务1　皂甙的化学结构

皂甙类化合物的共同的结构特点：是由萜类同系物（皂甙元）与糖缩合形成的一类化合物。根据皂甙元化学结构，可将皂甙分为甾[zāi]体皂甙和三萜[tiē]皂甙两种。其中，甾体皂甙通常由 27 个碳原子组成，为中性皂甙，如薯蓣[yù]科和白合科植物皂甙；三萜皂甙是由 30 个碳原子组成的化合物，游离或与糖结合，大多为含氧化合物，多为酸性皂甙，五加科、豆科、石竹科、伞形科、七叶树科植物中所含皂甙属于此类。

任务2　人参皂甙的生物学作用

一、抑制肿瘤细胞增殖

皂苷类化合物能通过抑制细胞核增殖抗原的活性，干扰 DNA 复制，影响细胞迁移及贴壁性从而抑制多种肿瘤细胞的增殖。

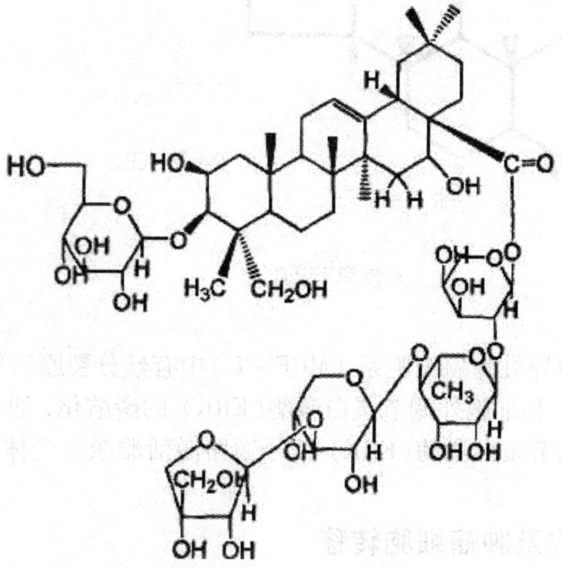

远志皂苷D (polygalacin D)

例如：远志皂苷 D 通过下调细胞核增殖抗原的表达，抑制肝癌、胃癌等肿瘤细胞的增殖。

二、诱导细胞凋亡

凋亡基因表达产物分布于核膜、线粒体内膜、内质网膜上。表达产物的活化一方面导致线粒体膜的极性、通透性改变，从而引起细胞色素 C 的释放，激活细胞凋亡蛋白酶(caspase)族成员诱导凋亡，另一方面通过线粒体细胞色素 C 的释放的途径参与抑制细胞凋亡的过程。

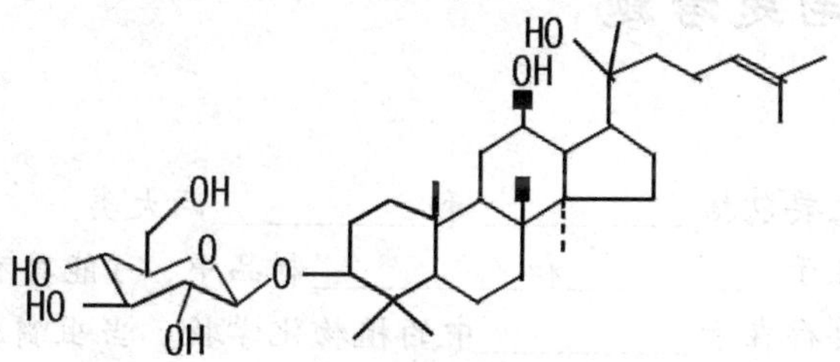

人参皂甙Rh2

例如：人参皂苷 Rh2，蒺藜[jílí]总皂苷等即通过基因的表达、诱导肿瘤细胞的凋亡。

三、影响肿瘤细胞信号转导

细胞信号通路系统是指细胞接受外界信号，通过一整套特定的机理，将细胞外的信号传导为细胞内信号，最终调节特定基因表达，并引起细胞的应答反应。

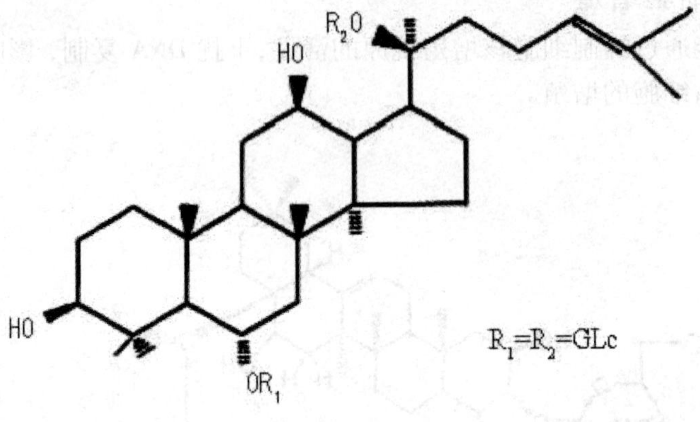

人参皂苷Rg1

例如：人参皂苷 Rg1 能诱导乳腺癌细胞系（MCF－7）中有丝分裂原活化激酶活化及捉分裂原活化蛋白激酶（MAPKK）和细胞外调节蛋白激酶（ERK）的磷酸化，通过细胞外信号调节激酶（MEK）－细胞外信号调节蛋白激酶（ERK）信号通路激活雌激素受体 α，从而降低雌激素水平抑制肿瘤细胞的生长。

四、抑制肿瘤血管生成及肿瘤细胞转移

肿瘤细胞的生长和扩散都依赖其周围血供。因而，可通过抑制血管生成诱导细胞死亡。

从合欢中提取的合欢皂甙（Julibroside）J(1)能抑制微血管内皮细胞株（HM EC－1）细胞的生长、迁移。在 10～50g/L 时能抑制鸡胚绒毛尿囊膜血管生成，0.5～3mg/kg 时能显著降低血管密度。即，合欢皂甙（Julibroside）J(2)可通过抑制血管生成诱导细胞死亡。

复习思考题

一、填空题

1. 多酚类化合物主要包括________和________两大类。

2. 植物凝血素存在于________和________制品中，可能具有降低血糖的作用。

3. 芥子油甙是主要存在于________中的植物化学物。当咀嚼或其他机械性损伤后，可被内源性________水解为生物活性物质。

4. 植物雌激素可发挥________和________两种作用。

5. 类胡萝卜素是________和________中广泛存在的植物次级代谢产物。

6. 植物固醇主要存在于植物的________及其________中。

7. 黄酮类化合物的许多生物学活性均与其________活性有关。

8. 硫化物包括所有存在于__________和其他球根状植物中的有机硫化物。
9. 马铃薯由于贮存不当而长出的芽，其主要成分是__________。
10. 当大蒜类植物结构受损时蒜苷在__________的作用下形成蒜素。

二、单选题

1. 下面哪些属于植物化学物(   )
A. 维生素　　B. 蛋白质　　C. 胆固醇　　D. 植物固醇
2. 大豆皂甙经酸性水解后其水溶性组分主要为(   )
A. 氨基酸　　B. 糖类　　C. 有机酸　　D. 五环三萜类
3. 无氧型和有氧型类胡萝卜素的主要区别在于(   )
A. 分子中含有的氧原子的数目不同　　B. 与氧结合的形式不同
C. 对热的稳定性不同　　D. 对酸碱的敏感性不同
4. 皂甙是一类具有苦味的化合物，在(   )中含量特别丰富
A. 谷类　　B. 豆类　　C. 肉类　　D. 蔬菜
5. 异硫氰酸盐属于(   )类植物化学物
A. 多酚类　　B. 含硫化合物　　C. 芥子油甙类　　D. 植物固醇
6. 在植物界分布最广、最多的黄酮类化合物是(   )
A. 儿茶素　　B. 葛根素　　C. 槲皮素　　D. 大豆素
7. 在一些国家允许作为食品添加剂用于饮料的植物化学物是(   )
A. 类胡萝卜素　　B. 多酚　　C. 皂甙　　D. 芥子油甙
8. 植物蛋白酶抑制剂在谷类的(   )中含量更高
A. 种子　　B. 谷皮　　C. 胚乳　　D. 胚芽
9. 异黄酮和木聚素属于多酚类物质，但是从生物学作用上讲它们也属于(   )
A. 硫化物　　B. 植物凝血素
C. 植物雌激素　　D. 芥子油甙

三、多选题

1. 下面有关植物化学物的正确说法是(   )。
A. 植物化学物是植物的初级代谢产物
B. 植物化学物属于非营养素
C. 植物化学物对健康具有有害和有益的双重作用
D. 植物化学物具有抗癌作用
E. 维生素 A 原也是植物化学物的一种
2. 下面哪些物质属于多酚类植物化学物(   )。
A. 槲皮素　　B. 吲哚
C. 儿茶素　　D. 大蒜素
E. 异硫氰酸盐
3. 下面哪些物质本身就具有雌激素活性(   )。
A. 大豆异黄酮　　B. 大豆皂甙　　C. 大豆甙

D. 染料木黄酮　　E. 异黄酮

4. 大蒜中含有的维生素主要有(　　)。

A. 维生素A　　B. 维生素B　　C. 维生素C

D. 维生素D　　E. 维生素E

5. 大蒜几乎含有人体需要的所有必需氨基酸，其中含量较高的有(　　)。

A. 蛋氨酸　　B. 半胱氨酸　　C. 色氨酸

D. 组氨酸　　E. 赖氨酸

6. 人体血清中类胡萝卜素主要以(　　)形式存在。

A. 有氧型类胡萝卜素　　B. 无氧型类胡萝卜素　　C. β－胡萝卜素

D. α－胡萝卜素　　E. 番茄红素

四、名词解释

1. 植物化学物
2. 植物的初级代谢产物
3. 植物雌激素

五、简答题

1. 植物化学物的分类。
2. 植物化学物有哪些生理功能？
3. 试举出三种(各分属一类植物化学物)具有抗癌作用的植物化学物。
4. 黄酮类化合物可分为几类？

六、论述题

试述植物化学物的生理功能。

模块三 各类食品的营养价值

项目一 食品的营养价值的评定与意义

◆基础理论和知识

1. 简单了解动物性食物的营养价值特点。
2. 深刻理解鱼类的营养价值特点。
3. 理解蛋类、乳类的营养价值特点。
4. 简单了解植物性食物的营养价值特点。

◆基本技能及要求

1. 掌握大豆的营养价值特点及其抗营养因子种类。
2. 掌握富含植物化学物质的食物种类。
3. 了解酱油、味素、食盐对人体健康的副作用。
4. 掌握茶叶的营养价值特点及其保健作用。

◆学习重点

各类食物的营养价值。

◆学习难点

各类食物的优势、不足及原因。

◆导入案例

“小白兔白又白，两只耳朵竖起来；不吃鱼来不吃肉，光吃萝卜和青菜，蹦蹦跳跳真可爱！”听着女儿清脆动听的声音，爸爸心里甜滋滋的。“爸爸，今后我也要向小白兔学习，不吃鱼也不吃肉，光吃萝卜和青菜，做个乖孩子好不好?”女儿放下图画本仰着稚气的小脸看着爸爸说出这番话。

爸爸心里一惊，连忙说："我的小公主，为了身体健康，光吃蔬菜是不行的，每天还要吃鱼啊，肉啊，鸡蛋等动物性食物才可以；小白兔乖乖是草食动物，所以它吃蔬菜就足够健康了。要想成为我们人类的乖孩子，不仅要吃萝卜青菜，还要吃各种鱼肉蛋奶等食物才行呢。乖女儿你听明白了吗？"

女儿似懂非懂地点了点头"哦"了一声。

妈妈在旁边插话说："我们人类就是脆弱。你看老虎是肉食动物，整个儿的光吃肉不吃蔬菜水果，也没看见哪只老虎患维生素缺乏症呀；兔子光吃蔬菜不吃肉也没缺乏蛋白质啊。"

爸爸一边连连点头一边笑着说："是啊，我们人类其实是非常脆弱的！不过呢，如果你想得到健康体质，就必须进食各种动物性食物和植物性食物才行！"

只有通晓各种食物的营养价值特点，即动物性食物的营养价值特点、植物性食物的营养价值特点以及各种调味料和天然饮料的营养价值特点，才能够使我们有的放矢地科学选择食物种类，以满足人体不同生理状态的营养需求，从而打造出健康的体质。

下面，我们就开始学习各类食物的营养价值特点。

◆讨论

1. 各类食物的营养价值分别体现在哪里？

2. 我们在平时选择食物时需要注意哪些问题？

任务1　食品营养价值的评定

食品有三方面的功能：营养功能、感官功能和生理调节功能。食品的营养功能是人类获取食物的内在动力所在。

除去营养素之外，食物中还含有多种有益于人体健康的物质，如膳食纤维、类胡萝卜素、生物类黄酮等。

食物的营养价值是指食物中所含的热能和营养素能满足人体需要的程度。食品的营养价值高低取决于两个方面：一是食品中的能量和营养素，另一个是摄食的人。

对于食品而言，如果营养素种类齐全、数量充足、相互之间的比例关系适宜而且易于消化和吸收，则这种食品的营养价值通常是较高的，但是对于同一种食品，相对于不同的人摄入后，对每个人所起的营养效应则各不相同。

食品营养价值的评定指标：

1. 营养素的种类及数量

要了解人类摄入的食物含有哪些营养素，各种营养素的含量有多少，每日由食物摄取的营养素能否满足自身的需要，必须对食物所含的营养素成分和数量进行分析评价。

一般来说，食品所提供营养素的种类和含量越接近人体需要，该食品的营养价值就越高。在实际工作中除了用化学分析法、仪器分析法、微生物法、酶分析法等来测定食物中营养素种类和含量外，还可通过查阅食物成分表，初步评定食物的营养价值。最新版的《中国食物成分表2004》收录了757条食物的近5万个数据。

2. 营养素的质量

在评价某食品或某营养素价值时，营养素的质与量是同等重要的。蛋白质的优劣体现在其氨基酸模式以及可被消化利用的程度，脂肪的优劣则体现在脂肪酸的组成以及脂溶性维生素的含量等方面。

国际上检查某一食物营养摄入量是否充足时经常使用的方法是用(index of nutrition quality, INQ)来评价食物。INQ 反映了人在吃饱时(即满足热量需求时)摄取到的每种营养素的数量是多少。INQ 是营养素密度(食品中某营养素占供给量的比)与能量密度(食品所含能量占供给量的比)之比。

$$INQ = \frac{\text{某营养素含量/该营养素供给量}}{\text{所产生能量/能量供给量标准}}$$

评价方法为:当 INQ = 1 时，表示食物的该营养素与能量含量达到平衡，既不会引起过剩也不会不足，该食物是一种营养质量合格食品;

INQ > 1 时，说明食物中该营养素的供给量高于能量的供给量，营养价值高，也是一种营养质量合格食品，特别适合于超重或肥胖者;

INQ < 1 时，说明此食物中该营养素的供给量少于能量的供给量，长期食用此种食物，可能发生该营养素的不足或能量过剩，该食品的营养价值低，属于营养质量不合格食品。

INQ 是评价食物营养价值的一个简单指标。

以成年男子轻体力劳动的营养素供给量标准为例，计算出鸡蛋、大米、大豆中的蛋白质、视黄醇、硫胺素和核黄素的 INQ 值，见表 3 - 1。

表 3 - 1　鸡蛋、大米、大豆中的几种营养素的 INQ 值

项　目	热能/KJ	蛋白质/g	视黄醇/μg	硫胺素/mg	核黄素/mg
营养素供给标准	10042	75	800	1.4	1.4
100g 鸡蛋	653	12.8	194	0.13	0.32
INQ		2.62	3.73	1.43	3.52
100g 大米	1456	8.0	–	0.22	0.05
INQ		0.74	–	1.08	0.25
100g 大豆	1502	35.1	37	0.41	0.20
INQ		3.13	0.31	1.96	0.96

注:摘自吴坤.《营养与食品卫生学》. 第 5 版. 北京:人民卫生出版社，2005

3. 营养素的生物利用率

所谓营养素的“生物利用率”(bioavailability)指的是食品中所含的营养素在人体代谢中的利用程度。在不同的食品中，不同的加工烹调方式，以及与不同食物成分同时摄入时，营养素的生物利用率会有差别。通常利用大、小白鼠等动物实验获得对某个整体或混合食物的评价。其意义是摄入的食物有多少可转化成动物的体重。

$$\text{生物利用率} = \frac{\text{饲养期间动物体重增加量(g)}}{\text{饲养期间饲料消耗量(g)}} \times 100\%$$

以下是影响营养素的生物利用率 4 个主要方面:

(1)食品的消化率如何:如虾皮中富含钙、铁、锌等元素，然而由于它很难被彻底嚼碎，其消化率较低，因此其中营养素的生物利用率受到影响。

(2)食物中营养素的存在形式如何:例如，在植物性食物中，铁主要以不溶性的三价铁复合物存在，其生物利用率较低，而动物性食物中的铁为血红素铁，生物利用率较高。

(3)食物中营养素与其他成分共存的状态如何，是否有干扰或促进吸收的因素:例如，在菠菜中由于草酸的存在使钙和铁的生物利用率降低。

(4)人体的需要状况与营养素的供应充足程度:在人体需求急迫或是食物供应不足时，许多营养素的生物利用率提高，反之在供应过量时则降低。

因此，评价一种食物中的营养素在膳食中的意义时，不能仅仅看其营养素的绝对含量，还要看其在体内可利用的数量,否则，就可能做出错误的食物选择。

4. 食物的血糖指数

1998 年在 WHO/FAO 专家会议上建议将食物的血糖指数(glycemia index,GI)用于评价食物营养价值的标准。GI 指碳水化合物使血糖升高的相对能力。

血糖指数在 70 或以上称为高血糖指数食品，在 56 ~ 69 之间称为中等血糖指数食品，在 55 或以下的为低血糖指数食品。部分食物的血糖指数见表 3 - 2。

表 3 - 2　部分食物的血糖生成指数(葡萄糖 = 100)

食物	GI	食物	GI	食物	GI	食物	GI	食物	GI
面包	69	果糖	20	蜂蜜	75	苹果	39	扁豆	29
大米	72	马铃薯	80	乳糖	90	香蕉	62	豌豆	33
糯米	66	新马铃薯	70	蔗糖	60	牛奶	36		
玉米粥	80	胡萝卜	92	麦芽糖	108	黄豆	15		

注:摘自周才琼.《食品营养学》. 中国计量出版社，2006

血糖指数越高，这种食物升高血糖的效应就越强，反之亦然。

5. 食物的酸性和碱性

营养学所讨论的酸性、碱性食品是由食物被摄入体内后，经过消化吸收，代谢后的终产物对机体体液的酸碱度的影响而定。

我国人民在饮食中，酸性食品容易超过碱性食品的量，因为人们的主食都属于酸性食品，若饮食中的各种食品搭配不当，如动物性食品的摄入量过多，超出了机体调节酸碱平衡的能力，人体酸碱平衡就会遭到破坏。由此，我们平时必须多摄取碱性食物。

任务 2　评定食物营养价值的意义

评定食品营养价值的意义，一是全面了解各种食品的天然组成成分，包括营养素类、非营养素类、抗营养因子等物质，指出现有主要食品的营养缺陷，并提出改造和创新的方向，充分利用食物资源;二是了解在加工烹调过程中食品营养素的流失和变化，采取有效措施最大限度地保存食品中的营养素含量，提高食品营养价值;三是指导人们科学合理地配制营养平衡膳食。

项目二 动物性食品的营养价值

任务1 畜禽肉的营养价值

1. 畜肉的营养价值

畜肉类是指猪、牛、羊等牲畜的肌肉、内脏、头、蹄、骨、血及其制品。畜肉类食品是人类蛋白质、矿物质和维生素的重要来源之一。畜肉类食品经适当加工烹调，不仅味道鲜美，饱腹作用强，而且易于消化吸收。

(1) 蛋白质

畜肉蛋白质大部分存在于肌肉组织中，含量为10% ~20%。

按照蛋白质在肌肉组织中存在的部位不同，又分为肌浆蛋白质(占20% ~30%)、肌原纤维蛋白质(占40% ~60%)以及间质蛋白质(占10% ~20%)。

畜肉类蛋白质含人体必需氨基酸充足，且在种类和比例上接近人体需要，易于消化吸收，利用率高，所以蛋白质营养价值很高。但存在于结缔组织中的间质蛋白，主要成分是胶原蛋白和弹性蛋白，由于必需氨基酸组成不平衡，如色氨酸、酪氨酸、甲硫氨酸含量很少，故蛋白质利用率低，属于不完全蛋白质。

畜肉中含有能溶于水的含氮浸出物，如肌肽、嘌呤碱、尿素和游离氨基酸等非蛋白浸出物，是肉汤呈鲜味的重要成分。

(2) 脂肪

畜肉脂肪含量因牲畜肥瘦程度及部位不同有较大差异，含量一般在10% ~30%，育肥的畜肉脂肪可达30%以上，如瘦羊肉含脂肪18.9%，肥羊肉则可达35% ~45.7%。

畜肉含饱和脂肪酸较多，熔点高，不容易被人体消化吸收，因此，畜肉类食物不宜长期过量食用。

(3) 碳水化合物

动物性食品中碳水化合物含量低。畜禽肉中的碳水化合物主要是糖原，一部分存在于肝脏，一部分存在于肌肉组织中，其正常含量应占动物体重的5%。动物屠宰后在保存过程中，畜肉由于酶的分解作用，糖原含量会逐渐下降。

(4) 矿物质

畜肉中矿物质含量约为0.8% ~1.2%，多集中在内脏器官如肝、肾及瘦肉中。

肉中铁和磷含量较多，钙含量比较低。其所含的铁主要以血红素铁的形式存在，吸收利用不受其他因素的影响，生物利用率高，是膳食铁的良好来源。同时肉类食物也是锌、铜、硒、锰等微量元素的良好来源，但动物体内的钙一般沉积在骨骼中，肌肉中含钙量不高。

家畜肉类中含硫、磷、氯较多，是典型的成酸性食品。

(5) 维生素

畜肉类可以提供多种人体必需的维生素，如维生素 B_2、维生素 B_1、维生素 A、维生素 D 等，尤其是在动物内脏中特别是肝、肾含有的 B 族维生素以及维生素 A 含量最为丰富。如每100g 猪肝中含有维生素 A 接近5000μg 视黄醇当量，维生素 B_2 达2.08mg，维生素 B_1 达0.21mg。

2. 禽肉的营养价值

禽肉类包括鸡、鸭、鹅、鸽、鹌鹑等的肌肉、内脏及其制品。

禽肉营养价值与畜肉接近，不同之处在于其脂肪含量少，且熔点较低，易于消化吸收。禽肉蛋白质的氨基酸组成比畜肉更接近人体需要，质地较畜肉细嫩，含氮浸出物多，故禽肉炖汤味道较畜肉更为鲜美。

(1)蛋白质

禽肉中的蛋白质含量与其种类、禽龄、肥瘦程度有关，而且与身体的部位也有着很直接的关系。一般来说，鸡肉含蛋白质量20%左右，鸭肉含蛋白质16%，鹅肉约含10%。幼禽的蛋白质含量高于成年禽类的。同时，禽肉较畜肉有较多的柔软结缔组织并均匀地分布于一切肌肉组织内，因而比畜肉更细嫩，更易消化。

(2)脂肪

禽肉中脂肪含量随着其种类、禽龄、肥瘦程度、身体部位不同而有明显的差异，一般来说，鸡肉约含脂肪2.5%，而肥鸭、肥鹅的脂肪含量可达10%或更高。

禽肉的脂肪中所含的饱和脂肪酸较畜肉少，而不饱和脂肪酸含量高于畜肉。熔点较低，为23℃～40℃，易于被人体消化吸收，如亚油酸，大约占其总量的20%，因而其营养价值高于畜肉脂肪。

(3)矿物质

禽肉类食品含有多种矿物质，但分布不均匀，一般内脏中的含量高于瘦肉。禽肉所含的钙、磷、铁等均高于猪、牛、羊肉，禽类肝脏中的铁含量为猪、牛肝的1～6倍，如每100g鸡肝含铁达12mg。

(4)维生素

禽肉中维生素含量较为丰富，其B族维生素含量与畜肉接近，烟酸含量较畜肉高。

禽类的内脏如肝脏、肾脏等所含维生素更为丰富，并含有较多的维生素E。例如，每100g鸡肝中含维生素A超过10000视黄醇当量，维生素B_2达1.10mg，维生素B_1达0.33mg。相比而言，禽肉的维生素含量较畜肉类高1～6倍，而且含有较多的维生素A和维生素E。

任务2　蛋类的营养价值

人们日常食用的禽蛋主要有鸡蛋、鸭蛋、鹅蛋和鹌鹑蛋等，尤以鸡蛋消费量大。蛋具有很高的营养价值和特殊的物理性质，被广泛用于食品加工和各种烹调上。

蛋类含有丰富的营养成分，如蛋白质、脂肪、无机盐和维生素。蛋白和蛋黄在成分上有显著不同，蛋黄内营养成分的含量和种类比蛋白多，所以蛋黄的营养价值高。

1. 蛋白质

鸡蛋蛋白中的蛋白质含量为11%～13%，水分含量为85%～89%，是比较纯粹的蛋白质。蛋白中含有的蛋白质最主要的是卵白蛋白质、黏蛋白和卵胶蛋白及少量的卵球蛋白。

蛋黄中仅含有50%的水分，其余大部分是蛋白质、矿物质、维生素和脂肪，蛋黄中蛋白质含量高于蛋白，主要为卵黄球蛋白和卵黄磷蛋白。

蛋类中所含蛋白质是完全蛋白质，FAO暂订的蛋白质评分模式即把鸡蛋作为蛋白质中必需氨基酸的含量参考标准，因此可把它的利用率看作是100%，鸡蛋的蛋白质是天然食物中生理价值最高的蛋白质。

蛋类的蛋白质转化率仅次于牛乳，按蛋白质含量来计算，在各种优质蛋白质来源中蛋是最为廉价的一种，它不仅营养优良、平衡、全面，而且易于烹调，烹调中营养损失很小，称得上是一种极好的天然方便食品。

2. 脂肪

蛋类的脂类含量在9%～15%之间，几乎全部存在于蛋黄中，蛋白中含量极少。

蛋类脂肪以与蛋白质乳化的形式存在，容易消化，其中不饱和脂肪酸比例较高，并伴有较多的磷脂和胆固醇。卵磷脂和脑磷脂是大脑有益的营养物质，卵磷脂在体内被吸收后释放出胆碱，对增强人的记忆能力和思维能力有促进作用，尤其对治疗老年心血管疾病、防止老年脑部老化，防止老年骨质疏松起到积极作用。

鸡蛋黄中含有大量的胆固醇，引起不少消费者的忧虑。但是许多研究者认为，并没有直接证据证明蛋黄中的胆固醇会促发人类的高胆固醇血症。

3. 矿物质

蛋中的矿物质主要存在于蛋黄内，如钙、磷、铁、锰等。

钙主要以碳酸钙的形式存在于蛋壳中，蛋黄中的铁由于与卵黄磷蛋白结合而吸收率不高。鹌鹑蛋的某些矿物质，如铁、锌、硒等的含量略高于鸡蛋。

4. 维生素

蛋类中含有几乎所有的维生素，其中维生素A、维生素D、核黄素、硫胺素、维生素B_6、维生素B_{12}等较为丰富。

蛋黄的颜色来自核黄素、胡萝卜素和叶黄素，其颜色深浅因饲料不同、类胡萝卜素类物质含量高低而异。

任务3　水产品的营养价值

水产品包括动物类和植物类，动物类主要是各种鱼、虾、蟹、贝类等，植物类包括海带、紫菜和海藻类等。

1. 鱼类的营养价值

鱼类是动物性水产品的重要组成部分。鱼肉蛋白质同陆地动物蛋白质一样易于消化吸收。鱼肉的烹调损失率低于牛肉蛋白质，生物效价与陆地动物相近。

(1)蛋白质

鱼肉中的蛋白质含量约为15%～20%，生物利用率可达85%～90%，肌纤维短，间质蛋白少，组织软而细嫩，较畜禽肉更容易被机体内蛋白酶分解而吸收。

鱼肉中蛋白质的氨基酸组成与畜禽肉相似，赖氨酸和亮氨酸含量较高，但色氨酸含量较低。深色鱼，如金枪鱼和鲭鱼中含有大量的组氨酸，某些人食用后易发生过敏反应。

鱼类的外骨骼发达，鱼鳞、软骨中的结缔组织主要是胶原蛋白，是鱼汤冷却后形成凝胶的主要物质。

(2)脂肪

鱼类的脂肪含量变化很大。有一些鱼，如黑线鳕鱼、鳕鱼，脂肪含量只有0.1%～0.4%，而另一些鱼，如鳗鱼、鲱鱼或金枪鱼，含脂量高达16%～26%，多数鱼的脂肪含量介于这两者之间。

鱼类脂肪多由不饱和脂肪酸组成，含量达80%，熔点低，消化吸收率为95%左右。

鱼类脂肪中含长链多不饱和脂肪酸，如二十碳五烯酸(EPA)和二十二碳六烯酸(DHA)，这些多不饱和脂肪酸具有极高的生理和营养价值。它们不仅可以降低低密度脂蛋白，升高高密度脂蛋白，降低心血管疾病的发病率，而且具有抗癌作用。DHA 和 EPA 还大量存在于脑、精子及视网膜中，是其重要的构成物质。DHA 和 EPA 对人类脑细胞的生长、发育有着重要的功能，又称之为“脑黄金”。EPA 还具有抑制血小板形成和防治血栓病的作用。海水鱼类中多不饱和脂肪酸的含量高于淡水鱼类。

与不饱和脂肪酸含量高相反，鱼类中必需脂肪酸含量较低，且含维生素 E 的量很低。因此，鱼油在储藏过程中存在一个关键问题，就是它的易氧化性。

鱼类胆固醇含量约为 100mg/100g,但鱼子中胆固醇含量较高，心血管疾病患者要少食。

(3)矿物质

鱼类(尤其是海产鱼)的肉中含有多种矿物质，含量为1% ~2%，其中磷的含量占总灰分的40%，此外，还含有钙、钠、钾、氯、镁、铁、铜、碘等。淡水鱼含磷、铁、镁、铜较多，而海水鱼则含碘、氟、钴等较多。

鱼类钙含量较畜、禽肉类高，主要以磷酸的形式存在，易被人体消化吸收。

(4)维生素

鱼肉中含有丰富的 B 族维生素和脂溶性维生素，海鱼内脏、鱼油和鱼肝油是维生素 A 和维生素 D 的丰富来源，也是维生素 E 和维生素 K 的重要来源。

鱼类是维生素 B_2的良好来源，如鳝鱼中含有丰富的维生素 B_2及烟酸。生鲜鱼中存在硫胺素酶，在存放或者生食时，鱼体内的维生素 B_1 会被破坏而失效，通过加热处理可破坏硫胺素酶的活性，减少维生素 B_2的损失。

2. 虾、贝、蟹类的营养价值

虾、贝、蟹为无脊椎动物，也有淡水、咸水之分，种类繁多，味道鲜美，营养价值与鱼类有很多相似之处，其中有些品种含有特殊的营养成分和具有特殊保健作用的物质。

(1)蛋白质

虾、贝、蟹类含蛋白质较多，鲜品一般都在 10% ~20% 左右，干品更高。例如每 100g 鱿鱼干中蛋白质含量为 60g，其蛋白质的氨基酸组成比较全面，因此营养价值较高。

(2)脂肪

虾、贝、蟹类含有易被吸收的脂肪，脂肪含量不高，平均为 1% ~3%，大部分为不饱和脂肪酸。例如，对虾中不饱和脂肪酸占总脂肪的 60% 左右，易被人体吸收;贝类以糖原代替脂肪成为储存物质，因而碳水化合物含量可达 5% 以上，个别甚至高达 10%。

(3)维生素

对虾、河蟹等含有较丰富的维生素 A、维生素 B_2。由于贝类以能合成维生素 B_{12}的微生物为食物，所以其维生素 B_{12}的含量较高。

(4)矿物质

虾、贝、蟹类含有大量无机盐。它们均含有丰富的钙、磷、钾，尤以铁的含量较多。虾米、虾皮和螺肉含钙较高，海蟹、虾皮、虾米含硒较多，乌鱼子、海蛎肉中含锌较多。

(5)鲜味成分

虾、贝、蟹类含有鱼类相同的鲜味成分，其含有的甘氨酸、丙氨酸都具有很强的甜味和鲜味，贝类含有较多的甜菜碱、琥珀酸钠使之形成特有的鲜味。

近年的研究表明，贝类等海洋软体动物中除含有上述营养物质外，还有一个非常显著的营养特点，即含有丰富的具有特殊保健作用的非蛋白氨基酸——牛磺酸。牛磺酸与幼儿、胎儿的中枢神经系统及视网膜等的发育有着密切的关系，在所有的海产品中，贝类中牛磺酸的含量普遍高于鱼类。

任务4　乳(乳制品)的营养价值

乳汁是哺乳动物的最好天然食品，它能满足和适应初生幼崽生长发育的需要。在动物乳中以牛乳最优，通常被称为“最接近理想的食品”。它含有人体生长和维持健康所需的全部营养素，此外，羊乳和马乳也为人们所饮用。

乳类是主要由水、乳糖、脂肪、水溶性盐类、维生素、蛋白质等构成的多级分散体系的乳胶体，密度与脂肪含量可作为评定鲜奶质量的指标。

乳类及其制品所含营养成分齐全、组成比例适宜、容易消化吸收，是婴幼儿及老、弱、病者的理想食品。各种动物乳的营养成分组成有一定的差别，一般生长发育越快的动物，其母乳中蛋白质和矿物质的含量越高。

1. 牛乳的营养价值

(1)蛋白质

牛乳中的蛋白质主要有酪蛋白、乳清蛋白和脂肪球膜蛋白质。酪蛋白含量最多，占乳蛋白质的80%～82%。酪蛋白在pH4.6状态下沉淀，与钙结合为酪蛋白钙，进而与胶态磷酸钙生成酪蛋白钙和磷酸钙的复合物，此复合物中也含有镁、柠檬酸等物质，在乳中以胶粒的形式存在，使乳具有不透明性。酪蛋白在凝乳酶、酯或乙醇的作用下会发生凝胶化，生成副酪蛋白，加入过量钙，即可形成胶块，为生成奶酪的主要工艺工程。

牛乳中酪蛋白酸沉淀后，保留与上面的清液称为乳清，含有多种蛋白质，如乳白蛋白和乳球蛋白等。乳白蛋白属热敏性蛋白质，对酪蛋白有保护作用。乳球蛋白与机体的免疫性有关，一般在初乳中的含量高于常乳的含量。脂肪球膜蛋白质含有磷脂蛋白和糖蛋白，是人体器官的组成部分，虽然含量少，但有重要的生理意义。

牛乳中的酪蛋白与乳清蛋白的比例与人乳组成正相反，因此在生成婴儿配方乳粉时要加以调整。牛乳蛋白质的消化吸收率为85%～89%，生物价为85，均高于一般的畜禽肉。牛乳中还含有谷类食品的限制性氨基酸，可作为谷类食品的互补食品。

(2)脂肪

牛乳脂肪在乳中以较小的微粒分散于乳液中，含量占3.5%～4.5%，约提供全乳能量的48%。乳脂的熔点低于体温，所以它有较高的消化吸收率，一般可达95%左右。

乳脂肪中的脂肪酸种类远远多于其他动植物脂肪酸，达20种以上。一些短链的脂肪酸还是乳的呈味物质，如乙酸、丁酸等，约占9%，棕榈酸和硬脂酸约占40%，低级饱和脂肪酸如油酸约占30%，必需脂肪酸仅占约3%。此外乳脂肪中还含有少量的卵磷脂、脑磷脂和胆固醇等。

(3)碳水化合物

牛乳中所含碳水化合物主要是乳糖，其余为少量的葡萄糖、果糖和半乳糖。乳糖是哺乳动物乳汁中所特有的糖，在牛乳中含量为4.5%～5%。乳糖的甜度很低，仅为蔗糖的1/5，具备蔗糖、葡萄糖等所没有的特殊优点。

①乳糖促进钙、铁、锌等矿物质的吸收，提高它们的生物利用率。

②乳糖能促进肠内的乳酸细菌，特别是双歧杆菌的繁殖。乳酸细菌能够产生抑菌物质抑制肠内有害细菌的增殖，双歧杆菌对人体具有多方面的益处。

③乳糖促进肠细菌合成B族维生素。

乳糖还具有调节胃酸、促进胃肠蠕动和消化腺分泌的作用。婴儿出生后，消化道内含有较多的乳糖酶，乳糖酶可以分解乳糖为葡萄糖和半乳糖供人体吸收利用。随着年龄的增长，婴儿对乳类食用量减少，乳糖酶的活性和含量也逐渐下降。

食用乳及乳制品时，乳中的乳糖不能被人体分解成单糖，而被肠道细菌分解，转化为乳酸，伴有胀气、腹泻等症状，称为乳糖不耐症。为避免发生乳糖不耐症，可采用事先加乳糖酶分解的方法降低乳及乳制品中乳糖的含量或饮用酸奶。

(4)矿物质

牛乳中含有丰富的矿物质，钾、钠、钙、镁等元素含量较多，是动物性食品中唯一的碱性食品。此外，还含有铜、锰、铬等微量元素。

牛乳中钙的含量很高，约为人乳的3倍，含磷约为人乳的6倍，钙磷比值较合理，并有维生素D、乳糖等促进吸收因子，吸收利用率高，特别有利于骨骼的形成。因此，牛乳是膳食中钙的最佳来源。

牛乳中的矿物质虽然丰富，但铁、铜等元素的含量较少，因此必须从其他食物中获取足量的铁。婴儿在出生4个月后需要补充铁以补充乳中铁的不足。

(5)维生素

牛乳是各种维生素的优良来源，它含有几乎所有种类的脂溶性和水溶性维生素，可以提供相当数量的维生素B_2、维生素B_{12}、维生素B_6、维生素A和泛酸、烟酸等，还含有少量的维生素C和维生素D。

牛乳中维生素含量因季节、饲养条件及加工方式不同而有变化。如在水草丰美的放牧期，乳中维生素A、胡萝卜素和维生素C的含量明显高于冬春季棚内饲养期，日照时间长也使牛乳中的维生素D含量增加。

2.乳制品的营养价值

(1)生鲜牛奶

生鲜牛奶是新挤出的牛奶，未经杀菌在4℃下可保存24~36h。这种牛奶无须加热，不仅营养丰富，而且保留了牛奶中的一些微量生理活性成分，对儿童生长有益。在许多发达国家，生鲜牛奶最受消费者欢迎，但价格也最为昂贵。

(2)杀菌乳

目前市场上的牛奶，大部分都属于杀菌乳，基本上分为两大类：

一是巴氏杀菌奶，巴氏杀菌奶通常是指将奶加热到75℃~80℃，进行10~15s的杀菌，瞬间杀死致病微生物，属非无菌灌装，但其细菌含量不会对健康形成威胁。其在口感以及风味上较接近原奶的水平，营养价值与鲜牛奶差异不大，B族维生素的损失仅为10%左右，一些生理活性物质可能会失活。适宜所有对牛奶不过敏的人。

二是超高温消毒奶，又称常温奶，是指在130℃~140℃下，进行4~15s的瞬间灭菌处理，完全破坏其中可生长的微生物和芽孢，并在无菌状态下灌装。这种奶几乎不含细菌。由于添加了化学合成的鲜奶香精或奶油等高脂肪类物质，一般味道比较浓厚。这种奶所采用的消毒方法不仅能破坏鲜奶中全部生物活性物质和大部分维生素，还会使易被人体吸收的钙离子与牛奶的酪蛋白结合，形成不易被人吸收的物质。适宜身体健康的中青年人饮用，正在生长发育的儿童和老年人需要补充足量的钙，所以尽量不饮此类奶。常温奶曾在一些国家流行过，但目前发达国家已禁止采用超高温工艺加工牛奶。

从营养学角度来看，各种牛奶的营养价值排位顺序是：鲜奶是金，酸奶是银，奶粉是铜，常温奶是铁。

（3）酸奶

酸奶是由产生乳酸的细菌使牛乳或其制品发酸所得的液体乳制品，通常每毫升酸奶中含有活乳酸菌 10^8 个左右。普通酸奶几乎保存了牛奶中的所有营养成分，而且因为发酵作用使营养素的消化率和吸收利用率均有所提高，促进生长、改善营养方面的作用优于牛奶。经过乳酸菌发酵，蛋白质部分分解为肽、游离氨基酸和非蛋白氮，进一步提高了消化吸收率。此外，发酵使得某些 B 族维生素含量也有所提高。

酸奶原料中的乳糖有 20% ~40% 被发酵成为乳酸和其他有机酸。乳酸具有多方面的保健作用，可以赋予产品爽口的滋味，使酪蛋白形成细嫩的凝乳，抑制有害微生物的繁殖，促进胃肠蠕动和消化液的分泌，还可以提高多种矿物质的吸收率。

酸奶对人体还有很多方面的保健作用，这主要归因于酸奶中的乳酸菌和双歧杆菌。乳酸中的乳酸菌营养保健功能如下：① 抑菌、杀菌作用；②促进人体消化作用 ；③降低血清胆固醇作用；④防癌、抗癌作用。

双歧杆菌是人体肠道中典型的有益细菌，它在人体肠道内繁殖，在厌氧环境下产生乳酸，降低系统 pH，迅速使肠道菌群发生变化，抑制和杀死肠道病原菌，使菌群保持正常平衡。双歧杆菌及其他代谢产物还能阻断肠道内致癌物的产生，如双歧杆菌能分解 N - 亚硝基胺，还能分泌双歧杆菌素和类溶菌物质，提高巨噬细胞的吞噬功能，增强人体免疫抵抗力。另外，双歧杆菌能在肠道内自然合成多种维生素，如维生素 B_1、维生素 B_2、维生素 B_6、维生素 E 和维生素 K 等。

（4）奶粉

奶粉包括全脂乳粉、脱脂乳粉、调制乳粉等。

全脂奶粉是鲜牛乳经过浓缩除去 70% ~80% 水分后，再经干燥而成，是蛋白质和钙的良好来源；脱脂乳粉由于脱去乳脂肪，因而脂溶性维生素损失很大；甜奶粉中添加了 20% 左右的蔗糖；母乳化乳粉是将蛋白质中乳清蛋白和酪蛋白的比例加以调整，通过增加乳清粉来增加乳清蛋白的含量，使乳粉中蛋白质接近母乳蛋白质的组成，用以作为婴儿的母乳代用品。

（5）乳酪

乳酪是由牛乳经过发酵、凝乳、除去乳清、加盐压榨、后熟等处理后得到的产品。除部分乳清蛋白和水溶性维生素随乳清流失外，其他营养素得到保留，而且得到浓缩。经后熟发酵，蛋白质和脂肪部分分解，提高了消化吸收率，并产生乳酪特有的风味。

有的维生素经细菌发酵而增加。乳酪中蛋白质、维生素 A、B 族维生素和钙等营养素的含量均十分丰富，并含有较多脂肪，能量较高。

制乳酪所分离的乳清也是一种营养丰富的食品，含乳球蛋白、乳白蛋白和各种 B 族维生素。它可以经过干燥制取乳清粉，也可以经调配或发酵，生产乳清饮料。

(6)干酪

干酪的种类很多。随产地、制法、外形和理化性质而表现出差异。制作干酪的第一步是将酪蛋白和乳固体成分分离出来，把水除去，因此干酪成了高蛋白、高脂肪、高矿物质的食品。

干酪制作过程中，维生素 D 和维生素 C 被破坏和流失，其他维生素大部分保留。由于发酵作用，乳糖含量降低，蛋白质被分解成肽和氨基酸等产物，不仅赋予干酪独特味道，也利于消化吸收。干酪蛋白质消化率高达 98%。

(7)炼乳

炼乳是一种浓缩乳制品，种类很多，按是否加糖可以分为甜炼乳和淡炼乳，按是否脱脂又分为全脂炼乳、脱脂炼乳和半脱脂炼乳。

甜炼乳添加大量糖，营养比例不平衡，不适合喂养婴儿。淡炼乳经均质及加热处理，维生素有较大损失，但被食用后，在胃酸和凝乳酶作用下，易于消化。稀释后，其营养价值与鲜乳相类似，适合婴儿食用。

(8)奶油

奶油是由牛乳中分离出来的脂肪精制而成的产品，一般脂肪的含量可达 80% ~83%，含水量低于 16%，主要用于佐餐和面包、糕点制作。

项目三　植物性食物的营养价值

大量证据表明，以动物性食物为主的膳食容易导致慢性疾病的发生(如肥胖、冠心病、肿瘤、骨质疏松等)，以植物性食物为主的膳食最有利健康，也最能有效地预防和控制慢性疾病。心脏病、糖尿病、肥胖等慢性病，可以通过健康膳食发生逆转。各种癌、自身免疫病、骨科疾病、肾病以及老年视力减退和老年痴呆等脑功能减退，也可依靠植物性为主的膳食逆转和预防。因此要提倡以植物性食物为主，动物性食物为辅的膳食结构。

任务1　谷类的营养价值

谷类食品主要包括小麦、大米、小米、玉米、高粱等，谷类食物是我国居民的蛋白质和能量的主要来源。在中国人的膳食结构中，将谷类食物及其制品称为主食，主食在中国居民膳食中占有极其重要的地位。据统计，我国居民每日所需能量的 60% ~80%、蛋白质需要量的 50% 以上是从谷类食品中摄入的，同时，谷类食品还是 B 族维生素和一些矿物质的主要来源。

1. 谷物的结构

各种谷类其结构基本相似，都是由谷皮、胚乳、胚芽三个主要部分组成。

谷皮主要由纤维素、半纤维素等组成，含较高灰分和脂肪，也含有一定量的植酸、蛋白质和维生素，磨粉、碾米时成为麸皮，是饲料和高纤维食品的原料。

胚乳是谷粒的主要成分，含有大量的淀粉和一定量的蛋白质，其脂肪、矿物质、维生素、纤维素等含量都比较低。由于胚乳碳水化合物含量高，质地紧密，碾磨过程中容易首先被碾碎，因而当出粉率低时，胚乳所占的比重就大，淀粉含量也就高。

胚芽位于谷粒的一端，脂肪含量很高，而且蛋白质、可溶性糖、维生素、矿物质含量也很丰富，在磨制精度低的面粉时，把胚芽磨入面粉中可提高面粉的营养价值。但脂肪容易变质，不利于储藏。此外，在胚芽和胚乳连接处有丰富的维生素 B_1，当加工过精时，会把维生素 B_1 除去。谷类加工精度越高，维生素 B_1 损失得就越多。

2. 各种谷物的营养价值

（1）大米

大米中蛋白质含量一般为 8%，主要为谷蛋白。大米的营养价值与其加工精度有直接关系，以精白米和糙米比较而言，精白米较糙米蛋白质要少 8.4%，脂肪要少 56%，纤维素要少 57%，钙要少 43.5%，维生素 B_1 要少 59%，维生素 B_2 要少 29%，尼克酸要少 48%。因此，在以精白米为主食的地区，常易患脚气病、口腔溃疡病、创口愈合难等营养素缺乏症，进而诱发更严重的疾病。

（2）小麦

小麦含有 12% ~ 14% 的蛋白质，而面筋占总蛋白质的 80% ~ 85%。小麦粉中的无机盐和维生素与小麦粉的出粉率和加工精度有关。由于小麦所含的营养素在籽粒中分布不均，所以小麦粉加工精度越高，面粉越白，其中所含的维生素和无机盐含量就越低。长期以精白粉为主食，会引起多种营养缺乏症。

（3）玉米

玉米的总产量占世界粮食产量的第三位，除食用和作为饲料之外，还大量被作为工业原料。玉米种含蛋白质为 8% ~ 9%，主要为玉米醇溶蛋白。玉米蛋白质中赖氨酸和色氨酸含量约为 4.5%，主要集中在玉米胚芽中，为不饱和脂肪酸，营养价值高。

（4）小米

小米中蛋白质、脂肪及铁的含量都较大米高。蛋白质含量约为 9% ~ 10%，主要为醇溶谷蛋白，其中赖氨酸含量较低，而蛋氨酸、色氨酸和苏氨酸较其他谷类高；小米中含有较多的硫胺素、核黄素和 β－胡萝卜等多种维生素；小米中脂肪含量较高，达 4% 以上。小米中各种营养素的消化吸收率也很高。

（5）高粱米

高粱米中蛋白质含量为 9.5% ~ 12%，主要为醇溶谷蛋白。高粱米中亮氨酸含量较高，但其他氨基酸的含量较低。由于高粱米含有一定量的鞣质和色素，因此，蛋白质的吸收利用率较低。高粱米中脂肪和铁的含量比大米高。

（6）燕麦

燕麦是世界上公认的营养价值很高的杂粮之一，每百克燕麦所释放的能量相当于同等数量肉类的能量。燕麦含糖少，蛋白质多，纤维素高，是心血管疾病、糖尿病患者理想的保健食品。据研究证实，只要每日食 50g 燕麦片，可使每 100mL 血中的胆固醇平均下降 39mg、甘油三酯下降 76mg。经常食用燕麦对糖尿病患者也有非常好的降糖、减肥功效。燕麦含有的钙、磷、铁、锌等矿物质有预防骨质疏松、促进伤口愈合、防止贫血的功效，是补钙佳品。

（7）荞麦

荞麦的营养价值比米、面都高，其蛋白质含量约为 7.8% ~ 10.8%。荞麦蛋白质中的氨基酸构成比较平衡，维生素 B_1、维生素 B_2 和胡萝卜素含量相当高，还含有多种独特成分，如叶绿素、苦味素、荞麦碱、芦丁槲皮素等类黄酮物质，不但可以预防心血管疾病，还对糖尿病、青光眼、贫血等有较好的疗效。

(8)黑米和紫米

黑米中蛋白质高于大米，所含锰、锌、铜等无机盐大都较之高1~3倍，更含有大米中所缺乏的维生素C、叶绿素、花青素、胡萝卜素及强心苷等特殊成分，因而黑米比普通大米更具营养，是稻米中的珍品，被称为“补血米”“长寿米”，我国民间就有“逢黑必补”之说。

任务2　豆类及其制品的营养价值

豆类包括大豆、豌豆、蚕豆、绿豆、红豆、小豆、芸豆等，豆类是植物性食品中蛋白质、脂肪含量最高的食品。其中大豆含有35%~40%的蛋白质、15%~20%的脂肪和25%~30%的碳水化合物，其他豆类蛋白质含量为20%左右，脂肪含量甚少，碳水化合物与谷类相近。

大豆是消耗能源最低的蛋白质源。每生产1千克蛋白质平均耗能(以MJ计)：大豆蛋白质30，小麦蛋白质50，大米蛋白质155，鸡蛋蛋白质285，鸡肉蛋白质330，牛奶蛋白质585。因此，国际营养学界认为大豆是解决世界人口蛋白质营养问题最可靠的蛋白质资源。

1. 大豆的营养价值

(1)蛋白质

大豆蛋白质是来自植物的优质蛋白质，以球蛋白为主，是比较理想的唯一能代替动物蛋白质的植物蛋白质。大豆蛋白的氨基酸配比比较平衡，蛋白质的消化率和氮的代谢平衡几乎与牛肉相同。大豆蛋白中含有8种必需氨基酸，赖氨酸含量高，蛋氨酸含量较低，是谷类蛋白质理想的氨基酸互补食品。

(2)脂肪

豆类脂肪含量最高的是大豆，因而作为食用油脂原料。大豆中含脂肪约15%~20%，不饱和脂肪酸高达85%，其中亚油酸占50%以上。大豆油脂中还含有约1.64%的以核黄素为主要成分的磷脂。大豆脂肪具有较强的天然抗氧化能力，是营养价值很高的脂肪。大豆脂肪不含胆固醇，而且能降低血清中的胆固醇。

(3)碳水化合物

大豆中的碳水化合物有纤维素、半纤维素、果胶、甘露聚糖以及蔗糖、水苏糖、棉籽糖等，其中约有一半是不能被人体消化吸收的棉籽糖和水苏糖。棉籽糖和水苏糖等低聚糖能够被肠道内微生物利用，产酸产气，故称之为胀气因子。大豆中淀粉含量非常少。

(4)维生素

豆类中普遍含有比较多的是B族维生素，如100克大豆中含维生素B_1为0.79毫克、维生素B_2为0.25毫克。另外，大豆中还含有比较多的维生素E、维生素K和胡萝卜素等。

(5)矿物质

豆类富含钙、铁、镁、磷、钾等，是一类比较典型的高钾、高镁、低钠食品。虽然大豆中铁含量比较高，但是由于植酸的存在，使铁的生物利用率低，人体吸收数量也就较少。

2. 豆制品的营养价值

(1)豆浆

大豆经过清洗、浸泡、磨碎、过滤、煮沸后即成为豆浆，豆浆中蛋白质的利用率可达90%以上。但豆浆或其他豆制品必须经过彻底加热方能够食用，这是因为大豆中含有一种胰蛋白酶抑制剂，会影响蛋白质的消化吸收，只有经过彻底加热才能使这种抗胰蛋白酶破坏。

豆浆含有丰富的营养成分，在蛋白质的供给上不亚于牛乳，其铁的含量还超过鲜乳很多倍。不足之处是脂肪含量和糖含量较低，维生素 B_2、维生素 A、维生素 D 比鲜乳少，若能补充某些营养成分，则营养价值可提高许多。

(2) 豆腐

向煮沸的豆浆加入适量的硫酸钙，或者卤水(硫酸钙与硫酸镁的混合物)、葡萄糖酸内酯等，使豆浆中的大豆蛋白凝固，压榨去除其中的大部分水分就成为豆腐。豆腐中蛋白质消化吸收可达到95%左右，远远高于对豆浆的消化吸收率。

(3) 豆芽

豆芽是由大豆或绿豆经水泡后发芽而成。在豆类中几乎不含有维生素 C，但经过发芽后每100克大豆中维生素 C 的含量可高达15～20毫克，绿豆芽约20毫克。豆芽质地脆嫩，有清热解毒、利水消肿等功效。

豆芽生成过程中，豆中营养成分不同程度的降解或被利用。大豆中的胰蛋白酶抑制剂可因发芽而部分除去，由于酶的作用，豆中的植酸降解，又增加了矿物质的吸收利用率，蛋白质利用率也比大豆提高10%左右。

(4) 腐乳

腐乳是一种大豆蛋白切成块状，经初步发酵，用盐或盐水腌渍，再进行后期发酵而得到的制品。大豆蛋白经霉菌发酵后，产生多种氨基酸、多肽等营养物质，变得更易于人体吸收和利用。

(5) 纳豆

纳豆源于中国，是日本的一种独特的大豆传统制品，类似中国的豆豉。纳豆是大豆经纳豆菌(枯草杆菌)发酵而成的一种功能性食品。经过纳豆菌的发酵作用，大豆蛋白等成分分解成更利于消化吸收的小分子化合物，并产生其他生理活性物质，表现出很多独特的营养特点和生理功能。

大豆经纳豆菌发酵制成纳豆后，消化率大大提高(纳豆消化率为85%，煮熟大豆的消化率为68%)，蛋白质、钙、铁、维生素 B_1 和维生素 B_{12} 等成分含量增高，纤维、钙、铁、钾的含量甚至超过了鸡蛋。纳豆具有改善便秘、降低血脂、预防高血压和动脉硬化以及抑制艾滋病毒等功能。摄入活纳豆菌可以调节肠道菌群平衡，预防痢疾、肠炎和便秘，在某些方面效果甚至优于常用的乳酸菌微生态制剂。

3. 其他豆类的营养价值

绿豆又名青小豆，为豆科植物绿豆的种子，是我国人民喜爱的药食兼用物，含有丰富的营养成分。绿豆的蛋白质含量比谷类高1～3倍，蛋白质功效比值(PER)是各种食用豆类中最高的(1.87)，氨基酸种类齐全，赖氨酸含量比一般动物食品还高。据《本草纲目》记载，绿豆具有清热解毒、抗炎症、利尿、消肿、明目等作用，长期食用可减肥、养颜、增强人体细胞活性、促进人体新陈代谢，亦可预防心血管疾病的发生。在我国民间，历来就有用绿豆防止疾病的习惯。

黑豆中蛋白质含量为36%，易于消化。脂肪含量16%，主要含不饱和脂肪酸，吸收率高达95%，除满足人体对脂肪的需要外，还有降低血液中胆固醇的作用。黑豆含有丰富的维生素、蛋黄素、黑色素及卵磷脂、微量元素等物质，其中 B 族维生素和维生素 E 含量很高，具有营养保健作用。

任务3 薯类的营养价值

在我国总产量较高的薯类主要有马铃薯和红薯，其次是木薯，薯类是我国仅次于谷类的碳水化合物的主要来源。由于薯类具有含高碳水化合物和高水分的特点，通常既把它们当作主食，也当作蔬菜来食用。薯类除富含淀粉外，还含有大量的纤维素、半纤维素，但蛋白质、脂肪、矿物质和维生素的含量相对较低。

1. 马铃薯

又称土豆、洋芋等，与稻、麦子、玉米、高粱称为全球五大作物，其产量可与谷类相比。

马铃薯中含蛋白质约为2%，其中赖氨酸和色氨酸含量较高；含淀粉为10%~20%，水分为70%~80%；马铃薯还含有丰富的维生素C，以及铁、磷、B族维生素和胡萝卜素等。

马铃薯的蛋白质虽然含量低，但有较高的消化吸收率，所以营养价值较高。由于马铃薯中淀粉含量远远高于蔬菜，每100g可产生80~90kcal的能量，因此具有谷类食品的特点，又由于马铃薯含有较高的水分、矿物质和水溶性维生素，又被人们普遍作为蔬菜食用。马铃薯加全脂牛奶就可提供完全平衡的膳食，由此可见马铃薯是一种营养价值较高的食品。

2. 红薯

又称地瓜、甘薯等，其特点与马铃薯相似，被人们作为主食和蔬菜食用。

红薯的蛋白质含量低，为1%左右，淀粉可达25%~30%，含水量70%；含有丰富的β-胡萝卜素和维生素C，以及少量的B族维生素；是一种富矿食物，如每百克红薯中含钙、磷、铁分别为18mg、20mg、0.4mg，人体摄入红薯后，所含的钙、磷、铁等矿物质可以中和肉蛋等食用后产生的酸性物质，故可调节人体酸碱平衡，被誉为“长寿食品”。

红薯的另一大特点就是能提供大量黏多糖和胶原蛋白形成的黏液物质，对人体的消化系统、呼吸系统和泌尿系统中各器官的黏膜有保护作用。

据日本国立癌症预防研究所对26万人次的调研结果，红薯具有很好地抑制肿瘤的效果，被列为数十种抗癌食品之首。世界卫生组织(WHO)经过三年的研究和评选，评出六大类健康食品中，人们熟悉的红薯，被列为十三种最佳蔬菜的冠军。

3. 魔芋

魔芋干物质的主要成分为葡甘聚糖，块茎含少量的蛋白质、16种氨基酸、维生素A、维生素B及铁、钙、钾、钠、锰、铜等矿物质。从营养学角度来看，魔芋是一种低热能、低蛋白质、低维生素、高膳食纤维的食品，并具有一些特殊的生理功能。

魔芋的主要成分葡甘聚糖不能被人体消化液中的酶分解，且其体积膨胀系数极大，少食即有饱腹感，同时能增加粪便体积，改善肠道菌群；防治便秘、结肠癌，抑制人体肥胖和糖尿病；降低血清胆固醇，调节脂质代谢；增强免疫功能，抑制肿瘤活性。

4. 木薯

木薯为亚热带及热带常见作物，在我国局部地区作为主食食用。含碳水化合物28%，蛋白质含量在1%以下。每百克木薯中含钙85毫克，铁1.3毫克，维生素C 22毫克，还含有少量的核黄素和烟酸。

木薯中淀粉含量很高，可以作为经济的能量来源，同时由于木薯淀粉易与蛋白质和脂肪分离，只用水洗沉淀的方法即可分离出淀粉，因此可用工业淀粉的原料来源。木薯中含有氰甙，食前应去除干净，否则有中毒可能。

任务4　水果和蔬菜的营养价值

水果和蔬菜的种类繁多，是人类的主要食品之一。蔬菜和水果的共同特点是含有大量水分、丰富的无机盐以及一些重要的维生素、丰富的果胶物质、纤维素。水果和蔬菜中的蛋白质和脂肪含量很低，除少部分外，一般供能较少。

蔬菜和水果中不仅含有多种营养物质，还含有多种抗变异原、抗氧化、促进抗体生成和正常细胞繁殖、活化巨噬细胞、致死癌细胞、抗紫外线生理活性成分。

果蔬中含有抗变异原物质的有菠菜、茄子、卷心菜等，能抑制从色氨酸烘焦物中分离得到的变异原物质的活性；苹果和青椒对变异原物质也有抑制的作用；果蔬中的β－胡萝卜素、类胡萝卜素、维生素C及多酚类抗氧化物质能防止脂质和变异原物质的氧化，从而可以避免遗传物质和生物体膜的损伤；苹果、洋葱中所发现的类黄酮为天然的抗氧化剂，通过抑制低密度脂蛋白氧化，发挥抗动脉硬化和抗冠心病的作用；类黄酮还能抑制血小板凝集，降低血液黏稠度，减少血管栓塞倾向，从而防止心脏病的发作和降低冠心病的死亡率；从牛蒡、生姜等分离出来的齐墩果醇酸、生姜酚等具有抗自由基活性的功能，能抑制细胞癌化；韭菜、甘薯、胡萝卜等的提取液中含有促进人体细胞增殖的功能成分；南瓜中含有的具有环丙基化学结构的降血糖成分，对降低非胰岛素依赖性的II型糖尿病人降血糖具有显著的疗效；大蒜中的含硫化合物具有抗菌消炎、抗癌防癌、预防心血管疾病、抗糖尿病的作用，且还具有改善肝脏机能障碍、延缓衰老的功效，大蒜中所含的SOD、有机锗及凝集素也是生理活性成分。

1. 大白菜

白菜营养丰富、价廉物美，并有一定的药用价值。大白菜含有大量的维生素C、维生素B_1、维生素B_2及一定量的碳水化合物、无机盐、钙、磷、铁、胡萝卜素、硫胺素、尼克酸与少量蛋白质等。

维生素C可增加机体对感染的抵抗力，用于坏血病、牙龈出血、各种急慢性传染病的防治；大白菜中含有的纤维素，可增强肠胃的蠕动，减少粪便在体内的存留时间，帮助消化和排泄，从而减轻肝、肾的负担，防止多种胃病的发生；大白菜中所含的果胶，可以帮助人体排除多余的胆固醇；更主要的是大白菜中还含有微量钼，可抑制人体内亚硝酸铵的生成、吸收，起到一定的防癌作用。

此外，大白菜本身所含热量极少，不致引起热量储存。大白菜中含钠很少，不会使机体保存多余水分，可以减轻心脏负担，对中老年人和肥胖者，多吃大白菜还可以减肥。

总之，大白菜可以起到补充营养，净化血液，疏通肠胃，预防疾病，促进新陈代谢的作用。

2. 结球甘蓝

结球甘蓝为十字花科植物，因能卷心而得名卷心菜。

卷心菜含有葡萄糖、多种氨基酸、胡萝卜素等，除了含有大量钙质外，也含有丰富的维生素B、维生素C和维生素K；卷心菜中还含有一定量的钼元素，可抑制人体内亚硝酸铵合成与吸收。

常食卷心菜有利于人体骨骼的形成和发育，促进血液循环；对胃溃疡、肠胃功能障碍，高血压及糖尿病等疾病有益；还有一定的抗癌、防癌作用。

3. 菠菜

菠菜是深绿色菜中的著名品种。菠菜中的蛋白质含量达2.6%，在蔬菜当中是蛋白质含量最高的品种之一;其胡萝卜素含量也十分突出，有些品种甚至可以与胡萝卜媲美。

菠菜中钙和铁的含量在蔬菜中属于较高者，许多人认为菠菜是补铁的好食品，但菠菜中含有大量草酸，使人食用菠菜后感到涩嘴，同时草酸与铁和钙结合形成人体难以吸收的沉淀，因而菠菜中的铁和钙的生物利用率很低。草酸极易溶于水，因此如果在烹调之前先将菠菜放在沸水中焯过，弃去焯菜水，便可除去大部分草酸，大大提高其中钙和铁的利用率。

4. 胡萝卜

胡萝卜含有丰富的胡萝卜素，在人体内能转化为维生素 A。胡萝卜还含有多种糖类如葡萄糖、果糖、蔗糖，矿物质中主要是钙、钠、镁、铁等，氨基酸中以赖氨酸含量最高，同时又是低能量食品，被称为"小人参""土人参"，具有降血压、强心、抗过敏的功效。

常食胡萝卜能使身体免受病毒感染，增强人体的免疫功能，同时对肌肉疼痛、便秘、皮肤粗糙有疗效;胡萝卜对人的视力有保护作用，还有防癌症功效。胡萝卜中的木质素能吞食癌变细胞，可增强机体对肿瘤的免疫力。近年的研究表明，维生素 A 及胡萝卜素均有抑制多环芳香烃(致癌物)和人体微粒体形成络合物的作用。英国癌症研究会药理实验表明，维生素 A 能使动物患癌的机会减少 10%。

5. 萝卜

据现在科学分析，萝卜除含有葡萄糖、果糖、蔗糖、多种维生素、矿物质外，还含有淀粉酶、脂肪酶及芥子油，因而对帮助消化、促进胃肠蠕动有一定作用。近年有报道指出萝卜还含有分解亚硝胺的酶，因而具有抗癌的作用。萝卜中含有一种干扰素诱生剂，可以刺激人体细胞产生干扰素，促进机体增强抗病毒感染能力。

常吃萝卜可降血脂、软化血管、稳定血压，起到预防冠心病和动脉粥样硬化的作用。民间还常用萝卜治疗感冒、咳喘、咳痰、气管炎、痢疾、头痛、便秘等常见病症。

此外，萝卜缨的营养价值很高，可以作为蔬菜食用，其维生素 C 和胡萝卜素的含量较萝卜本身高，钙含量尤其丰富，100g 小红萝卜缨中含钙达 238mg。然而，萝卜缨中的草酸含量较高，妨碍矿物质的吸收，食用前宜用沸水焯过。

6. 番茄

番茄也叫西红柿，属于茄果类蔬菜，含有较丰富的维生素 C 和胡萝卜素，其 B 族维生素和矿物质的含量并不突出。

番茄的美丽颜色来自番茄红素，是一种强力的抗氧化物质。番茄红素(lycopene)是类胡萝卜素的一种，它是自然界中最强的抗氧化剂之一，具有极强的清除自由基的能力，对防治前列腺癌、肺癌、乳腺癌、子宫癌等有显著效果，还有预防心脑血管疾病、提高免疫力、延缓衰老等功效，有"植物黄金"之称。其抗氧化作用是 β-胡萝卜素的 2 倍，维生素 E 的 100 倍。在清除人体自由基方面，番茄红素的作用比 β-胡萝卜素更强大。2003 年，美国《时代》杂志把番茄红素排列在"对人类健康贡献最大的食品"之首。

7. 黄瓜

黄瓜口感好，所含纤维素柔软，具有促进肠道废物排泄和降低胆固醇的作用。黄瓜中所含的丙醇二酸，可抑制糖类物质变为脂肪，有减肥和预防冠心病的功效。

黄瓜含葡萄糖苷、甘露醇、果糖、木糖，通常不参与糖代谢，故糖尿病患者以此代粮充饥，血糖不会升高。黄瓜含丙氨酸、谷氨酰胺，国外学者以此治疗酒精性肝硬化获得疗效，嗜酒者食黄瓜可预防酒精中毒。

8. 南瓜

南瓜味道香甜，肉质绵软，既可当菜也可当饭，还可用来制作馅料、果脯、点心。南瓜肉色金黄，其中的胡萝卜素含量十分丰富，现代医学研究发展，南瓜除含一般蔬菜的营养成分（糖类、淀粉等）以外，还含有瓜氨酸、精氨酸、抗坏血酸以及葫芦巴碱、钙、磷、铁、锌、钴等元素。

南瓜易消化，无刺激性，适合胃溃疡病人食用；其含钠量极低，适合高血压病人和肾病病人食用；南瓜中含甘露糖醇，能够促使大便畅通，适合便秘病人食用；研究证明，南瓜对胰岛素的分泌有促进作用，大量食用南瓜可使糖尿病患者的血糖明显降低，病情好转，所以说南瓜对糖尿病还有一定的辅助疗效。

9. 苦瓜

苦瓜营养丰富，除一般营养素外还含有苦瓜苷、腺嘌呤及多用氨基酸。苦瓜的维生素 C 含量居于蔬菜之首，是番茄的 7 倍、黄瓜的 14 倍，与维生素 C 含量丰富的猕猴桃相当。

苦瓜性寒味苦，可清热解毒。苦瓜具有明显的降血糖作用，是因为含有一种特异性类胰岛素的多肽，这种成分是苦瓜降血糖的有效成分。

10. 柑橘类水果

柑橘类是水果中的第一大家族，属于芸香科的柑橘亚科，其中包括了柑、橘、甜橙、柚、柠檬、葡萄柚、金橘等品种，除去柠檬和葡萄柚，其他柑橘类水果均原产于中国。柑橘类水果产量高、风味浓，在水果中属于营养最为全面的一类。

柑橘类水果以富含维生素 C 而著称，其中的酸味来自柠檬酸，对维生素 C 具有保护作用，因此在加工成果汁之后，最易被破坏的维生素 C 能够大部分保存下来。柑橘类水果的维生素 C 含量因品种而异。

柑橘类中的黄色来自胡萝卜素，柑橘中的胡萝卜素含量不及深绿色蔬菜，与浅绿色蔬菜相当，在水果中可算是很优秀的一类。同样，柑橘皮中的胡萝卜素含量比肉中高 1 ~ 2 倍。此外，柑橘类水果还富含叶酸。在矿物质中，柑橘富含钾，钙含量在水果中也属于上品，但钠含量很低。

柑橘中富含有机酸，可帮助消化、促进食欲，对矿物质的吸收也有益。此外，柑橘类中含有丰富的类黄酮，果皮中含有大量苷类，对保护血管、降低血压、预防冠心病很有帮助。柑橘类水果中所含的胡萝卜素、类黄酮等成分均可抑制各种致癌化学物质的作用，对降低胰腺癌的发生作用特别明显。

11. 苹果

苹果是蔷薇科苹果属的水果，其品种虽然繁多，但营养价值大致相似。所含有机酸主要有苹果酸、柠檬酸；膳食纤维主要有果胶、纤维素；矿物质主要有钙、磷、铁、钾等，还含有多种维生素等。

常食苹果或果汁具有调理肠胃、保持皮肤柔嫩等功效，肠胃功能不良以及腹泻者可经常饮用苹果汁。此外，苹果中所含的钾等成分有利于多余钠的排除，对高血压、延缓衰老有一定作用；其中的有机酸可抑制口腔内细菌的繁殖，预防龋齿；近来的研究还证实，苹果可促进人体产生干扰素类物质，提高免疫力。

12. 梨

梨属于蔷薇科梨属，含蛋白质、脂肪、糖类（葡萄糖、果糖、蔗糖）、粗纤维、矿物质

(铁、磷、钾),维生素(维生素 D、维生素 C、硫胺酸、核黄素、尼克酸)、胡萝卜素、苹果酸、柠檬酸等成分。

梨味甘、微酸、性微寒,具有生津润燥、清热化痰的功效,适于治疗热病少津、痰热咳嗽、痰热惊狂、赤目便秘等症,民间用它作为各种呼吸道疾病的辅助治疗食品,并制成秋梨汁、秋梨膏等保健食品。

13. 桃和油桃

桃是蔷薇科樱桃属植物,桃含丰富的葡萄糖、蔗糖、果糖、苦杏仁苷以及各种维生素、钙、磷、钾等成分。桃性味苦、平、无毒,有消肿、利尿、美容的功效,可治疗水肿、大小便闭塞、颜面不润等症。桃仁含苦杏仁苷,有破血散痰、镇咳功效,可治疗瘀血、闭痛经等症。

14. 枣

枣是我国的传统滋补品。目前我国仍是大量栽培枣的唯一国家。枣中富含维生素 C,在各种栽培的蔬菜和水果中,唯有鲜枣的维生素 C 含量高,可达每 100g 中 200mg 以上,有的品种可达 500mg 以上,有"维生素 C 之王"之美誉。维生素 C 对于提高体力、增强免疫力、预防癌症发生、预防心血管疾病都具有重要的意义,因而枣是体弱者、慢性疾病者的良好保健食品。

鲜枣中维生素 B_2、尼克酸的含量都比较丰富。干枣更是维生素 B_2 的良好来源,为一般水果所不及。枣中含铁丰富,因维生素 C 含量丰富,枣中的铁吸收率比一般植物食品高,是极好的补血食品;枣中的钙、镁、锰、锌等多种微量元素含量在水果中也堪称上品;枣中的黄酮类物质含量极高,还含有药理成分芦丁。芦丁有很好的降血压效果,黄酮可保护血管,故而枣是心血管病人的良好保健食物。

15. 葡萄

葡萄属于浆果,含蛋白质、脂肪、碳水化合物、粗纤维、钙、磷、铁、胡萝卜素、硫胺素、核黄素、尼克酸、酒石酸、卵磷脂等。在矿物质中特别富含钾。

葡萄性甘、酸、平、有补气血、强筋骨、利小便、滋肾益肝之功,对神经衰弱、疲劳过度、消化不良、心急盗汗、浮肿等有疗效。

16. 草莓

草莓属于低能量水果,它的水分含量达 90% 以上,碳水化合物含量为 6%,每 100g 草莓中仅含能量 30kcal。吃 1kg 重的草莓,所获能量才相当于 1 个半馒头。是维生素 C 的良好来源,不仅高于苹果、梨、桃等水果,而且高于多数柑橘。草莓中有机酸含量高,有开胃助消化的作用,对肠胃病人也有治疗效果。

草莓中的矿物质含量颇为丰富,其中的铁质吸收率较高,对贫血病人有补血作用。总的来说,草莓堪称为一种营养素密度很高的水果。此外,草莓的小种子随着果肉进入人体,是很好的膳食纤维。

17. 山楂

山楂属于蔷薇科水果,其中富含有机酸,pH 可达 3 以下,以浓郁的酸味而著称。山楂是一种营养价值很高的水果,它所含各种矿物质十分丰富,还是维生素 C 的良好来源,每 100g 山楂含维生素 C 达 53mg,某些品种甚至可达 80mg 以上。摄入 200g 山楂,便可基本满足成年人一日的维生素 C 需要。山楂中的胡萝卜素含量不高。

山楂是现在人膳食中极有益处的保健水果。山楂与大枣一样富含黄酮类物质,对心血管病人维护血管健康有帮助;山楂中所含的槲皮苷等苷类物质又能够扩张血管、增加冠状动脉血流量、促进气管纤毛的运动，有排痰平喘的效果；山楂中的果胶含量很高，加糖后凝冻就是由于果胶的作用。果胶具有一定的降血糖作用和预防胆结石形成的功效，并可促进有害物质从人体内排出，因此，山楂是心脏功能障碍、血管性神经官能症、心血管病人和气管疾病患者的良好的保健食品。此外，山楂促进食欲、帮助消化的作用久为人知，餐后嚼数枚山楂，对消化不良颇有效果。

18. 香蕉

香蕉是水果中含淀粉和能量最高的品种。100g 香蕉肉中含能量 91kcal，相当于同样重量米饭所含能量的 90%。某些地区以香蕉为主食，容易发生蛋白质缺乏问题。如果大量食用香蕉，则应当考虑减少主食的数量。

另外，香蕉以富含钾和维生素 B_6 而著称，常用于高血压、冠心病、便秘等症的食疗中，但香蕉属性寒凉，肾炎患者、腹泻患者不可多食。

任务5　某些植物的营养价值

1. 富含植物化学物质的食物

近年来，植物化学物（phytochemicals）对人体健康的影响及其对慢性病的防治作用逐渐成为营养学研究热点。以下简单介绍富含类胡萝卜素、硫化物、皂甙和酚类化合物的食物种类及其保健特点：

（1）富含类胡萝卜素的食物

胡萝卜、红薯、南瓜、橘子等食物中富含的 β－胡萝卜素，近年来发现 β－胡萝卜素还具有维生素 A 功能之外的作用。它们是体内重要的脂溶性抗氧化物质，可清除羟自由基、超氧自由基和过氧自由基，提高人体的抗氧化能力。动物实验发现 β－胡萝卜素有抑制化学物致癌的作用，有增强巨噬细胞功能及预防白内障发生等作用。

番茄红素也是膳食中一种天然类胡萝卜素，广泛存在于自然界的植物中。成熟的红色植物果实中含量较高，番茄、胡萝卜、西瓜、木瓜及番石榴等的果实中存在着较多的番茄红素，人体内各组织器官也有较多分布。

番茄红素的保健功能主要有：

①抗氧化、延缓衰老。番茄红素是有效的抗氧化剂，能捕捉过氧化自由基，预防脂类过氧化反应，保护生物膜免受自由基的损伤。由于机体细胞的过氧化损伤是人类衰老的最主要原因，因此番茄红素具有一定程度的延缓衰老作用。

②抑制肿瘤。增加摄入番茄红素可以降低食管癌、胃癌、结肠癌和直肠癌等消化道肿瘤的发病率；番茄红素对晚期和浸润性前列腺癌也具有显著抑制作用。

③调节血脂。番茄红素能通过体内的抗氧化作用，阻止低密度脂蛋白胆固醇的氧化损伤，改善血脂代谢，减少动脉粥样硬化和冠心病的发生。

④抗辐射。当紫外线照射皮肤时，皮肤中的番茄红素首先被破坏，补充番茄红素可能减少紫外线对皮肤的过氧化损伤。

（2）富含硫化物的食物

十字花科蔬菜中，如西兰花、卷心菜、菜花、球茎甘蓝、荠菜和小萝卜等富含有机硫化合物，成熟的木瓜果肉中也含有非常丰富的有机硫化物，此外，大蒜等葱蒜也是比较有代表性的有机硫化合物。

有机硫化合物的生物学作用主要是抑癌和杀菌。例如异硫氰酸盐能阻止实验动物肺、乳腺、食管、肝、小肠、结肠和膀胱等组织癌症的发生；大蒜可以阻断人体内亚硝胺合成、抑制肿瘤细胞生长；大蒜汁对革兰阳性菌和革兰阴性菌都有抑菌或灭菌作用，因此大蒜素具有广谱杀菌作用。此外，文献报道大蒜还具有增强机体免疫力、降血脂、减少脑血栓和冠心病发生等多种生物学作用。

(3)富含皂甙类化合物的食物

此类食物有柑橘类水果，芹菜、胡萝卜、茴香等伞形科蔬菜，番茄、辣椒、茄子等茄科蔬菜，葫芦、苦瓜、西葫芦等葫芦科蔬菜以及黄豆等豆科植物。

大豆皂甙比较有代表性，其生理功能主要有：

①降脂减肥作用。大豆皂甙可以降低血中胆固醇和甘油三酯的含量，同时还可以抑制血清中脂类的氧化，抑制过氧化脂质的生成。

②抗凝血、预防血栓形成。大豆皂甙可抑制血小板的凝聚作用，并能使血浆中纤维蛋白原减少，因此大豆皂甙具有预防血栓形成作用。

③抗氧化、抑制过氧化脂质生成。大豆皂甙可使机体通过调节，增加体内SOD的含量，减轻自由基的损害，使体内过氧化脂质含量下降，从而起到抗氧化作用。

④预防肿瘤作用。大豆皂甙对肿瘤细胞株具有抑制作用，对人胃腺癌细胞的生长也可产生抑制作用，而且大豆皂甙的浓度越高，这种抑制作用越明显。

(4)富含酚类化合物的食物

比较有代表性的酚类食物有咖啡、茶叶、大豆、银杏、葛根等。酚类化合物与人体健康关系的研究多集中在槲皮素、大豆异黄酮、茶多酚的生物学作用方面。

一般认为，酚类化合物具有以下功能：

①抗氧化作用。植物中所含的多酚化合物是重要的抗氧化剂，可以保护低密度脂蛋白免受过氧化，从而防止动脉粥样硬化和体内过氧化反应的致癌作用。

②调节血脂的功能。大豆异黄酮可以降低胆固醇，含这种成分的大豆蛋白可使动物的低密度脂蛋白和极低密度脂蛋白以及胆固醇降低30%～40%。茶多酚可减少肠内胆固醇的吸收，降低血液胆固醇，降低体脂和肝内脂肪聚积。

③血管保护作用。红葡萄酒中的多酚化合物可抑制血小板的活性，从而抑制血栓的形成，并可使已形成的血栓血小板解聚，还可减轻栓塞性心血管病的发生概率。因此，适当饮用红葡萄酒可降低冠心病、心肌梗死等的发病率。

④预防肿瘤作用。大豆异黄酮有抑制动物癌细胞生长的作用，对前列腺癌细胞有毒性作用；大豆成分中染料木甙可延长癌症发生的潜伏期，因此摄入异黄酮较多的人群发生癌症的危险性较小。茶多酚中的成分可抑制肿瘤细胞的生长，并具有抗氧化、截留致癌物、抑制亚硝化等功能。

⑤类雌激素作用。异黄酮类化合物可称为异黄酮植物雌激素，摄入适宜剂量的此类化合物对于减轻妇女更年期的反应具有较好效果，而且一般不会发生化学雌激素引起的副作用。

2. 某些植物性食品的营养价值

(1)坚果类的营养价值

坚果以种仁为食用部分，因外覆木质或革质硬壳而出名，是人类作为油料和淀粉食物的主要品种之一。

通常按照脂肪含量的不同，坚果可分为油脂类坚果和淀粉类坚果，前者富含油脂，包括核桃、榛子、杏仁、松子、腰果、花生、葵花籽、西瓜籽、南瓜籽等；后者淀粉含量高而脂肪含量少，包括栗子、银杏、莲子、芡实等。按照植物学来源的不同，又可分为木本坚果和草本坚果两类。

坚果是一类营养丰富的食品，其共同特点是低水分含量和高能量，富含各种矿物质和B族维生素。从营养素含量而言，油脂类坚果优于淀粉类坚果。但是坚果含能量较多，不可多食，以免能量摄入过剩导致肥胖。

某些坚果含有有毒物质，如苦杏仁含有苦杏仁苷，多食会导致氢氰酸中毒；银杏含有银杏酸、银杏酚，不可多量生食，否则会导致呕吐、腹泻甚至抽搐、呼吸困难等反应，食用时要注意。

(2)野菜的营养价值和功效

野菜是指在田野间自然生长，未经人工栽培、施肥，施药，没有农药和化肥污染的天然植物性食物资源。

野菜的营养价值很高，能提供优质蛋白质，还含有丰富的维生素以及人体所需的钾、钙、磷、镁、铁、锰、锌等多种微量元素。同一般蔬菜相比，有的天然野菜的蛋白质要高出20%。野菜品种繁多，有的是乔木植物的嫩尖、叶或花，有的是果实，有的是一年或多年生草本植物，有的是根茎类等。

①蕨菜

俗称“野蒜”，素有“山菜之王”的美称。根据科学分析，蕨菜富含蛋白质、脂肪、碳水化合物、钙、磷、铁、胡萝卜素等，具有很高的营养价值。此外，蕨菜还具有安神、降压、利尿、解毒驱虫等功效，对痢疾、肠炎、头晕、高血压及关节炎等疾病有辅助治疗作用。

②苦菜

苦菜所含营养成分相当可观，除蛋白质、脂肪、碳水化合物、钙、磷外，还有维生素及其他营养成分。苦菜具有清热解毒的功效，可入药，能治疗痢疾、肝硬化以及痔疮等，还能治疗“苦夏症”。

③刺儿菜

刺儿菜因其边缘带刺而得名。刺儿菜营养丰富，富含蛋白质、脂肪、碳水化合物和钙等物质。刺儿菜全草可入药，含有生物碱、皂苷，性味甘凉，有凉血、祛瘀、止血、抗菌功效，可用于吐血、尿血、便血、血崩、急性传染性肝炎、创伤出血等症。

④马齿苋

马齿苋不仅滋味鲜美，滑润可口，而且营养价值也很高。马齿苋中含有蛋白质、脂肪、糖、钙、磷、铁、胡萝卜素、维生素等物质，对大肠杆菌、痢疾杆菌、伤寒杆菌均有一定的抑制作用，对血管有显著的收缩作用。此外，马齿苋中还含有较多的n－3脂肪酸，可预防血小板凝聚、冠状动脉痉挛和血栓的形成，减少心脏病的风险。

⑤荠菜

初春时期的野荠菜，生长周期短，叶绿鲜嫩、味道纯美、营养丰富。据测定，荠菜含有蛋白质、脂肪、碳水化合物、多种维生素和无机盐类，具有清热解毒、降压、止血、兴奋神经、缩短体内凝血时间的功效。荠菜所含的胡萝卜素几乎与胡萝卜含量相当；因其含有十多种人体所需氨基酸，所以吃起来味道鲜美，烹饪后能起到调味素的作用；此外，荠菜还有降血压的作用，可防止高血压和中风。

虽然各种野菜营养丰富并且多具有一定的保健和药用价值，但大部分可食用野菜，如马齿苋、蒲公英等往往含有亚硝酸盐和硝酸盐，对人体健康具有危害，因此，不能长期大量食用野菜。灰菜、野苋菜、榆叶、洋槐花等野菜含有较多的光敏物质，可引起食用者植物神经紊乱，对光和热特别敏感，经烈日晒后易发生皮炎。

为了防止因吃野菜而发生的诸多不适或中毒，在采集和购买野菜时一定要认真选择，食用前应多浸泡、煮烂、弃汤而食，或晾晒 1 ~ 2 天后再吃，并且食用量不易过大。

(3)食用菌

食用菌种类繁多，据报道世界上已发现的食用菌有 2000 多种，目前已被人们利用的有 400 种左右，能够进行人工栽培的有 40 余种，如常见的有香菇、金针菇、平菇、花菇、黑木耳、银耳、茶树菇、猴头菇、鸡腿菇、白耳菇等。

①香菇

香菇味道鲜美，香气沁人，营养丰富，名列草菇、平菇、白蘑菇之上，有“食用菌皇后”“抗癌食品”之美称。

香菇是一种营养好、高蛋白、低脂肪的“健康食品”。据营养分析测定，每 100g 干品含蛋白质 12.5 克、脂肪 1.8 克、碳水化合物 60 克、核黄素 0.72 毫克、尼克酸 18.9 毫克、钾 1960 毫克、钙 124 毫克、磷 415 毫克、铁 25.3 毫克。香菇中含丰富的维生素 C、维生素 B_1、维生素 B_2，还含有多种氨基酸，其中 8 种人体必需的氨基酸，香菇就含有 7 种，而且多属 L－型氨基酸，活性高，易被人体吸收。由于香菇富含谷氨酸及一般食品中罕见的伞菌氨酸、口蘑酸及鹅氨酸等，故香菇味道特别鲜美。

香菇不但具有很高的营养价值，它还是著名的药用菌之一，具有十分可贵的医疗价值。近年来，现在医学研究发现香菇有以下几大药理作用：

A. 香菇有助于人体消化功能的改善。由于香菇本身含有胰蛋白酶、麦芽糖酶等 30 多种具有药理活性的酶类，因此才能补充人体对酶的需求，对协调和帮助消化起到有益的作用。

B. 香菇具有防治软骨症的作用。香菇中含有一般蔬菜所缺少的麦角固醇(维生素 D 原)，麦角固醇经日光或紫外线照射即变成维生素 D，能维持血液中磷和钙的正常代谢，并使磷与钙在骨骼中沉积。据测定，1g 干香菇中所含的麦角固醇为 128 国际单位。因此，人们每天只吃 3 ~ 4 克香菇，对于正处在生长发育期，防治因缺乏维生素 D 造成缺钙所引起的佝偻病和恒齿发育延迟、牙齿排列不整齐、易患龋齿的儿童及孕妇和产妇的骨质软化、老年人骨质疏松等症有显著的效果，可以满足人体维生素 D 的生理需要。

C. 香菇可防治高血压、糖尿病、心血管疾病及动脉粥样硬化等病症。研究人员发现，每 100g 香菇含有 1960mg 的钾元素和其他微量元素，这些碱性元素可以中和肉类脂肪中所产生的酸性物质，使人体内保持酸碱平衡，防止血液酸性化和血液中胆固醇的升高。

②黑木耳

黑木耳滑嫩爽口、清脆鲜美、营养丰富，是一种可食、可药、可补的黑色保健食品，有“素中之荤”的美誉。每 100g 干耳中含蛋白质 10.6g、氨基酸 11.4g、脂肪 1.2g、碳水化合物 65g、纤维素 7g，还有钙、磷、铁等矿物质元素和多种维生素。

黑木耳具有养胃、止血、止痛、润燥、补血、排毒、通便、抗血小板凝集、降胆固醇、清肺益气等功效，主治产后虚弱、贫血、跌扑损伤、伤口愈合、寒湿性腰腿病等；黑木耳对胆结石、肾结石、膀胱结石等内源性异物也有比较显著的化解功能；黑木耳所含的植物碱，具有促进消化道与泌尿道的各种腺体分泌的特性，并协同这些分泌物催化结石，润滑管道，使结石排出。每天食用5～10g的黑木耳，能有效降低血液黏稠度，预防脑血栓、脑出血等症的发生。由于黑木耳富含铁、维生素C、维生素B_{12}、维生素B_1和叶酸等物质，所以具有较好的预防和治疗贫血症的功效。

③银耳

银耳被人们誉为食用菌中的极好的补品，既是名贵的营养滋补佳品，又是一味扶正强壮的良药。银耳内含蛋白质、脂肪、碳水化合物、胡萝卜素、维生素B_1、维生素B_2和磷、钙、铁等物质，并含17种氨基酸和多糖、纤维素等，营养价值较高。

现代医学研究发现，银耳中的多糖类物质有增强人体免疫力、调动淋巴细胞、加强人体白细胞的吞噬能力、兴奋骨髓造血功能等功效；银耳能使溶菌酶的活力显著提高，可将细菌置于死地，因此，服用银耳糖浆或银耳炖冰糖，可治疗支气管炎的咳嗽、痰多等症；也是神经衰弱、心血管疾病、胃病等患者的医疗食品，对老弱妇孺以及身体虚弱、病后体弱者有益。

④蘑菇

蘑菇是世界上栽培最广、产量最多、消费最普遍的一种食用菌，是一种高蛋白、低脂肪、低热量食品。欧洲人把蘑菇誉为“植物肉”，美国人甚至把蘑菇誉为“上帝的食品”，日本人说它是“植物食品的顶峰”。

蘑菇营养丰富，据测定，每100g鲜蘑菇含有蛋白质2.9g、脂肪0.2g、碳水化合物3g、粗纤维0.6g、钙8mg、磷6.6mg、铁1.3mg、维生素C 4mg、尼克酸3.3mg，此外还有钠、钾、锰、铜、锌、氟、碘等微量元素。据有关资料报道，成人每天吃25g鲜蘑菇就能满足一天所需要的维生素。

近年来，蘑菇的抗菌及抗病毒功效已受到国内外药理学家的关注。他们认为，蘑菇中所含的多糖类等活性成分既能增强免疫系统，也有抑制多种细菌的功效。其抗微生物活性既有特异的也有广谱的，而且是以多种形式发挥作用的。美国真菌专家指出，随着耐药细菌种类的增多，蘑菇提取物和衍生物无疑在本领域有着巨大的潜力。蘑菇被认为是有望成为开发出新抗生素的丰富资源。

医学研究证实，蘑菇对人体主要的保健作用有以下几点：

A. 降血压、降血脂作用。蘑菇中含有酪氨酸酶，所以有降低血压、降血脂作用，适合肥胖人和老年人食用。

B. 抗肿瘤作用。蘑菇中所含的核糖、核酸，能诱导机体产生干扰素，可抑制肿瘤的生长和发展。

C. 消炎和抗感冒作用。蘑菇中含有广谱抗生素，具有消炎作用，还可治疗感冒。

D. 抗菌作用。实验结果证明蘑菇对金黄色葡萄球菌、伤寒杆菌、大肠杆菌等均有良好的抑制作用。

E. 治疗肝炎和护肝作用。蘑菇中的不饱和脂肪酸含量很高，可预防动脉硬化和肝硬化及冠心病等症，对肝炎有明显疗效。

F. 其他保健作用。蘑菇还可以治疗白细胞减少、消化道障碍等症，对促进食欲、恢复大脑功能、促进乳汁分泌都有一定辅助作用。

⑤金针菇

金针菇是世界上著名的食用菌之一，肉质鲜嫩、清香扑鼻，而且营养丰富。据测定，每100g干菇含蛋白质26.81g、脂肪1.56g、总碳水化合物58.43g，此外还含有钙、铁、磷及18种氨基酸。其中赖氨酸和精氨酸具有促进记忆、开发智力的作用，特别是对儿童智力开发有着特殊的功效。

在日本和我国台湾地区，金针菇素有“增智菇”之称，因此，从小孩断奶至学龄期间，金针菇便成了儿童保健和智力开发的必需食品。

金针菇还具有很好的药用价值。通过临床实验，中老年人长期食用金针菇可预防和治疗肝炎及胃肠道溃疡病，并有降低胆固醇的功效。

(4)植物性水产品

①藕

藕为莲藕的根，含大量淀粉、蛋白质，还有少量的天门冬青、维生素 C、焦性儿茶酚、新绿原酸、过氧化酶等。藕性寒味甘，具健脾、开胃、益血、生肌、止泻的功效，其良好的口感深受食用者喜爱，为清热解毒、补中养神、益气力、除百病、抗衰老的上等佳品。

②荸荠

荸荠主要成分为淀粉，有少量蛋白质和其他营养成分，特别是矿物质、维生素丰富，另外还含有一种抗菌成分荸芥英。其性寒味甘，具有清热、化痰、消积的功效，治温病、黄疸、热淋、痞积、目赤、咽喉肿痛等症。

③藻类

藻类是一种低等隐花植物，种类繁多，分布广泛，其中约有 65% 见于海洋，35% 生活在淡水中。我国的经济藻类主要有：褐藻（如海带、铁钉菜、鹅肠菜、网胰藻、鹿角菜等）、红藻（如紫菜属、石花菜属、鸡毛菜属、麒麟菜属、海萝菜属等）、绿藻（石莼属、浒苔属等）和螺旋藻。海洋中的藻类是人们广泛食用的海产品，它们物美价廉，含有丰富的蛋白质，几乎不含脂肪。

A. 海带。海带等海藻中含有间苯三酚及羟基结合物，这些成分有阻碍某些细菌和酵母菌生长的作用。海藻中含有 β－谷甾醇，它能使血纤维蛋白溶原酶活化而溶散血栓。在褐藻和紫菜中还含有更多岩藻甾醇，这种化合物有活化存在于血管壁等的血纤维蛋白溶原酶的作用，所以海藻有抗血栓和防止血栓形成作用。褐藻中褐藻酸含水率高，在肠内形成凝胶状物质，从而可以防止便秘。另外海带是高碱性食品，在日本，海藻食品有“长寿菜”之称。

B. 紫菜。日本人认为紫菜是神奇的保健品。它含有丰富的维生素 B_{12}、维生素 B_1、维生素 B_2、维生素 A、维生素 C、维生素 K 等维生素。

现代医学研究进一步证实，紫菜具有清热利尿、补肾养心、降低血压、促进人体代谢等多种功效，对许多疾病特别是心血管疾病，有较好的预防和治疗效果；紫菜富含二十碳五烯酸和二十二碳六烯酸，可以预防人体衰老；它含有大量可以降低有害胆固醇的牛磺酸，有利于保护肝脏。紫菜的鲜味，可以保持肠道健康，将致癌物质排出体外，特别有利于预防大肠癌；它所含的微量多糖类，有抑制癌症效果；因为紫菜中含有较丰富的胆碱，常吃紫菜对记忆衰退有改善作用。

项目四　其他食品的营养价值

任务1　调味品的营养价值

调味品是烹饪过程中主要用于调配食物口味的一种原料，有的来源于天然的植物花蕾、种子、皮、茎、叶等，有的来自天然的矿物性物质，还有的是人工酿造和提炼的产品。

1. 食盐

食盐的主要成分是氯化钠，粗盐中还有少量的碘、钙、镁、钾等，是咸味的主要来源。食盐中的氯离子和钠离子能够调节机体溶液的渗透压，氯离子还是唾液淀粉酶的激活物质，但是长期的高盐饮食与高血压等心血管疾病的患病风险密切相关。

2. 酱油

酱油是我国特有的调味品，已经有几千年的历史，酱油是用脱脂大豆加面粉为原料酿造成的营养价值较高的调味品。在酿造发酵过程中，原料中蛋白质分解成胨、肽和氨基酸等产物，淀粉分解成麦芽糖、单糖和有机酸，有机酸进而发生反应生成酯类，赋予酱油独有的风味。

初制的酱油中含有蛋白质、碳水化合物、钙、磷和维生素 B_1 等营养成分，为了利于贮存而加入食盐，一般含量在15% ~20%左右。为提高感官性状而加入酱色，所以酱油是黑褐色的。由于酱油中添加较多的盐，所以高血压、心脏病患者应尽量少食用酱油。

3. 食醋

食醋是以粮食、糖、酒等为原料，经发酵配制而成。食醋按原料不同分为米醋、糖醋和酒醋等。

食醋是烹饪中的重要调味品之一，主要含有3% ~5%的醋酸。以酸味为主，且有芳香味，能去腥解腻，增进鲜味和香味，并在食物加热过程中保护维生素C不受破坏，还可以使烹饪原料中的钙质溶解而利于人体吸收，对细菌有一定的杀灭和消毒作用。

4. 糖

糖也是一种重要的调味品，特别是在一些地方菜系中使用量比较大。作为调味品使用的糖主要有白糖、红糖、麦芽糖等，有时也使用蜂蜜。

白糖属于精制糖，主要的营养素为碳水化合物，以蔗糖为主，占99%，其他的营养素种类很少。红糖未经精制，碳水化合物的含量低于白糖，但钙、铁的含量高于白糖。麦芽糖的水分含量比较高，因而相对来说，营养素的密度小于白糖和红糖。

5. 味精

味精（谷氨酸钠）是以淀粉为原料，经微生物发酵而成，含有少量的食盐。在凉菜中，因温度低不易溶解，所以鲜味发挥不出来，应当用温开水加入凉菜。使用味精还应适量，用量多会产生一种似咸非咸，似涩非涩的怪味。如果烹调温度过高，味精将变性失去鲜味甚至产生有毒物质，所以不宜过早加入处于高温状态下的菜肴中。

味精不仅是很好的鲜味调味品，也是一种很好的营养品，进入胃内就还原成为谷氨酸被人体直接吸收，对改善细胞的营养状况，预防儿童发育不良，治疗神经衰弱都有一定作用。

6. 葱、姜、蒜、辣椒

葱、姜、蒜含有丰富的各类挥发性的主要生物活性物质，在中式烹调中是极其重要的调味品，应用十分广泛，尤其是在烹调肉、禽、鱼类食品和调制凉菜时。我国一些地区也将葱、姜、蒜作为蔬菜食用。

（1）大蒜

大蒜营养成分十分丰富，除含有糖、蛋白质、脂肪、维生素和矿物质外，还含有具特殊生物活性的成分蒜素和超氧化物歧化酶（SOD）等，不仅具有较高的营养价值，而且有很高的食疗作用。

临床研究表明，大蒜中的大蒜素及其降解物能够抗癌、杀菌，具有预防痢疾、冠状动脉硬化、心脏病，杀死结核杆菌，消除体内瘀血等功效。

（2）姜

姜是一味极为重要的调味品，同时也可作为蔬菜单独食用，而且还是一味中药材。它可将自身的辛辣味和特殊芳香渗入到菜肴中，使之鲜美可口。生姜是传统的治疗恶心、呕吐的中药，还具有解毒杀菌的作用。

姜还具有促进血行祛散寒邪的作用，饮热姜汤对着凉、感冒能起到很好的预防和治疗作用。生姜中的姜辣素进入人体后，能产生一种抗氧化酶，有很强的抗氧自由基的作用。常吃姜可防癌，抗衰老。老年人常吃生姜可除“老年斑”。

吃姜一次不宜过多，以免过多的姜辣素刺激肾脏，并产生口干、咽痛、便秘等上火症状。烂姜、冻姜不要吃，因为姜变质会产生致癌物。由于姜性质温热，有解表功效，所以只能在受寒的情况下作为食疗应用，有内热者应慎用。

（3）葱

葱是日常厨房里的必备之物，同时具有防治疾病之功效。

葱含有带刺激性气味的挥发油，能祛除菜肴中的异味、产生特殊香气。它还含有前列腺素A，有舒张小血管、促进血液循环的功效。葱有助于防治血压高所致的头晕，使大脑保持灵活和预防老年痴呆的作用。葱叶中含有丰富的胡萝卜素。经常吃葱的人，可降低胆固醇水平，强壮体质。

葱含有微量元素硒，可降低胃液内的亚硝酸盐含量，对预防胃癌及多种癌症有一定作用。葱中的挥发性辣素有较强的杀菌作用。它通过汗腺、呼吸道、泌尿系统排除时能轻微刺激相关腺体的分泌，起到发汗、祛痰、利尿作用。

（4）辣椒

青辣椒可以作为蔬菜食用，干红辣椒则是许多人都喜爱的调味品。在我国，辣椒在许多地区都是非常重要的调味品，它含有辣椒素，对口腔及胃肠有刺激作用，能增强胃肠蠕动，促进消化液分泌，增进食欲，并能抑制肠内异常发酵，排除消化道中积存的气体，增强体力。

辣椒具有强烈的促进血液循环的作用，可以改善怕冷、冻伤、血管性头痛等症状；它能加强新陈代谢以达到燃烧体内脂肪的效果，从而起到减肥作用；还可以促进激素分泌，对皮肤有很好的美容保健作用；辣椒含有丰富的维生素C，可以控制心脏病及冠状动脉硬化，降低胆固醇；它还含有较多的抗氧化物质，可预防癌症及其他慢性疾病。加工鲜辣椒时要掌握火候以尽量保存丰富的维生素C，避免使用铜质餐具。辣椒也不宜过多食用。

任务2　酒类的营养价值

酒是一种含有乙醇的饮料。我国根据其制造方法的不同将酒分为三类，即发酵酒、蒸馏酒和配制酒。酒对人体产生作用的主要成分是乙醇，少量乙醇可兴奋神经中枢，促进血液循环和增强物质代谢。过量饮酒对人体有害，严重的可造成酒精中毒致死。孕妇和儿童不宜饮酒。

蒸馏酒是以粮谷、薯类、水果等为主要原料，经发酵、蒸馏、陈酿、勾兑制成，主要包括白酒、白兰地、威士忌、朗姆酒等，我国以白酒居多。

1. 白酒

白酒种类很多，风味各异，但均以乙醇为主要成分，含量大约在20% ~60%之间。白酒的香味成分非常复杂，一般由醇、酯、醛类物质组成，起呈香的作用。据气象色谱分析，白酒的呈香味物质有几百种之多，起主要作用的甲酸乙酯、乙酸乙酯、丁酸乙酯等。

白酒具有高能量的营养特点，少量饮用具有刺激食欲、补充能量、舒筋活血的功效，过量饮用则会对身体健康造成危害。

2. 啤酒

啤酒属发酵酒，是世界上饮用最广、消费量最多的酒。啤酒营养丰富，除含有乙醇和二氧化碳外，还含有果糖、麦芽糖和糊精等碳水化合物，以及矿物质如钙、磷、钾、镁、锌等，有"液体面包"的美誉。发酵产生的多种氨基酸、脂肪酸以及醇、醛、酮类物质，构成了啤酒独特的风味。优质啤酒在一定程度上会刺激胃液分泌、促进消化和利尿。

适量饮用啤酒对预防肾脏病、高血压、心脏病有一定的作用。此外，啤酒对失眠、神经紧张具有一定的调节作用。

3. 葡萄酒

葡萄酒以新鲜葡萄或葡萄汁为原料经全部或部分发酵而成，是果酒中最具有代表性的一种，是少数碱性酒精饮品之一。葡萄酒酒精含量一般大于7%。其香味成分主要来自丙醇、异戊醇和乳酸乙酯，其营养成分有酒精、有机酸、挥发酯、多酚及单宁物质，丰富的氨基酸、糖、多种维生素，还有钾、钙、镁、铜、锌、铁等无机盐。

经常饮用葡萄酒，不仅能为人体提供多种营养素和能量，还有降低血中的不良胆固醇，促进消化的作用。葡萄皮中含有白藜芦醇，这种成分可以防止正常细胞癌变，并能抑制癌细胞的扩散，其抗癌性能在数百种人类常食的植物中最好。红葡萄酒由葡萄全果酿制，含有较多的抗氧化剂，能消除或对抗氧自由基，所以具有抗衰老和防病的作用，经常饮用可以预防老年痴呆。

4. 黄酒

黄酒是中国古老的饮料酒，它具有独特的风味和很高的营养价值。黄酒含有糖类、糊精、无机酸、维生素等营养物质，其氨基酸含量居各种酿造酒之首。黄酒中的成分极易被人体消化吸收。我国传统中医学常将黄酒用作药引，具有很好的补益增效作用。

任务3　饮料的营养价值

在我国经过定量包装的，供直接饮用或者用水冲调饮用的，乙醇含量不超过质量的分数0.5%的制品都属于饮料，但不包括饮用药品。按照 GB10789《饮料通则》分类，我国饮料可分为碳酸饮料类、果汁和蔬菜汁类、蛋白饮料类、饮用水类、茶饮料类、咖啡饮料类、植物饮料类、风味饮料类、特殊用途饮料类、固体饮料类以及其他饮料类等共计11大类。

1. 矿泉水的营养价值

天然矿泉水是来自地下的天然露头或经人工揭露的深层地下水。矿泉水含有很多化学成分，主要由磷酸氢钠、二氧化碳、硫酸钠、氯化钠、钙、镁、钾等，还含有锂、铜、锌、溴、碘、硒、偏硅酸等物质。其中，溴能平衡人体的激素分泌；锶和锌能提高智商，促进青少年生长发育；铁能治疗贫血；碘能防止甲状腺肿，从而可以强壮骨骼，维持血管弹性，对心血管疾病有很好的疗效作用。但是患有严重肾炎、肝硬化肝腹水和肥胖病人就不宜饮用含钠量高的矿泉水。

对矿泉水的卫生质量要求：每升矿泉水中必须含对人体有益的各种微量元素1000毫克以上，含游离二氧化碳250毫克以上，不得含有对人体有害的致病菌类，无污染，无重金属矿物质。

2. 果蔬汁饮料的营养价值

果汁类和蔬菜汁类是用新鲜水果或蔬菜等为原料，经过加工或发酵制成的饮料，包括100%果汁（蔬菜汁）、果汁或蔬菜汁饮料、复合果蔬汁（浆）及其饮料、果肉饮料、发酵型果蔬汁饮料等。广义地说，凡是富含水分的水果都可榨汁成为饮料，蔬菜汁饮料有时为增加产品风味，还时常加入甜味剂和酸味剂来提高产品质量。由于水果和蔬菜中含有丰富的维生素、矿物质和碳水化合物，所以果蔬汁饮料营养价值较高，是一种老幼皆宜的饮料。

由于我国幅员辽阔，各地经济发展很不平衡。对于某些相对贫困落后地区，交通不便，如果盛产某种独特的野生的水果和蔬菜，就可以采用加工饮料的方法来发挥其应用的营养价值作用，同时增加当地的经济收入。在餐饮企业的饮料当中，现场榨制的新鲜果蔬菜汁也深受就餐宾客的欢迎。

3. 蛋白质饮料的营养价值

蛋白质饮料是指以乳或乳制品或含有一定蛋白质含量的植物的果实、种子或种仁等为原料，经加工制成的饮料，包括含乳饮料、植物蛋白饮料、复合蛋白饮料等。其中，含乳饮料又包括配置型含乳饮料和发酵型含乳饮料，这两类含乳饮料的乳蛋白含量必须在1%以上。含乳饮料也包括乳酸菌饮料，乳酸菌饮料中乳蛋白含量必须在0.7%以上。植物蛋白饮料包括豆奶（浆）、豆奶饮料、椰子汁、杏仁露、核桃露、花生露等，其蛋白质含量必须在0.5%以上。

任务4　茶叶的营养价值

我国是茶叶的故乡，东汉时期的《神农本草》中记载了“神农尝百草，日遇七十二毒，后得茶解之”的传说，我国是世界上茶类最齐全、种类最丰富的国家。

已有研究资料表明，茶叶中含有各种人体所需的营养素。茶叶的化学成分有500多种，现主要说明糖、蛋白质、氨基酸、酯、维生素、水分、矿物质、有机酸、生物碱和茶多酚等营养价值。

1. 蛋白质与氨基酸

茶鲜叶中蛋白质含量占干物质质量的20%左右，但经焙烤以后，由于热变性，水溶性降低，进入茶汤的大约只有2%，这部分水溶性蛋白质是形成茶汤滋味的成分之一，大部分蛋白质不溶于水，存在于茶渣中。

茶叶中的氨基酸种类丰富，达20多种，含有异亮氨酸、苏氨酸、赖氨酸、甘氨酸、亮氨酸、丙氨酸、蛋氨酸、组氨酸等人体必需氨基酸。氨基酸对形成绿茶香气具有重要作用。

2. 维生素

茶叶中含有丰富的维生素、水溶性的维生素以及维生素 B 族、维生素 C 为主，脂溶性的以维生素 A、维生素 E 为主，其含量占干物质的 0.6% ~1% 。在各种维生素当中，维生素 C 含量最高。

高级茶叶中维生素 C 的含量最高达 0.5% ,维生素 C 对人体有多方面的保健作用。在正常饮食情况下,每天饮好茶 3 ~4 杯,基本上可以满足人体对维生素 C 的需求。维生素虽然广泛存在于茶叶中,但含量也不均衡,一般绿茶多于红茶,春茶多于夏、秋茶,优质茶多于低级茶。

3. 生物碱

茶叶中的生物碱有咖啡碱、可可碱和茶碱。生物碱中含量最多的是咖啡碱，约占总生物碱含量的 85% 左右，所以茶叶中的生物碱含量常以测定咖啡碱的含量为代表。

咖啡碱在茶汤中呈现苦味，在制茶过程中易于多元酚类结合产生复合的茶香味，而且使多酚类物质的收敛性涩味降低，苦味减轻，构成茶汤的鲜爽味。幼嫩茶含咖啡碱比较高。

咖啡碱的生理功能有:兴奋作用、利尿作用、助消化、促进血液循环、减缓心脏病的发作。

4. 茶多酚

茶多酚是茶叶中 30 多种酚类物质的总称,是茶叶中的主要可溶性物质，包括儿茶素、黄酮类、花青素和酚酸等四大物质。茶多酚的含量占干物质总量的 20% ~35% ，而在茶多酚的总量中，儿茶素约占 70% ，它是决定茶叶色、香、味的重要成分，其氧化聚合产物茶黄素、茶红素等，对红茶汤色的红艳度和滋味有决定性作用。黄酮类物质是形成红茶汤色的主要物质之一。花青素呈苦味，如果含量过多，茶叶品质不好，会造成绿茶滋味苦涩等缺陷。

近几年对茶多酚的研究比较活跃,主要保健作用有清除自由基、抗衰老、抑制肿瘤细胞的合成,抗辐射作用、抗菌、杀菌等。

5. 糖类

茶叶中的糖类包括单糖、双糖和多糖三类，糖类含量占干物质总量的 20% ~25% 。

单糖和双糖又称可溶性糖，易溶于水，是组成茶叶滋味的物质之一;多糖不溶于水，是衡量茶叶老嫩度的重要成分。茶叶中的果胶等物质是糖的代谢产物，水溶性果胶是形成茶汤厚度和外形光泽度的重要成分之一。

6. 脂类

茶叶中的脂类物质包括脂肪、磷脂、甘油酯等，含量占干物质总量的 8% 左右，对茶叶的香气有着积极作用。脂类物质在茶树体的原生质中，对进入细胞的物质渗透起作用。

7. 矿物质

茶叶中含有人体所需的大量矿物质。茶叶中含锌量高，尤其是绿茶，每克绿茶中平均含锌量达 73 微克，高的可达 252 毫克，每克红茶中平均含锌量也有 32 毫克。茶叶中铁的平均含量，每克干茶中为 123 毫克，每克红茶中含量为 196 毫克。这些元素对人体的生理机能发挥重要的作用。

8. 有机酸

茶叶中的有机酸种类很多，含量为干物质总量的 3% 左右。茶叶中的有机酸多为游离的有机酸，有棕榈酸、亚油酸、乙烯酸等。茶叶中的有机酸是香气的主要成分之一，现已发现茶叶香气中有机酸的种类达到15种。有些有机酸本身无香气，但是经过氧化后转化为香气，如亚油酸等。

9. 水分

水分是茶树生命活动中必不可少的成分，是制茶过程一系列化学变化的重要介质。制茶过程中茶叶色香味形的变化都是伴随着水分变化而变化的。茶鲜叶的含水量一般为75% ~ 78%。鲜叶老嫩、茶树品种、季节不一，含水量也不同。

◆**知识拓展**

茶叶的合理利用

1. 茶叶种类的选择

因茶叶有咖啡因，故容易失眠的人睡前不宜饮浓茶。咖啡因能促进胃酸分泌，增加胃酸浓度，故患溃疡病的人饮茶会使病情加重。营养不良的人也不宜多饮茶，因茶叶中含茶碱和鞣酸，可影响人体对铁和蛋白质等的吸收，对缺铁性贫血患者尤其不宜。

茶叶苦寒，宜喝热茶，喝冷茶会伤脾胃。

体形肥胖者宜多饮绿茶，体形瘦弱者宜多饮红茶和花茶。

夏季饮绿茶，可消热去火降暑；秋冬季节最好饮红茶，以免引起胃寒腹胀。

青壮年时期，应该饮绿茶为佳；进入老年，因脾肾功能趋于衰退，故以饮红茶和花茶为宜。

2. 泡茶的用茶量

茶的用量各有不同。如冲泡一般红、绿、花茶，与水的比例大致掌握在1:50 ~ 1:60，即每杯放3克左右的干茶加入沸水150 ~ 200mL。如饮用普洱茶，每杯放5 ~ 10g。用茶量最多的是乌龙茶，每次投入量几乎为茶壶容积的一半甚至更多。

3. 泡茶水的温度

泡茶水温要看泡饮什么茶而定。高级绿茶特别是各种芽叶细嫩的名茶，不能用100℃的沸水冲泡，一般以80℃左右为宜，这样泡出的茶汤一定嫩绿明亮，滋味鲜爽，茶叶中维生素C也较少破坏。在高温下茶汤容易变黄，滋味变苦（茶中咖啡因容易浸出）。泡饮乌龙茶、普洱茶和沱茶，每次用茶量较多，且茶叶较粗老，必须用100℃沸滚开水冲泡。

任务5　糖果和巧克力制品的营养价值

糖果是以砂糖和液体糖浆为主体，经过熬煮，配以部分食品添加剂，再经调和、冷却、成型等工艺操作，构成具有不同物态、质构和香味的、精美而耐保藏的甜味固体食品。

糖果的主要成分有甜味剂（如各种糖类、糖浆等）、转化糖（如蔗糖水解的葡萄糖和果糖）、玉米糖浆以及糖的代用品（如糖醇）。甜味剂是糖基糖果中的主要成分。为了使糖果具有人们所期望的色泽、香气、滋味、形态和质构，还需向糖果中添加其他辅料和食品添加剂。

巧克力是一种由可可脂、可可质和结晶蔗糖为基本成分的、添加乳固体或香味料，具有独特的色泽、香气、滋味和精细质感，精美而耐保藏，并具有很高热值的甜味固体食品。巧克力里含有特殊的可可碱、咖啡因，可以起到恢复疲劳提高工作效率的作用。

复习思考题

一、名词解释

1. 食物的营养价值　2. 营养素的生物利用率　3. 纳豆　4. 糖果

二、填空题

1. INQ > 1 时，说明食物中该营养素的供给量 ________（填高或低）于能量的供给量，营养价值（填高或低），也是一种营养质量合格食品，特别适合于________。

2. 禽肉的脂肪中所含的饱和脂肪酸较畜肉 ________（填多或少），而不饱和脂肪酸含量（填高或低）于畜肉，因而其营养价值 ________（填高或低）于畜肉脂肪。

3. 各种谷类其结构基本相似，都是由 ________、________、________ 三个主要部分组成。

4. 茶叶中的生物碱有 ________、________ 和 ________。生物碱中含量最多的是 ________，约占总生物碱含量的 85% 左右。

三、判断题（请在正确的括号里打“√”，错误的括号里打“×”）

1. 在动物性食物中，铁主要以不溶性的三价铁复合物存在，其生物利用率较低，而植物性食物中的铁为血红素铁，生物利用率较高。（　）

2. 卵磷脂和脑磷脂是大脑有益的营养物质，卵磷脂在体内被吸收后释放出胆碱，对增强人的记忆能力和思维能力有促进作用。（　）

3. 番茄红素（lycopene）是类胡萝卜素的一种，它是自然界中最强的抗还原剂之一，具有较强的清除自由基的能力。（　）

4. 日本人把紫菜誉为是“植物食品的顶峰”。（　）

5. 葡萄皮中含有白藜芦醇，这种成分可以防止正常细胞癌变，并能抑制癌细胞的扩散。（　）

模块四 特殊人群的营养

◆基础理论和知识

1. 各种人群的生理特点。
2. 各种人群的膳食指南。

◆基本技能及要求

1. 孕妇营养生理特点及对营养需要。
2. 孕妇营养不良对胎儿的影响。
3. 乳母泌乳生理及营养需要。
4. 乳母喂养的优越性。
5. 老年人对营养的要求。
6. 熟悉婴幼儿营养需要特点及常见的营养缺乏病。
7. 熟悉老年人易患的营养性疾病及预防。
8. 了解老年人的合理膳食。

◆学习重点

各人群对营养需要的特点。

◆学习难点

将生理特点与营养需要结合起来。

◆导入案例

邵可欣结婚刚刚两年，像时下许多年轻的小两口一样，是标准的蹭饭一族。今年初，邵可欣怀孕后，更是把蹭饭的理念发扬到底了，除了早饭以外，家里几乎就不开伙了。不过，由于是特殊的身体状况，邵可欣还是改变了以往吃饭只追求方便、好吃的想法，开始更重注营养了。除了一天三餐外，还要多几顿加餐、多喝点牛奶、多吃点鸡蛋与水果之类的。邵可欣介绍了她一天的食谱。

早餐:面包、牛奶、鸡蛋

加餐:苹果

中餐:韩式拌饭

加餐:南果梨

晚餐:烧茄子、芹菜炒豆泡、小白菜丸子汤

加餐:牛奶、蛋挞

你觉得邵可欣的膳食搭配合理吗?

◆讨论

1. 邵可欣的膳食搭配是否可以满足孕初期的营养需要?

2. 你可以为她提出合理的膳食搭配吗?

项目一　孕妇的营养与膳食

任务1　孕妇营养

一、孕妇营养生理特点

1. 代谢改变

在雌激素(estrogen)等的影响下,合成代谢增加,基础代谢率升高。孕后半期每日约增加0.63MJ,对生理营养素的吸收利用也有改变。

2. 消化系统功能改变

消化液分泌减少,胃肠蠕动减慢,常出现胃胀气和便秘,孕早期妊娠反应,对某些营养素的吸收能力增强。

3. 肾功能改变

由于肾脏负担加重所致。

4. 血溶量及血液动力学变化

孕期较正常妇女血溶量增加40%,血液相对稀释,血红蛋白浓度下降,可出现生理性贫血。体血浆营养素水平低于胎儿营养素水平,胎盘组织营养素水平更高。

5. 体重增长

一般增长10~12.5kg。

二、孕期的营养需要

1. 热能:孕期总热能需要增加335MJ。包括胎儿生长、胎盘、母体组织增长,孕期体重增长,蛋白质、脂肪的贮存以及增加代谢所需能量。热能摄入与消耗以能够保持平衡为宜,过多摄入并无益处。

2. 蛋白质:孕期蛋白质约增加1kg,其中一半贮存于胎儿,以满足组织合成和快速生长的需要,其余分布在子宫、乳房、胎盘、血液和羊水中,蛋白质贮存随孕周增长而增加。我国DRIs建议孕早期每日膳食较成人增加5g,孕中期增加15g,孕末期增加20g,其中优质蛋白质应占三分之一以上。

3. 矿物质：膳食中可能缺乏的主要为钙、铁、锌、碘。

(1)钙：孕期需增加贮存30g，几乎均在孕后期贮存于胎儿，用于骨骼和牙齿的发育，我国DRIs建议孕中期每日摄入为1000mg，孕末期为1200mg。

(2)铁：妊娠及分娩期共需铁1000mg，其中350mg满足胎儿和胎盘需要，450mg孕期红细胞增加需要，其余部分以补偿分娩时铁的丢失。我国DRIs建议孕妇铁的供给为孕中期25mg，孕末期35mg。

(3)锌：妊娠期间贮留在母亲及胎儿组织中的总锌量为100mg，其中60mg被胎儿利用，而且孕末期需要量最高。锌对孕早期胎儿器官的形成极为重要。我国DRIs建议孕妇每日锌的摄入量为孕中期、孕晚期增加5mg。

(4)碘：是合成甲状腺素所必需的营养素，甲状腺素可促进蛋白质的合成并促进胎儿生长发育，对大脑正常发育和成熟非常重要。我国DRIs建议孕妇每日膳食碘供给为200ug。

4. 维生素

(1)维生素A：足量VA可维持母体健康及胎儿正常生长发育，并在肝脏有一定的贮存。但过多可引起中毒并致先天畸形。我国DRIs建议孕妇每日VA摄入量为孕初期800ugRE，孕中期、末期900ugRE。

(2)维生素D：孕期缺VD可影响胎儿的骨骼发育及牙齿发育缺陷，但VD缺乏一般少见。VD过多可引起中毒。我国DRIs建议孕妇每日供给10ug(孕中后期)。

(3)维生素B_1：孕妇缺乏VB_1时可致胎儿先天性脚气病。我国DRIs建议孕妇每日供给1.5mg。

(4)维生素B_2：VB_2摄入不足可随孕期增长出现VB_2缺乏，我国DRIs建议孕妇每日供给1.7mg。

(5)烟酸：孕妇烟酸的供给应与VB_1保持合适比例，我国DRIs建议孕妇每日供给为15mg。

(6)维生素B_6：VB_6对核酸代谢及蛋白质合成有重要作用。我国DRIs建议孕妇每日供给量1.9mg。

(7)叶酸：孕期对叶酸的需要量大大增加，孕早期缺乏是导致胎儿神经管畸形的主要原因。孕期叶酸缺乏还可引起胎盘早剥或新生儿低出生体重。我国DRIs建议孕妇每日供给量600ug，但不能超过1000ug。

(8)维生素B_{12}：VB_{12}在体内以辅酶B_{12}和甲基B_{12}两种辅酶形式参与生化反应。VB_{12}缺乏形成高同型半胱氨酸血症，诱发巨幼红细胞贫血，还可引起神经系统损害。我国DRIs建议孕妇每日供给量2.6ug。

(9)维生素C：我国DRIs建议孕妇每日供给量130mg。

三、孕期营养不良对胎儿的影响

1. 低出生体重(low birth weight，LBW)

是指新生儿出生体重<2500g。在膳食因素中，孕期热能摄入关系最密切。

2. 早产儿(premature)及小于胎龄儿(small for gestational age，SGA)

前者是指妊娠少于37周即出生的婴儿，后者指胎儿的大小与妊娠月份不符。

3. 围产期新生儿死亡率高

4. 脑发育受损

孕期营养状况，特别是孕后期蛋白质营养状况关系到胎儿大脑发育和脑细胞数的增殖，以及日后的智力发育。

5. 先天畸形

营养缺乏或过多，都可导致出生婴儿先天畸形。研究较多的有锌、VA、叶酸。VA 过多可致先天畸形，故孕期补充须慎重。孕早期叶酸缺乏可造成神经管畸形，其中以无脑儿和脊柱裂最为严重。因此孕前及孕早期补充叶酸及多种维生素可预防神经管畸形的初发和再发。

任务2 孕妇的合理膳食

一、孕妇合理膳食

1. 孕早期：此期胎儿生长发育缓慢，孕妇经历一系列身体生理调整过程。许多孕妇在此期常由于子宫内膜变化，胎盘产生的激素的作用，胃肠平滑肌张力降低，活力减弱，导致食物在胃内停留时间延长，常有恶心呕吐、食欲降低等现象而影响进餐。因此，膳食应以少吃多餐、易消化、清淡为主，避免过分油腻和刺激性强的食品。饮食物中需保证优质蛋白质的供给，无机盐与维生素的数最需足够。

2. 孕中、末期：早孕反应已停止，胎儿生长发育增快，营养品种应注意多样，以满足各种营养素的平衡供给。

(1)足够的粮谷类食物(每日可 400 ~450 克)，除大米、面粉外，可适当食用杂粮如小米、玉米、燕麦片等，B 族维生素和某些氨基酸在杂粮中往往优于大米。

(2)家禽肉类、鱼类等动物性食品及豆制品是食物的蛋白质来源，可适当增加，每周食用 1 ~2 次动物内脏、海带或紫菜之类，以补充维生素和某些微量元素。

(3)绿叶蔬菜含有丰富的胡萝卜素、B 族维生素与 VC，每天应进食一定数量，水果也需要，但不能“以水果代替蔬菜”，每日有 225 克牛奶，对于补充蛋白质，特别是钙，很有好处。

孕中、末期还要注意切忌服用过量补药和各种维生素与微量元素制剂(必要时例外)以避免中毒，或影响胎儿发育，大剂量 VC 可干扰胎儿体内生理过程，造成出生后对 VC 的依赖性。

二、孕妇的膳食原则

妊娠早期：

①清淡、易消化、口感好。

②建议服叶酸和 VB_{12}。

妊娠中、晚期：

①每日 400 ~500g 谷类。

②每日 50 ~100g 豆类及豆制品。

③每日 50 ~150g 肉、禽、鱼等动物性食品，1 ~2 个鸡蛋 。

④每日 250 ~500ml 鲜奶 。

⑤每日 400 ~500g 蔬菜及 100 ~200g 水果。

⑥每日 15 ~20g 烹调植物油，盐、糖适量。

项目二　乳母的营养与膳食

任务1　乳母营养

一、泌乳生理

1. 内分泌因素

乳汁的分泌受两个反射所控制：一为产奶反射，二为下奶反射。

2. 营养对泌乳量的影响

乳汁分泌量是乳母营养状况的一个指标，但由于泌乳量和婴儿的需要量存在很大个体差异，故很难以乳汁量来判断能否满足婴儿的需要，通常可根据婴儿体重的增长率作为奶量是否足够的较好指标。

二、乳母营养需要的特点：要保证乳汁的正常分泌并维持乳汁质量的恒定

1. 热能：乳母对热能的需要量增加，以满足泌乳所消耗的热能和提供乳汁本身的热能。我国 DRIs 建议乳母热能供给增加 2.09MJ。

2. 蛋白质：蛋白质的质和量对泌乳和乳汁质量发生影响。我国 DRIs 建议乳母每日供给增加 20g。其中一部分为优质蛋白质。

3. 脂肪：脂肪的种类可影响乳汁脂肪成分，若摄入植物油较多，则乳汁中亚油酸含量也高。我国 DRIs 建议乳母摄入脂肪的供能以占总热能 20% ~30% 为宜。

4. 钙：人乳钙含量较稳定，一般含 34mg/100ml。若供给不足可能消耗母体钙贮存，以维持钙含量。我国 DRIs 建议乳母钙摄入量为 1200mg，牛奶是良好来源。

5. 铁：因铁不能通过乳腺，故人乳中铁含量少。但每日的乳汁铁丢失为 0.3 ~0.4mg，而膳食铁吸收利用仅 10%。故我国 DRIs 建议乳母每日膳食供给铁为 25mg。

6. 维生素：人乳中维生素含量取决于膳食维生素摄入量及体内贮存，但其相关程度则不同维生素各不相同。

(1)脂溶性维生素：VA 可通过乳腺进入乳汁，但由膳食 VA 转移到乳汁中的量有一定限度。我国 DRIs 建议乳母每日膳食供给为 1200ugRE。VD 几乎不能通过乳腺，乳中含量很低，我国 DRIs 建议供给 10ug。

(2)水溶性维生素：多数水溶性维生素可通过乳腺进入乳汁，但乳腺可调节其含量到一定程度。我国 DRIs 建议 VB_1 为 1.8mg，VB_2 为 1.7mg，烟酸为 18mg，叶酸为 500ug，VC 为 130mg。

任务2　乳母的合理膳食

一、乳母的合理膳食

乳母膳食营养除满足自身需要外，还应满足泌乳的营养素消耗的需要，为此，膳食配制应根据其特殊需求合理安排。轻体力劳动妇女哺乳期应摄入 12.5 ~13MJ(3000 ~3300kcal)热能，蛋白质、脂肪与碳水化合物热能比分别为 13% ~15%，27% 与 58% ~60%，如粮食 450 ~600 克，蛋类 50 ~100 克，肉类 100 ~150 克，豆制品 100 克，牛奶 225 克，蔬菜 400 克(绿

叶菜应占50%左右)。

烹调方法应多用烧、煮、炖，少用油炸，食用时多喝汤，这样既可以增加营养，还可促进乳汁分泌。每日除三餐外,可适当加餐2~3次，餐间可多次饮水。因乳汁分泌与母乳饮水量有关。

哺乳期催乳民间有许多验方，食物中一般可用鸡、肉、骨头、鱼类熬汤饮用，也可配入如枸杞子、当归、首乌等中药，也有用花生、大豆与肉类共煮者。

二、乳母的膳食原则

1. 产褥期:产后1h可进流食、半流食;
产后次日可进食普通食物;
增加蛋白质25~35g，多汤汁及膳食纤维食物;
补充维生素和铁;
每日4~5餐。

2. 产褥后期:多食动物性食物和豆类食品;
多吃含维生素和铁丰富的食物;
每天喝牛奶(不喝者应补充VD);
多吃水果、蔬菜。

项目三　婴幼儿营养

任务1　婴儿营养

一、婴儿生长发育特点

婴儿期指从出生到满1周岁前。婴儿期是人类生命生长发育的第一高峰期。母乳喂养及适时地添加断奶食物是保证其生长发育的物质基础。

二、母乳喂养

1. 母乳的优点

(1)母乳是婴儿最佳天然食品，能满足婴儿4或6个月所需的全部营养素

①含优质蛋白质。与牛乳相比，蛋白质较牛乳少，但乳白蛋含量高易于消化吸收。必需氨基酸构成与婴儿体内必需氨基酸构成极为一致，能被婴儿最大程度利用。此外，母乳还含有较多的牛磺酸，能满足婴儿脑组织发育的需要。

②含丰富的必需脂肪酸。母乳脂肪以不饱和脂肪酸为主，含有脂酶。丰富的必需脂肪酸亚油酸及α-亚麻酸可预防婴儿湿疹，还含有花生四烯酸(AA)和二十二碳六烯酸(DHA)可直接供给婴儿以满足脑部及视网膜发育的需要。

③含丰富的乳糖。乳糖是母乳中唯一的碳水化合物。乳糖在肠道可促进钙的吸收，除供能外一部分可转变为乳酸，诱导正常菌群的生长，抑制致病菌或病毒在肠道生长繁殖。

④母乳中钙含量低于牛乳，与婴儿肾溶质负荷相适应，且钙磷比例适宜，可满足婴儿需要。其他矿物质均能满足婴儿需要。

⑤母乳可满足婴儿在4~6个月时对维生素的需要。

(2)母乳中丰富的免疫物质可增加母乳喂养儿的抗感染能力

①母乳中特异性免疫物质:包括细胞和抗体。含有较多的分泌型 IgA,可保护婴儿呼吸道及消化道抵抗细菌及滤过性病毒的侵袭。

②母乳中非特异性免疫物质:包括吞噬细胞、乳铁蛋白、溶菌酶、乳过氧化氢酶、补体因子C3 及双歧杆菌因子等。

(3)哺乳行为有益于母子双方身心健康

哺乳可增进母子间情感的交流,促进婴儿的智能发育。

哺乳有利于母亲子宫的收缩和复原及体形的尽快复原。

2. 有关母乳喂养的几个具体问题

(1)早期开奶,即产后半小时开奶。

(2)按需哺乳。

(3)断奶过渡期。

断奶过渡期营养:①母乳喂养是 6 月龄以内婴儿喂养的基础。②断奶食物添加时间在 4 ~6 月龄间。③添加顺序。④铁强化婴儿谷物作为第一个断奶食物。⑤配方奶作为母乳外补充物。⑥提供可咀嚼食物促进牙齿萌出。⑦断奶食物避免含盐量或调味品多。

(4)断奶食物及添加

①4 ~5 月龄:米糊、粥、水果泥、菜泥、蛋黄、鱼泥、豆腐及动物血。

②6 ~9 月龄:饼干、面条、水果泥、菜泥、全蛋、肝泥和肉糜。

③10 ~12 月龄:稠粥、烂饭、面包、馒头、碎菜及肉末。

④1 周岁前避免含盐量或调味品多的家庭膳食。

三、婴儿配方奶粉的基本要求

婴儿配方奶粉的生产依据是母乳的营养素含量及其组成模式。

1. 增加脱盐乳清粉,使乳清蛋白与酪蛋白比例接近母乳(8:2)。

2. 必需脂肪酸及 AA、DHA。

建议配方乳 n -6 系与 n -3 系多不饱和脂肪酸比例范围为 5:1 至 10:1。

3. α -乳糖与 β -乳糖按 4:6 比例添加,适当加入可溶性多糖。

4. 脱去牛奶中部分 Ca、P、Na 盐,调整 K/Na 、Ca/P 比例。

5. 强化维生素 A、D 及其他维生素。

6. 强化牛磺酸、核酸、肉碱等。

7. 对牛乳蛋白过敏的婴儿,可用大豆蛋白作为蛋白质来源生产配方奶粉。

任务 2 幼儿营养

1 周岁到满 3 周岁之前为幼儿期。幼儿生长发育较旺盛。幼儿牙齿的数目有限,胃肠道消化酶的分泌及蠕动能力远不如成人。营养物质的获得从以母乳为主过渡到以谷类等食物为主。提示幼儿膳食不同于一般的家庭膳食。

一、幼儿期生长发育特点

1. 体格发育

(1)体重:1 岁后增长速度减慢,全年增加 1.5 ~3.0kg,平均每月增长约 0.25kg。

(2)身长:幼儿期身长增长的速度减慢,1～2 岁全年增加约 10cm。3 岁时身长约为 100cm,为出生时身长的 2 倍。

(3)头围、胸围、上臂围 :1 岁时儿童的头围增至 46cm。出生时胸围比头围小 1～2cm,1 岁时与头围基本相等。上臂围在出生后第 1 年内由 11cm 增至 16cm,随后维持到 5 岁左右。

2. 脑和神经系统的发育

所有哺乳动物脑组织都有一个生长发育的关键时期。人类自孕中期开始,持续到出生后的第二年甚至第三年。人脑的神经细胞分裂增殖至 140 亿个,脑组织的重量也增至成人的 2/3 以上。

3. 消化系统发育

1 岁萌出上下左右第一乳磨牙,全部 20 颗乳牙出齐应不迟于 2.5 岁。

二、幼儿营养需要与推荐参考摄入量

1. 能量

幼儿对能量的需要通常包括基础代谢、生长发育、体力活动以及食物的特殊动力作用的需要。

婴幼儿时期基础代谢的需要约占总能量需要量的 60%,高于成人。

《中国居民膳食营养素参考摄入量》建议 1 岁、2 岁、3～4 岁能量摄入男女孩不同。

2. 蛋白质

幼儿不仅对蛋白质的量相对需要比成人多,而且质量要求也比成人高。一般要求蛋白质所供能量应占膳食总能量的 12%～15%,其中有一半应是优质蛋白质。

3. 脂肪

对于 1～3 岁的幼儿,由脂肪提供的能量在 30%～35% 为宜,幼儿膳食中含有适量脂肪也有助于增加食欲。

必需脂肪酸中,亚油酸富含于所有植物油,而 α－亚麻酸仅限于大豆油和低芥酸菜籽油。

4. 碳水化合物

2 岁以后,要逐渐增加来自淀粉类食物的能量,供能为总能量的 50%～55%。同时相应地减少来自脂肪的能量。

5. 矿物质

(1)钙:奶及其制品是膳食钙的最好来源。1～3 岁幼儿的钙 AI 为 600mg/d。

(2)铁:幼儿期每天从各种途径损失的铁不超过 1mg,加上生长需要,每天平均需要 1.0 mg 的铁。AI 为 12mg/日。

(3)锌:婴幼儿缺锌时会出现生长发育缓慢、味觉减退、食欲不振、贫血、创伤愈合不良、免疫功能低下等表现。RNI:9.0mg/日。

(4)碘:幼儿期缺碘会影响生长发育。RNI: 50μg/日。

6. 维生素

(1)维生素 A:其与机体的生长、骨骼发育、生殖、视觉及抗感染有关。RNI: 500μg 视黄醇当量/日。

(2)维生素 D:其缺乏可引起佝偻病。RNI: 10μg/日。

(3)其他维生素 B_1、B_2、C 等。

三、幼儿的膳食

1. 幼儿食物的选择：以谷类为主的平衡膳食，还应包括奶类、肉、蛋、禽、鱼、豆类食品、蔬菜、水果。每日奶或奶制品不少于350ml，每周应提供动物肝、血及海产品。

2. 幼儿膳食的基本要求

(1) 营养齐全、搭配合理。

(2) 合理加工与烹调：软饭、麦糊、面条、面包、饺子等交替，蔬菜应切碎煮烂，硬果及种子应磨碎制成泥糊状。宜采用清蒸、切煮，不宜添加味精。

(3) 合理安排进餐膳食安排：每日4~5餐。

早餐占能量25%；

午餐占能量35%；

晚餐占能量30%~35%；

零食或点心5%~10%。

(4) 营造舒适的进餐环境。

(5) 注意饮食卫生。

项目四　学龄前、学龄儿童与青少年营养

任务1　学龄前儿童营养

学龄前期为3~6岁，学龄期为7~12岁，青少年期为12~18岁，与成人相比，各期的营养需要有各自的特点，其共同特点是生长发育需要充足的能量及各种营养素。

一、学龄前儿童的生理及营养特点

1. 身高、体重稳步增长，神经细胞分化已基本完成，但脑细胞体积的增大及神经纤维的髓鞘化仍继续进行，应提供足够的能量和营养素供给。

2. 咀嚼及消化能力有限，注意烹调方法。

3. 尚未养成良好的饮食习惯和卫生习惯，注意营养教育。

4. 该期主要的营养问题是缺铁性贫血，维生素A、锌的缺乏及农村地区的蛋白质、能量摄入不足。

二、学龄前儿童营养需要

学龄前儿童的膳食是从婴儿膳食逐渐过渡到成年人的膳食。这个时期的宝宝生长速度较婴儿慢，大脑的发育在日趋完善而消化功能还没有完全成熟，加之宝宝随年龄增长，活动量增大了，活动内容丰富了，所以对营养素的需求也就更多了。尤其是能量、蛋白质、脂类、钙、铁、锌等营养素。

1. 能量

3~6岁儿童基础代谢消耗能每日每1000g体重约44kcal。基础代谢的能量消耗为总能量消耗的60%。《中国居民膳食营养素参考摄入量》推荐3~6岁学龄前儿童能量范围是1300~1700kcal/日，其中男孩高于女孩。

2. 蛋白质

学龄前儿童在饮食中需要足够的蛋白质。蛋白质主要存在于谷类、豆类、动物性食物中。乳类在宝宝食品中占有特殊的地位，它不仅是很好的蛋白质来源，而且钙和核黄素的含量也较高，所以，每日应给宝宝吃一定量的乳类食品。学龄前儿童每日喝半斤牛乳或50～100克动物性食品和豆类食品就能基本上满足宝宝机体对蛋白质的需要。

学龄前儿童每增加一公斤体重约需要160g蛋白质的累积，摄入蛋白质的主要目的是满足细胞、组织的增长，因此对蛋白质的质量，尤其是必需氨基酸的种类和数量有一定的要求。一般而言，儿童必需氨基酸需要量占总氨基酸需要量的36%。

3. 脂肪

儿童生长发育所需要的能量、免疫功能的维持、脑的发育和神经髓鞘的形成都需要脂肪，尤其是必需脂肪酸。学龄前儿童每日每1000g体重需要总脂肪为4～6g。由于胃的容量较小而需要的能量又相对较高，其膳食脂肪供能比高于成人。建议动物性食品应选择鱼类等海产品，因为鱼类中富含n－3长链多不饱和脂肪酸。

4. 碳水化合物

经幼儿期的逐渐适应，学龄前儿童基本完成了饮食以奶和奶制品为主到以谷类为主的过渡，谷类所含的丰富的碳水化合物是其能量的主要来源，碳水化合物应占总能量的50%～60%，但不宜用过多的糖和甜品，而应以含复杂碳水化合物的谷类为主，如：大米、面粉、豆类等。学龄前儿童蛋白质、脂肪、碳水化合物供能比例为1∶1∶1∶6。

5. 矿物质

钙：为满足儿童骨骼生长，每日平均骨骼钙储留量为100～150mg，钙需要量3岁为350mg/日，4～6岁为450mg/日，食物钙的平均吸收率是35%。奶及奶制品钙含量丰富，吸收率高，是儿童最理想的钙来源。豆类及豆制品尤其是大豆、黑豆含钙也较丰富。此外，芝麻、小虾皮、海带等也含有一定的钙。《中国居民膳食营养参考摄入量》中学龄前儿童钙的平均摄入量为800mg/日。

碘：含碘较高的产品主要是海产品，如海带、紫菜、海鱼、虾等。为减少因缺乏碘导致的儿童生长发育障碍，《中国居民膳食营养参考摄取入量》提出学龄前儿童碘的RNI为50ug/日，为保证这一摄入水平，除必须使用碘强化食盐烹调食物外，还建议每周膳食中至少有一次海产品。

碘缺乏会引起甲状腺肿和少数克汀病发生，而长时间高碘摄入可导致高碘性甲状腺肿等高碘性危害。

铁：铁缺乏引起缺铁性贫血是儿童期最常见的疾病。学龄前儿童缺铁的原因：一是生长发育快需要的铁较多；二是儿童内源性可利用的铁少，其需要的铁更依赖食物铁的补充；三是学龄前儿童的膳食中奶类的食物仍占较大的比重，其他含铁食物较少，也是缺铁产生的原因。铁缺乏的儿童对外界反应差、易怒、不安、注意力不集中及学习能力差。铁缺乏对儿童免疫力、行为和智力发育产生不可逆性影响。《中国居民膳食营养参考摄入量》建议学龄前儿童铁的推荐摄入量为12mg/日。动物血、瘦肉是铁的良好来源，膳食中丰富的维生素C可促进铁的吸收。

锌：锌缺乏儿童常出现味觉下降、厌食甚至异食癖，嗜睡、面色苍白，抵抗力差并宜患各种传染性疾病，严重者生长迟缓。《中国居民膳食营养素参考摄入量》提出学龄前儿童锌推荐摄入量为12mg/日。鱼、禽、蛋、肉等食物锌含量丰富，利用率也高。

锌缺乏可引起:生长缓慢、皮肤伤口愈合不良，味觉障碍、胃肠道疾患、免疫功能减退等。

锌过量导致锌中毒，其主要特征是锌对胃肠道的直接作用，导致上腹疼痛、腹泻、恶心、呕吐。

6. 维生素

维生素是人体所必需的一类结构不同的低分子有机物。它们大部分不能在人体内合成，或合成量不能满足人体需要，而必须从食物中摄取。维生素可以增强抵抗力、调整机体代谢。在维持人体正常生命活动及物质代谢过程中起着十分重要的作用。

(1)维生素A的食物来源:

动物肝脏、蛋黄、奶油和鱼肝油中天然维生素A含量最高;在植物性食品中，深颜色(红、黄、绿色)的蔬菜如番茄、胡萝卜、辣椒、红薯、空心菜、苋菜及某些水果如香蕉、柿子、橘子、桃等中含有较多的胡萝卜素。

过量摄入维生素A可引起食物中毒，可产生夜盲症、干眼症，并影响生殖功能。

(2)维生素D的来源:

充足的光照可产生维生素D_3。鱼肝油、蛋黄、牛奶等动物性食品中含有维生素D_3。维生素D不足会引起儿童佝偻病。

(3)维生素E的食物来源:

维生素E在自然界分布甚广，一般不易缺乏。植物油中维生素E含量较多，与亚油酸等多烯脂肪酸含量平行。某些因素可能影响食物中维生素E含量，如牛奶因季节不同则含量不同。此外，维生素E不太稳定，在储存及烹调过程中都会有损失。

(4)维生素B_1的食物来源:

粗粮、豆类、花生、瘦肉、内脏及干酵母等都是维生素B_1的良好来源。但加工不当容易破坏，应注意烹调方法，避免损失。某些鱼及软体动物体内含硫胺素酶，可分解破坏硫胺素，而硫胺素就是维生素B_1。如加热就可使硫胺素酶破坏，故不生吃鱼类和软体动物，就可维持食物中的维生素B_1的含量。

维生素B_1缺乏可引起脚气病。

(5)维生素B_2的食物来源:

维生素B_2又称核黄素，植物性食物中能合成核黄素，而动物性食物则一般不能合成。肠道菌虽可合成少量维生素B_2，但不能满足需要，故维生素B_2主要需依赖食物供给。维生素B_2自然界中分布不广，只集中于肝、肾、乳、蛋黄、河蟹、鳝鱼、口蘑、紫菜等少数食品中。绿叶蔬菜中的维生素B_2含量略高于其他蔬菜。干豆类、花生等食物中维生素B_2含量尚可。

维生素B_2缺乏容易引发脂溢性皮炎、弥漫性上皮角化并伴有脂溢性脱发和神经紊乱。

(6)尼克酸的食物来源:

食物中尼克酸含量较高的有动物肝脏、瘦肉、粗粮、花生、豆类、酵母等。

(7)叶酸的食物来源:

动物肝、肾及水果、蔬菜、麦麸等食物中含量丰富。肠道功能正常时，肠道菌群也能合成一部分，故一般不致缺乏。

(8)维生素B_{12}的主要来源:

植物性食品含量甚少，其食物来源主要是动物性食品。肉、乳及动物内脏中含量较多，豆类经发酵可含维生素 B_{12}。人体结肠中微生物可合成维生素 B_{12}，但不能被吸收，只能随粪便排出。

维生素 B_{12} 缺乏症多因吸收不良引起，膳食中很少缺乏。维生素 B_{12} 缺乏可引起巨幼红细胞性贫血。

(9)维生素 C 的食物来源：

蔬菜和水果是维生素 C 的主要来源，甚至是唯一来源，在选用蔬菜时要选择绿叶蔬菜，如小白菜、油菜、苋菜、菠菜、柿椒、苦瓜、菜花、芥蓝等蔬菜，以及猕猴桃、鲜枣、沙田柚等水果。菠菜含草酸较多，不利于钙的吸收，烹调时应先用水焯一下，使草酸溶解到水里。为了避免维生素 C 在烹调过程中破坏，可以给宝宝多吃一些生的蔬菜，如西红柿和水果。宝宝平均每天吃 200 ~ 300 克蔬菜为宜。

7. 水

水是构成人体组织的重要物质。人体的组织细胞、组织液、血浆等都是水组成的。它可以补充人体营养和参与机体各种代谢。水中含有丰富的矿物质，如钙、镁、铁、铜、铬、锰等元素，同时，水还可以帮助机体消化食物、吸收营养、排除废物、参与调节体内酸碱平衡和体温，并在各器官之间起润滑作用。作为体内一切化学反应的媒介，水是各种营养素和物质运输的介质。

三、学龄前儿童的膳食指南

1. 平衡膳食原则

多样食物合理搭配、专门烹调易于消化、制度合理的膳食制度、培养健康的饮食习惯。

2. 三餐主食的选择

(1)谷类。粗制面粉、大米是每日最基本的食物。每日 200 ~ 250 克可提供 55% ~ 60% 的能量，约一半的维生素 B_1 和烟酸，如果每周有 2 ~ 3 餐以豆类、燕麦等代替部分大米和面粉，将有利于蛋白质、B 族维生素的补充。

(2)动物性食物。含优质蛋白质及一些维生素和矿物质，是保证孩子生长发育必需的食物。

①肉类适量，主要提供优质蛋白质、维生素、矿物质，每日供给总量约 100 ~ 125 克，鱼类蛋白软骨细嫩而易于消化，鱼类脂肪中含有 DHA，有利于儿童脑和智力的发育。

②蛋类，可提供优质易消化的蛋白质、维生素 A、B_2，以及有利于脑组织发育的卵磷脂，每日应供给一个。

③奶类及其制品，提供优质易于消化的蛋白质、维生素 A、维生素 B_2 以及丰富优质的钙。

(3)大豆及其制品。与其他植物蛋白质不同，大豆蛋白质含赖氨酸，是优质蛋白质。大豆脂肪含有必需脂肪酸亚油酸和 a - 亚麻酸，能在体内分别合成花生四烯酸和 DHA，促进脑和视神经组织发育，提高学习和训练成绩，因此每日至少供给相当于 15 ~ 20 克大豆的制品，以提供约 6 ~ 10 克的优质蛋白。

(4)蔬菜和水果类。蔬菜和水果是维生素、矿物质和膳食纤维的主要来源。每日供给量约 150 ~ 200 克，可选椰菜、菜花、小白菜、芹菜、胡萝卜、黄瓜、西红柿、鲜豌豆、绿色和黄红色辣椒，可供选择的水果不限。

3. 膳食安排

(1)学龄前儿童一日食物安排：

建议每日供给 200 ~ 300ml 牛奶(不要超过 600ml)，一个鸡蛋、100 ~ 125g 无骨鱼或禽、瘦肉及适量的豆制品，150g 蔬菜和适量的水果，谷类已取代乳品为主食，每日需 150g，并建议每周进食一次富含铁和维生素 A 的猪肝和富含铁的猪血，每周进食一次富含碘和锌的海产品。

(2)学龄前儿童膳食制度：

学龄前儿童宜采用三餐两点制供给食物，三岁儿童可用三餐三点制。

课间餐的选择应是适量的粗麦饼干、赖氨酸面包、水果、奶制品等，宜用小分量包装，在满足孩子食欲、好奇心的同时，补充适量的能量和营养素，又不影响正餐。

任务2 学龄儿童的营养与膳食

一、学龄儿童的营养问题

其营养问题与学龄前相似，但特别注意学生的早餐营养问题。

二、学龄儿童的营养需要

由于儿童少年体内合成代谢旺盛，以适应生长发育的需要，所需要的能量和各种营养素的量相对比成人高，尤其是能量、蛋白质、脂类、钙、锌和铁等营养素。同年龄男生和女生在儿童时期对营养素需要的差别很小，从青春期生长开始，男生和女生的营养需要出现较大的差异。

1. 能量

生长发育中儿童少年的能量处于正平衡状态。能量的来源分别为，碳水化合物 55% ~ 65%，脂肪 25% ~30%，蛋白质 12% ~14%。

2. 蛋白质

蛋白质提供的能量应占膳食总能量的 12% ~14%。

动物性食物蛋白质含量丰富，氨基酸构成好，如肉类为 17% ~20%，蛋类为 13% ~ 15%，奶类约为 3%，植物性食物中大豆是优质蛋白质的来源，含高达 35% ~40%，谷类含 5% ~10%，利用率较低。

3. 脂类

儿童期脂肪适宜摄入量以占总能量的 25% ~30% 为宜。少年时期是生长发育的高峰期，能量的需要也达到了高峰，因此一般不过度限制儿童少年膳食脂肪摄入。但脂肪摄入量过多将增加肥胖及成年后心血管疾病、高血压和某些癌症发生的危险性。其中饱和脂肪酸、单不饱和脂肪酸和多不饱和脂肪酸的比例为 1∶1∶1，n－6 和 n－3 多不饱和脂肪酸的比例为(4 ~6)∶1。在脂肪种类的选择上要注意选择含必需脂肪酸的植物油。

4. 矿物质

(1)钙：青春前期及青春期正值生长突增高峰期，为了满足突增高峰的需要，11 ~18 岁青少年钙的适宜摄入量为 1000mg/d。

6 ~10 岁钙的适宜摄入量为 800mg/d。钙的可耐受摄入量为 2000mg/d。

奶和奶制品是钙的最好食物来源，其含钙量高，并且吸收率也高。发酵的酸奶更有利于钙的吸收。可以连骨壳吃的小鱼小虾及一些硬果类，含钙量也较高。

绿色蔬菜、豆类也是钙的主要食物来源。

(2)铁：铁缺乏除引起贫血外，也可能降低学习能力、免疫和抗感染能力。青春期贫血是女童常见的疾病，值得特别关注。

我国儿童少年膳食铁推荐摄入量（mg/d）：

年龄(岁)	AI(mg/d)	UL(mg/d)
6～	12	30
7～	12	30
11～		
男	16	50
女	18	50
14～18		
男	20	50
女	25	50

食物来源：动物血、肝脏及肉类是铁的良好来源，含铁高，吸收好。豆类、黑木耳、芝麻酱中含铁也较丰富。

(3)儿童缺锌的临床表现是食欲差，味觉迟钝甚至丧失，严重时引起生长迟缓，性发育不良及免疫功能受损。

儿童青少年锌的膳食推荐摄入量(mg/d)：

年龄(岁)	体重(kg)	RNI(mg/d)	UL(mg/d)
6～	19	12.0	23
7～	27	13.5	28
11～			
男	42	18.0	37
女	41	15.0	34
14～18			
男	56	19.0	42
女	50	15.5	35

食物来源：贝壳类海产品、红色肉类、动物内脏等都是锌的良好来源，干果类、谷类胚芽、麦麸、花生和花生酱也富含锌。

(4)碘：碘缺乏在儿童期和青春期的主要表现为，甲状腺肿，尤其是青春期甲状腺发病率较高，需特别预防。

儿童青少年锌的膳食推荐摄入量：

年龄(岁)	RNI(μg/d)	UL(μg/d)
6～	90	—
7～	90	800
11～	120	800
14～18	150	800

食物来源：含碘最高的食物是海产品包括海带、紫菜、海鱼等。碘摄入过多会对身体有害，引起高碘性甲状腺肿，儿童少年每日摄入碘量如超过 800 微克，就有可能造成过量，对健康带来危害。

(5)维生素：

①维生素 A：缺乏维生素 A 可引起暗适应能力下降与夜盲症；干眼病；黏膜与皮肤上皮细胞损害；影响骨组织及牙齿的正常发育；免疫功能下降及血红细胞合成异常等。

儿童青少年维生素 A 的膳食推荐摄入量：

年龄(岁)	RNI(μg RE)	UL(μg RE)
6~	600	2000
7~	700	2000
11~	700	2000
14~18		
男	800	2000
女	700	2000

食物来源：动物肝脏，如羊肝、鸡肝、猪肝含有丰富的维生素 A。植物性食物只能提供维生素 A 原类胡萝卜素。胡萝卜素主要存在于深绿色或红黄色的蔬菜和水果中，如胡萝卜、青椒、芹菜、叶菠菜。与动物来源的维生素 A 比较，植食物来源的胡萝卜素效价较低。

②维生素 B_1：精加工谷类的普及，使儿童维生素 B_1 的缺乏，成为目前的营养问题。缺乏维生素 B_1 容易得干型脚气病、湿型脚气病及混合型脚气病。

儿童青少年维生素 B_1 的膳食推荐摄入量：

年龄(岁)	RNI(mg/d)	UL(mg/d)
6~	0.7	50
7~	0.9	50
11~	1.2	50
14~18		
男	1.5	50
女	1.2	50

食物来源：维生素 B_1 广泛存在天然食物中，动物内脏如肝、心、肾，肉类、豆类和没有加工的粮谷类。

③维生素 B_2：儿童少年紧张的学习生活，使其易发生维生素 B_2 缺乏症。当维生素 B_2 缺乏时，不仅会出现口角炎，还可能患唇炎、舌炎、脂溢性皮炎等，还可能影响到眼睛，长期摄入量不足，眼睛会有畏光感，眼皮出现红肿等。

儿童青少年维生素 B_2 的膳食推荐摄入量：

年龄(岁)	RNI(mg/d)
6 ~	0.7
7 ~	1.0
11 ~	1.2
14 ~ 18	
男	1.5
女	1.2

食物来源:良好的食物来源是动物性食物,如动物内脏,乳类,蛋黄;植物性食物如谷类、根茎类及蔬菜水果也有一定含量。

④维生素 C:VC 长期摄入不足,可导致 VC 缺乏而引起坏血病。

儿童青少年维生素 C 的膳食推荐摄入量:

年龄(岁)	RNI(mg/d)	UL(mg/d)
6 ~	70	700
7 ~	80	800
11 ~	90	900
14 ~ 18	100	1000

食物来源:新鲜的蔬菜、水果是维生素 C 丰富的食物来源。如约 150g 油菜(菜心)可提供 100mg/d 的维生素 C。

三、学龄儿童的膳食指南

安排好一日三餐，早餐和中餐的营养素供给应占全天的 30% 与 40%。每日供给 300ml 牛奶，1 ~ 2 个鸡蛋，及鱼、禽、肉等 100 ~ 150g，谷类和豆类 30 ~ 500g。注意饮食习惯培养，少吃零食，饮用清淡饮料，控制食糖摄入。

任务 3　青少年营养

该期包括青春发育期和少年期。相当于初中和高中学龄期。

一、性格及性的发育特点

此期儿童体格发育速度加快，尤其是青春期，身高、体重的突发性增长是其主要特征。青春发育期被称为生长发育的第二高峰期。此期生殖系统发育，第二性征逐渐明显。充足的营养是生长发育、增强体魄、获得知识的物质基础。当营养不良时可推迟青春期 1 ~ 2 年。

二、营养需要

1. 能量:其能量需要与生长速度成正比。推荐的能量供给为:男 10.04 ~ 13MJ/d，女 9.2 ~ 10.04MJ/d。

2. 蛋白质:此期一般增重 30kg，16% 为蛋白质。蛋白质功能应占总热能的 13% ~ 15%，每天 75 ~ 85g。

3. 矿物质及维生素:为满足生长发育的需要，钙的 AI 为:100mg/d，铁的 AI 为:男

20mg/d、女 25mg/d，锌的 RNI：男 19mg/d、女 15.5mg/d。

三、青少年的膳食指南

1. 青少年期的食物选择及膳食

(1)谷类是青少年膳食中的主食，每天 400～500g。

(2)保证足量的动物性食物及豆类食物的供给，鱼、禽、肉、蛋每日供给 200～250g，奶 300ml/d。

(3)保证蔬菜水果的供给，每天蔬菜供给 500g，其中绿叶蔬菜不低于 300g。

(4)注意平衡膳食。

2. 复习考试期间的膳食

复习、考试期间生活和学习节奏较快，大脑活动处于高度紧张状态，在这种状态下，大脑对氧和某些营养素的消耗和需求比平时增多。

但大脑良好的营养和功能状况主要依靠平时长期的膳食供应，在复习考试期间主要补充大脑因消耗增加的营养素如碳水化合物、维生素 C、B 族维生素以及铁，而且在此期间不应刻意注重“营养”而改变饮食习惯或进食过多，反而影响大脑功能的发挥。

(1)吃好早餐。血糖是大脑能直接利用的唯一能量。复习、考试期间，如果不吃早餐或早餐吃得不好，上午第三、四节课时血糖水平降低，就会产生饥饿感，反应迟钝，从而影响学习效率。

如果因为某些原因没吃早餐，如孩子过于紧张，没有食欲时，可给孩子带上一小块巧克力或一片面包和一瓶牛奶或酸奶，在上午 10 点左右吃。食物的量不宜过多，以免影响午餐的进食。

(2)摄入充足的食物。由于天气炎热，加上学习紧张降低了孩子的食欲，此时家长应选择孩子平常爱吃的食物，变换花样做可口一些。主食数量充足，以保证充足的能量供应，含有丰富 B 族维生素的杂粮、豆类对增进食欲起到很好的作用。

(3)保证优质蛋白质的摄入。可选用鱼虾、瘦肉、肝、鸡蛋、牛奶、豆腐、豆浆等，这些食物不仅含有丰富的优质蛋白质，还富含钙、铁、维生素 A、维生素 B_2 等。鱼虾贝类，尤其是深海鱼含有丰富的 DHA，DHA 可以提高大脑功能，增强记忆。

(4)每天食用新鲜的蔬菜和水果。新鲜的蔬菜和水果中含有丰富的维生素 C 和膳食纤维，维生素 C 既可促进铁在体内的吸收，还可增加脑组织对氧的利用。这类食物还可以帮助消化、增加食欲。

(5)注意色、香、味的搭配。食物的感观对孩子非常重要，色、香、味俱全的食物可促进消化液分泌，增进食欲。

(6)卫生问题不容忽视。在复习、考试期间，不要在街头小摊上买东西吃，不吃或少吃冷饮，家长可在家中准备一些绿豆汤、凉白开水或新鲜的水果等供孩子解渴。在吃东西前将手洗干净，注意卫生，以免引起肠道传染病。

(7)给学生创造一个轻松、愉快的就餐环境，在进餐过程中谈一些轻松、愉快的话题，有利于消化液的分泌和食物的消化。

(8)不可过分迷信和依赖“健脑品”“益智品”等对智力和考试成绩的作用。因为人的智力受许多因素的影响，营养只是诸多因素之一，而各类天然食物中已经包含了人体所需的各种营养素，只要不挑食、偏食就能满足身体和紧张学习的需要。

项目五　老年营养

一、老年人的生理代谢特点

(一)代谢功能降低

1. 基础代谢下降，较中年人约降低 15% ~20%。

2. 合成代谢降低，分解代谢增高，引起细胞功能下降。

(二)机体成分改变

脂肪组织随年龄增长而增加，瘦体质量(lean body mass)随年龄增长而减少。

细胞量下降，肌肉组织的重量减少出现肌肉萎缩。

机体水分减少，细胞内液减少。

骨组织矿物质减少，钙减少，出现骨密度降低。因此老年人易发生不同程度的骨质疏松症及骨折。

(三)器官功能改变

消化系统功能下降，易发生便秘。

心脏功能降低，血管逐渐硬化。

脑功能、肾功能及肝代谢能力均有不同程度的下降。

二、膳食营养因素与衰老

目前衰老的学说有多种，代谢功能失调学说与营养的关系最密切，而自由基学说较受重视。

(一)自由基学说

人体组织的氧化反应可产生自由基。自由基损害细胞膜产生脂质过氧化物，还可使一些酶蛋白变性，活性丧失。

(二)膳食营养因素与抗脂质过氧化

非酶防御系统，包括维生素 E 和维生素 C 等抗氧化营养剂。

酶防御系统，包括超氧化物歧化酶(SOD)、过氧化氢酶及谷胱甘肽过氧化酶(GSH - PX)等。SOD 含有锌、铜、锰等微量元素。SOD 活力随年龄增长呈下降趋势。微量元素硒是 GSH - PX 活性中心主要成分，硒缺乏时酶活性下降。

三、老年期的营养需要

(一)能量

由于基础代谢下降、体力活动减少和体内脂肪组织的比例增加，老年期对能量的需要量相对减少，因此每日膳食总能量的摄入量应适当降低，以免引起肥胖。能量摄入量应随年龄增长逐渐减少。60 岁后应较青年时期减少 20%，70 岁以后减少 30%。一般而言，每日能量摄入 6.72 ~8.40MJ(1600 ~2000kcal)即可满足需要，体重 55kg 每日只需摄入能量 5.88 ~7.65 MJ (1400 ~1800 kcal)。能量的摄入量与消耗量以能保持平衡并可维持正常体重为宜。

(二)宏量营养素

1. 蛋白质：老年人由于分解代谢大于合成代谢，蛋白质的合成能力差，表现为血清蛋白含量降低，易出现负氮平衡，而摄入的蛋白质利用率亦降低。因此，蛋白质的摄入应质优量足，每日达到每 kg 体重 1.0 ~ 1.2g 为宜，由蛋白质提供的能量以占总能量的 12% ~ 14% 较合适。老年人肝、肾功能降低，过多的蛋白质可加重肝、肾负担，应选择生物利用率高的优质蛋白质，每日需有一小部分蛋、奶、肉、鱼等动物蛋白，而豆腐、豆制品等豆类蛋白质可较多食用。

2. 脂肪：由于老年人胆汁酸减少，脂酶活性降低，对脂肪的消化功能下降，因此脂肪的摄入不宜过多，以占膳食总能量的 20% 为宜。脂肪种类的选择应控制饱和脂肪酸含量多的动物脂肪的摄入量，如猪油、牛油、羊油及奶油，而应以富含多不饱和脂肪酸的植物油为主。多不饱和脂肪酸、单不饱和脂肪酸与饱和脂肪酸的比值应为 1:1:1。

3. 碳水化合物：由于老年人糖耐量低，胰岛素分泌减少且对血糖的调节作用减弱，易发生血糖增高。有报告认为蔗糖食入多可能与动脉粥样硬化等心血管病及糖尿病的发病率高有关，因此老年人不宜食含蔗糖高的食品，过多的糖在体内还可转变为脂肪，并使血脂增高。而果糖易被老年人吸收利用，且果糖转变成脂肪的能力小于葡萄糖，故老年人宜多吃水果、蜂蜜等含糖的食品。还应多吃蔬菜增加食物纤维的摄入，以利于增强肠蠕动，防止便秘。

（三）微量营养素

1. 钙：老年人对钙的吸收能力下降，由于胃肠功能降低，胃酸分泌减少，同时肾功能降低以致形成 1,25 -（OH）2 - D3 的功能下降，户外活动的减少和缺乏日照又使皮下 7 - 脱氢胆固醇转变为维生素 D 的来源减少。老年人对钙的吸收率一般在 20% 以下，而青少年对钙吸收率为 35% ~ 40%。钙的摄入不足易使老年人出现钙的负平衡，体力活动的减少又可降低钙在骨骼中的沉积，以致骨质疏松症及股骨、颈骨骨折比较多见。因此，钙的充足供应十分重要，我国膳食特点往往使钙的供给不足，一般摄入量多在每日 500mg 以下。我国营养学会推荐成人每日膳食钙的供给量为 800mg，已可满足老年人的需要。食物中钙含量丰富的首选牛奶，每 100ml 含钙 109mg，且易被人体吸收利用。虾皮、海带、小鱼、黄豆、豆制品含钙均较多，绿叶蔬菜也是日常膳食中钙的主要来源。钙的补充不宜过多，以免引起高钙血症、肾结石及内脏不必要的钙化。

2. 铁：老年人对铁的吸收利用能力下降，造血功能减退，血红蛋白含量减少，易出现缺铁性贫血，据国内报道，老年人贫血患病率约为 50%。其原因除铁的摄入量不足、吸收利用差外，还可能与蛋白质的合成减少、维生素 B_1、维生素 B_6 及叶酸缺乏有关。因此铁的摄入量也需充足，我国营养学会推荐老年人膳食铁的供给量为每日 12mg。

铁的吸收率直接与铁在食物中的存在形式有关，动物性食品中的血红素铁一般吸收率为 20% 左右，而植物性食物中的非血红素铁吸收率在 10% 以下，且膳食中植酸、磷酸、草酸等均可与非血红素铁形成难溶性铁盐，降低铁的吸收率。维生素 C 及肉、鱼、禽类所含肉禽类因子则可促进铁的吸收。因此，为使老年人获得较充足的可利用铁，在选择食物时应注意选择血红素铁含量高的食品（如猪肝、禽肉和鱼类），鸡蛋由于含有卵黄高磷蛋白可干扰铁的吸收，故并非铁的良好来源，其铁吸收率仅 3% ~ 5%。同时还应食用富含维生素 C 的蔬菜、水果，以利于铁的吸收。

3. 硒：老年人硒的膳食供给量与成年人相同，每日 50μg。

此外，微量元素锌、铜、铬每日膳食中亦需有一定的供给量以满足机体需要。

4. 维生素 A：维生素 A 的主要存在形式为视黄醇，仅在动物性食品中含有。植物性食品不含视黄醇，但黄绿色蔬菜如胡萝卜、绿叶菜等所含的类胡萝卜素进入人体后可转变为视黄醇。

维生素 A 的主要功能为维持正常视力、维持上皮组织健康和增强免疫功能。老年人由于食量减少，生理功能减退，易出现维生素 A 缺乏。因此膳食中除一部分维生素 A 由动物性食品提供外，还应注意多食用黄绿色蔬菜，因为我国膳食特点决定维生素 A 的来源主要来自绿叶蔬菜提供的胡萝卜素，约占 2/3 以上。膳食中维生素 A 的推荐供给量为每日 800μg 视黄醇当量。

5. 维生素 D：维生素 D 有利于钙吸收及骨质钙化，并通过甲状旁腺激素和降血钙素的调节作用而维持血钙正常水平。老年人因户外活动减少，由皮肤形成的维生素 D 量降低，加之肝、肾功能衰退致使通过肝、肾转化为 1,25－(OH)2－ D3 的活性形式减少，易出现维生素 D 缺乏而影响钙、磷吸收及骨骼矿质化，导致钙缺乏，出现腰腿疼及骨质疏松，故每日维生素 D 的摄入量应达到 10μg。

6. 维生素 E：老年人每日膳食维生素 E 的推荐供给量为 12mg，当多不饱和脂肪酸摄入量增高时，应相应地增加维生素 E 的摄入量，一般每摄入 1g 多不饱和脂肪酸应摄入 0.6mg 维生素 E 才能满足需要。

维生素 E 主要存在于各种油料种子及植物油中，膳食中一般不易缺乏。维生素 E 虽有抗衰老功能，毒性较小，但亦不宜大量补充，有证据表明长期每日补充维生素 E 600mg 以上有可能出现头疼、胃肠不适、视觉模糊及极度疲乏等中毒症状，因此每日维生素 E 的最大摄入量以不超过 400mg 为宜。

7. 硫胺素（维生素 B_1）：维生素 B_1 作为羧化酶、转羟乙醛酶的辅酶在碳水化合物和能量代谢中具有重要作用。老年人对维生素 B_1 的利用率降低，因此供给量应充分。每日膳食推荐供给量为 1.3mg。

富含维生素 B_1 的食物有肉类、豆类及加工碾磨较粗的粮谷类。北方地区较少缺乏，南方单纯食用加工精细的大米又缺乏副食的地区，常可出现因维生素 B_1 缺乏所引起的脚气病，表现为以多发性末梢神经炎为主的干性脚气病或以下肢浮肿、右心扩大为主的湿性脚气病。

8. 核黄素（维生素 B_2）：膳食中长期缺乏维生素 B_2，则可引起以口角炎、唇炎、舌炎、皮脂溢出性皮炎等症状为主的维生素 B_2 缺乏症。在我国膳食中，核黄素是最为普遍缺乏的一种维生素，这与动物性食品摄入量少有关。老年人膳食核黄素的推荐供给量与硫胺素相同，每日为 1.3mg。

9. 抗坏血酸（维生素 C）：维生素 C 可促进组织胶原蛋白的合成，保持毛细血管的弹性，减少脆性，防止老年血管硬化，并可扩张冠状动脉，降低血浆胆固醇及增强机体免疫功能。同时维生素 C 又具有抗氧化作用，可防止自由基损害。因此老年人膳食中应充分供应维生素 C，推荐膳食供给量应高于成年人，每日 130mg。

（四）水分

老年人对水分的要求不低于中青年，有时还比其他年龄组要求高，因为老人对失水与脱水的反应会迟钝于其他年龄组，加之，水的代谢有助于其他物质代谢以及排泄代谢废物，目前老龄人每日每 kg 体重应摄入 30ml 的水。有大量排汗、腹泻、发热等状态下还必须按情况增加。关键是老年人不应在感到口渴时才饮水，而应该有规律地主动饮水，其中可包括不太浓的茶。

四、老年人的合理膳食

老年人的饮食营养调理，要根据各自的生理特点而定。总的原则是“四足四低”，即老年人的膳食中应有足够蛋白质、足够矿物质、足够维生素、足够膳食纤维和低热能、低脂肪、低胆固醇、低盐。具体来说，老年人应多吃鱼、豆制品、乳类、蔬菜、菌藻类和水果，吃适量的瘦肉、禽；少吃动物内脏、盐腌食品或熏制品。做到饮食有节，清淡，荤素均食，粗细搭配。其具体要求如下：

(一)食物多样化，搭配合理

食物种类多，可获得全面的营养，主食做到粗细搭配。粗粮、薯类具有很高的营养价值，能提供较多的维生素、矿物质和膳食纤维，有利于老年人维持良好的食欲和消化液的正常分泌。膳食纤维可刺激肠蠕动，防治便秘。

(二)食物宜清淡、易消化

食物必须清淡、少盐、少油腻，以适应老年人的心、肾功能。烹调方式宜采用蒸、煮、炖、煲，少用油炸、油煎。食物应尽量切细，切碎，并注意色、香、味。老年人宜多食带馅食品。

(三)膳食安排以少食多餐为宜

每天5~6餐,3次正餐之间可加1~2餐。老年人睡前可饮用牛奶,这对睡眠有好处。

(四)增加抗氧化营养素的摄入

自由基被认为是引起机体衰老及某些慢性疾病的原因之一。在正常情况下，人体具有较强的抗氧化防御机能。该防御系统由抗氧化剂和抗氧化酶组成，可有效清除自由基，延缓衰老。抗氧化剂和抗氧化酶可从食物中获得。具有抗氧化作用的营养素有维生素A、C、E，类胡萝卜素以及微量元素硒等。老年人可以选用富含以上营养素的食物，如鱼、海产品、瘦肉、豆制品、蘑菇、香菇、木耳、海带、紫菜、绿色蔬菜、黄色瓜果等，以增强机体抗衰老能力。

复习思考题

一、填空题

1. 妊娠早期基础代谢率略有__________，中晚期逐渐__________。
2. 一般可根据定期测量孕妇__________的增长来评价和判断能量的摄入是否适宜。
3. 婴儿生长至__________月时，应添加断奶食物作为母乳的补充。
4. 婴幼儿的总能量消耗包括基础代谢、__________、活动的能量消耗、__________和储存能量。
5. 老年人体内蛋白质的合成能力差，而且对蛋白质的吸收利用率降低，容易出现__________氮平衡。
6. 初乳富含大量的钠、氯和免疫蛋白，尤其是__________和乳铁蛋白等，但乳糖和脂肪含量较成熟乳__________，故易消化。
7. 中国营养学会建议乳母钙的AI为__________，老年人钙的AI为__________。
8. 婴幼儿对尿液的浓缩和稀释功能不完善，排泄相同量的溶质所需要的水分比成年人要__________，当肾溶质负荷__________时容易发生脱水或水肿。
9. 妊娠期营养不良可使母体发生__________、__________和营养不良性水肿。

二、单选题

1. 当妊娠期妇女体内(　　)缺乏时，无法满足自身和胎体的需要，结果发生巨幼红细胞贫血。

A. 叶酸　　B. 蛋白质　　C. 铁　　D. 维生素 A

2. (　　)几乎不能通过乳腺，故母乳中的含量很低。

A. 维生素 A　　B. 维生素 B　　C. 维生素 C　　D. 维生素 D

3. 婴幼儿和青少年的蛋白质代谢状况应维持(　　)。

A. 氮平衡　　B. 负氮平衡

C. 排除足够的尿素氮　　D. 正氮平衡

4. 婴幼儿佝偻病主要是由(　　)缺乏引起的。

A. 维生素 A　　B. 维生素 C　　C. 维生素 D　　D. 硫胺素

5. 小于 6 月龄的婴儿宜选用蛋白质含量(　　)的配方奶粉。

A. ＜12%　　B. 12% ~18%　　C. 18% ~25%　　D. ＞25%

6. 老年人易出现骨质疏松是由于体内(　　)含量减少引起的。

A. 铁　　B. 硒　　C. 钙　　D. 锌

三、多选题

1. 导致新生婴儿先天畸形的孕妇营养因素(　　)。

A. 铁缺乏　　B. 叶酸缺乏　　C. 维生素 A 过量　　D. 碳水化合物不足

E. 脂肪过多

2. 学龄儿童可出现的营养问题有(　　)。

A. 缺铁性贫血　　B. 维生素 A 缺乏　　C. 维生素 B_1 缺乏　　D. 肥胖

E. 锌缺乏

3. 可使孕妇出现贫血的维生素包括(　　)。

A. 维生素 A　　B. 维生素 B_1　　C. 维生素 B_{12}　　D. 叶酸

E. 维生素 E

4. 母乳中含量低于牛乳的营养素包括(　　)。

A. 蛋白质　　B. 脂肪　　C. 碳水化合物　　D. 钙

E. 磷

5. 下列叙述属于婴幼儿生理特点的是(　　)。

A. 婴幼儿生长发育迅速，并对某些成年或老年疾病的发生具有预防作用

B. 婴儿期是人类生长发育的第一高峰期

C. 婴儿可以食用成粒花生

D. 婴幼儿配方奶粉是参照母乳的营养素及其组成模式配制而成的，因此新生儿完全不用食用母乳而直接喂以配方奶粉代替，不必强调母乳喂养

E. 母乳是自然界中唯一的营养最全面的食物，是婴儿的最佳食物，应大力提倡母乳喂养

6. 妊娠期营养不良可使胎儿发生(　　)。

A. 佝偻病　　B. 先天畸形　　C. 低出生体重　　D. 脑发育受损

E. 肥胖

四、名词解释

1. 婴儿配方奶粉
2. 断奶过渡期

五、简答题

1. 婴幼儿膳食补充蛋白质时应注意些什么?
2. 对婴儿来讲，牛乳有哪些营养缺陷?
3. 婴儿配方奶粉的基本要求有哪些?
4. 如何做到幼儿的合理膳食?
5. 学龄前儿童存在的主要营养问题是什么?
6. 青少年的膳食原则是什么?
7. 老年人的膳食原则是什么?

六、论述题

1. 概述妊娠期的营养需要。
2. 为何提倡母乳喂养?
3. 运动员的膳食原则是什么?

模块五 强化食品与保健食品

◆**基础理论和知识**

1. 食品营养强化的概念。
2. 强化食品分类。
3. 保健食品的定义。

◆**基本技能及要求**

1. 营养强化的分类。
2. 营养强化的作用与意义。
3. 食品营养强化的基本原则。
4. 对保健食品的正确理解。
5. 保健食品常用的功效成分。

◆**学习重点**

1. 营养强化的作用与意义。
2. 保健食品功能。

◆**学习难点**

1. 强化乳粉。
2. 保健食品的功能。

◆**导入案例**

强化铁酱油,正方:科学证据证明在酱油中添加的少量(175~210 毫克/100 毫升)钠铁 EDTA 不但不会降低人体内其他微量元素的吸收,而且对锌等微量元素的吸收还有促进作用。同时,人体对于铁的吸收有很强的调节作用,多余的铁可以通过代谢排出体外。反方:有研究人员称铁强化酱油里面的钠铁 EDTA 成分会干扰微量元素的吸收,加大致癌风险。

◆讨论

1. 如何针对不同人群生理及职业的需要，进行不同的营养强化?

2. 如何使谷物食品适应更多的人群?

项目一　食品营养强化概述

任务1　食品营养强化的概念

人类的营养需要是多方面的，但是传统的食品并不是营养俱全的。为了弥补天然食品的营养缺陷及补充食品在加工、储藏中营养素的损失，适应不同人群的不同需要，许多国家对有关食品采取了营养强化。根据营养需要向食品中添加一种或多种营养素，或者某些天然食品，提高食品营养价值的过程称为食品营养强化，或简称食品强化。这种经过强化处理的食品称为强化食品。所添加的营养素或含有营养素的物质(包括天然的和人工合成的)称为食品强化剂。我国《食品安全法》规定，“食品强化剂是指为增强营养成分而加入食品中的天然的或者人工合成的属于天然营养素范围的食品添加剂”。

任务2　营养强化的分类

根据营养强化目的的不同，大体可分如下4类：

1. 营养素的强化，即向食品中添加原来含量不足的营养素。

2. 营养素的恢复，即补充食品加工中损失的营养素。

3. 营养素的标准化，即使一种食品尽可能满足食用者全面的营养需要而加入各种营养素。

4. 维生素化，即向原来不含某种维生素的食品中添加该种维生素。

◆知识拓展

营养素的增补，即指以一定剂量向食品中添加营养素;功能因子强化，即向食品添加原来不含的某种或某些功能因子，使强化后的食品成为具有一定生理调节功能的保健食品。

食品强化剂主要包括必需氨基酸、维生素、矿物质和功能因子4类。此外也可包括用于营养强化的天然食物及其制品。

任务3　营养强化的作用与意义

1. 弥补天然食物的营养缺陷

几乎没有一种天然食品能满足人体全部的营养需要。如新鲜水果含有丰富的维生素C，但是其蛋白质和能源物质欠缺，因此有针对地进行食品强化，补充所缺乏营养素，会大大提高食品营养价值，增进人体健康。

2. 补充食品在加工、储存等过程中营养素的损失

在食品加工、储藏等过程中，有部分营养素会损失，有时甚至会造成某种或某些营养素的大量损失。如碾米过程中会有多种维生素的损失，而且加工精度越高，这种损失越大，为了补充食品在加工、储存等过程中营养素的损失，满足人体的营养需要，在食品中进行适当

的营养强化是十分必要的。

3. 适应不同人群生理及职业的需要

不同年龄、性别、工作性质及不同生理、病理状况的人，所需营养的情况有所不同，对食品进行不同的营养强化可分别满足各自需要。

婴儿大多数以母乳喂养，但对于情况特殊无法喂养母乳的孩子来说，则需要有一种代替母乳的食品，这就要求我们对普通乳粉进行某些营养素的强化和调整。

4. 简化膳食处理，方便摄食

天然的单一食物仅含人体所需的部分营养素，要获得全面营养就需同时进食多种食物，将不同的食物进行搭配，制成方便食品或快餐食品，这样既进食简便，又营养全面。如航天食品，军用食品等。

5. 减少（地方性）营养缺乏症的发生

从预防医学角度看，食品强化对预防和降低营养缺乏病有很重要意义。在地方性甲状腺病区食用强化碘盐已成为法令。食品强化是大规模改善群体身体素质的有效的营养干预措施。

任务4　食品营养强化的基本原则

1. 有明确的针对性

进行食品营养强化前必须对本国（本地区）的食物种类及人们的营养状况作全面细致的调查研究，从中分析缺少哪种营养成分，选择需要进行强化的食品（载体）以及强化剂的种类和数量。对于地区性营养缺乏症和职业病等患者的强化食品更应仔细调查，针对所需的营养素选择好适当的载体进行强化。

2. 易被机体吸收利用

食品强化用的营养素应尽量选取那些易于吸收、利用的强化剂。在强化时，尽量避免使用那些难溶也难吸收的物质如植酸钙、草酸钙等。

3. 符合营养学原理

人体所需各种营养素在数量之间大致有一定的比例关系。因此，所强化的营养素除了考虑其生物利用率之外，还应注意保持各营养素之间的平衡。食品强化的目的主要就是改善天然食物存在的营养素不平衡关系，通过加入其所缺少的营养素，使之达到平衡，适应人体需要。强化的剂量应适当，如若不当，不但无益，甚至反而会造成某些新的不平衡，产生某些不良影响。

◆知识拓展

人体平衡关系大致有：必需氨基酸之间的平衡、热营养素之间的平衡、维生素间的平衡、酸碱平衡、矿物质平衡等。

4. 符合国家的卫生标准

食品营养强化剂的卫生和质量应符合国家标准，同时还应严格进行卫生管理，切忌滥用，特别是对于那些人工合成的衍生物更应通过一定的卫生评价方可使用。

◆知识拓展

人们在食品中经常使用的营养强化剂有十余种。其强化剂量各国多根据本国人民摄食情况以及每日膳食中营养素供给量标准确定。由于营养素为人体所必需，往往易于注意到其不足或缺乏的危害，而忽视过多时对机体产生的不良作用。如水溶性维生素因易溶于水，过多的量可随尿排出，难以在组织中大量积累。脂溶性维生素则不同，它们可在体内积累，若用量过大则可使机体发生中毒性反应。

5. 尽量减少营养强化剂的损失

许多食品营养强化剂遇光、热和氧等会引起分解、转化而遭到破坏，因此，在食品的加工及储存等过程中会发生部分损失。为减少这类损失，可通过改善强化工艺条件和储藏方法，也可以通过添加强化剂的稳定剂或提高强化剂的稳定性来实现。

6. 保持食品原有的色、香、味等感官性状

食品大多有其美好的色、香、味等感官性状。而食品营养强化剂也多具有本身特有的色、香、味。在强化食品时不应损害食品的原有感官性状而致使消费者不能接受。如果根据不同强化剂的特点选择好强化对象（载体食品）与之配合，则不但无不良影响，而且还可提高食品的感官质量和商品价值。

7. 经济合理、有利推广

食品营养强化的目的主要是提高人们的营养和健康水平。通常食品的营养强化需要增加一定的成本，但应注意价格不能过高，否则不易推广，起不到应有的作用。要使营养强化食品经济上合理和便于推广，科学地选择载体食品是关键。食品营养强化时，必须选择大众都用得着、买得起的食品作为载体食品。

项目二　食品强化剂的选择及强化方法

任务1　选择食品强化剂的要求

1. 能够集中式加工。

2. 强化的营养素和强化工艺应该是低成本和技术简便。

3. 在强化过程中，不改变食物原有感官性状（用载体的深色与强烈气味来掩盖强化剂带来的轻微的颜色与气味的改变）。

4. 维生素和某些氨基酸等在食品加工及制品的保存过程中损失较少，终产品中微量营养素的稳定性高，储藏过程中稳定性良好。

5. 终产品中微量营养素的生物利用率高。

6. 强化剂与载体亲和性高。

7. 营养素间不发生相互作用。

8. 食品强化的费用尽量降低。

任务2　强化剂的生物利用率

生物利用率一般是指一种营养素在体内被吸收和利用的程度。营养强化剂吸收的比率在很大程度上与营养素消化形式、相同营养素在体内浓度的大小（补充剂量）、食物载体的组成以及同时摄入的某些药物等有关。另外，与个体的健康状况、生理功能，特别是消化系统的功能也有关。

一个可被机体利用的营养素应当符合两个标准：

1. 其化学、物理状态处于可消化吸收的，或可以转化为可消化吸收的状态。

2. 含有营养素的化合物可以被机体分解或参与机体的代谢。

任务3　常用的食品营养强化剂

食品强化剂主要包括维生素、矿物质、必需氨基酸三类。也包括用于营养强化的天然食品及天然食品及其制品，如大豆蛋白、骨粉等。

1. 维生素类强化剂

(1)维生素 A，普遍存在于鱼肝油中，由于具有腥味，很少直接作为强化剂。

(2) 维生素 D，利用酱油渣、酒糟等为原料提取的麦角甾醇，是目前使用较多的维生素。

(3) 维生素 C，维生素 C 不稳定，常利用比较稳定的、具有与维生素 C 同样生理功能的维生素 C 磷酸酯镁(钙)衍生物进行强化。常用于果汁饮料。

(4)维生素 B_1，常用硫胺素盐酸盐和硫胺素硝酸盐。

(5)维生素 B_2，我国重点应用的强化剂，常用于精制米面、奶油、花生酱等。

2. 矿物质强化剂

(1)钙强化剂，钙强化剂可分为有机钙和无机钙两类，乳类、豆类、动物骨骼中的钙为有机钙，而碳酸钙、磷酸钙为无机钙。

(2)铁强化剂，常用铁强化剂有硫酸亚铁、柠檬酸亚铁、葡萄糖酸亚铁、乳酸亚铁、血粉、蛋黄等。

(3)锌强化剂，目前常用锌强化剂有醋酸锌、乳酸锌、硫酸锌、氯化锌等，主要用于谷粉、乳粉、食盐、固体饮料的强化。

(4)碘强化剂，目前我国常用碘化钾、碘化钠、加碘氯化钠作为碘强化剂，而国外常用稳定性更好的碘酸钾。主要用于食盐的强化。

任务4　氨基酸类强化剂

目前常用的氨基酸强化剂有：α—赖氨酸、谷氨酸、L—色氨酸、L—天门冬氨酸、L—缬氨酸。以 α—赖氨酸强化最为常见，主要用于加工面包、饼干、面条的面粉强化。

任务5　蛋白质类强化剂

在以谷类为主食的国家中，谷类食物蛋白质的数量和质量均不能满足人体需求，需要进行蛋白质强化。以天然蛋白质或稍加工后的蛋白质作为强化剂添加到食品中，效果明显比添加氨基酸好。目前各国均首选大豆蛋白作为蛋白质强化剂，其次为酵母、乳清、鱼粉等。

任务6　食品营养强化的方法

1. 在原料或必需食物中添加，这种方法就是在食物中原料或必需食物中添加一种或多种营养素的强化方法，凡是国家法令强制规定强化的食物且有公共卫生学意义的强化内容均属于这一类。这种强化方法简单，但存在着所强化的成分在储存过程中易损失的缺点。

2. 在加工过程中添加，在食品加工过程中的某一工序加入强化剂并使之与食品混合均匀的强化方法。这是强化食品最普遍的方法，采用这种方法生产强化食品容易造成强化剂在加工过程中因加热造成损失。

3. 在成品中混入，在食品加工过程结束后、包装前将强化剂混入到食品的强化方法，这种强化方法只适用于含水分很低的固态食品。

4. 物理化学方法，利用物理或化学手段使食物中原有的前体成分转化为营养成分，从而提高食物营养价值的方法。

5. 生物强化法，利用生物技术提高食物某类营养成分的含量或改善其消化吸收性能的强化方法，这种强化方法既是强化食品的发展趋势，也能为食品工业提供廉价的强化剂，如利用基因工程技术提高谷物中的赖氨酸的含量。

项目三 强化食品的种类

任务1 强化食品分类

强化食品的种类繁多，而且根据不同情况可有不同的划分。日本按其营养改善法的规定，将强化食品分为两大类，一类是以普通人为对象的强化食品，另一类是特殊人群及病人用的食品。但也可进一步按食用对象、食用情况、强化剂种类以及富含营养素的天然食物不同等来分类。

1. 按食用对象分：普通食品，儿童食品，孕妇、乳母食品，老人食品以及其他各种特殊需要的食品等。

2. 按食用情况分：主食品和副食品等。

3. 按强化剂种类分：维生素强化食品、矿物质强化食品、蛋白质和氨基酸强化食品等。

4. 按富含营养素的天然食物分：酵母（富含B族维生素）、脱脂乳粉和大豆粉（富含蛋白质）等。

应用较多的是作为强化主食的强化谷物食品。

任务2 强化谷物

谷物是我国人民的主要食物来源，它包括的种类很多，但人们主要食用的则是小麦和大米。谷物籽粒中营养素分布很不均匀，其蛋白是不完全蛋白，同时在碾磨过程中，维生素和矿物质大多进入麸皮和米糠中，特别是在精制时B族维生素和矿物质损失更多。而人们多喜爱食用精制米、面，这就容易造成某些营养素的摄食不足，特别是大米，经过淘洗、烹饪做成米饭以后，其水溶性维生素又进一步损失。因而对谷物类食品进行适当蛋白质、矿物质、维生素的营养强化是非常有意义的。

1. 面粉的营养强化

面粉强化工艺简单大致可分为以下类别：

（1）小麦粉强化小麦粉。小麦是由麦皮、麦胚、胚乳3大部分组成的。在碾磨、精制过程中，将麦皮和麦胚同胚乳分开的同时，把有较高营养的麦胚和糊粉层舍去，造成面粉的营养含量降低。为补救这一营养损失，可用小麦粉强化小麦粉，利用加工时提取的胚芽制成胚芽粉和从糊粉层中提取蛋白粉添入面粉中，使面粉的营养价值提高。

（2）用营养素和化学物质强化小麦粉。由于人体发育需要各种营养，需要适量的化学物质和矿物质，在小麦粉中添加适量营养素、化学物质及矿物质，面粉得以强化，又能满足不同营养的需求，使面粉有较高的经济价值和实用价值。

(3)用异种粮粒的谷胚和胚乳强化小麦粉。由于各种粮粒生长的差异和自身因素的不同，共营养成分及含量也各不相同，如大豆中各种氨鉴酸的成分最全，含量较多，将大豆粉添入面粉内可使面粉的氨基酸含量增高，食用品质有所改善。

2. 大米的营养强化

国际科学研究所食品和营养委员会推荐谷物强化硫胺素、核黄素等11种营养素。世界各国所生产的营养强化米种类很多，总的可归纳起来可分为外加营养素强化米和内持营养素强化米两大类。

(1)外加营养素强化米。外加营养素强化米是将各种营养素由米粒吸收进去或涂于米粒外层，品种有硫胺素、核黄素、烟酸、铁、钙、维生素D强化米以及氨基酸、维生素、矿物盐强化米等。各种强化米一般均为浓缩营养强化米，即添加于米粒中的营养素均为人体正常生理功能需要量的几十倍甚至上百倍，因此这种浓缩强化米食用时均以1∶200或1∶100的比例掺入未经强化的白米中混食。

(2)内持营养素强化米。内持营养强化米一般是设法保存米粒外层或胚芽所含的多种维生素、矿物质等营养成分，如蒸谷米、留胚米，均是靠保存大米自身某一部分的营养素达到营养强化之目的。

大米营养强化的标准应参照每日膳食中营养素供给量标准加以制定。氨基酸强化标准应根据FAO和WHO的氨基酸构成比例模式，使强化后的大米中第一限制性氨基酸(赖氨酸)和第二限制性氨基酸(苏氨酸)达到或接近FAO/WHO模式规定的数值。

任务3 强化乳粉

从古至今牛乳一直作为一种营养品被人食用，特别是用来代替母乳喂养婴儿。但是，尽管牛乳营养丰富，却并不能完全满足人体的营养需要，同时在牛乳的加工储藏等过程中还会损失一部分营养素，所以在生产乳粉时就需要对其进行营养强化。所谓强化乳粉即以新鲜牛乳为主要原料，添加一定量的白砂糖、维生素、矿物质等，经杀菌、浓缩、干燥等工艺而制得的粉米状产品。

◆知识拓展

母乳化强化乳粉是指以牛乳为基础，对牛乳中所含的成分进行调整和强化，使其营养成分接近于人乳，用这种乳粉喂养婴幼儿，能基本上满足婴幼儿对各种营养素的需要量，不需要再补充其他营养素。

1. 蛋白质的调整

牛乳中酪蛋白的含量大大超过人乳，所以必须调低并使酪蛋白比例与人乳基本一致。

2. 脂肪的调整

牛乳与人乳的脂肪含量较接近，但构成不同。牛乳不饱和脂肪酸的含量低而饱和脂肪酸高，且缺乏亚油酸。母乳亚油酸含量一般占脂肪总量的12.8%，牛乳中亚油酸仅有2.2%，需要予以强化。

3. 碳水化合物的调整

牛乳中乳糖含量比人乳少得多，牛乳中主要是α型，人乳中主要是β型。可通过加可溶性多糖类，如葡萄糖、麦芽糖、糊精或平衡乳糖等，来调整乳糖和蛋白质之间的比例，平衡a

型和β型的比例，使其接近于人乳(a∶β=4∶6)。较高含量的乳糖能促进钙、锌和其他一些营养素的吸收。

4. 无机盐的调整

牛乳中的无机盐量较人乳高3倍多。摄入过多的微量元素会增加婴儿肾脏的负担。可采用脱盐办法除掉一部分无机盐。但人乳中含铁比牛乳高，所以要根据婴儿需要补充一部分铁。添加微量元素时应慎重，因为微量元素之间的相互作用、微量元素与牛乳中的酶蛋白、豆类中的植酸之间的相互作用对食品的营养性影响很大。

5. 维生素的调整

婴儿用乳粉应充分强化维生素，特别是维生素A、维生素C、维生素D、维生素K、烟酸、维生素B_1、维生素B_2、叶酸等。其中水溶性维生素过量摄入时不会引起中毒，所以没有规定的上限。脂溶性维生素A、维生素D长时间过量摄入时会引起中毒，因此必须按规定加入。

任务4　强化副食品

果汁和水果罐头主要供给人们维生素C，但是它易于破坏、损失。食品加工后成品中VC的含量大为下降，不少国家在果汁饮料和水果罐头中，添加维生素C予以强化。

在以面包为主食的国家，奶油及人造奶油的消费量很大，几乎人人每天都有食用。人造奶油中80%以上都进行了强化，主要是添加维生素A和维生素D，也有的以胡萝卜素代替部分维生素A。

酱和酱油是我国人民也是亚洲人民广泛食用的调味品，多以强化维生素B_1和维生素B_2为主，向酱中添加维生素B_2，不但具有营养强化作用，还可改善其外观质量。还有向酱中添加维生素A者及矿物质者。

食盐是人们每日的必需品，也是一种主要的调味品，许多国家，特别是那些缺碘的地区都在食盐中强化碘，通常应用碘化钾。我国规定在地方性甲状腺病区强化食盐的碘量为20～50mg/kg(以碘计)。我国规定尚可在食盐中强化铁和锌，强化量均为1000mg/kg(以元素铁和锌计)。

在植物油中可强化维生素A和维生素D。

任务5　其他强化食品

1. 强化军粮

平时的军粮，如欧美各国大多在面粉及罐头等主要食品中增补必要的营养素，其他一般与民用相仿。到了战时，为了携带方便则多以高能压缩食品为主，很大部分为配套的食盒，即将几种不同的食品混合置于一个包装盒内。这些食品是按照有关的热能及营养素含量计算而定，并配成一餐的供应量。

2. 混合型强化食品

将具有不同营养特点的天然食物混合配成的一类食品也可视为一种强化食品即混合型强化食品，其营养学意义在于各种食物中营养素的互补作用，其中主要是补充蛋白质的不足或增补主食中的某种限制性氨基酸、维生素、矿物质和油脂等。

3. 特殊人群食品强化

为了防治职业病的需要，人们可根据其特点配制成一定的强化食品，如高维生素食品、高蛋白食品，对高寒地区工作人员供给高热能食品。此外，对从事其他特殊工作的人员以及孕妇、老人，甚至长期慢性病患者等均可根据其各自的特点配制各种不同的强化食品。有的地区缺氟，有的地区缺硒，也可进行适当的强化。

项目四 保健食品概述

任务1 保健食品的定义

目前，保健食品在国际上尚不存在广泛接受的、统一的名称和定义。中国称之为“保健食品”，有的国家则称之为健康食品或功能食品。

虽然世界各国对保健食品的定义、称谓或划分范围略有区别，但基本含义是一致的，即这类食品是“医学上或营养学上具有特殊要求的特定功能的食品”，因此，健康食品、功能食品、保健食品是指这样一类食品：除了具备一般食品的营养功能和感观功能（色、香、味、形）外，还具有一般食品所没有的或不强调的调节人体生理活动的功能。

1997年5月1日，我国颁布、实施的《中华人民共和国保健（功能）食品通用标准》进一步规范了保健（功能）食品的定义。该标准规定，“保健食品是食品的一个种类，具有一般食品的共性，能调节人体功能，适于特定人群食用，不以治疗疾病为目的。”

任务2 对保健食品的正确理解

对保健食品的正确理解应当包含下列几个要素：

1. 在属性方面，保健食品必须是食品，必须无毒、无害，符合应有的食品要求，而且在日常膳食中可望达到的消费量就能显示效果。

2. 在成分和加工方面，它可以是含有某种成分的天然食品；食物中添加了某些成分；通过食品工艺技术去除了其中某种成分的食品。

3. 在功能方面，它具有明确的、具体的，而且经过科学验证是肯定的保健功能。保健食品通常是针对某方面功能需要调节的特定人群而研制生产的，所以可能只适用于某些特定人群。如限定年龄、性别或限定遗传结构的人群，不可能对所有人都有同样作用。

4. 保健食品不以治疗为目的，不能取代药物对病人的治疗作用，而且保健食品的特定功能也不能取代人体正常的膳食摄入和对各类必需营养素的需求。具体来说，需要从适用人群方面来认识保健食品与普通食品以及药物的区别。普通食品为一般人所服用，人体从中摄取各类营养素，并满足色、香、味、形等感官需求；药物为病人所服用，达到治疗疾病的目的；而保健食品通过调节人体生理功能，促使机体由第三态向健康状态恢复，达到提高健康水平的目的。

◆知识拓展

慢性退行性疾病的特点表现在：(1)隐蔽性强。(2)致病因素复杂。(3)可预防性。

预防医学理论认为，在人体健康状态和疾病状态之间存在一种第三态，或称诱发疾病态。当第三态积累到一定程度时，机体就会产生疾病。现代社会居民受到社会、环境、饮食等多方面因素的影响，多数人不可能处于完全健康的状态。保健食品作用于人体的第三态，预防或减缓疾病的发生和发展，促使机体逐渐向健康状态转化，达到提高健康水平的目的。

任务3　保健食品功能

一般食品对于人体都具有两种功能：其一是营养功能，即通过摄取食物来满足人体生长发育和各种生理功能对营养素的需要；其二是愉悦功能，即在摄食过程中使人得到食物色、香、味的享受，同时也满足人体饱腹的要求。

随着膳食营养研究的逐步深入，人们发现某些营养素或食物成分在调节生理功能、预防疾病方面具有重要生物学作用。特别是有些植物性食物成分能够有效降低居民慢性退行性疾病的发生率，如高血压病、心脏病、肿瘤、糖尿病等，引起人们的极大兴趣，随之产生了一种特殊的新型食品——保健食品。

任务4　保健食品常用的功效成分

天然食物中含有的蛋白质、碳水化合物、脂肪、维生素和某些矿物质，是人体生命中不可缺少的物质，属于必需营养素。必需营养素对人体健康的有益作用，已经得到充分的证明。

由于营养流行病学、分析化学、生物化学、食品卫生学等领域的研究发展，使人们对于包括茄属生物碱等“没有营养作用”的物质的生理作用进行了更深入的研究。利用这些活性成分或含有这些成分的食物，以及人们熟知的蛋白质、脂类等各种必需营养素，经过适当的加工过程和科学评价，可以得到调节生理功能或预防疾病的保健食品。

1. 蛋白质、多肽和氨基酸

(1)大豆多肽

大豆多肽是指大豆蛋白质经蛋白酶作用后，再经特殊处理而得到的蛋白质水解产物，通常由3～6个氨基酸组成，水解产物中还含有少量游离氨基酸、糖类和无机盐等成分。大豆多肽水溶性很高，其黏度随着浓度的增高而变化较小，即使在50%的高浓度下也仍富有流动性。大豆多肽还具有抑制蛋白质形成凝胶、调整蛋白质食品的硬度、改善口感和易消化吸收等特性，是生成速溶饮品和高蛋白质保健食品的理想原料。

大豆多肽的生物学功能主要有增强肌肉运动力、加速肌红蛋白的恢复；促进脂肪代谢；降低血清胆固醇，阻碍肠道内胆固醇的再吸收等。

(2)超氧化物歧化酶

超氧化物歧化酶(SOD)是一种金属酶，在生物界中分布极广，目前已从细菌、藻类、真菌、昆虫、鱼类、高等植物和哺乳动物等生物体内分离得到SOD。在食物中，超氧化物歧化酶主要存在于肝脏等多种动物组织，以及菠菜、银杏、西红柿等植物中。

超氧化物歧化酶的生物学功能主要有抗氧化抗衰老作用；提高机体对疾病的抵抗力等。SOD能预防或减轻由氧自由基引发的多种疾病。目前SOD的应用主要集中在预防和减轻辐射损伤、炎症、关节病、缺血损伤、氧中毒、老年性白内障、糖尿病等多种病症上。

(3)谷胱甘肽

谷胱甘肽(GSH)是由谷氨酸、半胱氨酸和甘氨酸组成的三肽化合物，广泛存在于动植物中，在面包酵母、小麦胚芽和动物肝脏中，含量较高。谷胱甘肽可从上述富含谷胱甘肽的天然产物中提取制备，也可通过生物技术途径获得，如选育富含谷胱甘肽的高产酵母菌株、绿藻等，经分离纯化制备。

谷胱甘肽能够有效地消除自由基，防止自由基对机体的侵害；谷胱甘肽对放射线、放射性药物或抗肿瘤药物引起的白细胞减少症，能够起到有力的保护作用；谷胱甘肽可防止皮肤老化及色素沉着，减少黑色素的形成；谷胱甘肽还能与进入机体的有毒化合物、重金属离子与致癌物质等结合，并促使其排出体外，起到中和解毒的作用。

(4) 牛磺酸

牛磺酸是一种含硫氨基酸，具有广泛的生物学效应，是调节机体正常生理功能的重要物质。它以游离氨基酸的形式普遍存在于动物体内各种组织，海洋生物体内含量很高，哺乳动物的神经、肌肉和腺体组织中的含量也比较高，牛磺酸在脑内的含量显著高于其他脏器组织。在坚果和豆科植物的籽实如黑豆、蚕豆、嫩豌豆、扁豆及南瓜子中也含有较多的牛磺酸。

牛磺酸的生物学功能主要有以下几方面：①促进脑细胞 DNA、RNA 的合成，增加神经细胞膜的磷脂酰乙醇胺含量和脑细胞对蛋白质的利用率，从而促进脑细胞结构和功能的发育，增强学习记忆能力。②改善视神经功能。③抗氧化作用。④促进脂类物质消化吸收。⑤免疫调节作用，可促进淋巴细胞的增殖。

2. 具有保健功能的碳水化合物

(1)膳食纤维

膳食纤维是一类复杂的混合物，按照其溶解性可分为水溶性膳食纤维(SDF)和水不溶性膳食纤维(IDF)两大类。SDF 的组成主要是一些胶类物质，如阿拉伯胶、琼脂、果胶、树胶等。IDF 的主要成分是纤维素、半纤维素、木质素和植物蜡等，它们是植物细胞壁的组成成分，存在于禾谷类和豆类种子的外皮及植物的茎和叶中。

膳食纤维生理功能：①辅助消化：膳食纤维被肠道细菌分解，产生低级的挥发酸及其分解产物，促进胃肠蠕动，刺激消化液的分泌，具有辅助消化的功能。②通便：膳食纤维通过肠腔，能吸附从体外进入的有害物质和体内制造出的有害物质；吸收并保持大量水分，使粪便体积增大，变得松软。因膳食纤维对肠壁有刺激作用，可增加肠道的蠕动，促进排便，从而有效防止粪便在肠道内潴留过久，水分被吸干，发生燥结，产生便秘，进而引起腹胀、口臭、食欲减退、头痛烦躁等一系列的自身中毒综合征。③防癌：动物性食物缺乏膳食纤维，肠内厌氧细菌在未消化的食物残渣中大量繁殖，可产生促癌的有害物质。另外，胆盐或代谢前驱物化为致癌物，与肠黏膜接触过久，就会诱发结肠癌。膳食纤维有很好的吸水和保持水的性能，并能夹带着未被消化的食物残渣和有害的代谢物较快地排出体外。所以膳食纤维可防癌。④防治胆石症：在肠道内膳食纤维能吸附、黏结胆汁盐，使部分胆汁盐随膳食纤维排出体外。而胆汁盐又是胆固醇的代谢产物，为了补充被排出的那部分胆汁盐，就需要有更多的胆固醇进行代谢。果胶能和多余的胆固醇黏结在一起，帮助机体排除多余的胆固醇，从而降低了血液中的胆固醇，维护了心血管系统的健康。⑤防治高血脂、糖尿病：膳食纤维与脂类、胆酸盐黏合在一起，通过粪便排出，减少了血液中甘油三酯和胆固醇的水平；膳食纤维能延迟葡萄糖的吸收，并推迟可消化糖在小肠中的出现；膳食纤维能减轻胰岛素细胞的功能负担；膳食纤维还能使血糖处于稳定状态，缩小血糖浓度的变化幅值，对糖尿病有稳定作用。⑥防治肥胖病：肥胖的人大多是爱吃不爱动，即吃得多，消耗得少，使脂肪积累过多。足够的膳食纤维有助于预防过多的食物摄入和贮藏脂肪的堆积，这一方面可满足胃肠的饱满感，另一方面又减少了摄入食物的热量。高膳食纤维食物不仅解决了“挨饿问题”，又能达到减肥的目的。

(2)低聚糖

目前研究较多的功能性低聚糖有低聚果糖、大豆低聚糖、低聚半乳糖、低聚异麦芽糖、低聚木糖、低聚乳果糖等。人类胃肠道内缺乏水解这些低聚糖的酶系统，因此它们不容易被消化吸收，但在大肠内可为双歧杆菌所利用。不同类型低聚糖在自然界存在的形式各异，可以用酶解或提取法从天然原料中得到。

低聚糖的主要生物学作用有下述几方面：①低聚糖是双歧杆菌的增殖因子，可改善肠道微生态环境，增强机体的抗病能力。②甜度低，口感柔和，不能被口腔病原菌分解，对预防龋齿具有积极作用。③可通过增加免疫作用而抑制肿瘤的生长，此外某些低聚糖有较强的抑菌作用，可阻碍病原菌的生长繁殖。④低聚糖是一种低能量糖，可添加在糖尿人的专用食品中。

(3)活性多糖

作为保健食品功效成分使用的活性多糖主要是从一些植物和食用真菌中提出，种类很多。根据分子中糖基的组成，由相同的糖基组成的多糖为均匀多糖，如纤维素、直链淀粉及支链淀粉，它们均由D－吡喃葡萄糖组成。由两种或以上的糖基组成的多糖，称之为非均匀多糖或称杂多糖，如瓜尔豆胶是由D—甘露糖和D—半乳糖结合的多糖，黄芪胶是由D—半乳糖醛酸、D—半乳糖、L—岩藻糖、D—木糖和L—阿拉伯糖组成的。

①植物多糖常见的有茶多糖、枸杞多糖、魔芋甘露聚糖、银杏叶多糖、海藻多糖、香菇多糖、银耳多糖、灵芝多糖、黑木耳多糖、茯苓多糖等，植物多糖具有明显的机体调节功能和防病作用，因而日益受到人们的重视。其主要生理功能有调节免疫功能；抑制肿瘤作用；延缓衰老作用；抗疲劳作用以及降血糖作用。

②动物多糖是从动物体内分离提取出的，具有多种生物活性的一类多糖，主要有海参多糖、壳聚糖、透明质酸(HA)等。其主要生理功能有降血脂作用；增强免疫和抗肿瘤作用。

一些动物多糖具有排除肠道毒素和降低重金属对人体的毒害、抗辐射、防龋齿等方面的保健作用。壳聚糖含有游离氨基显碱性，在胃里能中和胃酸，形成保护膜，可辅助治疗胃酸过多症和预防消化性胃溃疡。透明质酸具有保持皮肤弹性还能保留大量水分子，对皮肤具有保湿作用。

3. 功能性脂类成分

油脂中的功能性成分主要为磷脂、功能性脂肪酸、植物甾醇、二十八烷醇、角鲨烯等。它们分别来源于水生动物油脂、植物油脂、微生物油脂等功能性油脂。

(1)大豆磷脂

大豆磷脂是指以大豆为原料所制的磷脂类物质，是卵磷脂、脑磷脂、肌醇磷脂、游离脂肪酸等成分组成的复杂混合物。大豆磷脂的主要生物学作用有下述几方面：①改善大脑功能，增强记忆力；②降低胆固醇，调节血脂；③延缓衰老；④维持细胞膜结构和功能的完整性；⑤保护肝脏。

(2)二十碳五烯酸和二十二碳六烯酸

二十碳五烯酸(EPA)和二十二碳六烯酸(DHA)都属于多不饱和脂肪酸，存在于海洋鱼类、虾类、藻类及微生物中，在洄游性大的鱼类及海兽中含量较多。深海鱼油的EPA和DHA含量较高。

二十碳五烯酸和二十二碳六烯酸的主要生物学作用有:①降血脂、防止动脉硬化;②抗凝血、预防心脑血管疾病;③抗炎作用;④健脑作用。

(3)植物甾醇

植物甾醇主要有谷甾醇、豆甾醇和菜油甾醇等,麦角甾醇则属于菌类甾醇。植物甾醇广泛存在于植物的根、茎、叶、果实和种子中，是植物细胞膜的组成部分。

植物甾醇的生理功能主要有预防心血管系统疾病;抑制肿瘤作用等。

4. 具有保健功能的微量营养素

微量营养素在生理功能的调节和慢性疾病的预防中占有重要地位。其保健作用涉及面很广，如调节免疫，辅助调节血糖，增加骨密度，改善生长发育等。微量营养素的保健作用主要分为两大方面:其一是防治微量营养素的缺乏，维护机体正常的生理功能;其二是在一些特殊生理条件下，或者为了预防疾病的需要，额外补充适量的微量营养素可以增强人体的某些功能，例如中老年人群增加硒和维生素 E 的摄入量以增强抗氧化功能，有助于预防或延缓一些慢性退行性疾病的发生;增加叶酸、维生素 B_6、维生素 B_{12} 的摄入量可以降低血清同型半胱氨酸水平，预防心脑血管疾病的发生;增加钙、锌或其他二价金属元素的摄入以便促进体内铅的排出等。

5. 功能性植物化学物

植物性食物中除了含有已知的维生素和矿物质外，近年来陆续发现一些植物性化学物对人体健康具有非常重要的作用。研究证实，植物性化学物具有增强免疫力、抗氧化、延缓衰老以及预防一些慢性非传染性疾病如癌症、心血管病等功效。

(1)萜类化合物

萜类化合物分子的基本单元是异戊二烯。单萜由 2 个异戊二烯单元构成，倍半萜由 3 个异戊二烯单元构成，依此类推。萜类化合物多存在于中草药和水果、蔬菜以及全谷粒食物中。已经证实具有明显生理功能的萜类化合物主要有:d－芋烯、皂苷和柠檬苦素等。

① d－芋烯又称二萜烯，是单环单萜，柑橘的果皮中含量较多，大麦油、米糠油、橄榄油、棕榈油与葡萄酒中都含有。d－芋烯溶于水，在消化道内可完全被吸收，代谢很快。其生物学作用具有抑制胆固醇合成;抑制肿瘤等。

②皂苷

皂苷是广泛分布于植物界的一类天然物质，大豆皂苷是存在于大豆中的一类具有较强生物活性的物质，溶于水，易溶于热水、含水稀醇、热甲醇和热乙醇中，难溶于乙醚、苯等有机溶剂，热稳定性好。大豆皂苷具有较强的生物学活性，主要有:①降脂减肥作用;②抗凝血、预防血栓形成;③抗氧化、抑制过氧化脂质生成;④预防肿瘤作用。

③柠檬苦素类化合物

柠檬苦素类化合物是芸香科植物中一组三萜的衍生物，是柑橘汁苦味的成分之一。它们以葡萄糖衍生物的形式存在于成熟的果实中，以葡萄籽中含量最高。其能抑制苯并芘诱发的肺癌和皮肤癌。

柠檬烯是一种重要的柠檬苦素类化合物，为柑橘类水果、蔬菜和香料的天然成分，在柑橘类水果、香料和草药的精油中含量高。柠檬烯对癌症具有预防和治疗作用，可显著降低乳腺癌的发生，还可降低胃癌前病变和肺癌的发生。

(2)酚类化合物

酚类化合物包括了一类有益健康的化合物，其共同特性是分子中含有酚的基团，因而具有较强的抗氧化功能。根据分子组成的不同，植物性食物中的酚类化合物分为简单酚、酚酸、羟基肉桂酸衍生物及类黄酮。常见的酚类化合物有:①简单酚，又称一元苯酚，如水果中分离出的甲酚、芝麻酚等。②酚酸，主要有香豆酸、咖啡酸、阿魏酸和绿原酸等。③类黄酮，又称黄酮类化合物，包括黄酮、槲皮素、黄酮醇、黄烷醇、黄烷酮等。④异黄酮，广泛存在于豆科植物中，黄豆中所含异黄酮有:染料木苷元(三经基异黄酮，又称金雀异黄素)、大豆苷元(二轻基异黄酮)、大豆苷、染料木苷、大豆黄素苷以及上述三种苷的丙二酰化合物。⑤茶多酚，主要由5种单体构成，分别是表没食子儿茶素没食子酸酯、表没食子儿茶素、表儿茶素没食子酸酯、儿茶素和表儿茶素。其中表没食子儿茶素没食子酸酯的含量最高，被认为是茶多酚生物学活性的主要来源。酚类化合物的生物学作用主要有:①抗氧化作用;②血脂调节功能;③血管保护作用;④预防肿瘤作用;⑤类雌激素作用。

(3)有机硫化合物

有机硫化合物指分子结构中含有元素硫的一类植物化学物，它们以不同的化学形式存在于蔬菜或水果中。其一是异硫氰酸盐，其二是葱蒜中的有机硫化合物，大蒜精油含有一系列的含硫化合物，如二烯丙基硫代磺酸酯(大蒜辣素)。有机硫化合物的生物学作用主要是抑癌和杀菌。一般情况下，异硫氰酸盐的抑癌作用是在接触致癌物前或同时给予才能发挥其应有的效能。大蒜可以阻断体内亚硝胺合成、抑制肿瘤细胞生长。大蒜汁对革兰氏阳性菌和革兰氏阴性菌都有抑菌或灭菌作用，因此大蒜素具有广泛杀菌作用。

(4)食物中的天然色素

食品中的天然色素是指在新鲜食品原料中人的视觉能够感受到的有色物质。天然色素按化学结构类型可分为多烯色素、酚类色素、吡咯色素、醌酮色素、叶绿素等。这些色素由于含有特殊的化学基因，因而具有调节生理功能的作用，可能在预防慢性疾病的过程中具有重要作用。

①多烯类色素总称类胡萝卜素

A. 胡萝卜素类。胡萝卜、红薯、南瓜、橘子等食物中富含的β—胡萝卜素，主要具有改善机体维生素A营养状况、纠正其缺乏的功能;随之可以发挥与维生素A同样的提高免疫能力、治疗夜盲症和预防治疗眼干燥症的作用。β—胡萝卜素是维生素A原，近来研究认为β—胡萝卜素还具有维生素A功能之外的作用，它们是体内重要的脂溶性抗氧化物质，可清除单线态氧、羟自由基、超氧自由基和过氧自由基，提高机体的抗氧化能力。

B. 番茄红素,广泛存在于自然界的植物中，成熟的红色植物果实中含量较高,其中红西红柿、胡萝卜、西瓜、木瓜及番石榴等的果实中存在着较多的番茄红素，人体内各组织器官也有较多分布。番茄红素的生物学功能主要有抗氧化、延缓衰;抑制肿瘤;调节血脂;抗辐射的作用。

②酚类色素

酚类色素与前述的酚类化合物具有类同的化学结构和生理活性。近年研究较多的酚类色素有花青素、花黄素等。花青素是一类重要的水溶性植物色素，多与糖结合以苷的形式(称为花青苷)存在。花黄素通常指黄酮类及其衍生物，是广泛分布于植物的花、果实、茎叶细胞中的一类水溶性黄色物质。它与葡萄糖、鼠李糖、云香糖等结合成配糖苷类形式而存在。

6. 益生菌及其发酵制品

益生菌是一类微生物，服用足够数量将对人体健康带来有益作用的获得微生物。乳酸菌是可利用碳水化合物发酵而产生大量乳酸的一类微生物通称。乳酸菌中的一部分是益生菌。常见的益生菌有双歧杆菌、乳杆菌、益生链球菌等。益生菌及其发酵制品具有多种调节生理功能的作用。

(1)促进消化吸收

益生菌对乳制品的发酵，使乳糖转变为乳酸，使蛋白质发生水解，同时还增加了可溶性钙、磷及某些B族维生素素的数量。此外，益生菌及其代谢产物能促进宿主消化酶的分泌和肠道的蠕动，促进食物的消化吸收。患有乳糖不耐症的人可以食用发酵乳制品，减少饮用普通乳引起的肠内胀气腹泻及呕吐现象。

(2)调节胃肠道菌群平衡、纠正肠道功能紊乱

益生菌能通过自身代谢产物以及与其他细菌间的相互作用，维持和保证肠道菌群最佳优势组合及稳定性。益生菌在人体内可发酵糖类产生大量的醋酸和乳酸，还可抑制病原性细菌生长繁殖。

(3)调节免疫、抑制肿瘤作用

乳杆菌、双歧杆菌等益生菌及其代谢产物，能诱导产生干扰素和促细胞分裂素，活化免疫细胞，增加免疫球蛋白的产生，提高机体免疫力及抑制肿瘤发生能力。

(4)降低血清胆固醇

益生菌能降低血中胆固醇的水平，可预防高血脂导致的冠状动脉硬化以及冠心病。

(5)防止便秘

双歧杆菌代谢产生的有机酸能促进胃肠道蠕动，同时双歧杆菌的生长还可以使大便湿度提高，从而防止便秘。

复习思考题

一、填空题

1. 根据 ______ 需要向食品中添加一种或多种 ______ ，或者某些天然食品，提高食品 ______ 的过程称为食品营养强化。

2. 营养素的 ______ ，即使一种食品尽可能满足食用者 ______ 营养需要而加入各种营养素。

3. 几乎没有一种 ______ 食品能满足人体 ______ 营养需要。

4. 在食品加工、储藏等过程中，有部分营养素 ______ ，有时甚至会造成某种或某些营养素的 ______ 。

5. 天然的 ______ 食物仅含人体所需 ______ 营养素，要获得全面营养就需同时进食 ______ 食物，将不同的食物进行 ______ ，制成方便食品或快餐食品，这样既 ______ ，又 ______ 。

6. 强化的 ______ 和 ______ 应该是低成本和技术简便。

7. 食品强化剂主要包括 ______ 、______ 、______ 三类。

8. 营养强化剂吸收的比率在很大程度上与 ________ 、________ 、食物载体的组成以及同时摄入的某些药物等有关。

9. 维生素C ________ ,常利用比较稳定的、具有与维生素C同样 ________ 的维生素C衍生物进行强化。

10. 目前常用锌强化剂有 ________ 、________ 、________ 、________ 等。

11. 强化食品分为两大类,一类是以 ________ 为对象的强化食品,另一类是以 ________ 用的食品。

12. 强化食品应用较多的是 ________ 。

13. 按强化剂种类分: ________ 强化食品、________ 强化食品、________ 强化食品等。

14. 婴儿用乳粉应充分强化 ________ ,特别是 ________ 、________ 、________ 、________ 、________ 、________ 、________ 、________ 等。

15. 在植物油中可强化 ________ 和 ________ 。

16. 保健食品,除了具备一般食品的 ________ 和 ________ 外,还具有一般食品所没有的强调的 ________ 的功能。

17. 有些植物性食物成分能够有效降低居民________ 疾病的发生率。

18. 保健食品不以 ________ 为目的,不能取代药物对病人的治疗作用,而且保健食品的 ________ 也不能取代人体正常的 ________ 和对各类 ________ 的需求。

19. 大豆多肽的生物学功能主要有 ________ 、________ ;________ ;________ ,________ 等。

20. 二十碳五烯酸和二十二碳六烯酸的主要生物学作用有① ________ ;② ________ ;③ ________ ;④ ________ 。

二、判断题

1. 食品强化剂是指为增强营养成分而加入食品中的天然的或者人工合成的属于营养素范围的添加剂。( )

2. 维生素化,即向原来不含维生素的食品中添加各种维生素。( )

3. 营养宣传是大规模改善群体身体素质的有效的营养干预措施。( )

4. 食品营养强化剂多具有本身特有的色、香、味。在强化食品时可改变食品的原有感官性状而致使消费者接受。( )

5. 食品营养强化的目的主要是提高人们的营养和健康水平,所以可以不计成本。( )

6. 选择食品强化剂的要求,营养素间可发生相互作用。( )

7. 选择食品强化剂的要求,强化剂与载体亲和性要高。( )

8. 一个可被机体利用的营养素,含有营养素的化合物可以被机体分解或参与机体的代谢。( )

9. 在以谷类为主食的国家中,谷类食物蛋白质的数量和质量均不能满足人体需求,需要进行蛋白质强化。( )

10. 利用生物技术提高食物某类营养成分的含量或改善其消化吸收性能的方法,不属于食品强化。( )

11. 按食用情况分为主食品和副食品、调味品等。(　　)

12. 谷物特别是在精制时 C 族维生素和矿物质损失更多。(　　)

13. 将具有不同营养特点的天然食物混合配成的一类食品不属于强化食品。(　　)

14. 各种强化米一般均为浓缩营养强化米,可直接食用。(　　)

15. 牛乳中的无机盐量多,要采用脱盐办法除掉一部分无机盐。(　　)

16. 益生菌及其发酵制品具有多种调节生理功能的作用。(　　)

17. 天然色素仅指在新鲜食品原料中人的视觉能够感受到的有色物质,没有调节生理功能的作用。(　　)

18. 有机硫化合物的生物学作用主要是抑癌和杀菌。(　　)

19. 酚类化合物其共同特性是分子中含有酚的基团,因而具有较强的抗氧化功能。(　　)

20. 大豆皂苷具有较强的生物学活性,主要有:①降脂减肥作用;②抗凝血、预防血栓形成;③抗氧化、抑制过氧化脂质生成;④预防肿瘤作用。(　　)

21. 植物甾醇的生理功能主要有预防心血管系统疾病;抑制肿瘤作用等。(　　)

22. 膳食纤维只具有辅助消化的功能。(　　)

模块六　社区营养

◆**基础理论和知识**

1. 营养素参考摄入量。
2. 居民营养状况调查与监测。
3. 我国居民膳食结构与膳食指南。

◆**基本技能及要求**

1. “推荐的每日膳食中营养素供给量”及其制定依据。
2. 膳食结构与膳食指南。
3. 居民营养状况调查与社会营养监测。
4. 保证居民营养的政策与措施。
5. 营养配餐与食谱编制。

◆**学习重点**

1. 膳食结构与膳食指南。
2. 居民营养状况调查与社会营养监测。

◆**学习难点**

营养配餐与食谱编制。

◆**导入案例**

一女青年小时候吃绿叶蔬菜时不小心吃到一条小毛虫(非条件刺激)，出现了较为严重的恶心、呕吐，因此产生对吃绿叶蔬菜的恐惧症(条件反射建立)，出现严重的偏食。请问如何纠正这种偏食行为?

◆**讨论**

1. 长期偏食会出现什么营养问题?

2. 应该如何进行营养咨询并进行营养指导?

社区营养(Community Nutrition):是以特定社会区域范围内的各种或某种人群为对象，从宏观上研究其实施合理营养与膳食的理论、方法及相关制约因素。

研究内容:社区营养是从社会角度研究人类营养问题的理论、实践和方法。它密切结合社会生活实际，以人类社会中某一限定区域内各种人群作为总体，从宏观上研究其合理营养与膳食。主要从社会生活出发，着眼于社会人群总体，从营养科学和社会条件、社会因素相结合上研究解决居民营养问题。

定义:以人类社会中某一限定区域内各种人群作为总体，运用营养科学的理论、技术以及社会性措施，研究和解决人群营养问题的科学。

内容 :人群营养状况、营养与疾病的关系、影响人群营养与健康的各种因素、社区营养检测、食物结构、膳食指导方针与食谱、食物资源的开发利用、食物经济、饮食文化、营养教育和咨询服务等。

目的:提高人群的营养知识水平，改善膳食结构，增进健康，同时为国家或当地政府制定食物与营养政策、经济政策及卫生保健政策提供科学依据。

项目一　中国居民膳食营养素参考摄入量

任务1　概述

一、外国的膳食营养素参考摄入量

1. 美国的膳食营养素参考摄入量的发展

美国国家研究院(NRC)于 1943 年发布了第一个推荐的膳食营养素供给量(RDAs)。营养委员会组织领导下,对 RDAs 进行了多次修订,直到 1989 年发表第 10 版。RDAs 已成为不同时期美国人营养素供给领域的权威性指导文件,对许多国家制定 RDAs 产生了重要的影响。

2. 欧洲国家的膳食营养素参考摄入量的发展

(1)平均需要量(EAR):表示一个人群的平均需要量。

(2)营养素参考摄入量(RNI):表示摄入量在此水平以上几乎可以肯定是适宜的。

(3)低营养素参考摄入量(LRNI)。

3. 亚洲国家膳食营养素参考摄入量的发展

(1)菲律宾是较早制定 RDA 的国家(1947)。

(2)日本卫生福利部于 1969 年首次发布 RDA,以后每 5 年修订一次。

(3)泰国 1970 年制定 RDA。

(4)马来西亚 1975 年由卫生部签发。

(5)印度尼西亚 1994 年由卫生部公告。

(6)越南 1996 年由卫生部部长正式签署。

二、中国“推荐的每日膳食营养素供给量”和“膳食营养素参考摄入量”

1. 中国“推荐的每日膳食营养素供给量(RDAs)”的发展

1937 年由侯祥川主要负责制定《中国民众最低限度之营养要素》。1941 年郑集发表了《中国民众最低限度营养需要之管见》。1952 年中央卫生研究院营养学系编著出版的《食物成分表》中"营养素需要量表(每天膳食中营养素供给标准)"纳入钙、铁和 5 种维生素(维生素 A、维生素 B_1、维生素 B_2\烟酸和维生素 C)需要量。

1962 年，中国生理科学会生物化学、营养学学术讨论会对 1955 年制定的 RDA 作了进一步修订，直到 1988 年 10 月中国营养学会又对 RDAs 作了一次修订，定名为"推荐的每日膳食营养素供给量"。

2. 制定《中国居民膳食营养素参考摄入量 DRIs》

为了便于读者理解及避免在使用时与原 RDA 混淆，决定不再使用"推荐的每日膳食营养素供给量(RDAs)"而用"推荐营养素摄入量 RNIs"来表达推荐的每日营养素摄入量。

制定 DRIs 的基本根据是关于营养素的生理、营养和毒性等多方面的科学研究结果。在制定中国居民的 DRIs 时强调使用国内资料。如果我国有相关的研究资料则重点依据国内资料制定，并参考国际资料进行必要的调整；在没有国内资料时，则有选择地参考国际资料，多数营养素都重点参考了美国最近几年的有关出版物。

2000 年 10 月出版了《中国居民膳食营养素参考摄入量 DRIs》。

任务 2　需要量与摄入量

一、营养素摄入不足或摄入过多的危险性

如果人体长期摄入某种营养素不足就有发生该营养素缺乏症的危险；当通过膳食、补充剂或药物等长期大量摄入某种营养素时就可能产生一定的毒副作用。

二、营养素需要量的定义和概念

营养素需要量是机体为了维持"适宜的营养状况"在一段时间内平均每天"获得的"该营养素的最低量。"适宜的营养状况"是指机体处于良好的健康状况并且能够维持这种状态。"获得的"营养素的量可能是指摄入的营养素量也可能是指机体吸收的营养素量。群体的需要量是通过个体的需要量研究得到的，在任何一个人群内各体需要量都是处于一种分布状态。

人群的能量推荐摄入量等于该人群的能量平均需要量，而不是像其他营养素那样等于平均需要量加两倍标准差。

能量推荐摄入量等于该人群的能量平均需要量；而蛋白质及其他营养素的推荐摄入量是能满足第 95 百分位的需要，或 97% ~98% 的个体需要的水平。

任务 3　膳食营养素参考摄入量(DRIs)

一、膳食营养素参考摄入量的定义和概念

膳食营养素参考摄入量(DRIs)是一组每日平均膳食营养素摄入量的参考值，它是在"推荐的每日膳食营养素供给量(RDAs)"基础上发展起来的，包括四项内容：

1. 平均需要量(EAR)

EAR 是群体中各个体需要量的平均值，是根据个体需要量的研究资料计算得到的。EAR 是能够需要满足群体中 50% 的成员的，不能满足另外 50% 的成员的需要水平。EAR 是制定 RNI 的基础。

2. 推荐摄入量(RNI)

RNI 相当于传统使用的 RDA，是可以满足某一群体中绝大多数(97% ~98%)个体需要量的摄入。

长期摄入 RNI 水平，可以满足身体对该营养素的需要，保持健康和维持组织中有适当的储备。

RNI 的主要用途是作为个体每日摄入该营养素的目标值。

RNI 是以 EAR 为基础制定的。已知 EAR 的标准差，则 RNI 定为 EAR 加两个标准差，即 RNI = EAR + 2SD。这样 RNI = 1.2 × EAR。

3. 适宜摄入量(AI)

AI 不是通过研究营养素的个体需要量求出来的，而是通过对健康人群摄入量的观察或实验获得的。

当某种营养素的个体需要量的资料不足，没有办法计算出 EAR，因而不能求得 RNI 时，可设定适宜摄入量来代替 RNI。

AI 的主要用途是作为个体营养素摄入量的目标。AI 与 RNI 相似之处是二者都用作个体摄入量的目标，能够满足目标人群中几乎所有个体的需要。AI 与 RNI 的区别在于 AI 的准确性远不如 RNI，有时可能明显地高于 RNI。

4. 可耐受最高摄入量(UL)

UL 是平均每日可以摄入该营养素的最高量。“可耐受”的含义是指这一摄入水平一般是可以耐受的，对人群中的几乎所有个体大概都不至于损害健康。当摄入量超过 UL 进一步增加时，损害健康的危险性随之增大。UL 是日常摄入量的高限，并不是一个建议的摄入水平。

二、制定营养素参考摄入量的依据

制定营养素参考摄入量的依据可能涉及动物实验研究资料、人体代谢研究资料、人群观测研究资料和临床研究资料等。这些不同来源的资料各有其优缺点，使用时要考虑其各自的特点 。

任务4 用膳食营养素参考摄入量评价膳食

一、应用 DRIs 评价个体摄入量

1. 用平均需要量(EAR)评价个体摄入量

理论上，一个人摄入某营养素不足的概率可以用日常摄入量及该营养素的平均需要量和标准差计算。

实际上我们只能评估在一段时间内观察到的摄入量是高于还是低于相应人群的平均需要量进行判断。

在实际应用中，观测到的摄入量低于 EAR 可以认为必须提高，因为摄入不足的概率高达 50%；通过很多天的观测，摄入量达到或超过 RNI 时，或虽系少数几天的结果远高于 RNI 时可以认为摄入量是充足的。

摄入量在 EAR 和 RNI 之间者要确定摄入量是否适宜相当困难，为了安全起见，还是应当进行改善。

2. 用可耐受最高摄入量(UL)评价个体摄入量

比较短时间内将观测到的摄入量和UL进行比较，推断该个体的日常摄入量是否过高，以至可能危及健康。

对于某些营养素，如维生素B_1和叶酸摄入量可以只计算通过补充、强化和药物途径的摄入，而另外一些营养素A如维生素等，则应把食物来源也包括在内。

UL是一个对一般人群中绝大多数个体，大概不会危害健康的摄入量上限。如果日常摄入量超过了UL就有可能对某些个体造成危害。有些营养素过量摄入的后果比较严重，有的后果甚至是不可逆的。

一个人的真正需要量和日常需要量只能是一个估算结果，因此对个体膳食适宜性评价结果是不精确的。

二、应用RDAs评价群体摄入量

评价群体营养素摄入量需要关注两个方面的问题:一是人群中多大比例的个体对某种营养素的摄入量低于其需要量？二是有多大比例的人日常摄入量很高,可能面临健康风险。

要正确评价人群的营养素摄入量,需要获得准确的膳食资料、选择适当的参考值、调整个体摄入量变异的分布及影响因素，并对结果进行合理的解释。

1. 用EAR评价群体营养素摄入量

在实际工作中，评价群体摄入量是否适宜有两种方法，即“概率法”和“平均需要量切点法”。

(1)概率法

实际上有了人群需要量的分布资料以后，对每一摄入水平都可以计算出一个摄入不足危险度，再加权平均求得人群的摄入不足的概率。

(2)切点法

使用这种方法的条件是:营养素的摄入量和需要量之间没有相关;群体需要量的分布可以认为呈正态分布;摄入量的变异要大于需要量的变异。EAR切点法不要求计算每一摄入水平的摄入不足危险度，只需简单地计数在观测人群中有多少个体的日常摄入量低于EAR。这些个体在人群中的比例就等于该人群摄入不足个体的比例。

(3)对摄入量的分布资料的调整

用任何方法来评估群体中营养素摄入不足的概率，日常摄入量的分布资料是必不可少的。为获得此资料必须对观测到的摄入量进行调整以排除个体摄入量的日间差异(个体内差异)。经过调整后的日常摄入量的分布应当能够更好地反映个体间的差异。要对摄入量的分布进行调整至少要观测一个有代表性的亚人群，其中每一个个体至少有连续三天的膳食资料或者至少有两个独立的日膳食资料。

2. 用适宜摄入量(AI)评估群体摄入量

当人群的平均的摄入量或中位摄入量等于或大于该人群的营养素AI时，可以认为人群中发生摄入不足的概率很低。当人群的平均的摄入量或中位摄入量在AI以下时，则不可能判断群体摄入不足的程度。营养素的AI和EAR之间没有肯定的关系，所以不要试图从AI来推测EAR。

3. 用UL评估群体摄入量

UL用于评估摄入营养素过量而危害健康的风险。根据日常摄入量超过UL者所占的比例，日常摄入量超过 UL 的这一部分人可能面临健康风险。

在人群中要根据日常摄入量大于 UL 的资料来定量地评估健康风险是很困难的，因为在推导 UL 时使用了不确定系数。当前只能把 UL 作为安全摄入量的切点来使用。

必须取得更多、更准确的人体研究资料之后，才有可能比较有把握地预测摄入量超过 UL 所带来的危害程度。

三、减少应用 DRIs 进行膳食评估的潜在差误

1. 不宜用平均摄入量来评估人群摄入水平。
2. 不宜用 RNI 来评估人群摄入不足的流行。
3. 不宜用食物频数问卷评价人群摄入量。
4. 要特别注意能量与蛋白质及其他营养素不同。

任务 5　用膳食营养素参考摄入量计划膳食

计划膳食的目的是让消费者获得营养充足而又不过量的饮食。计划膳食工作可以在不同的水平上进行，可以是简单地为个体计划事物采购和餐饮配制。

可以为群体编排食谱和计划食物采购。

可以是更大规模的计划，如一个部门制定地区性营养改善计划或食物援助项目等。

一、用膳食营养素参考摄入量为个体计划膳食的步骤

1. 设定营养素摄入目标

设定适宜的营养素摄入目标要考虑已经建立了 DRIs 的所有营养素。应当使各种营养素的摄入量都在安全摄入范围之内，既都能达到各自的 RNI 或 AI，而又不超过它们的 UL。

2. 制定膳食计划

计划人员在实际工作中可以使用《中国居民膳食指南》和《平衡膳食宝塔》制定食物消费计划，然后再根据食物营养成分数据复查计划的膳食是否满足了 RNI 和 AI 而又不超过它们的 UL 水平。如果有本地的食物成分表，最好根据当地的食物营养成分来验证计划的膳食能否提供了充足的营养素。在特定的情况下，也可能需要用强化食品甚至用一些营养补充剂来保证特定营养素的供给。

二、用膳食营养素参考摄入量为均匀性群体计划膳食的步骤

计划群体膳食需要分步进行，即确定营养目标、计划怎样达到这些目标及评估这些目标是否都达到了。

为均匀性群体计划膳食：

1. 确定计划目标。
2. 设置“靶日常营养素摄入量分布”。
3. 编制“靶日常营养素摄入量分布”食谱。
4. 评估计划膳食的结果。

项目二　居民营养状况调查与社会营养检测

任务1　居民营养状况调查

居民营养状况调查与监测是指确切了解掌握社会各人群某一时间段的营养状况及其连续的动态变化。居民营养状况调查简称营养调查。

评价已推行的社会营养措施的效果，并为确定下阶段社会营养工作的重点和出发点，更好地改善居民营养状况提供理论和实际依据。

一、营养调查的目的、内容和组织

营养调查的目的是了解居民膳食摄取情况及其与营养供给量之间的对比情况；了解与营养状况有密切关系的居民体质与健康状态，发现营养不平衡的人群，为进一步营养监测和研究营养政策提供基础情况；作某些综合性或专题性的科学研究，如某些地方病、营养相关疾病与营养的关系，研究某些生理常数、营养水平判定指标，复核营养推荐供给量等。

营养调查的工作内容包括：①膳食调查；②人体营养水平的生化检验；③营养不足或缺乏的临床检验；④人体测量资料分析。并在此基础上对被调查者个体进行营养状况的综合判定和对人群营养条件、问题、改进措施进行研究分析。营养调查既可用于人群社会实践，也可用于营养学的科学研究。

营养调查的组织实施包括：①调查对象确定；②按照统计学要求进行抽样调查；③调查时间应反映季节特点；④调查周期根据不同的方法确定；⑤调查工作的质量控制；⑥调查方案设计、调查人员培训、宣传工作、资料收集、分析和复核。

二、膳食调查

膳食调查的目的是了解在一定时间内调查对象通过膳食所摄取的热能和各种营养素的数量和质量，借此来评定正常营养需要能得到满足的程度。膳食调查是营养调查工作中的一个基本组成部分，它本身又是相对独立的内容。单独膳食调查结果就可以成为对所调查的单位或人群改善营养和进行咨询、指导的主要工作依据。

膳食调查通常采用下列几种方法：

1. 称量法（或称重法）

定义：对某一伙食单位（集体食堂或家庭）或个人一日三餐中每餐各种食物的食用量进行称重，计算出每人每天各种营养素的平均摄入量。

优点：能准确反映被调查对象的食物摄取情况，也能看出一日三餐食物分配情况。

缺点：人力和时间花费较多，不适合大规模营养调查。

2. 查账法

定义：适用于建有伙食账目的集体食堂等单位，查阅过去一定期间食堂的食品消费总量，并根据同时期的进餐人数，粗略计算每人每日各种食品的摄取量，再按照食物成分表计算这些食物所供给的能量和营养素数量。

特点：简便、快速，但不够精确。

3. 24 小时回顾法

定义:通过询问膳食的主要组成，每日进餐的次数、时间、食物种类和数量，来计算每人每日食物消耗量。

方法:24 小时膳食回顾法、食物频率问卷调查、膳食史法。

特点:结果不够准确，仅是在无法用称重法和查账法的情况下才使用。

4. 化学分析法

定义:将调查对象一天摄入的全部熟食，在实验室进行化学分析，测定其中的能量和各种营养素含量的方法。

特点:要求高，分析过程复杂，一般需要进行精确测定时才采用。

膳食调查结果整理包括以下几方面内容:①平均每人每日摄取各类食品的名称及数量;②查出每种食物的热能和各种营养素的含量;③计算出平均每人每日各种营养素平均摄入量;④计算出三大营养素热能百分比;⑤计算三餐热能比;⑥计算出蛋白质的来源百分比(粮食类、豆类、动物类);⑦计算出脂肪的来源百分比(动物性、植物性)。

三、人体营养水平鉴定

人体营养水平鉴定指的是借助生化、生理实验手段，发现人体临床营养不足症、营养储备水平低下或营养过剩，以便较早掌握营养失调征兆和变化动态，及时采取必要的预防措施。有时为研究某些有关因素对人体营养状态的影响，也对营养水平进行研究测定。

四、营养不足和缺乏的临床检查

本项检查的目的是根据症状和体征检查营养不足和缺乏症，是一种营养失调的临床检查。

五、人体测量资料分析

1. 定义:

从身体形态和人体测量资料中可以较好地反映营养状况，但不同年龄组选用指标不同。常用的有:身高、体重，上臂围与皮褶厚度。上臂围是一般量取肩峰至鹰嘴连线中点的臂围长。皮褶厚度主要表示皮下脂肪厚度，深入调查时还可以选用胸围、头围、骨盆径、小腿围、背高、坐高、肩峰距和腕骨 X 线等，人体测量资料的各种评价指数，人体脂肪含量测定。

2. 指标:

(1)体重和身高:是人体测量资料中最基础的数据，在反映人体营养状况上比较确切。体重可以反映一定时间内营养状况的变化，身高可反映较长时期的营养状况。

体质指数(BMI) = 体重(kg)/(身高(m))^2，正常值为 18.5 ~24.99

(2)其他:上臂围与皮褶厚度、人体测量资料的各种评价指数、人体脂肪含量测定等。

六、营养调查结果的分析评价

营养调查结果可分析评价下列问题:

1. 居民膳食营养摄取量，食物组成结构与来源，食物资源生产加工，供应分配，就餐方式习惯。

2. 居民营养状况与发育状况，营养缺乏与营养过剩的种类、发病率、原因、发展趋势和控制措施等。

3. 营养方面一些值得重视的问题，如动物性食品过多所致的过营养、肥胖症、心血管系统疾病，长期摄食精白米面所致的 VitB 不足，方便食品和快餐食品及滥用强化或其他不良食品的影响等。

4. 第二代发育趋势及原因分析。

5. 各种人群中有倾向的营养失调趋势。

6. 全国或地区特有的营养问题解决程度，经验和问题。如优质蛋白、VitB2、VitA 不足问题;个别人群贫血问题;个别地区烟酸缺乏与 VitC 不足问题;地方病、原因不明疾病与营养问题等。

任务2 社会营养监测

一、社会营养监测工作的特点

社会营养监测工作与传统概念中的营养调查有几点不同之处:①以生活在社会中的人群，特别是需要重点保护的人群为对象，向分析社会因素和探讨能采取的社会性措施扩展视野。②营养状况向营养政策上反馈。在分析营养状况与影响关系因素之后，直接研究、制定、修定和执行营养政策，研究营养政策是它的主要任务。③它以一个国家或一个地区全局作为研究对象，以有限的人力、物力分析掌握全局的常年动态，因而它在工作方式上向微观方面深入的可能性服从于完成宏观分析的必要性。④它比传统的营养调查多了一个重要方面，即与营养有关的社会经济和农业资料方面的分析。⑤它在材料的取得上，为保证广度，而提倡尽可能搜集现成资料。

二、社会营养监测的分类

1. 长期营养监测。对社会人群现状及制约因素如自然条件、经济条件、文化科技条件等进行动态观察、分析和预测，用于制定社会人群营养发展的各项政策和规划。

2. 规划效果评价性监测。对已制定的政策和规划，监测人群营养指标的变化。

3. 及时报警和干预监测。本项监测的目的在于发现、预防和减轻重点人群的短期恶化。例如控制和缓解区域性、季节性和易发人群性某种营养失调的出现等。

三、资料的来源与监测指标

包括监测地区社会经济、医疗保健与人群营养三个方面的资料和指标。

1. 社会经济指标:包括人口状况、农业状况、居民支付能力和食物产储运销四个方面。常用指标如下:

(1)恩格尔(Engel)指数:食物支出占家庭全部生活费的比重称为恩格尔指数(Engel 指数 = 用于食品的开支/家庭总收入 × 100%)，它是衡量一个国家或地区居民消费水平的标志，是反映贫困富裕的指标。

该指数划分标准(联合国):

贫困 ≥ 60%

勉强度日 50% ~59%

小康水平 40% ~49%

富裕 30% ~39%

最富裕 < 30%

(2)收入弹性:收入弹性 = 食物购买力增长(100%)/收入增长(100%)。

收入弹性指标在落后地区相当于 0.7 ~0.9，即如果收入增长 10%，用于购买食品的增长率为 7% ~9%。(资料来自国家或当地统计局或计经委)

(3)人均收入及人均收入增长率(%):人均收入 = 实际收入/家庭人口数，人均收入增长率(%) =【(第二年度人均收入 - 第一年度人均收入)/第一年度人均收入】×100。

(资料来自国家统计局统一制定的住户基本情况和现金收支调查表)

(4)其他指标:食品深加工比值、年度食品深加工增长率、深加工增长率 / 人均收入增长率比值、深加工系数等。

2. 医疗保健与健康指标:

(1)新生儿体重、新生儿死亡率(生后未满 28d 死亡)。

(2)婴儿的母乳哺育率。

(3)儿童发育状况。

(4)居民平均寿命、农村城市平均寿命差别。

(5)年度变化等。

人群营养指标:编制食物平衡表、人均动物性食品增长率或销售额等。主要包括:

(1)调查的相关指标。

(2)其他指标。

① 编制食物平衡表。

② 人均动物性食品增长率或销售额。

③ 谷类食物热能与动物类食物热能之比值。

④ 居民 Pro、热能的摄取情况。

(以上资料来自城市 / 农村居民抽样调查队)

项目三　保证居民营养的膳食结构与政策措施

社区营养的主要任务:研究解决制约人群营养的社会条件、社会因素。

①保证人们通过饮食生活完满地实现营养科学要求;

②改善营养状况;

③增强体质、保护健康。

有必要在人体营养和食物营养价值等营养科学理论的基础上，开展一系列社会营养工作。

①制定 DRIs;

②评估居民营养状况;

③制定合理的膳食结构、膳食指南和食谱;

④大力开发食物资源;

⑤制订营养改善计划等。

任务 1　中国居民膳食营养状况与居民健康

一、膳食营养情况

2002 年中国居民营养与健康状况调查:

城市居民每人每日油脂消费量由 1992 年的 37g 增加到 44g，脂肪供能比达到 35%，超过

WHO推荐的30%的上限。城市居民谷类食物供能比仅为47%，明显低于55%～65%的合理范围。此外，奶类、豆类制品摄入过低仍是全国普遍存在的问题。

虽然膳食质量明显提高，但膳食高能量、高脂肪和体力活动减少造成超重、肥胖、糖尿病和血脂异常的发病率快速上升。

二、营养状况与居民健康

当前中国居民的疾病模式由以急性传染病和寄生虫病居首位转化为以肿瘤和心脑血管疾病为主，这是因为随着收入水平的提高，居民更趋向于消费动物性食物，特别是趋向于消费畜肉类食品和蛋类食品，不太倾向于摄入水产、禽肉和奶类动物性食品。在动物性食物消费量增加的同时，植物性食物，特别是谷类和根茎类食物消费量下降。高热量、高脂肪、高蛋白、低纤维这种"三高一低"膳食结构导致营养素摄入量严重过剩，使"文明病"，如肥胖、冠心病、高血压、糖尿病、癌症等显著增加。

任务2　膳食结构

膳食结构是指膳食中各类食物的数量及其在膳食中所占的比重。

一、当今世界膳食结构类型

根据膳食中动植物性食物所占的比重，以及能量、蛋白质、脂肪和碳水化合物的摄入量作为划分膳食结构的标准，将世界各国的膳食结构分为四类：

1. 动植物食物平衡的膳食结构：日本

谷类年人均消费94kg，动物性蛋白占总蛋白的42.8%，其中海产品占一半。每天能量维持在2000kcal左右，CHO为57.7%，脂肪26.3%，蛋白质16%。是世界各国调整膳食结构的参考。

2. 以植物性食物为主的膳食结构：发展中国家

谷类年人均消费200kg，动物性蛋白占总蛋白的10%～20%，营养缺乏病是主要问题，但动物性脂肪低，有利于冠心病和高血脂的预防。

3. 以动物性食物为主的膳食结构：欧美发达国家

属营养过剩型膳食，以高能量、高蛋白、高脂肪、低纤维为其主要特点。谷类年人均消费60～75kg，每天能量高达3300～3500kcal。

4. 地中海膳食结构：意大利、希腊

突出特点是饱和脂肪摄入量低，膳食含大量复合碳水化合物，蔬菜、水果摄入量高，居民心脑血管疾病发生率低。

二、中国居民膳食结构的变化

2002年"中国居民营养与健康现状"调查结果：

最近十年我国城乡居民的膳食、营养状况有了明显改善，营养不良和营养缺乏患病率继续下降，同时我国仍面临着营养缺乏与营养过剩的双重挑战。

我国城乡居民能量及蛋白质摄入得到基本满足，肉、禽、蛋等动物性食物消费量明显增加，优质蛋白比例上升。

城乡居民动物性食物分别由 1992 年的人均每日消费 210g 和 69g 上升到 248g 和 126g。

与 1992 年相比，农村居民膳食结构趋向合理，优质蛋白质占蛋白质总量的比例从 17% 增加到 31%，脂肪供能比由 19% 增加到 28%，碳水化合物供能比由 70% 下降到 61%。

城市居民膳食结构不尽合理：畜肉类及油脂消费过多，谷类食物消费偏低。

2002 年城市居民每人每日油脂消费量由 1992 年的 37g 增加到 44g，脂肪供能比达到 35%，超过世界卫生组织推荐的 30% 的上限。

城市居民谷类食物供能比仅为 47%，明显低于 55% ~65% 的合理范围。

此外，奶类、豆类制品摄入过低仍是全国普遍存在的问题。

任务 3　保证居民营养的政策与措施

一、中国营养改善行动计划

为了尽快改善居民的营养状况，我国特制定了“中国营养改善行动计划”，国务院批准于 1997 年 12 月 5 日由国务院办公厅印发。

该计划的总目标是通过保障食物供给，落实适宜的干预措施，减少饥饿和食物不足，降低热能－蛋白质营养不良的发生率，预防、控制和消除微量营养素缺乏症；通过正确引导食物消费，优化膳食模式，促进健康的生活方式，全面改善居民的营养状况，预防与营养有关的慢性病。并同时规定了具体目标和实现目标的具体策略和措施。

二、我国居民膳食指南及平衡膳食宝塔

（一）中国居民膳食指南

中国营养学会与中国预防医学科学院营养与食品卫生研究所组成了《中国居民膳食指南》专家委员会，对中国营养学会 1989 年建议的《我国的膳食指南》进行了修改，制定了《中国居民膳食指南》及其说明，并于 1997 年 4 月由中国营养学会常务理事会通过，正式公布。这一《指南》是以科学研究的成果为根据，针对我国居民的营养需要及膳食中存在的主要缺陷而制定的，具有普遍的指导意义。专家委员会鉴于特定人群对膳食营养的特殊需要，又提出了《特定人群膳食指南》，作为《中国居民膳食指南》的补充。

1. 一般人群膳食指南

一般人群膳食指南适用于 6 岁以上人群，共有 10 个条目。“提要”是该条目的核心内容；“说明”阐述与该条目相关的知识或消费者关心的问题；“参考材料”提供一些研究资料或有用的数据。

（1）食物多样，谷类为主，粗细搭配

提要：人类的食物是多种多样的。各种食物所含的营养成分不完全相同，每种食物都至少可提供一种营养物质。平衡膳食必须由多种食物组成，才能满足人体各种营养需求，达到合理营养、促进健康的目的。

谷类食物是中国传统膳食的主体，是人体能量的主要来源。谷类包括米、面、杂粮，主要提供碳水化合物、蛋白质、膳食纤维及 B 族维生素。坚持谷类为主是为了保持我国膳食的良好传统，避免高能量、高脂肪和低碳水化合物膳食的弊端。人们应保持每天适量的谷类食物摄入，一般成年人每天摄入 250 ~400g 为宜。另外要注意粗细搭配，经常吃一些粗粮、杂粮和全谷类食物。稻米、小麦不要研磨得太精，以免所含维生素、矿物质和膳食纤维流失。

（2）多吃蔬菜水果和薯类

提要：新鲜蔬菜水果是人类平衡膳食的重要组成部分，也是我国传统膳食重要特点之一。蔬菜水果能量低，是维生素、矿物质、膳食纤维和植物化学物质的重要来源。薯类含有丰富的淀粉、膳食纤维以及多种维生素和矿物质。富含蔬菜、水果和薯类的膳食对保持身体健康，保持肠道正常功能，提高免疫力，降低患肥胖、糖尿病、高血压等慢性疾病风险具有重要作用。推荐我国成年人每天吃蔬菜300～500g，水果200～400g，并注意增加薯类的摄入。

（3）每天吃奶类、大豆或其制品

提要：奶类营养成分齐全，组成比例适宜，容易消化吸收。奶类除含丰富的优质蛋白质和维生素外，含钙量较高，且利用率也很高，是膳食钙质的极好来源。各年龄人群适当多饮奶有利于骨健康，建议每人每天平均饮奶300ml，饮奶量多或有高血脂和超重肥胖倾向者应选择低脂、脱脂奶。

大豆含丰富的优质蛋白质、必需脂肪酸、多种维生素和膳食纤维，且含有磷脂、低聚糖，以及异黄酮、植物固醇等多种植物化学物质。应适当多吃大豆及其制品，建议每人每天摄入30～50g大豆或相当量的豆制品。

（4）常吃适量的鱼、禽、蛋和瘦肉

提要：鱼、禽、蛋和瘦肉均属于动物性食物，是人类优质蛋白、脂类、脂溶性维生素、B族维生素和矿物质的良好来源，是平衡膳食的重要组成部分。瘦畜肉铁含量高且利用率好。鱼类脂肪含量一般较低，且含有较多的多不饱和脂肪酸；禽类脂肪含量也较低，且不饱和脂肪酸含量较高；蛋类富含优质蛋白质，各种营养成分比较齐全，是很经济的优质蛋白质来源。

目前我国部分城市居民食用动物性食物较多，尤其是食入的猪肉过多。应适当多吃鱼、禽肉，减少猪肉摄入。相当一部分城市和多数农村居民平均吃动物性食物的量还不够，还应适当增加。动物性食物一般都含有一定量的饱和脂肪和胆固醇，摄入过多可能增加患心血管病的危险性。

（5）减少烹调油用量，吃清淡少盐膳食

提要：脂肪是人体能量的重要来源之一，并可提供必需脂肪酸，有利于脂溶性维生素的消化吸收，但是脂肪摄入过多是引起肥胖、高血脂、动脉粥样硬化等多种慢性疾病的危险因素之一。膳食盐的摄入量过高与高血压的患病率密切相关。食用油和食盐摄入过多是我国城乡居民共同存在的营养问题。为此，建议我国居民应养成吃清淡少盐膳食的习惯，即膳食不要太油腻，不要太咸，不要摄食过多的动物性食物和油炸、烟熏、腌制食物。

（6）食不过量，天天运动，保持健康体重

提要：进食量和运动是保持健康体重的两个主要因素，食物提供人体能量，运动消耗能量。如果进食量过大而运动量不足，多余的能量就会在体内以脂肪的形式积存下来，增加体重，造成超重或肥胖；相反若食量不足，可由于能量不足引起体重过低或消瘦。正常生理状态下，食欲可以有效控制进食量，不过有些人食欲调节不敏感，满足食欲的进食量常常超过实际需要。食不过量对他们意味着少吃几口，不要每顿饭都吃到十成饱。由于生活方式的改变，人们的身体活动减少，目前我国大多数成年人体力活动不足或缺乏体育锻炼，应改变久坐少动的不良生活方式，养成天天运动的习惯，坚持每天多做一些消耗能量的活动。

（7）三餐分配要合理，零食要适当

提要：合理安排一日三餐的时间及食量，进餐定时定量。早餐提供的能量应占全天总能量的25%～30%，午餐应占30%～40%，晚餐应占30%～40%，可根据职业、劳动强度和生活习惯进行适当调整。一般情况下，早餐安排在6:30～8:30，午餐在11:30～13:30，晚餐在18:00～20:00进行为宜。要天天吃早餐并保证其营养充足，午餐要吃好，晚餐要适量。不暴饮暴食，不经常在外就餐，尽可能与家人共同进餐，并营造轻松愉快的就餐氛围。零食作为一日三餐之外的营养补充，可以合理选用，但来自零食的能量应计入全天能量摄入之中。

(8)每天足量饮水，合理选择饮料

提要：水是膳食的重要组成部分，是一切生命必需的物质，在生命活动中发挥着重要功能。体内水的来源有饮水、食物中含的水和体内代谢产生的水。水的排出主要通过肾脏，以尿液的形式排出，其次是经肺呼出、经皮肤和随粪便排出。进入体内的水和排出来的水基本相等，处于动态平衡。饮水不足或过多都会对人体健康带来危害。饮水应少量多次，要主动，不要感到口渴时再喝水。饮水最好选择白开水。

饮料多种多样，需要合理选择，如乳饮料和纯果汁饮料含有一定量的营养素和有益膳食成分，适量饮用可以作为膳食的补充。有些饮料添加了一定的矿物质和维生素，适合热天户外活动和运动后饮用。有些饮料只含糖和香精香料，营养价值不高。有些人尤其是儿童青少年，每天喝大量含糖的饮料代替喝水，是一种不健康的习惯，应当改正。

(9)如饮酒应限量

提要：在节假日、喜庆和交际的场合，人们饮酒是一种习俗。高度酒含能量高，白酒基本上是纯能量食物，不含其他营养素。无节制地饮酒，会使食欲下降，食物摄入量减少，以致发生多种营养素缺乏、急慢性酒精中毒、酒精性脂肪肝，严重时还会造成酒精性肝硬化。过量饮酒还会增加患高血压、中风等疾病的危险；并可导致事故及暴力的增加，对个人健康和社会安定都是有害的，应该严禁酗酒。另外饮酒还会增加患某些癌症的危险。若饮酒尽可能饮用低度酒，并控制在适当的限量以下，建议成年男性一天饮用酒的酒精量不超过25g，成年女性一天饮用酒的酒精量不超过15g。孕妇和儿童青少年应忌酒。

(10)吃新鲜卫生的食物

提要：食物放置时间过长就会引起变质，可能产生对人体有毒有害的物质。另外，食物中还可能含有或混入各种有害因素，如致病微生物、寄生虫和有毒化学物等。吃新鲜卫生的食物是防止食源性疾病、实现食品安全的根本措施。正确采购食物是保证食物新鲜卫生的第一关。烟熏食品及有些加色食品可能含有苯并芘或亚硝酸盐等有害成分，不宜多吃。食物合理储藏可以保持新鲜，避免受到污染。高温加热能杀灭食物中大部分微生物，延长保存时间；冷藏温度常为4℃～8℃，只适于短期贮藏；而冻藏温度低达－12℃～－23℃，可保持食物新鲜，适于长期贮藏。烹调加工过程是保证食物卫生安全的一个重要环节。需要注意保持良好的个人卫生以及食物加工环境和用具的洁净，避免食物烹调时的交叉污染。食物腌制要注意加足食盐，避免高温环境。有一些动物或植物性食物含有天然毒素，为了避免误食中毒，一方面需要学会鉴别这些食物，另一方面应了解对不同食物去除毒素的具体方法。

2. 特定人群膳食指南

特定人群包括孕妇、乳母、婴幼儿、学龄前儿童、青少年以及老年人，根据这些人群的生理特点和营养需要特制定了相应的膳食指南，以期更好地指导孕期和哺乳期妇女的膳食，婴幼儿合理喂养和辅助食品的科学添加，学龄前儿童和青少年在身体快速增长时期的饮食，以及适应老年人生理和营养需要变化的膳食安排，达到提高健康水平和生命质量的目的。

(1) 中国孕期妇女和哺乳期妇女膳食指南

①孕前期妇女膳食指南

A. 多摄入富含叶酸的食物或补充叶酸

提要：妊娠的头 4 周是胎儿神经管分化和形成的重要时期，此期叶酸缺乏可增加胎儿发生神经管畸形及早产的危险。育龄妇女应从计划妊娠开始尽可能早地多摄取富含叶酸的食物及从孕前 3 个月开始每日补充叶酸 400μg，并持续至整个孕期。说明部分阐述了孕期缺乏叶酸会引起胎儿神经管畸形以及为什么育龄妇女需要在孕前开始补充叶酸。

B. 常吃含铁丰富的食物

提要：孕前缺铁易导致早产、孕期母体体重增长不足以及新生儿低出生体重，故孕前女性应储备足够的铁为孕期利用。建议孕前期妇女适当多摄入含铁丰富的食物，缺铁或贫血的育龄妇女可适量摄入铁强化食物或在医生指导下补充小剂量的铁剂。说明部分解释了：

A. 贫血妇女怀孕不利于母婴健康；

B. 怎样预防育龄妇女贫血。

C. 保证摄入加碘食盐，适当增加海产品的摄入

提要：妇女围孕期和孕早期碘缺乏均可增加新生儿将来发生克汀病的危险性。由于孕前和孕早期除摄入碘盐外，还建议至少每周摄入一次富含碘的海产食品。说明部分阐述了围孕期缺碘可导致后代智力和发育障碍以及怎样预防碘缺乏。

D. 戒烟、禁酒

提要：夫妻一方或双方经常吸烟或饮酒，不仅影响精子或卵子的发育，造成精子或卵子的畸形，而且影响受精卵在子宫的顺利着床和胚胎发育，导致流产。酒精可以通过胎盘进入胎儿血液，造成胎儿宫内发育不良、中枢神经系统发育异常、智力低下等。说明部分解释了为什么孕前 3 ~ 6 个月需要戒烟和为什么孕前 3 ~ 6 个月需要禁酒。

②孕早期妇女膳食指南

A. 膳食清淡、适口

提要：清淡、适口的膳食有利于降低怀孕早期的妊娠反应，使孕妇尽可能多地摄取食物，满足其对营养的需要。

B. 少食多餐

提要：怀孕早期反应较重的孕妇，不必像常人那样强调饮食的规律性，应根据孕妇的食欲和反应的轻重及时进行调整，采取少食多餐的办法，保证进食量。

C. 保证摄入足量富含碳水化合物的食物

提要：怀孕早期应尽量多摄入富含碳水化合物的谷类或水果，保证每天至少摄入 150g 碳水化合物（约合谷类 200g）。

D. 多摄入富含叶酸的食物并补充叶酸

提要：怀孕早期叶酸缺乏可增加胎儿发生神经管畸形及早产的危险。妇女应从计划妊娠开始尽可能早地多摄取富含叶酸的食物。受孕后每日应继续补充叶酸 400μg，至整个孕期。

E. 戒烟、禁酒

提要：孕妇吸烟或经常被动吸烟可能导致胎儿缺氧和营养不良、发育迟缓。孕妇饮酒，酒精可以通过胎盘进入胎儿血液，造成胎儿宫内发育不良、中枢神经系统发育异常、智力低下等，称为酒精中毒综合征。

③孕中、末期妇女膳食指南

A. 适当增加鱼、禽、蛋、瘦肉、海产品的摄入量

提要：鱼、禽、蛋、瘦肉是优质蛋白质的良好来源，其中鱼类还可提供 n－3 多不饱和脂肪酸，蛋类尤其是蛋黄是卵磷脂、维生素 A 和维生素 B_2 的良好来源。

B. 适当增加奶类的摄入

提要：奶或奶制品富含蛋白质，对孕期蛋白质的补充具有重要意义，同时也是钙的良好来源。

C. 常吃含铁丰富的食物

提要：从孕中期开始孕妇血容量和血红蛋白的增加，同时胎儿需要铁储备，宜从孕中期开始增加铁的摄入量，必要时可在医生指导下补充小剂量的铁剂。

D. 适量身体活动，维持体重的适宜增长

提要：孕妇应适时监测自身的体重，并根据体重增长的速率适当调节食物摄入量。也应根据自身的体能每天进行不少于 30 分钟的低强度身体活动，最好是 1～2 小时的户外活动，如散步、做体操等。

E. 禁烟戒酒，少吃刺激性食物

提要：烟草、酒精对胚胎发育的各个阶段都有明显的毒性作用，如容易引起早产、流产、胎儿畸形等。有吸烟、饮酒习惯的妇女，孕期必须禁烟戒酒，并要远离吸烟环境。

（2）中国哺乳期妇女膳食指南

①增加鱼、禽、蛋、瘦肉及海产品摄入

提要：动物性食品如鱼、禽、蛋、瘦肉等可提供丰富的优质蛋白质，乳母每天应增加总量 100～150g 的鱼、禽、蛋、瘦肉，其提供的蛋白质应占总蛋白质的 1/3 以上。

②适当增饮奶类，多喝汤水

提要：奶类含钙量高，易于吸收利用，是钙的最好食物来源。乳母每日若能饮用牛奶 500mL，则可从中得到约 600mg 优质钙。必要时可在保健医生的指导下适当补充钙制剂。

③产褥期食物多样，不过量

提要：产褥期的膳食同样应是多样化的平衡膳食，以满足营养需要为原则，无须特别禁忌。要注意保持产褥期食物多样充足而不过量。

④忌烟酒，避免喝浓茶和咖啡

提要：乳母吸烟（包括间接吸烟）、饮酒对婴儿健康有害，哺乳期应继续忌烟酒、避免饮用浓茶和咖啡。

⑤科学活动和锻炼，保持健康体重

提要：哺乳期妇女除注意合理膳食外，还应适当运动及做产后健身操，这样可促使产妇机体复原，保持健康体重。哺乳期妇女进行一定强度的、规律性的身体活动和锻炼不会影响母乳喂养的效果。

（3）中国婴幼儿及学龄前儿童膳食指南

A. 纯母乳喂养

提要：母乳是 6 个月龄之内婴儿最理想的天然食品，非常适合于身体快速生长发育、生理功能尚未完全发育成熟的婴儿。纯母乳喂养能满足 6 个月龄以内婴儿所需要的全部液体、能量和营养素。

B. 产后尽早开奶，初乳营养最好

提要：初乳对婴儿十分珍贵，对婴儿防御感染及初级免疫系统的建立十分重要。尽早开奶可减轻婴儿生理性黄疸、生理性体重下降和低血糖的发生。产后30分钟即可喂奶。

C. 尽早抱婴儿到户外活动或适当补充维生素D

提要：母乳中维生素D含量较低，家长应尽早抱婴儿到户外活动，适宜的阳光会促进皮肤维生素D的合成；也可适当补充富含维生素D的制剂。

D. 给新生儿和1~6月龄婴儿及时补充适量维生素K

提要：由于母乳中维生素K含量低，为了预防维生素K缺乏相关的出血性疾病，应及时给新生儿和1~6月龄婴儿补充维生素K。

E. 不能用纯母乳喂养时，宜首选婴儿配方食品喂养

提要：婴儿配方食品是除了母乳外，适合0~6月龄婴儿生长发育需要的食品，其营养成分及含量基本接近母乳。

F. 定期监测生长发育状况

提要：身长和体重等生长发育指标反映了婴儿的营养状况，父母可以在家里对婴儿进行定期的测量，了解婴儿的生长发育是否正常。

(4)中国儿童青少年膳食指南

①三餐定时定量，保证吃好早餐，避免盲目节食

提要：一日三餐不规律、不吃早餐的现象在儿童青少年中较为突出，影响到他们的营养摄入和健康。三餐定时定量，保证吃好早餐对于儿童青少年的生长发育、学习都非常重要。

②吃富含铁和维生素C的食物

提要：儿童青少年由于生长迅速，铁需要量增加，女孩加之月经来潮后的生理性铁丢失，更易发生贫血。即使轻度的缺铁性贫血，也会对儿童青少年的生长发育和健康产生不良影响，为了预防贫血的发生，儿童青少年应注意经常吃含铁丰富的食物和新鲜的蔬菜水果等。

③进行充足的户外运动

提要：儿童青少年每天进行充足的户外运动，能够增强体质和耐力；提高机体各部位的柔韧性和协调性；保持健康体重，预防和控制肥胖；对某些慢性病也有一定的预防作用。户外运动还能接受一定量的紫外线照射，有利于体内维生素D的合成，保证骨骼的健康发育。

④不抽烟、不饮酒

提要：儿童青少年正处于迅速生长发育阶段，身体各系统、器官还未成熟，神经系统、内分泌功能、免疫机能等尚不十分稳定，对外界不利因素和刺激的抵抗能力都比较差，因而，抽烟和饮酒对儿童青少年的不利影响远远超过成年人。

(5)中国老年人膳食指南

①食物要粗细搭配、松软、易于消化吸收

提要：粗粮含丰富B族维生素、膳食纤维、钾、钙、植物化学物质等。老年人消化器官生理功能有不同程度的减退，咀嚼功能和胃肠蠕动减弱，消化液分泌减少。因此老年人选择食物要粗细搭配，食物的烹制宜松软易于消化吸收。

②合理安排饮食，提高生活质量

提要：家庭和社会应从各方面保证其饮食质量、进餐环境和进食情绪，使其得到丰富的食物，保证其需要的各种营养素摄入充足，以促进老年人身心健康，减少疾病，延缓衰老，提高

生活质量。

③重视预防营养不良和贫血

提要:60 岁以上的老年人由于生理、心理和社会经济情况的改变，可能使老年人摄取的食物量减少而导致营养不良。另外随着年龄增长而体力活动减少，并因牙齿、口腔问题和情绪不佳，可能导致食欲减退，能量摄入降低，必需营养素摄入减少，而造成营养不良。60 岁以上老年人低体重、贫血患病率也远高于中年人群。

④多做户外活动，维持健康体重

提要：老年人适当多做户外活动，在增加身体活动量、维持健康体重的同时，还可接受充足紫外线照射，有利于体内维生素 D 合成，预防或推迟骨质疏松症的发生。

(二)中国居民平衡膳食宝塔

居民平衡膳食宝塔是根据《中国居民膳食指南》的核心内容，结合中国居民膳食的实际状况，把平衡膳食的原则转化成各类食物的重量，便于人们在日常生活中实行。膳食宝塔提出了一个在营养上比较理想的膳食模式，同时注意了运动的重要性。它所建议的食物量，特别是奶类和豆类食物的量可能与大多数人当前的实际摄入量还有一定的距离，对某些贫困地区来讲可能距离还很远，但为了改善中国居民的膳食营养状况，应把它看作是一个奋斗目标，努力争取，逐步做到。

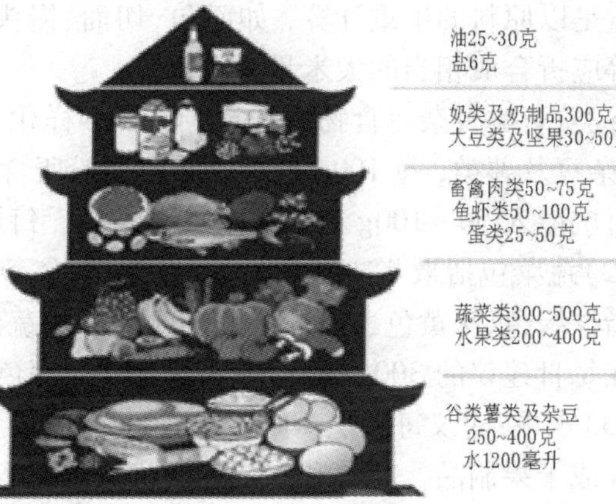

中国居民平衡膳食宝塔说明：

1. 膳食宝塔结构

膳食宝塔共分五层，包含我们每天应吃的主要食物种类。膳食宝塔各层位置和面积不同，这在一定程度上反映出各类食物在膳食中的地位和应占的比重。谷类食物位居底层，每人每天应该吃 250～400g;蔬菜和水果居第二层，每天应吃 300～500g 和 200～400g；鱼、禽、肉、蛋等动物性食物位于第三层，每天应该吃 125～225g(鱼虾类 50～100g，畜、禽肉 50～75g，蛋类 25～50g)；奶类和豆类食物合居第四层，每天应吃相当于鲜奶 300g 的奶类及奶制品和相当于干豆 30～50g 的大豆及制品。第五层塔顶是烹调油和食盐，每天烹调油不超过 25g 或 30g，食盐不超过 6g。膳食宝塔没有建议食糖的摄入量，因为我国居民现在平均吃糖的量还不多，对健康的影响还不大。但多吃糖有增加龋齿的危险，尤其是儿童、青少年不应吃太多的糖和含糖高的食品及饮料。饮酒的问题《中国居民膳食指南》中已有说明。

新的膳食宝塔图增加了水和身体活动的形象，强调足量饮水和增加身体活动的重要性。水是膳食的重要组成部分，是一切生命必需的物质，其需要量主要受年龄、环境温度、身体活动等因素的影响。在温和气候条件下生活的轻体力活动的成年人每日至少饮水 1200ml(约 6 杯)。在高温或重体力劳动的条件下，应适当增加。饮水不足或过多都会对人体健康带来危害。饮水应少量多次，要主动，不要感到口渴时再喝水。目前我国大多数成年人身体活动不足或缺乏体育锻炼，应改变久坐少动的不良生活方式，养成天天运动的习惯，坚持每天多做一些消耗体力的活动。建议成年人每天进行累计相当于步行 6000 步以上的身体活动，如果身体条件允许，最好进行30分钟中等强度的运动。

2. 膳食宝塔建议的食物量

膳食宝塔建议的各类食物摄入量都是指食物可食部分的生重。各类食物的重量不是指某一种具体食物的重量，而是一类食物的总量，因此在选择具体食物时，实际重量可以在互换表中查询。如建议每日300g蔬菜，可以选择100g油菜、50g胡萝卜和150g圆白菜，也可以选择150g韭菜和150g黄瓜。

膳食宝塔中所标示的各类食物的建议量的下限为能量水平7550KJ（1800kcal）的建议量，上限为能量水平10900KJ（2600kcal）的建议量。

（1）谷类、薯类及杂豆谷类包括小麦面粉、大米、玉米、高粱等及其制品。如米饭、馒头、烙饼、玉米面饼、面包、饼干、麦片等。薯类包括红薯、马铃薯等，可替代部分粮食。杂豆包括大豆以外的其他干豆类，如红小豆、绿豆、芸豆等。谷类、薯类及杂豆是膳食中能量的主要来源。建议量是以原料的生重计算，如面包、切面、馒头应折合成相当的面粉量来计算，而米饭、大米粥等应折合成相当的大米量来计算。

谷类、薯类及杂豆食物的选择应重视多样化，粗细搭配，适量选择一些全谷类制品、其他谷类、杂豆及薯类，每100g玉米掺和全麦粉所含的膳食纤维比精面粉分别多10g和6g，因此建议每次摄入50～100g粗粮或全谷类制品。每周5～7次。

（2）蔬菜包括嫩茎、叶、花菜类、根菜类、鲜豆类、茄果、瓜菜类、慧蒜类及菌藻类。深色蔬菜是指探绿色、深黄色、紫色、红色等颜色深的蔬菜，一般含维生素和植物化学物质比较丰富。因此在每日建议的300～500g新鲜蔬菜中，深色蔬菜最好占一半以上。

（3）水果：建议每天吃新鲜水果200～400g。在鲜果供应不足时可选择一些含糖量低的纯果汁或干果制品。蔬菜和水果各有优势，不能完全相互替代。

（4）肉类包括猪肉、牛肉、羊肉、禽肉及动物内脏类，建议每天摄入50～75g。目前我国居民的肉类摄入以猪肉为主，但猪肉含脂肪较高，应尽量选择瘦畜肉或禽肉。动物内脏有一定的营养价值，但因胆固醇含量较高，不宜过多食用。

（5）水产品类包括鱼类、甲壳类和软体类动物性食物。其特点是脂肪含量低，蛋白质丰富且易于消化，是优质蛋白质的良好来源。建议每天摄入量为50～100g，有条件可以多吃一些。

（6）蛋类包括鸡蛋、鸭蛋、鹅蛋、鹌鹑蛋、鸽蛋及其加工制成的咸蛋、松花蛋等，蛋类的营养价值较高，建议每日摄入量为25～50g，相当于半个至1个鸡蛋。

（7）乳类有牛奶、羊奶和马奶等，最常见的为牛奶。乳制品包括奶粉、酸奶、奶酪等，不包括奶油、黄油。建议量相当于液态奶300g、酸奶360g、奶粉45g，有条件的可以多吃一些。婴幼儿要尽可能选用符合国家标准的配方奶制品。饮奶多者、中老年人、超重者和肥胖者建议选择脱脂或低脂奶。乳糖不耐受的人群可以食用酸奶或低乳糖奶及奶制品。

（8）大豆及坚果类：大豆包括黄豆、黑豆、青豆，其常见的制品包括豆腐、豆浆、豆腐干及千张等。推荐每日摄入30～50g大豆，以提供蛋白质的量计算，409 干豆相当于 809 豆腐干，120g北豆腐，240g南豆腐，650g豆浆。坚果包括花生、瓜子、核桃、杏仁、榛子等，由于坚果的蛋白质与大豆相似，有条件的居民可吃5～10g坚果替代相应量的大豆。

（9）烹调油：烹调油包括各种烹调用的动物油和植物油，植物油包括花生油、豆油、菜籽油、芝麻油、调和油等，动物油包括猪油、牛油、黄油等。每天烹调油的建议摄入量为不超过

25g 或 30g，尽量少食用动物油。烹调油也应多样化。应经常更换种类，食用多种植物油。

(10)食盐：健康成年人一天食盐包括酱油和其他食物中的食盐的建议摄入量为不超过 6g 。一般 20ml 酱油中含 3g 食盐，1 0g 黄酱中含盐 1.5g，如果菜肴需要用酱油和酱类，应按比例减少食盐用量。

三、中国居民平衡膳食宝塔的应用

1. 确定适合自己的能量水平

膳食宝塔中建议的每人每日各类食物适宜摄入量范围适用于一般健康成人，在实际应用时要根据个人年龄、性别、身高、体重、劳动强度、季节等情况适当调整。年轻人、身体活动强度大的人需要的能量高，应适当多吃些主食；年老、活动少的人需要的能量少，可少吃些主食。能量是决定食物摄入量的首要因素，一般说人们的进食量可自动调节，当一个人的食欲得到满足时，对能量的需要也就会得到满足。但由于人们膳食中脂肪摄入的增加和日常身体活动减少，许多人目前的能量摄入超过了自身的实际需要。对于正常成人，体重是判定能量平衡的最好指标，每个人应根据自身的体重及变化适当调整食物的摄入，主要应调整的是含能量较多的食物。

中国成年人平均能量摄入水平是根据 2002 年中国居民营养与健康状况调查的结果进行适当修正形成的。它可以作为消费者选择能量摄入水平的参考。在实际应用时每个人要根据自己的生理状态、生活特点、身体活动程度及体重情况进行调整。

2. 根据自己的能量水平确定食物需要

膳食宝塔建议的每人每日各类食物适宜摄入量范围适用于一般健康成年人，按照 7 个能量水平分别建议了 10 类食物的摄入量，应用时要根据自身的能量需要进行选择，建议量均为食物可食部分的生重量。

膳食宝塔建议的各类食物摄入量是一个平均值。每日膳食中应尽量包含膳食宝塔中的各类食物。但无须每日都严格照着膳食宝塔建议的各类食物的量吃。例如烧鱼比较麻烦，就不一定每天都吃 50 ~ 100g 鱼，可以改成每周吃 2 ~3 次鱼、每次 150 ~ 200g 较为切实可行。实际上平日喜欢吃鱼的多吃些鱼、愿吃鸡的多吃些鸡都无妨碍，重要的是一定要经常遵循膳食宝塔各层中各类食物的大体比例。在一段时间内，比如一周，各类食物摄入量的平均值应当符合膳食宝塔的建议量。

3. 食物同类互换，调配丰富多彩的膳食

人们吃多种多样的食物不仅是为了获得均衡的营养，也是为了使饮食更加丰富多彩，以满足人们的口味享受。假如人们每天都吃同样的 50g 肉、40g 豆，难免久食生厌，那么合理营养也就无从谈起了。膳食宝塔包含的每一类食物中都有许多品种，虽然每种食物都与另一种不完全相同，但同一类中各种食物所含营养成分往往大体上近似，在膳食中可以互相替换。

应用膳食宝塔可把营养与美味结合起来，按照同类互换、多种多样的原则调配一日三餐。同类互换就是以粮换粮、以豆换豆、以肉换肉。例如大米可与面粉或杂粮互换，馒头可与相应量的面条、烙饼、面包等互换；大豆可与相当量的豆制品互换；瘦猪肉可与等量的鸡、鸭、牛、羊、兔肉互换；鱼可与虾、蟹等水产品互换；牛奶可与羊奶、酸奶、奶粉或奶酪等互换。多种多样就是选用品种、形态、颜色、口感多样的食物和变换烹调方法。例如每日吃 409 豆类及豆制品，掌握了同类互换多种多样的原则就可以变换出多种吃法，可以全量互换。即全换成相当量的豆浆或豆干，今天喝豆浆、明天吃豆干；也可以分量互换，如 1/3 换豆浆、1/3 换腐竹、1/3 换豆腐。早餐喝豆浆，中餐吃凉拌腐竹，晚餐再喝酸辣豆腐汤。

4. 在应用平衡膳食宝塔时要注意几个要点：

(1) 确定你自己的食物需要；

(2) 同类互换，调配丰富多彩的膳食；

(3) 要合理分配三餐食量；

(4) 要因地制宜充分利用当地资源；

(5) 要养成习惯长期坚持。

四、食品强化与食物新资源的开发

1. 食品强化

食品强化是人类在饮食生活上摆脱靠天吃饭，积极干预自然的一种社会进步，也是文明社会发展到一定阶段的历史必然，是食物资源开发利用的一个重要方面。通常强化的目的有四个：①弥补某些食品天然营养成分的缺陷，如向粮食制品强化必需氨基酸；②补充加工损失的营养素，如向精白米面中添加维生素 B 族；③使某种食品达到特定目的的营养需要，如母乳化奶粉；④简化膳食处理与方便摄食以及防止营养缺乏病与机体保健等。

2. 我国对食品强化的现行规定

我国 GB14880－94 国家标准规定在我国可以使用的强化剂可分为含氮化合物、维生素类、矿物质与微量元素等三大类，35 个品种。并要求加强对食品强化的监督管理。

3. 食品新资源与新食品的开发

新食品包括各种用新原料、新配方、新工艺生产出来的，不同于市场已有的任何食品及其半成品。具有新食品开发和生产经营潜力的方向有：

(1) 运用现代科学技术调整食用农产品生产布局和开发新品种。

(2) 利废性质的开发。

(3) 野生植物、野菜、野果的开发。

(4) 有特殊生物学效应的物质，如魔芋、蜂花粉、蜂王浆、麦饭石等。

(5) 食用油源，如核桃油、松籽油、葡萄籽油等。

(6) 优质微量元素食物来源，如通过饲料和动物体生产的高锌奶、高锌蛋等。

项目四　营养教育

任务1　概述

一、营养教育的概念和主要工作内容

营养教育（nutrition education）已被各国政府和营养学家作为改善人民营养状况的主要有效手段之一。按照世界卫生组织的定义，营养教育是“通过改变人们的饮食行为而达到改善营养状况目的的一种有计划活动”。由此可见，营养教育主要指通过营养信息交流，帮助个体和群体获得食物与营养知识、培养健康生活方式的教育活动和过程，也是健康教育的一个分支和重要组成部分。

1. 主要对象

(1)个体层，指公共营养和临床营养工作者的工作对象。

(2)各类组织机构层，包括学校、部队或企业。

(3)社区层，包括餐馆、食品店、医院、诊所等各种社会职能机构。

(4)政策和传媒层，包括政府部门、大众传播媒介等。

2. 主要内容

(1)有计划地对从事餐饮业、农业、商业、轻工、医疗卫生、疾病控制、计划等部门的有关人员进行营养知识培训。

(2)将营养知识纳入中小学的教育内容和教学计划，要安排一定课时的营养知识教育，使学生懂得平衡膳食的原则，培养良好的饮食习惯，提高自我保健能力。

(3)将营养工作内容纳入初级卫生保健服务体系，提高初级卫生保健人员和居民的营养知识水平，合理利用当地食物资源改善营养状况。

(4)利用各种宣传媒介，广泛开展群众性营养宣传活动，倡导合理的膳食模式和健康的生活方式，纠正不良饮食习惯等。

3. 营养教育工作者需要具备的技能

(1)掌握营养学、食品卫生学、食品学、卫生经济学等方面的专业理论知识；了解经济、政策、社会与文化因素对膳食营养状况的影响。

(2)具有传播营养知识的技能。

(3)具有社会心理学、认知、教育以及行为科学的基础。

(4)有一定组织现场协调和研究能力。

(5)能够运用定量技术评价和解释统计分析结果。

二、营养教育的目的与意义

营养教育的目的在于提高各类人群对营养与健康的认识，消除或减少不利于健康的膳食营养因素，改善营养状况，预防营养性疾病的发生，提高人们健康水平和生活质量。按照现代健康教育的观点，营养教育并非仅仅传播营养知识，还应提供促使个体、群体和社会改变膳食行为所必需的营养知识、操作技能和服务能力。

营养教育可通过有计划、有组织、有系统和有评价的干预活动，提供人们改变不良膳食行为所必需的知识、技能和社会服务，普及营养与食品卫生知识，养成良好的膳食行为与生活方式，使人们在面临营养与食品卫生方面的问题时，有能力作出有益于健康的选择。大量调查研究表明，营养教育具有多途径、低成本和覆盖面广等特点，对提高广大群众的营养知识水平、合理调整膳食结构以及预防营养相关疾病切实有效，对于提高国民健康素质、全面建设小康社会具有重要意义。

三、营养教育的现状与发展趋势

(三)国内外营养教育现状

1. 美国的营养教育

美国在实施营养教育时特别注重市场经济的需求，尽可能地应用口语化语言传播有效健康信息。在美国，已基本完成了从营养不良到营养失衡的变迁，除吸烟外，超重和少体力活动已成为公共卫生的突出问题。美国人最为关注的一个营养建议就是减少脂肪的摄入量，但忽略了降低整个能量的摄入。他们的脂肪供能比例由1977年的40%降到了1995年的34%；但因为能量的摄入在增加，膳食脂肪的绝对摄入量实际增加了13%。2005年美国新版的膳食指南已把体力活动放到了显著的位置。

2. 日本的营养教育

日本的消费者协会、营养指导员和营养咨询室等经常通过电视、广播、出版物普及营养知识，引导人们科学消费、揭穿虚假广告。

为指导人们在日常膳食中均衡营养，日本把所有的食品按其颜色印象分成三类，称之为三色食品。即：(1)黄色食品：指粮谷类、坚果类、薯类、脂肪和砂糖等可提供能量的食物原料。(2)红色食品：即动物性食品、植物蛋白等提供生长发育所需要营养的食物。(3)绿色食品：即水果、蔬菜、海藻类等增强免疫功能、预防疾病的食物。在日本的大学食堂宣传和实施三色食品的营养管理，指导学生每天掌握吃多少红的、多少绿的、多少黄的食品。当学生选好饭菜后会得到一张包含所点菜肴的价格与营养点数的饭菜账单。

3. 中国的营养教育

(1)幼儿园和学生营养教育现状

①安徽医科大学以幼儿园大班和中班的儿童和家长为研究对象，完成了"在幼儿园开展早期营养教育的研究"。通过1学年的营养教学活动，儿童吃肥肉、睡前吃糖果和糕点、挑食和偏食、经常吃零食、边吃边玩的人数减少；早饭前和睡前刷牙、饮奶的人数增加。儿童面色苍白、唇苍白、唇干裂、舌乳头肥大的人数减少；血红蛋白、尿维生素 B_1 和维生素C的排出量、头发Ca和Zn的含量有增加的趋势。家长在选择食物时，注重食物营养和孩子的营养需要的人数增加。

②中山大学公共卫生学院开展了"多层面营养宣教对广州儿童KAP的影响及效果评价的研究"。营养教育前后相比，家长、老师、学生营养认知有很大提高，其中以教师提高最显著；食物选择及消费趋于合理；儿童挑食、偏食、经常吃零食不良行为改善。

③北京大学儿童青少年卫生研究所应用child - to - child(CTC)模式进行了促进学生营养教育的研究。结果显示，应用CTC模式在小学生中开展营养教育具有良好效果，不仅实验组学生自身的KAP得分有了明显提高，对营养与健康问题持正向态度的比例增加，食品价值观及主要饮食行为明显改善；而且使辐射组学生的营养知识、态度和行为也获得了有效提高和转变。

④中国疾病预防控制中心营养与食品安全所进行了"运用健康促进学校模式开展学生营养干预研究"。健康促进学校是指通过学校及学校所在社区成员的共同努力，解决学生健康问题，以达到提高学生健康水平的目的。

(2)成人营养教育现状

①华中科技大学同济医学院开展了"妇女产褥期饮食行为、营养知识水平调查及影响因素的研究"。研究得出的结论是：调查对象的营养知识水平普遍较低，部分妇女存在一些不合理的饮食行为习惯，可能直接或间接影响产妇的健康，应引起足够的重视。因此，在产妇及其家人中开展多种形式的营养宣教，以纠正错误的饮食行为是非常必要的。

②上海市卢湾区疾病预防控制中心开展了"社区肥胖成人干预措施研究"。结果显示，接受健康教育者对肥胖危害认识和中国居民膳食指南的知晓率明显提高，脂肪摄入量明显降低；运动频率明显提高，完全不运动者由干预前的52.38%下降至干预后的19.05%；血清，

HDL－C 显著上升且明显高于对照组，而 LDL－C 明显下降。

③复旦大学公共卫生学院开展了“社区人群高血压营养教育”研究。该研究对上海 6 个居委会的全体人群及该社区的高血压人群两个层次，分别开展与高血压有关的营养教育。经过教育干预对象的食盐摄入量普遍有所降低，每日摄入的钠/钾的比值显著降低，水果、乳类这些对高血压有保护作用的食物日摄入量较干预前上升；高血压人群膳食脂肪及胆固醇摄入量减少，水果、蛋类及奶类摄入量有所增加，动物性食品摄入量有所下降，血清 TC、LDL－C 水平显著下降。

(二)营养教育的发展趋势

无论作为独立的健康问题，还是作为其他健康问题的影响因素，营养都与个体和群体的行为生活方式有密切联系，运用健康教育与健康促进理论和方法改变人们的膳食行为不仅可行，而且有效。我国虽然已经进行了一些将健康教育与健康促进理论和方法运用于营养领域的探索，但无论对于营养学专业人员，还是对于健康教育与健康促进领域的专业人员，都面临着如何更好地将两个专业领域的知识和技能相融合的挑战。

任务 2　营养教育相关理论

一、健康传播理论

进入 21 世纪，健康教育与健康促进已被确立为卫生事业发展的战略措施，在医疗预防保健中的作用日益加强。健康传播是健康教育与健康促进的基本策略和重要手段，是健康教育方法学研究的重要内容。

1. 传播的概念与要素

传播是人类通过符号和媒介交流信息，以期发生相应变化的活动。其特点是：社会性、普遍性、互动性、共享性、符号性和目的性。

一个基本传播过程的构成要素包括：①传播者，又称传者，是在传播过程中信息的发出者，可以是个人、群体或组织。②受传者即讯息的接收者和反应者。受传者可以是个人、群体或组织。大量的受传者称为受众。③讯息是由一组相关联的有完整意义的信息符号所构成的一则具体信息。④传播媒介，又称传播渠道，是讯息的载体，也是将传播过程中各种要素相互联系起来的纽带。⑤反馈指传播者获知受传者接受信息后的心理和行为反应。

2. 传播的分类

(1) 自我传播：又称人的内向传播、人内传播，指个人接受外界信息后，在头脑内进行信息加工处理的心理过程。

(2) 人际传播：又称亲身传播，是指人与人之间面对面直接的信息交流，这是个体之间相互沟通、共享信息最基本的传播形式和建立人际关系的基础。其主要形式是面对面的传播，也可借助书信、电话、电子邮件等一些有形的物质媒介。

人际传播的主要社会功能是：

①获得与个人有关的信息。

②建立与他人的社会协作关系。

③达到认知他人和自我认知。

因此，人际传播是进行说服教育、劝导他人改变态度的重要策略。健康教育与健康促进中常用的人际传播形式包括：咨询、交谈或个别访谈、劝服、指导等。

(3)组织传播:现代社会是高度组织化的社会,也是组织传播高度发达的社会。组织传播的常用方法包括公共关系活动、公益广告等。健康教育与健康促进"社会动员"和"社区参与"目标的实现,健康促进"促成、赋权、协调"三大策略的实施,无不与组织传播息息相关。

(4)群体传播:是指组织以外的非组织群体的传播活动。具有以下特点:

①信息传播在小群体成员之间进行,这是一种双向性的直接传播。

②群体传播在群体意识的形成中起重要作用。

③在群体交流中形成的群体倾向能够改变群体中个别人的不同意见,产生从众行为。

④群体中的"舆论领袖"对人们的认知和行为改变具有引导作用。

(5)大众传播:指职业性信息传播机构通过广播、电视、电影、报刊、书籍等大众媒介和特定传播技术手段,向社会人群传递信息的过程。

3. 健康传播的概念与意义

健康传播是指以"人人健康"为出发点,运用各种传播媒介渠道和方法,为维护和促进人类健康的目的而获取、制作、传递、交流、分享健康信息的过程。健康传播活动是应用传播策略来告知、影响、激励公众、社区、组织机构人士、专业人员及领导,促使相关个人及组织掌握知识与信息、转变态度、做出决定并采纳有利于健康的行为的活动。倡导合理营养和良好的饮食习惯等对慢性非传染性疾病的预防控制具有积极作用,健康传播在其中扮演着重要角色。

4. 传播理论在营养教育项目中的应用

多项研究证实,营养信息传播理论对提高大众的营养知识水平、端正对营养科学的态度以及改变不良的饮食行为等方面具有极为重要的作用,并已成为公共营养事业改善和干预的重要方法。

(1)营养信息传播的概念

营养信息传播是健康传播的一个组成部分,是通过各种渠道,运用各种传播媒介和方法,为维护、改善个人和群体的营养状况与促进健康而制作、传递、分散和分享营养信息的过程。营养信息传播是一般传播行为在营养与食品卫生领域的具体和深化,是营养教育与营养改善行为的重要手段和策略之一。

(2)项目执行中信息传播的特点

①多种传播方式相结合:从上述中可以看出,各个项目中均包括人际传播和大众传播这两种主要的传播方式。人际传播主要以讲座、咨询、培训班和父母课堂的形式为主。人际传播的最大优势是通过传播者和受试者的互动使营养信息较为准确地传播到目标人群,并能得到及时的信息反馈。缺点是信息传播的覆盖面较大众传播小。而大众传播主要以宣传册、宣传画、黑板报、广播为主要形式,有些项目还运用了网络和VCD录像等新形式,其优势是传播面广、传播速度快,但是信息反馈少、针对性不强。因此,人际传播和大众传播各有所长,只有把二者有机结合起来,才能获得较好的社会效益。

②传播的广度和深度相结合:以上各项目在开展时均具有点面结合、以点带面的特点。如:"营养和食品安全教育项目"通过国家级、省级和县乡级培训班逐级开展培训,再由乡村卫生人员通过入户的机会向居民宣传有关的营养知识,既有宣传的广度又有一定的深度。

③信息传播的侧重点不同:由于各个营养教育项目的目的和目标不同,其宣传教育的侧重点自然不同,而且对不同的目标人群采用了不同的传播方式和教育途径。

(3)对开展的营养教育项目的效果进行评价:多项结果显示,通过开展营养教育项目、传播营养与健康的信息,目标人群在营养知识、态度和行为等方面有了较大的改变。

二、行为改变理论

健康教育的目的是帮助人们形成有益于健康的行为和生活方式，进而通过行为生活方式的改善来预防疾病、增进健康、提高生活质量。为此，需要研究人们的行为生活方式形成、发展与改变的规律，发现影响健康相关行为的因素，为采取有针对性的健康教育干预措施提供科学依据。目前运用较多也比较成熟的行为理论包括知信行模式、健康信念模式、计划行为理论模式等。

1. 知信行模式(knowledge，attitude，belief，and practice，KABP 或 KAP)：将人们行为的改变分为获取知识、产生信念及形成行为 3 个连续过程。知信行理论认为，信念是动力，行为改变过程是目标。知识是行为的基础，信念或态度，是行为改变的动力。所谓行动就是将已经掌握并且相信的知识付之行动，促成有利于健康的行为形成。该理论模式认为行为的改变有两个关键步骤：确立信念和改变态度。

2. 健康信念模式(healthbelievemode)：该理论强调感知在行为决策中的重要性，是运用社会心理学方法解释健康相关行为的理论模式。该理论认为信念是人们采纳有利于健康的行为的基础和动因，强调个体的主观心理过程，即期望、思维、推理、信念等行为的主导作用，认为人们如果具有与疾病、健康相关的信念，他们就会有意愿采纳健康行为，改变危险行为，而对采纳行为并能取得成功的信心则是行为实现的保障。

在健康信念模式中，是否采纳有利于健康的行为与下列因素有关：

(1)感知疾病的威胁：对疾病威胁的感知由对疾病易感性的感知和对疾病严重性的感知构成。对疾病易感性和严重性的感知程度高，即对疾病危险的感知程度高，是促使人们产生行为动机的直接原因。

①感知疾病的易感性：指个体对自身患某种疾病或出现某种健康问题的可能性的判断。人们越是感到自己患某疾病的可能性大，越有可能采取行动避免疾病的发生。

②感知疾病的严重性：疾病的严重性既包括疾病对躯体健康的不良影响，如疾病会导致疼痛、伤残和死亡，还包括疾病引起的心理、社会后果，如意识到疾病会影响到工作、家庭生活、人际关系等，人们往往更有可能采纳健康行为，以防止严重健康问题的发生。

(2)感知健康行为的益处和障碍：

①感知健康行为的益处：指人体对采纳行为后能带来的益处的主观判断，包括对保护和改善健康状况的益处和其他边际收益。只有当人们认识到自己的行为有效时，比如可减缓病痛，减少疾病产生的社会影响等，才会自学地采取行动。

②感知健康行为的障碍：指人体对采纳健康行为会面临的障碍的主观判断，包括行为复杂、时间花费以及经济负担等。如果感觉到障碍多，会阻碍个体对健康行为的采纳。因此，个体对健康行为益处的感知越强，采纳健康行为的障碍越小，个体采纳健康行为的可能性越大。

(3)自我效能：也称为效能期待。是指对自己实施和放弃某行为的能力的自信。个体对能力的评价和判断，即是否相信自己有能力控制自己与外在因素而成功采纳健康行为，并取得期望结果。自我效能的重要作用在于当认识到采取某种行动会面临的障碍时，需要有克服障碍的信心和意志，才能完成这种行动。自我效能高的人，更有可能采纳所建议的有益于健康的行为。

(4)社会人口学因素：社会人口学因素包括人口特征(年龄、性别、种族)和社会心理因素(人格、社会地位、同事、团体等)。具有卫生保健知识的人更容易采纳健康行为。对不同类型的健康行为而言，不同年龄、性别、个体特征的个体采纳行为的可能性相异。

(5)提示因素:是指诱发健康行为发生的因素，如传媒活动、他人忠告、医护人员提醒、亲友的疾病经验、某种标志物等。提示因素越多，个体采纳健康行为的可能性越大。上述因素均可作为预测健康行为发生与否的因素。在健康教育实施过程中应重视个体的主观心理过程;并在行为预测的基础上，制定有针对性的健康相关行为干预措施，以改变不利于健康的行为生活方式，增进健康。

3. 计划行为理论模式

计划行为理论自1985 年建立以来，受到社会心理学领域及其相关领域，特别是健康领域研究人员的重视。社会心理学家认为，人的行为由意向所激发，而意向又受到信念和态度的调节。美国社会心理学家 Ajzen 在上述基本观点的基础上，引入了感知行为控制因素，形成了计划行为理论，该理论对行为意向及行为本身具有较强的预测能力。

在计划行为理论中，有几个重要概念:

(1)意向:是个体准备表现某一特定行为的内在倾向性，被认为是最直接的行为前身。

(2)对行为的态度:指对某行为表现出的肯定或否定评价的程度，而对行为的评价又取决于行为信念，行为信念反映的是个体对于某行为是否能产生特定结果的主观判断。

(3)主观准则:是个体感觉到的采纳或不采纳某行为时的社会压力，个体关于这些准则的基本信念又是主观准则的决定因素。必须指出的是，这种感受到的社会压力完全源于主观，是个体从自身角度去衡量的结果;而准则信念指的是个体感知到对自己关系密切的个体或群体对其行为的期望。

(4)感知到的行为控制:指个体对自己采纳某行为的能力的判别，取决于控制信念，而控制信念与感知到的可能促进或阻碍行为表现的因素有关。

任务3 营养教育的方法和步骤

一个健康促进传播活动的规范程序可以用传播金字塔模式加以形象化地说明。传播金字塔从塔底到塔顶共有 8 个层次:第一层是“评估危险因素”，即对目标人群进行调查和评估，相当于进行健康诊断;例如，某种营养缺乏病的危险因素有哪些？第二层是“确定和细分目标人群”，即营养健康传播项目的对象，如铁缺乏危险人群的特征是什么？分得越细针对性就越强，若营养健康信息适应其特殊需要，则其传播更为有效。第三层是“确定可转变的行为规范及态度”，如在碘缺乏或铁缺乏方面哪些行为可以改变？哪些行为不能改变或很难改变？均需要做调查研究。第四层是“制订初步计划”，应考虑确定行为改变的目标是什么？如何达到该目标？采取什么方法？转变的原因何在？第五层是“制订有效的核心信息”。第六层是“选择有效的传播渠道”，即仔细考虑这些信息如何传递出去？第七层是“进行预试验”，以确保信息与媒介能达到预期效果。第八层是“行为干预”，即如何制定、实施有效的传播策略。

具体到营养教育，主要包括以下主要步骤:

一、营养教育计划的设计

为确保某项营养教育活动有依据、有针对性、有目标地进行，首先必须制定一个好的营养教育计划。应通过专题小组讨论的方式，了解教育对象的需要和接受能力，有针对性地设计营养教育计划。

1. 设计营养教育计划的主要步骤

(1)发现和分析营养健康问题:服务对象中存在哪些与营养健康有关的问题？其发病率、患病率、死亡率以及对生活质量的影响如何等？

(2)分析问题的深层次原因:分析与知识、态度、行为有关的营养健康问题，如是否与知识、态度、行为有明确的因果关系？该行为是否经常发生等？

(3)资源分析:包括人力资源、财力资源、物力资源、政策资源、信息资源和时间资源。

(4)确定优先项目:根据与知信行关系的密切程度、行为可改变性、外部条件、死亡率、伤残率、危害性以及受累人群数量确定优先项目。

(5)确定营养干预目标:包括总体目标与具体目标。

(6)制定传播、教育、干预策略和实施计划:包括确定与分析目标人群、制定干预策略、组织实施人员和实施机构以及设计活动日程等。

(7)制订评价计划:包括评价方法、评价指标、实施评价的机构和人员、实施评价的时间以及实施结果的使用等。

(8)经费预算:预算应与实际条件相符，并考虑实际需要与客观条件。

2. 学生早餐营养教育项目的设计

该项目的设计应考虑以下 7 个方面的内容:

(1)教育对象及其特征是什么？例如针对学生不吃早餐的问题，发现不吃早餐的问题在小学生中比较突出，确定教育对象是小学生:他们大部分因起床迟，或父母工作忙照顾不周而经常不吃早餐。

(2)教育计划的目的是什么？该项目的目的就是通过宣传营养知识，了解不吃早餐的危害，纠正不良的饮食行为，使小学生的早餐就餐率达 95%。

(3)哪些知识应宣传给教育对象？要求教育对象了解营养需要量、营养与健康、合理的膳食结构和饮食行为方面的基本知识。

(4)关于这些知识，宣传对象已知多少？

(5)他们还需要了解哪些信息？例如吃零食和吃保健食品等问题的相关信息。

(6)制定什么目标能衡量项目成功与否？例如要求早餐就餐率达 90% ~100%。

(7)如何进行评价？例如学生吃早餐率、体重、身高、学习成绩的变化等均可作为评价指标。

二、选择教育途径和资料

根据设计计划，在调查研究的基础上，明确教育目标和对教育对象的认识，选择适宜的交流途径和制作有效的教育材料。为此需要考虑以下几个方面:①是否有现成的、可选用的营养宣教材料？能收集到与不吃早餐相关的营养宣传材料可直接选用;如果收集不到，可以自行设计制作，如小册子、挂图、宣传传单等;②向教育对象进行营养宣教的最佳途径是哪种？如个体传播、面对面交流、讲课、大众传播等;③营养宣教的内容最适合哪种宣传途径？如小册子、幻灯片、录像带、讲课等。

三、准备营养教育资料和预试验

根据要求编写相关的营养教育材料，要求内容科学、通俗易懂、图文并茂。为了宣传材料内容准确、合适，在大多数设计工作完成后，需要将准备好的宣传材料进行预试验，以便得到教育对象的反馈意见，进行修改完善。这时需要进行下列工作:①了解教育对象对这些资料的反映，有什么意见和要求？对宣教内容、形式、评价等有何修改意见？②了解教育对象能否接受这些信息？能否记住宣传的要点？是否认可这种宣传方式？一般可采用专题讨论或问卷调查了解有关情况。③根据教育对象的反映，需要对教育资料的形式做出哪些修改？例如宣教材料中宣传少吃动物性食物，画面是猪肉等食物，引起了某些忌食猪肉的宗教人士的不满，就需要及时进行修改。④信息如何推广？材料如何分发？如何追踪执行？

四、实施营养教育计划

实施营养教育计划，包括制定宣传材料和活动时间表，让每个工作者都明白自己的任务，并通过所确定的传播途径把计划中要宣传的营养内容传播给教育对象。在教育传播的过程中，要观察教育对象对宣传材料有何反映？他们愿意接受还是反对这些新知识？如果反对，原因是什么？要按每一步骤查找原因，以便及时进行纠正。

五、营养教育的评价

可通过近期、中期和远期的效果评价说明营养教育的效果。①近期效果即目标人群的知识、态度、信息、服务的变化。②中期效果主要指行为和危险目标因素的变化。③远期效果指人们营养健康状况和生活质量的变化。例如反映营养状况的指标有身高、体重变化，影响生活质量变化的指标有劳动生产力、智力、寿命、精神面貌的改善以及卫生保健、医疗费用的降低等。

复习思考题

一、填空题

1. 膳食营养素参考摄入量包括四个营养水平指标，它们是__________、__________、适宜摄入量（AI）和可耐受的高限摄入水平（UL）。

2. RDA 是考虑安全率，即包括人群中个体差、应激等特殊情况下需要量的波动、食物的__________、烹调损失以及各种食物因素和营养素之间的相互影响等，并且还兼顾__________和__________等实际问题而提出的。

3. 能量消耗主要用于基础代谢（BMR）、__________，以及__________。

4. 成人钙元素的 AI 值为__________。

5. 成人铁元素的 AI 值男为__________，女为__________。

6. 成人锌元素的 RNI 值男为__________，女为__________。

7. 居民营养状况调查简称营养调查。我国在__________年、__________年和__________年曾作过三次全国性营养调查。

8. 膳食调查的目的是了解在一定时间内调查对象通过膳食所摄取的__________和__________的数量和质量，借此来评定正常营养需要能得到满足的程度。

9. 在集体单位应用称量法调查时，如被调查单位人员的劳动强度、性别、年龄等组成不同，必须用__________的折算方法才能算出相应“标准人”的每人每日营养素摄取量。

10. 膳调中称量法的缺点是花费人力和时间较多，不适合__________。

11. 体重和身高是人体测量资料中最基础的数据，在反映人体营养状况上比较确切。体重可以反映__________的变化；而身高可反映__________。

12. 身高和体重应用于儿童，主要反映当前营养状况，对区别__________和__________有意义。

13. 人体脂肪含量测定的 Brozek 公式：$F(\%)=(4.570/D-4.142)\times100$。式中 D 为__________。

14. 社会营养监测指标包括监测地区__________和__________两方面的资料与指标。

15. 社会经济状况资料包括__________、农业生产状况、__________和食物产储运销四个方面。

16. 人均收入 = __________/家庭人口数。

17. 今后十年，针对我国食物与营养发展现状和存在的问题，要优先发展__________产业、__________产业和__________三个重点食物领域。

18. 今后十年，针对我国食物与营养发展现状和存在的问题，努力解决好__________和__________两个重点地区。

19. 针对我国食物与营养发展现状和存在的问题，努力解决好__________、__________、__________三个重点人群的食物与营养发展问题。

20. 安全农产品主要包括三类食品，它们的排列像一个三角形，底部是__________，中间是__________，顶部是__________，越往上要求越严格。

21. 绿色食品分为__________和__________两个等级。

22. 有机食品与绿色食品、无公害食品最主要的差别是，有机食品在其生产和加工过程中绝对禁止使用__________、__________、__________等人工合成物质。

二、单选题

1. Kaup 指数的公式(　　)

A. [体重(kg)/身高$(cm)^2$]$x10^4$　　B. [体重(kg)/身高$(cm)^2$]$x10^3$

C. [体重(kg)/身高(cm)]$x10^4$　　D. [体重(kg)/身高$(cm)^3$]$x10^4$

2. Rohrer 指数的公式(　　)

A. [体重(kg)/身高$(cm)^4$]$x10^7$　　B. [体重(kg)/身高$(cm)^3$]$x10^5$

C. [体重(kg)/身高$(cm)^3$]$x10^6$　　D. [体重(kg)/身高$(cm)^3$]$x10^7$

3. Vervaeck 指数的公式(　　)

A. {[体重(kg) + 胸围(cm)]/身长(cm)} × 100%

B. {[体重(kg) − 胸围(cm)]/身长(cm)} × 100%

C. {[体重(kg) + 胸围(cm)]/身长(cm)} × 100

D. {[体重(kg) − 胸围(cm)]/身长(cm)} × 100

4. 缺少维生素 A 的临床体征(　　)

A. 干燥，毛囊角化　　B. 毛囊四周出血点

C. 癞皮病皮炎　　D. 阴囊炎，溢脂性皮炎

5. Engel 指数越大，说明(　　)

A. 生活水平越贫穷　　B. 生活水平越富裕

C. 工资收入越大　　D. 用于购买食品的支出越大

6. 制定蛋白质 RDA 的一种方法需将人体必需的氮损失折算为(　　)后再考虑安全率

A. 总氮量　　B. 大豆蛋白质　　C. 参考蛋白质　　D. 蛋白质

三、多选题

1. 关于体质指数(BMI)的叙述哪些正确(　　)

A. 18.5～24.99 为正常　　B. 17～18.4 为轻度消瘦

C. 18.5～21.4 为中度消瘦　　D. 25～29.99 为超重

E. 多于 30 为肥胖

2. 营养发展纲要中保障合理的营养素摄入量的总体目标哪些正确(　　)

A. 人均每日摄入能量为 4300kcal，其中 80% 来自植物性食品，20% 来自动物性食品

B. 蛋白质 77g，其中 30% 来自动物性食品

C. 脂肪 70g，其提供能量占总能量的 25%

D. 钙 580mg，铁 23mg，锌 12mg

E. 维生素 B_1 1.2mg，维生素 B_2 1.4mg，维生素 A 775mg

3. 营养发展纲要中保障合理的食物摄入量的总体目标哪些正确(　　)

A. 人均每年口粮 155kg，豆类 13kg

B. 人均每年蔬菜 147kg，水果 38kg

C. 人均每年食用植物油 50kg，食糖 20kg

D. 人均每年肉类 28kg，蛋类 15kg

E. 人均每年奶类 16kg，水产品 16kg

4. 营养发展纲要中降低营养不良性疾病发病率的总体目标哪些正确(　　)

A. 5 岁以下儿童低体重发病率降至 5%，生长迟缓发病率降至 15%

B. 孕妇贫血患病率降至 20%

C. 儿童贫血患病率降至 15%

D. 4 个月以内婴儿的母乳喂养达到 50%

E. 4 个月以上的婴儿应逐步补充各种辅助食品

5. 营养调查工作的内容包括(　　)

A. 膳食调查　　B. 人体营养水平的生化检验

C. 营养不足或缺乏的临床检查　　D. 人体测量资料分析

E. 人体健康流行病学调查

6. 膳食调查通常采用下列几种方法(　　)

A. 评估法　　B. 称量法(或称重法)　　C. 记账法　　D. 询问法

E. 化学分析法

7. 反映人体蛋白质生化检验参考指标有(　　)

A. 血清总蛋白　　B. 血清白蛋白　　C. 全血血红蛋白浓度

D. 游离氨基酸　　E 游离脂肪酸

8. 反映人体铁生化检验参考指标有(　　)

A. 血清视黄醇　　B. 血清胡萝卜素　　C. 全血血红蛋白浓度

D. 血清铁蛋白　　E. 血清运铁蛋白饱和度

9. 发生贫血时可能缺乏的营养素包括(　　)

A. 蛋白质　　B. 钙　　C. 铁　　D. 叶酸　　E. 维生素 B_{12}、B_6

10. 理想体重的常用计算公式如下(　　)

A. 理想体重(kg) = 身高(cm) - 110　　B. 理想体重(kg) = 身高(cm) - 100

C. 理想体重(kg) = 身高(cm) - 105　　D. 理想体重(kg) = [身高(cm) - 100] ×0.9

E 理想体重(kg) = [身高(cm) - 100] ×0.85

11. 营养调查结果的分析评价(　　)

A. 居民膳食营养摄取量和食物组成结构与来源，食物资源生产加工，供应分配，就餐方式习惯等

B. 居民营养状况与发育状况，营养缺乏与营养过剩的种类、发病率、原因和发展趋势，控制措施等

C. 营养方面一些值得重视的问题，如肥胖症、心血管系统疾病等

D. 第二代发育趋势及原因分析

E. 各种人群中有倾向性的营养失调趋势

12. 社会营养监测常选用的指标如下(　　)

A. Engel 指数　　B. Kaup 指数　　C. 收入弹性

D. Vervaeck 指数　　E. 人均收入及人均收入增长率

13. Engel 指数是衡量一个国家或地区居民消费水平的标志，下列的判定哪些是正确的(　　)

A. Engel 指数在 60% 以上者为贫困　　B. Engel 指数 50% ~59% 为勉强度日

C. Engel 指数 40% ~49% 为小康水平　　D. Engel 指数 30% ~39% 为富裕

E. Engel 指数 30% 以下为说明存在计算错误

14. 被强化的食品通常称为载体，世界各国通常以下列食品为载体(　　)

A. 粮食　　B. 保健食品　　C. 饮料　　D. 乳制品

E. 食用油和调味品

15. 具有开发研制和生产经营潜力的食品新资源(　　)

A. 运用现代科学技术新开发的农品种　　B. 食品加工副产品的利用开发

C. 野生植物、野菜、野果的开发　　D. 野生动物

E. 食用油源，如核桃油、松籽油、黑加伦籽油、葡萄籽油等

16. 无公害农产品必须达到以下要求(　　)

A. 产地生态环境质量必须达到农产品安全生产要求

B. 必须按照无公害食品管理部门规定的生产方式进行生产

C. 产品必须对人体安全、符合有关卫生标准

D. 无公害食品生产应有 HACCP

E. 必须取得无公害食品管理部门颁发的标志或证书

17. 绿色食品标志的图形组成(　　)

A. 绿色食品标志图形包括三个绿色五角星

B. 绿色食品标志图形由三部分构成：上方的太阳、下方的叶片和蓓蕾

C. 标志图形为正圆形，意为保护、安全

D. A 级绿色食品产品包装上以绿底印白色标志，其防伪标签的底色为绿色

E. AA 级绿色食品包装上以白底印绿色标准，防伪标签的底色为蓝色

18. 营养教育的主要内容如下(　　)
A. 有计划地对从事农业、商业、粮食、轻工、计划等部门的有关人员进行营养知识培训
B. 将营养知识纳入中小学的教育内容
C. 将营养工作内容纳入初级卫生保健服务中，提高初级卫生保健人员的营养知识水平
D. 将营养知识纳入成人高等教育课程
E. 利用各种宣传媒介，广泛开展群众性营养宣传教育活动，纠正不良饮食习惯

四、名词解释

1. 社区营养
2. 膳食营养供给量也称膳食营养供给量建议(RDA)
3. 营养生理需要量
4. 膳食营养素参考摄入量(DRIs)
5. 营养调查
6. 营养监测
7. 体质指数(BMI, body mass index)
8. 收入弹性(income elasticity)
9. 食品强化
10. 适宜摄入量(AI)
11. 可耐受的高限摄入水平(UL)
12. 生熟比
13. Engel 指数
14. 膳食指南或称膳食指导方针
15. 无公害食品
16. 食品新资源

五、简答题

1. 营养调查的目的?
2. 如何组织营养调查?
3. 社会营养监测工作与营养调查有哪些不同之处?
4. 我国合理膳食构成的要求?
5. 目前我国居民的营养状况如何?
6. 当今世界膳食结构类型及优缺点?
7. 描述中国居民平衡膳食宝塔的内容?
8. 食品强化的目的?
9. 对食品强化的要求?

六、论述题

1. 论述中国居民膳食指南。
2. 以蛋白质为例具体介绍 RDA 制定的依据。

模块七 膳食结构与膳食指南

◆**基础理论和知识**

1. 平衡膳食与膳食结构。
2. 中国居民膳食指南。
3. 中国居民平衡膳食宝塔。
4. 危害人类健康的十大垃圾食品。
5. 不良饮食习惯。

◆**基本技能及要求**

1. 掌握平衡膳食的概念。
2. 掌握膳食指南和平衡宝塔。
3. 了解垃圾食品对人类的危害。
4. 了解不良的饮食习惯。

◆**学习重点**

1. 膳食结构与膳食指南。
2. 膳食宝塔。

◆**学习难点**

1. 膳食指南。
2. 膳食宝塔。

◆**导入案例**

我的一个学生叫王林，大家都亲切地称他“小胖”。他虽然长得胖，但却是一名肯吃苦、肯上进的学生，除体育外，其他各门功课都很优秀。每次提起上体育课，他就头疼，由于他的身体肥胖，许多体育项目他都不能完成，因此对体育课产生厌倦。刚开始他对体育课还能应付，可过了几天，他的家长就到学校找到我和体育老师，反映学生不愿意到校学习，原因是不愿意上体育课，商讨了老半天，我们决定还是努力做他的思想工作。于是我就以“我和体育课”为主题开了一次主题班会。在班会上，同学们畅所欲言，交流对体育课的想法，有许多同学还有意为王林提供帮助，王林也在大家的鼓励下表示了决心。在交流中，使我没有想到的是，班上还有许多同学不愿意上体育课，原因都是由于不能完成体育老师布置的学习任务，而这些同学的特征要么是比较胖，要么是身材比较矮小。于是在总结时，我说：“我们班有这么多同学不爱上体育课，我认为不是大家不喜欢，只是由于我们身体的差异造成的。造成身体差异的原因是什么呢？”大家异口同声地说：“是饮食。”这时有的同学就站起来说：“老师，这些同学都是因为饮食不当造成身体的差异，我的爸爸经常叮嘱我注意饮食。”也有的同学说：“饮食不当，影响健康……”就这样，大家七嘴八舌地讨论起来，情绪都非常高涨。不知谁叫道：“老师，我们今年的综合实践活动就来研究饮食吧！”“好！”大家齐声通过，就这样“小学生饮食与保健”的课题便产生了。

◆**讨论**

1. 引起不平衡膳食的原因是什么？
2. 现在中国儿童有哪些不良饮食习惯？

项目一　平衡膳食和膳食结构

任务1　平衡膳食概述

一、平衡膳食的概念

平衡膳食（balance diet），又称合理膳食（rational diet）或健康膳食（health diet）：是指能够提供适宜人体热能和各种营养素需要的膳食。

通过平衡膳食能够满足人体生长发育和各种生理需要，以及劳动强度及生活环境的需要，并且在各种营养素间建起营养生理上的平衡关系。

二、膳食结构的概念

膳食中主要食物种类和数量的组成，称为膳食结构或膳食模式（dietary pattern），或食物组成。

意义：膳食结构是评价膳食质量与营养水平的基本要素，也是衡量一个国家和地区农业水平和国民经济发展程度的重要标志之一。

三、平衡膳食的基本要求

1. 保证人体能量平衡。
2. 供给种类全面的各种营养素。
3. 满足营养素数量、比例的平衡。
4. 食物组成要全面。
5. 重视食物的合理搭配。
6. 重视合理烹调，减少营养素损失。

总之，平衡膳食是通过膳食人群的食物组成及个人每日、每月、每年实际摄入的食物来实现的。保证平衡膳食营养、卫生、好吃、易于消化吸收，是维持机体良好营养健康状态、改善亚健康营养状态的首要条件。

任务2　膳食模式的特点

膳食模式(dietary pattern)是指人们摄入的主要食物种类和数量的组成。不同国家、不同地区、不同饮食习惯、不同民族，甚至不同经济条件，居民膳食结构及食物消费类型均各不相同，根据平衡膳食的概念和当今世界膳食结构的特点，将膳食模式分成以下几类：

一、平衡膳食模式

是以日本、新加坡为代表的居民膳食模式。

继承了东方国家重视以摄入谷类为主要热能来源的优良传统，又避免了欧美发达国家以动物性食物为主的营养弊端，合理地供给一定数量的动、植物食品，以达到全面合理地摄取热能和各种营养素的目的，使它们的膳食食物组成基本上属于平衡膳食。

例如日本居民每日总热能摄入达到10.46MJ(2500kcal)左右，蛋白质80g左右，其中动物性食物的优质蛋白达48%，脂肪热能占总热能百分比低于30%，人均年谷类消费110kg左右，动物性食物135kg左右，其膳食结构基本符合平衡膳食的要求。

二、不平衡膳食模式

1. 欧美膳食模式

是以欧美国家为代表的发达国家的膳食，其动物性食物成为热能主要来源，每天摄入的总热能在14.64MJ(3500kcal)以上，蛋白质100g左右，动物蛋白占50%以上，脂肪占总能量百分比在35%～48%。每年的肉、蛋、奶消费量达270kg左右，而谷类的年消费量在75kg左右，是比较典型的“三高”型(即高脂、高蛋白、高热量)。

2. 发展中国家膳食模式

是以非洲某些不发达国家处于贫困线以下的人群为代表的膳食，每人平均热能摄入量不足8.79MJ(2100kcal)，蛋白质热能占总热能低于10%，每日不足50g，碳水化物占总热能的比值高达76.6%，由于总热能摄入量的不足导致人体处于长期饥饿状态，每年的动物性食物消费量仅5kg左右，奶类38kg左右，谷物薯类约150kg，多数民众处于温饱线以下，表现出极度的营养不良，是比较典型的热能、蛋白质不足的膳食结构。

3. 其他膳食模式

主要是指以“纯素食”，或“纯荤食”，或个人“偏食”的膳食人群，尽管这类人群的热能需要能够得到满足，但由于长期饮食习惯和食物组成的不合理，有可能导致膳食中一种以上营养素的缺乏、不足，或过多，给人体的健康带来危害。例如长期吃纯素食的人群有可能导致维生素A等脂溶性维生素、钙及微量元素、优质蛋白等营养素摄入量的缺乏与不足，同时过量膳食纤维的摄入，又有可能导致钙及微量元素、维生素等营养素吸收利用率的降低出现不足或缺乏。

任务3　我国膳食结构的特点

我国膳食结构的特点是以植物性食物为主，谷类占摄入食物总量60%～80%，并且占总热能70%左右，而动物性食物所提热能仅占8%左右，因此我国膳食模式称为高谷类膳食或高碳水化物型膳食模式。

随着我国人民生活水平提高，宣传和改进我国传统的食物结构势在必行。也就是在上面食物组成的基础上，作以下改进：

首先降低主食米、面供给量为400g，适量增加杂粮或豆类，总量不超过100g；每天增加一个蛋、半斤牛奶（或相当于30g干大豆的豆制品）；把肥瘦肉改成瘦肉，在猪肉的品种上，增加水产品、海产品及禽肉。

项目二　中国居民膳食指南

膳食指南或称膳食指导方针（dietary guideline）是营养工作者根据营养学原理结合国情而提出的一组以食物为基础的建议性意见，以指导人们合理搭配食物。

倡导：平衡膳食，合理营养，以减少与膳食有关的疾病。

1. 膳食指南应根据我国实际情况而制定。

2. 1989年制定了第一个《中国居民膳食指南》。

3. 食物要多样，食盐要限量。

4. 饥饱要适当，甜食要少吃。

5. 油脂要适量，饮酒要节制。

6. 粗细要搭配，三餐要合理。

《中国居民膳食指南》的核心：提倡平衡膳食与合理营养，以达到促进健康的目的——均衡营养。

1997年4月中国营养学会常务理事会通过并正式公布，再次修改我国的膳食指南，并且概括成8点：

1. 食物多样、谷类为主。

2. 多吃蔬菜、水果和薯类。

3. 常吃奶类、豆类或其制品。

4. 经常吃适量鱼、禽、蛋、瘦肉，少吃肥肉和荤油。

5. 食量与体力活动要平衡，保持适宜体重。

6. 吃清淡少盐的膳食。

7. 饮酒应适量。

8. 吃清洁卫生、不变质的食物。

一、食物多样、谷类为主

谷类包括：小麦、大米、玉米、高粱、小米、薯类等。可提供50%～70%热能、55%蛋白质及一些无机盐和B族维生素。谷类占我国膳食结构中的49.7%，因此又称为主食。

谷类食物是中国传统膳食的主体。随着经济发展，生活改善，人们倾向于食用更多的动物食物。高热能、高脂肪、高蛋白的“三高”的饮食模式提供的能量和脂肪过高，而其他营养素过低，长期摄入会导致成年后产生冠心病、高血症、高血压等慢性病的风险上升。

提出谷类为主是为了提醒人们保持我国膳食良好传统，防止发达国家膳食的弊端。

另外要注意粗细搭配，经常吃一些粗细、杂粮等。稻米、小麦不要碾磨太精，否则谷粒表层所含的维生素、矿物质等营养素和膳食纤维大部分流失到糠麸之中。

谷类的营养成分：

1. 蛋白质：赖氨酸少，营养价值（动物蛋白）丰富。

2. 淀粉：为碳水化物的主要来源。

3. 脂肪：含量低，胚芽油——提供亚油酸。

4. 无机盐：钙、磷等，植酸盐形式——难吸收。

5. 维生素：B 族（糊粉层及胚）。

6. β－类胡萝卜素（玉米、小米）。

二、多吃蔬菜、水果和薯类

1. 水果、蔬菜及薯类含有丰富的维生素

（1）蔬菜：红、黄、绿等深色蔬菜中维生素含量超过浅色蔬菜，蔬菜是胡萝卜素、维生素 B_2、维生素 C 和叶酸、矿物质、膳食纤维和天然抗氧化物的重要来源。

（2）水果：水果中所含的葡萄糖、果酸、柠檬酸、苹果酸、果胶等物质比蔬菜丰富。红黄色水果如鲜枣、柑橘、柿子和杏等是维生素 C 和胡萝卜素的丰富来源。

（3）薯类：丰富的淀粉、膳食纤维，以及多种维生素和矿物质。我国居民近年来吃薯类较少，应当鼓励多吃些薯类。

含丰富蔬菜、水果和薯类的膳食，对保持心血管健康、增强抗病能力、减少儿童发生干眼病的危险及预防某些癌症等方面，起着十分重要的作用。

2. 加工烹调对蔬菜、水果营养价值的影响：

（1）洗涤方式：先切后洗，浸泡时间过长——维生素 C 严重丢失。

（2）烹调方式：加热时间过长，烹调后放置时间过长——维生素损失。

措施：先洗后切，现炒现切；急火快炒，现炒现吃。

三、常吃奶类、豆类或其制品

1. 奶及奶制品的营养价值

（1）蛋白质：优质蛋白，优于一般肉类。

（2）脂肪：3.0%，易消化吸收。

（3）碳水化合物：乳糖——调节胃酸，促进胃肠蠕动和消化腺分泌、有利于钙的吸收。

（4）无机盐：丰富“贫铁食品”。

（5）维生素：丰富。

奶类：丰富的优质蛋白质和维生素，含钙量较高，且利用率也很高，是天然钙质的极好来源。给儿童、青少年补钙可以提高其骨密度，延缓其骨质丢失的速度。因此，应大力发展奶类的生产和消费。

2. 豆类及其制品的营养价值

（1）蛋白质：豆类蛋白质含量平均为 40%，豆类蛋白质中仅蛋氨酸略低，其余氨基酸组成与动物蛋白质相似，接近人体需要的比值，且富含粮食中较为缺乏的赖氨酸，是优质植物蛋白。

（2）脂肪：豆类脂肪含量高达 18% 左右，因而是良好的油料作物，豆中不饱和脂肪酸占 85%，亚油酸高达 50%。

(3)碳水化合物

可利用——淀粉、阿拉糖、蔗糖等。

不可利用——棉籽糖、水苏糖——二氧化碳、氨——腹胀“胀气因子”。

(4)丰富的钙、硫胺素、核黄素。

(5)豆类是我国的传统食品，含大量的优质蛋白质、不饱和脂肪酸，钙及维生素 B_1、维生素 B_2、烟酸等。为提高农村人口的蛋白质摄入量及防止城市中过多消费肉类带来的不利影响，应大力提倡豆类，经常吃适量鱼、禽、蛋、瘦肉，特别是大豆及其制品的生产和消费。

四、经常吃适量鱼、禽、蛋、瘦肉，少吃肥肉和荤油

1. 可提供优质蛋白质、脂溶解性维生素和矿物质的良好来源。

2. 动物性蛋白质的氨基酸组成更适合人体需要，且赖氨酸含量较高。

3. 肉类中铁的利用较好，海产鱼所含不饱和脂肪酸可降低血脂、防止血栓形成。

4. 肝中铁质丰富，是补血食品中最常用的食物；动物肝中维生素 A 的含量远远超过奶、蛋、肉、鱼等食品；动物肝脏还能补充维生素 B_2，这对补充机体重要的辅酶，完成机体对一些有毒成分的去毒有重要作用。此外，肝中还具有一般肉类食品不含的微量元素硒，能增强人体的免疫反应，抗氧化，防衰老，并能抑制肿瘤细胞的产生。

5. 肥肉和荤油为高能量和高脂肪食物，摄入过多往往会引起肥胖，并是某些慢性病的危险因素，应当少吃。

6. 目前猪肉仍是我国人民的主要肉食，猪肉脂肪含量高，应发展瘦肉型猪。鸡、鱼、兔、牛肉等动物性食物含蛋白质较高，脂肪较低，产生的能量远低于猪肉。应大力提倡吃这些食物，适当减少猪肉的消费比例。

五、食量与体力活动要平衡，保持适宜体重

脑力劳动者和活动量较少者：应加强锻炼，开展适宜的运动，如快走、慢跑、游泳等。

消瘦的儿童：应增加食量和油脂的摄入，以维持正常生长发育和适宜体重。

体重过高或过低都可造成抵抗力下降，易患某些疾病，如儿童的传染病等。

经常运动会增强心血管和呼吸系统的功能，保持良好的生理状态、提高工作效率、调节食欲、强壮骨骼、预防骨质疏松。

六、吃清淡少盐的膳食

我国居民食盐摄入量过多，平均值是世界卫生组织建议值的两倍以上。流行病学调查表明，钠的摄入量与高血压发病呈正相关，因而食盐不宜过多。世界卫生组织建议每人每日食盐用量不超过 6 克为宜。膳食钠的来源除食盐外还包括酱油、咸菜、味精等高钠食品，及含钠的加工食品等。

应从幼年就养成吃少盐膳食的习惯。

七、饮酒应限量

高度酒含能量高，不含其他营养素。无节制地饮酒，会使食欲下降，食物摄入减少，以致发生多种营养素缺乏，严重时还会造成酒精性肝硬化。过量饮酒会增加患高血压、中风等危险，并可导致事故及暴力的增加，对个人健康和社会安定都是有害的。应严禁酗酒，若饮酒可少量饮用低度酒。儿童青少年不应饮酒。

八、吃清洁卫生、不变质的食物

在选购食物时应当选择外观好，没有泥污、杂质，没有变色、变味并符合卫生标准的食物，严把病从口入关。进餐要注意卫生条件，包括进餐环境、餐具和供餐者的健康卫生状况。集体用餐要提倡分餐制，减少疾病传染的机会。

项目三　中国居民平衡膳食宝塔

任务1　中国居民平衡膳食宝塔（简称“平衡膳食宝塔”）

平衡膳食宝塔是根据中国居民膳食指南结合中国居民的膳食结构特设计的。它把平衡膳食的原则转化成各类食物的重量，用比较直观的宝塔形式表现出来，便于群众理解和在日常生活中实行。平衡膳食宝塔的内容：

平衡膳食宝塔共分五层，包含我们每天应吃的主要食物种类。宝塔各层位置和面积不同，这在一定程度上反映出各类食物在膳食中的地位和应占的比重。

1. 底层。谷类食物是米、面和杂粮的总和，每人每天应吃300～500g；米面为主，其中搭配的杂粮每日总量不宜超过谷类总量的1/3，它们是膳食中能量的主要来源。加工的谷类食品如面包、烙饼、切面等应折合成相当的面粉量来计算。

2. 第二层。蔬菜和水果，每天应吃400～500g的蔬菜和100～200g的水果，三个品种以上；其中每日应当保证1/2的是深色蔬菜、叶菜和水果；蔬菜和水果是两类食物，各有优势，不能完全相互替代。尤其是儿童，不可只吃水果不吃蔬菜。蔬菜、水果的重量按市售鲜重计算。

3. 第三层。鱼、禽、肉、蛋等动物性食物，每天应吃100～150g（其中鱼虾类50g，畜、禽肉50～100g），蛋类25～50g；鱼、虾及其他水产品含脂肪很低，有条件可以多吃一些；肉类包含畜肉、禽肉及内脏，重量是按屠宰清洗后的重量来计算。这类食物尤其是猪肉含脂肪较高，所以生活富裕时也不应吃过多肉类。蛋类含胆固醇相当高，一般每天不超过一个为好 。

4. 第四层。奶类和豆类食物，每天应吃奶类及奶制品100g和豆类及豆制品50g；宝塔建议的100g按蛋白质和钙的质量分数来折合约相当于鲜奶200g或奶粉28g，奶类应是首选补钙食物，很难用其他食物代替；豆类及豆制品包括许多品种，50g是个平均值，可折合为大豆40g或豆腐干80g等。

5. 第五层塔尖。精纯食品油脂类，每天不超过25g；儿童、青少年、老人应当少吃或适量摄入精纯食用糖及其高糖食品，建议成人食用糖最好每日 <20g，每日食用盐的用量最好 <10g。

任务2　平衡膳食宝塔的应用

确定自己的食物需要：可根据不同个体年龄、性别、身高、体重、劳动强度及季节等进行适当调整同类互换，调配丰富多彩的膳食合理分配三餐食量：早/中/晚（3/4/3），因地制宜充分利用当地资源养成习惯，长期坚持。

任务3 学生一日膳食安排参考

早餐要吃好：谷类、奶类、肉类、新鲜蔬菜或水果。

上午的学习负担很重，而血糖是大脑能够直接利用的唯一的能量来源，如果早餐吃得不好，或根本就吃不早餐，到了上午第三四节课血糖水平降低，就会产饥饿感，反应迟钝。

不吃早餐的七大危害：

1. 易造成精神不振。
2. 易致身体发胖。
3. 老得快。
4. 易患结石病。
5. 易患胃部疾病。
6. 不利于夜间体内产生的废物排除。
7. 影响身体发育。

午餐要吃饱：饭菜要丰盛，量要足，可不断地变换食物品种花样，增加食欲。

晚餐要吃少：以谷类食物和蔬菜为主，要清淡可口。用供能百分比来表示：

早餐25%～30%、午餐30%～40%、晚餐25%～30%，饭后一小时吃点新鲜水果。

项目四　危害人类健康的十大垃圾食品

世界卫生组织（WHO）公布了全球十大垃圾食物，它是导致肥胖的罪魁祸首，也是造成人类健康问题的重大因素，为了健康和身材请大家远离这些垃圾食品。

一、油炸类食品

1. 油炸食品热量高，含有较高的油脂和氧化物质，经常食用易导致肥胖，是心血管疾病（高脂血病、冠心病）的元凶。

2. 油炸食品会破坏维生素，使蛋白质变性，产生致癌物质。食油沸点为210℃，反复高温会产生氧化、水解、热聚合等化学反应，从而产生醛、低级脂肪酸、氧化物、环氧化等。这些物质对人体酶系统有破坏作用，长期积蓄于人体内，可能诱发癌症。例如：油条是大家爱吃的油炸食品，炸油条的油大多是陈油，旧油不够加新油，日月积累，陈油里含有致癌物。另外油条里掺入碱及明矾[$KAl(SO_4)_2 \cdot 12H_2O$ 起蓬松作用]，每日吃一根油条，人体脑组织中铝含量就过多，会记忆力减退、行动迟缓、智力减退、过早衰老。

二、腌制类食品

1. 大量吃腌菜，容易引起人体维生素C缺乏和结石。蔬菜被腌制后，维生素C几乎全无。腌菜含有草酸和钙，由于它酸度高，食后不易在肠道内形成酸钙被排出，而会被大量吸收，草酸钙就会结晶积在泌尿系统中形成结石。

2. 含有致癌物质——“亚硝酸胺”。腌制类食品在加工过程中加入很多盐，盐中含有亚硝酸盐、硝酸盐等杂质；另外腌制过程中，腌制品易被细菌污染，产生少量的亚硝酸盐，可能含亚硝酸胺。

三、加工类肉食品(肉干、肉松、香肠等)

1. 含有致癌物——亚硝酸盐，如火腿肠。

2. 添加添加剂，加重肝脏负担，损坏肾功能。

四、饼干类食品

长期食用含糖量高的食物会使人的寿命明显缩短。WHO 曾调查 23 个国家人口死亡的原因，结果显示:多吃糖比吸烟的危害更大。

1. 糖分过高引发维生素摄入不足，免疫力功能下降。经常食用多糖分的饼干，由于摄入能量太多，产生饱腹感，影响人体对其他营养素的吸收。同时饼干中糖分在体内的代谢要消耗多种维生素和矿物质，这样造成体内缺乏维生素和矿物质。长此以往，会导致营养缺乏、发育障碍、肥胖等疾病。

2. "反式脂肪酸"的危害

在饼干制作过程中使用一种叫作反式脂肪酸的油脂(人造脂肪)，使得饼干味美香酥、甜而不腻。研究表明，"反式脂肪酸"不仅影响人体的免疫系统，还会增加血液黏稠度，提高血液中低密度胆固醇 LDL(坏脂蛋白)，降低血液中高密度胆固醇 HDL(好脂蛋白)，这样发生血栓、动脉硬化和糖尿病的概率就大。

在购买食品时，如看到包装上写着"植物奶精"、"植脂末"、"起酥油"、"麦淇淋"、"氢化植物油"、"植物奶油"，都是属于"反式脂肪酸"。

五、汽水可乐类食品

碳酸饮料独特的清爽的风味以及不可替代的夏季消暑解渴功能，使它深得人们特别是青少年的喜爱。但是，近年来很多医学研究表明，常喝碳酸饮料对人体的副作用会大大超过其带来的感官刺激。

1. 饮用过多会抑制人体内的有益菌，从而破坏消化系统功能。

2. 碳酸饮料含有一定的糖分，会增加肾脏负担。

3. 磷酸导致骨质疏松。碳酸饮料都含有一定的磷酸，常喝碳酸饮料会破坏人体中钙、磷平衡，磷酸会影响人体对钙质的吸收并使骨骼钙溶解，造成骨质疏松。

4. 使用添加剂影响肠胃消化酶的正常分泌，产生消化疾病。

六、方便类食品

方便类食品主要是指"方便面"和"膨化食品"。

1. 盐分含量高增加肾负荷，会升高血压。

2. 只有热量，没有营养。

3. 含有防腐剂和香精，可能对肝脏有潜在的不利影响。

七、罐头类食品

1. 破坏维生素，使蛋白质变性。肉类罐头采用121℃高温高压加热方式灭菌，肉制品中的维生素和氨基酸会遭破坏。

2. 糖分高。很多水果罐头为了增加口感，都添加大量的糖。

八、果脯、话梅和蜜饯类食品

1. 含有在人体内可结合胺形成潜在的致癌物质亚硝酸胺。

蜜饯加工过程中，为了使制品色泽明亮美观，常在腌制前对原料进行硫处理，以抑制氧化变色，增进果实渗糖，并兼具防腐作用。

进行硫处理方法是：在含有0.3%的二氧化硫的亚硝酸盐溶液中，将果实进行数小时浸渍或进行熏硫。这种方法会使蜜饯含有大量亚硝酸盐。亚硝酸盐在肠胃道的酸性环境中可转化为亚硝胺。

2. 含有糖精、香精等添加剂，可能损害肝脏等脏器。

九、冷冻甜品类食品

冷冻甜品类食品包括冰淇淋、冰棒和各种雪糕等。这类食品是真正的“糖衣炮弹”，甜在嘴里，伤在体内。食用过多会带来三大问题。

1. 含有较高的奶油，易导致肥胖。

2. 因高糖，可降低食欲，甚至血糖和血脂升高。

3. 温度低会刺激胃肠道。

十、烧烤类食品

常吃烧烤食品，会大大增加胃癌、肠癌、乳腺癌等疾病的发病率。

1. 木炭燃烧会产生致癌物质苯并芘，直接污染食品。

2. 导致蛋白质炭化变性，加重肾脏、肝脏负担。

3. 亚硝酸盐超标。

为了使烤出来的肉口感细嫩，要加“嫩肉粉”来腌制，嫩肉粉含有亚硝酸盐。

十一、影响大脑健康的食物

1. 含铅食物：爆米花和皮蛋。

2. 含铝食物：油条中铝含量高，尽可能不用铝锅炒菜、铝壶烧水。

3. 含过氧脂质的食物：油温在200℃以上的煎炸类食品及长时间暴晒于阳光下的食物，如熏鱼、烧鸭、烧鹅等，其他如鱼干、腌肉及含油脂多的食品在空气中都会产生过氧脂质，这些食物应少吃。

4. 含味精、糖精较多的食物。

5. 过咸食物：过咸食物会影响脑组织的血液供应，使细胞长期处于缺氧状态而智力迟钝，记忆力下降。

十二、抗衰老与饮食

1. 易引起衰老的食物

(1)含铅食品。

(2)腌制食品：含有致癌物质——“亚硝酸胺”，易患癌症，使人早衰。

(3)霉变食物。

(4)水垢：含较多的有害重金属元素。

(5)含过氧脂质的食物。

(6)高温油烟：油烟含致癌物，损害肺部。

(7)烟雾：炉火、煤烟、香烟、灰尘等有害气体，会损害肺部及心血管，引起早衰。

(8)酒精。

2. 抗衰老(抗氧自由基)食物

(1)番茄:番茄中番茄红素含有胡萝卜素均有抗氧自由基的作用。

(2)菠菜:菠菜含有叶酸,叶酸可降低高半胱氨酸(一种刺激血管和致心脏病的氨基酸)在血液中的浓度。

(3)坚果:坚果含有维生素 E。

(4)燕麦:燕麦含有 β 葡聚糖,能让早期生成的胆固醇化于无形。

(5)花椰菜、甘蓝、卷心菜:含有很多植物化学因子,可在癌细胞形成之前将它们消灭掉。

(6)鲑鱼:鲑鱼以吃海藻为生,海藻富含有 ω-脂肪酸。

(7)大蒜。

(8)绿茶。

项目五　常见的不良饮食习惯

一、口渴才喝水

成年人除了一日三餐外,还应补充 1500~2000mL 的温开水。最好是在饭前喝水,清晨起床后也应喝水。

二、早餐习惯吃大饼、油条或馒头、稀饭或大饼、泡饭、咸菜

这样的早餐碳水化合物多,蛋白质和维生素少,早餐搭配不合理。

最好是有粮有豆、有肉有菜、有蛋有奶。

三、晚餐过丰过饱

不少家庭将丰盛的膳食集中到晚餐,中国人也习惯把交际、应酬、宴请等放在晚上,这样晚餐就易过丰过饱。晚餐过丰过饱是引发肥胖、心血管病、糖尿病的主要原因,也是形成尿道结石、大肠癌和急性胰腺炎的重要原因。

晚餐应稍偏素,晚餐应选择含纤维和碳水化合物的食物,应有两种以上的蔬菜,同时吃一些鱼肉。

四、进餐吃喝没顺序

1. 先吃饭菜再喝汤,然后吃点水果。

2. 先吃水果再吃饭菜喝汤。

3. 边吃饭菜边喝汤,然后再吃水果。

4. 先喝汤再吃饭菜,饭后 1 小时吃水果。

正确的进餐顺序应该是:

不喝甜饮料,就座后先吃清爽的新鲜水果,然后上一小碗清淡的开胃汤,再吃清淡的蔬菜类菜肴,把胃充填大半;然后上主食,最后上鱼肉类菜肴,此时可饮少许酒类。

俗话说:“饭前喝汤,胜似药方。”餐前饮用少量的汤,可以补充体内的水分,润滑食道肠胃,有利于溶解食物,促进对食物的消化与吸收。饭后喝汤,会冲淡食物消化所需的胃酸,影响正常的消化与吸收。

餐前进食水果,可使正餐的进食量减少,影响营养素吸收。饭后就进食水果,消化慢的淀粉、蛋白质就会阻塞消化快的水果,多种食物搅和在胃里,将使正常消化过程受阻,而水果

在体内36℃的高温下很容易腐烂并产生毒素，影响健康。最佳进食水果时间是两餐之间。一般在上午9～10点，下午3～4点或睡前2小时进食。

五、不宜立即饮茶

饭后立即饮茶，会冲淡胃液，影响食物消化。同时，茶中的单宁酸能使食物中的蛋白质变成不易消化的凝固物质，给胃增加负担，并影响蛋白质的吸收。茶叶中含大量鞣酸，与食物中的铁元素结合，阻止铁在肠道的吸收；鞣酸与蛋白质结合成具有收敛作用的鞣酸蛋白质，使肠蠕动减慢，从而延长粪便在肠道内潴留的时间，不但易造成便秘，而且还增加了有毒物质和致癌物质被人体吸收的可能性，所以进餐后不可立即饮茶，特别不要立即喝浓茶。

六、不宜立即散步

饭后胃处于充盈状态，即使是很轻微的运动也会使胃受到震动，增加胃肠负担，影响消化功能。饭后大量血液集中到消化道，大脑供血相对减少而出现轻微的缺血，因而有昏昏欲睡的感觉，此时散步，尤其是老年人，易出意外。饭后立即散步对患有冠心病、心肌梗塞的人可导致头昏、乏力、眩晕、肢体麻木；对患有消化道溃疡和胃下垂的病人则会加重病情。饭后宜静坐30分钟再活动。

七、酒后饮茶伤肾

酒精进入肝脏后，通过酶的作用分解为水和二氧化碳，经肾脏排出体外。而茶碱有利尿作用，浓茶中含有较多的茶碱，它会使尚未分解的乙醛（酒精在肝脏中先转化为乙醛，再转化为乙酸，乙酸又被分解为二氧化碳和水）过早地进入肾脏。而乙醛对肾脏有很大的损害作用，易造成寒滞，导致小便频浊和大便干燥等病。所以，酒后最好不要立即饮茶，尤其不能饮浓茶。最好进食瓜、果或饮果汁，既能润燥化食，又能醒酒。饮酒时，多吃些糖醋烹饪的菜肴，对健康是十分有益的。如糖醋鱼、糖醋排骨、糖醋莲藕及其他糖醋凉拌菜等。

因为饮酒对肝脏不利，而糖对肝脏及血液循环却有一定的保护作用。酸性食物与酒中的乙醇产生"酯化反应"，生成"醋酸乙醇"，能减轻乙醇对中枢神经系统的不良作用，又有一定的解酒效果。

复习思考题

1. 平衡膳食的概念。
2. 平衡膳食的基本要求。
3. 常见膳食模式的特点。
4. 不吃早餐的七大危害。
5. 危害人类健康的十大垃圾食品。
6. 常见不良的饮食习惯。

模块八 食品污染及预防

◆**基础理论和知识**

1. 食品污染的危害。
2. 农药的定义与分类。
3. 有毒金属。
4. 杂环胺类化合物。
5. 食品的放射性污染。

◆**基本技能及要求**

1. 食品污染的分类。
2. 食品腐败变质的原因和条件。
3. 食品中农药残留的来源。
4. 有害金属污染食品的途径。
5. N－亚硝基化合物的合成及影响因素。
6. 防止杂环胺类化合物危害的预防措施。
7. 放射性核素对人体的危害。

◆**学习重点**

1. 食品的细菌污染与腐败变质。
2. 霉菌的发育和产毒条件。
3. 控制食品中农药残留量的措施。
4. 有害金属污染的毒作用。
5. N－亚硝基化合物与人类肿瘤的关系。
6. 放射性核素向食品转移途径。

◆**学习难点**

1. 食品腐败变质的化学过程、产物与鉴定指标。
2. 黄曲霉毒素。
3. 常用农药对食品的污染及其毒性特点。
4. 影响金属毒物毒作用强度的因素。
5. 防止苯并芘危害的预防措施。
6. 防止杂环胺类化合物危害的预防措施。

◆**导入案例**

日本福岛第一核电站核事故引发的放射性核素外泄已经对水产品产生了污染。自与福岛县相邻的茨城县海域捕捞的玉筋鱼幼体，其放射性 I 活度达每千克 4080Bq/Kg，放射性 Cs 活度达 526Bq/Kg。值得正视的是，切尔诺贝利事故的核污染物主要是通过高架大气排放，而在当前的福岛核事故中除大气排放外，还有人为将放射性废液直接排入海洋的因素。因此，本次核危机影响海洋生物及其生态链的复杂程度可能较以往更深、不确定性更强，其对水产品安全性的潜在威胁更值得重视。

◆**讨论**

1. 黄曲霉毒素中毒对人体健康有什么影响?
2. 有害金属中毒对人体健康有什么影响?
3. 如何控制食品中农药残留量?
4. 如何控制食品放射性污染?

项目一　食品污染的危害

任务1　食品污染的危害

食品在生产、加工、储存、运输和销售的过程中有很多污染的机会，会受到多方面的污染。污染后有可能引起具有急性短期效应的食源性疾病或具有慢性长期效应的长期性危害。

任务2　食品污染的种类

食品污染的种类按其性质可分为以下三类：

1. 生物性污染。食品的生物性污染包括微生物、寄生虫和昆虫的污染，主要以微生物污染为主，危害较大，主要为细菌和细菌毒素、霉菌和霉菌毒素。

2. 化学性污染。来源复杂，种类繁多。主要有：(1)来自生产、生活和环境中的污染物，如农药、有害金属、多环芳烃化合物、N－亚硝基化合物、二恶英等；(2)从生产加工、运输、储存和销售工具、容器、包装材料及涂料等溶入食品中的原料材质、单体及助剂等物质；(3)在食品加工储存中产生的物质，如酒类中有害的醇类、醛类等；(4)滥用食品添加剂等。

3. 放射性污染。食品的放射性污染主要来自放射性物质的开采、冶炼、生产以及在生活中的应用与排放。特别是半衰期较长的放射性核素污染，在食品卫生上更加重要。

任务3　食品中常见的微生物

微生物污染食品后不仅可以降低食品卫生质量，而且还可以对人体健康产生危害。在食品中常见的微生物有以下几类(从食品卫生角度)：

1. 可以直接致病的微生物，如致病菌(能引起宿主疾病的细菌)、人畜共患传染菌病原菌、产毒霉菌和霉菌毒素；

2. 相对致病菌，在通常情况下不致病，只有在一定的特殊条件下，才具有致病力的一些细菌；

3. 非致病性微生物，主要包括非致病菌、不产毒霉菌与常见酵母。

◆**知识拓展**

食品的细菌以及由此引起的腐败变质是食品卫生中最常见的有害因素之一。食品中的细菌，绝大多数是非致病菌。它们对食品的污染程度是间接估测食品腐败变质可能性及评价食品卫生质量的重要指标，同时也是研究食品腐败变质的原因、过程和控制措施的主要对象。

任务4　常见的食品细菌

由于食品理化性质、所处外界条件与加工处理等因素的限制，在食品中存在的只是自然界细菌中的一部分。在食品卫生学内，一般将此种在食品中常见的细菌，称为食品细菌。这些细菌往往与食品出现特异颜色、气味、荧光、磷光以及相对致病性有关。此类细菌一般只鉴定到属。

从影响食品卫生质量(不包括致病性)角度，应该特别注意以下几个属：

1. 假单胞菌属，食品腐败性细菌的代表。革兰氏阴性菌无芽胞杆菌，需氧、嗜冷。在pH5.0～5.2下发育，间或嗜盐。分解食品中各种成分，使pH上升并产生各种色素。

2. 微球菌属和葡萄球菌属，食品中极为常见。革兰氏阳性菌，嗜中温，营养要求低，前者需氧，后者厌氧，分解食品中的碳水化合物且能产生色素。

3. 芽孢杆菌属与梭菌属，分布广泛，食品中常见，特别是成为肉鱼类腐败菌。前者需氧或兼性厌氧，后者厌氧。属中温菌多，间或有嗜热菌。

4. 肠杆菌科各属，除志贺氏菌属与沙门氏菌属外，皆为常见的食品腐败菌，革兰氏阴性菌需氧与兼性厌氧，嗜中温杆菌。使食品中氨基酸脱羧产生胺类，分解糖类产酸产气，尤以变形杆菌属蛋白质分解力强，是需氧腐败菌的代表，多见于水产品与肉、蛋腐败。沙门氏菌属尤其与鱼、牛肉腐败有关，且可使其表面变红或变黏。

5. 弧菌属与黄杆菌属，均为革兰氏阴性兼性厌氧菌，主要来自海水或淡水，低温和5%食盐中可生长，故在鱼类及类似的食品中常见。黄杆菌还能产生色素。

6. 嗜盐杆菌属与嗜盐球菌属，革兰式阳性需氧菌，特点是在高浓度(28%～32%，至少12%以上)食盐中生长，多见于极咸鱼类，且可产生橙红色素。

7. 乳杆菌属与丙酸杆菌属，革兰氏阳性菌以至球菌，有的成链，厌氧以至微需氧。主要在乳品中，使其产酸酸败。

任务5　食品的细菌菌相及其食品卫生学意义

共存于食品中的细菌种类及其相对数量的构成，通称为食品的细菌菌相。其中相对数量较大的细菌称为优势菌种(属、株)。食品在细菌作用所发生的变化程度和特征，主要取决于菌相，特别是优势菌种。菌相可因细菌污染来源、食品理化性质、所处环境条件和细菌间共生与抗生等因素的影响而不同。所以通过食品性质及其所处条件的调查常可预测食品菌相，而检测食品菌相又可以对食品变化的程度和特征做出估计。

◆知识拓展

由于食品菌相及其优势菌种不同，食品的腐败变质变化也具有相应的特征。如分解蛋白质的细菌主要有需氧的芽孢杆菌属、假单胞菌属、变形杆菌属、厌氧的梭菌属、酸性下分解蛋白质的微球菌属等。分解脂肪的细菌主要有产碱杆菌等。分解淀粉和纤维素类的芽孢杆菌属、梭菌属(特别是其中的枯草芽孢杆菌属、丁酸梭菌等)以及八叠球菌属。有些细菌还可以产生色素或发光，而使肉、鱼、蛋及其盐制品带有特异颜色和发荧光或磷光，有的还可以使食品变黏。例如红色，主要来自黏质沙门氏菌、粉红微球菌;黄与黄绿色主要来自微球菌属、黄杆菌属、葡萄球菌属、荧光假单胞菌、八叠球菌属和乳杆菌属等;黑色主要来自产黑梭菌属、变形杆菌属、假单胞菌属等;荧光主要来自假单胞菌属(绿、黄、红白各色荧光)、产碱杆菌属(混合荧光)和黄杆菌属;磷光则来自磷光发光菌、白色弧菌等;变黏系由芽孢杆菌属、柠檬酸杆菌属、克雷伯杆菌属和微球菌属等引起。

任务6　食品中的细菌数量及卫生学意义

食品中的细菌数量一般是以单位(g、ml)食品中细菌的个数，并不考虑细菌的种类，常用菌落总数来表示。因所用检测计数方法不同而有两种表示方法。一种是在严格规定的条件下(样品处理、培养基及其 pH、培养温度与时间、计数方法等)经处理的样品直接用平皿培养或经微孔滤器过滤再行培养，使适应培养条件的每个活菌细胞必须而且只能生成一个肉眼可见菌落，结果称为该食品的菌落总数。另一种方法是将样品适当处理后，经涂片染色或放入托玛氏血细胞计数室，在镜下对菌细胞直接计数，其中既包括活菌，也包括尚未消失的死菌，结果应称为该食品的细菌总数。我国均采用前者。

食品细菌数量的卫生意义为:一是食品清洁状态的标志，利用它起到监督的作用。我国和许多国家均在食品卫生标准中规定各种食品的菌落总数的容许限量，以促进提高食品的清洁程度。二是预测食品的耐保藏期。

任务7　大肠菌群及其食品卫生学意义

大肠菌群(coliform group)包括肠杆菌科的埃希氏菌属、柠檬酸杆菌属、肠杆菌属和克雷伯菌属。这些菌属中的细菌，一向认为均系直接或间接来自人与温血动物肠道、需氧与兼性厌氧、不形成芽孢，在 35℃ ~37℃ 下能发酵乳糖产酸产气的革兰氏阴性杆菌，仅极个别菌种例外。大肠菌群现已广泛用作许多国家的食品卫生质量鉴定指标，包括我国在内。

食品中如检出大肠菌群其卫生学意义:一是表示食品曾受到人与温血动物粪便的污染;二是作为肠道致病菌污染食品的指示菌。因为大肠菌群与肠道致病菌来源相同，且在一般条件下大肠菌群在外界生存时间与主要肠道致病菌是一致的。

要求食品中完全不存在大肠菌群，实际上不大可能，重要的是它的污染程度，即菌量。食品中大肠菌群的数量，我国和许多其他国家均采用相当于 100g 或 100ml 食品中的可能数来表示，简称为大肠菌群 MPN(max imum probable number)，这是按一定方案检验的结果，根据 Mccrady 及 Hopkins 等按概率论所求出的统计数值。

◆知识拓展

检验方案，在我国统一采用样品三个稀释度各三管的乳糖发酵三步法。国外也多用本法，但也有采用五管法的。再根据各种可能的检验结果，编制相应的 MPN 检索表供实际应用。也可单测粪大肠菌群(fecal coli form)，培养温度用 44℃，最后经靛基质实验确定。

项目二 食品的腐败变质

任务1 食品腐败变质

食品腐败变质在食品卫生学中泛指在微生物为主的各种因素作用下，所发生的包括食品成分与感官性质的各种酶性、非酶性变化及夹杂物污染，从而使食品降低或丧失食用价值的一切变化。例如，肉、鱼、禽、蛋的腐臭，粮谷霉变，蔬菜水果溃烂，油脂酸败等。

任务2 食品腐败变质的原因和条件

食品腐败变质主要由微生物的作用所引起，是食品本身、环境因素和微生物三者互为条件、相互影响、综合作用的结果。

1. 微生物的作用

微生物是引起食品腐败变质的重要原因。微生物包括细菌、霉菌和酵母。在一般情况下细菌常比酵母与霉菌占优势。酵母是真菌中子囊菌纲酵母科的一些菌属。其中的酵母菌属亦称糖酵母菌属，耐高浓度糖，可使糖浆、蜂蜜和蜜饯等食品发酵酸败。

霉菌中许多菌属与许多食品，如粮食、蔬菜、水果等腐败变质(霉变)有关。曲霉属与青霉素最为多见，往往是食品腐败变质的前兆。而根霉属与毛霉属的出现往往表示食品已经霉变。

除食品本身和微生物外，在食品腐败变质过程中，气温、湿度、阳光(紫外线)和氧等环境因素也有一定的影响。

◆知识拓展

德巴利氏酵母属、汗逊氏酵母属、毕赤氏酵母属等可在酸性食品表面生膜和氧醭化有机酸，为不耐酸腐败菌繁殖创造条件。后两属酵母还可耐高浓度酒精，将酒精氧化，使酒类变质。德巴利氏酵母属可耐高浓度食盐，使盐腌食品变质。糙醭假丝酵母可败坏葡萄酒、啤酒、干酪等。红酵母属可在肉类及酸性食品上产生色素、形成红斑。

2. 食品本身的组成和性质

食品本身的组成和性质:包括食品本身的成分、所含水分、pH 高低和渗透压的大小。这些因素对食品中微生物增值速度、菌相组成和优势菌种有重要影响，决定了食品的耐藏与易腐以及腐败变质的进程和特征。例如富含蛋白质的肉、鱼、禽、蛋等食品，常以各种腐败菌为优势菌种，并以蛋白质腐败为其基本特征;碳水化合物性食品在细菌和酵母的作用下，以产酸发酵为其基本特征;油脂等以脂肪为主的食品，一般不适于微生物增殖，主要是理化因素引起的酸败。食品 pH 高低是制约微生物并影响腐败变质的重要因素之一。在一般食品中，细菌最适 pH4.5 左右，乳杆菌属为 pH3.3～4.0；霉菌与酵母耐酸，最适 pH6.0 左右，能生长的低限为 pH2.0（pH1.6～3.2）。一般来说，酸性食品（pH4.5 以下）常可抑制多种微生物，但有些耐酸微生物能分解食品中酸性物质，使 pH 升高，从而为一般微生物增值提供适宜条件并引起食品的微生物相变化，促进腐败变质。

食品微生物增殖的必要条件之一是由食品中吸取一定水分，所以食品中水分含量是影响微生物相及其增殖以及腐败变质的重要因素。但在这方面起作用的并非食品的总水分含量，而只是能提供微生物利用的那部分水分，亦即其水分活度（water activity），简称 Aw 或 aw。人们可用利用水分活度调整剂（食盐、糖、有机酸、醇类等）降低 Aw，有利于食品的防腐。

◆知识拓展

水分活度（water activity）简称 Aw 或 aw，并可用 $Aw = p/p_0$ 表示，即微生物的作用物（食品、溶液或培养基）中水分的蒸汽压（p）与同样条件下纯水蒸汽压（p_0）之比。Aw 的 100 倍相当于相对湿度值。食品的 Aw 越小，越不利于微生物增殖。对干燥与高渗食品可以视为食品与其中微生物在“争夺”水分极端情况下，可以产生微生物脱水现象。

食品本身在腐败变质上起作用的因素，还有食品的状态和不稳定物质，如胶态体系的破坏，不饱和脂肪酸、色素、芳香物质等的变化都可以引起食品色、香、味和外形的改变。如鲜乳凝固、面包老化、水果褐变、油脂酸败等。

许多食品本身就是动植物组织的一部分，在宰杀或收获后的一定时间内，其所含酶类继续进行某些生化过程，如肉、鱼类的后熟、粮食水果的呼吸等，引起食品组成成分的分解，加速腐败变质。食品组织溃破和细胞膜碎裂，为微生物的广泛侵入与作用提供了条件，因而促进了食品的腐败变质。

任务 3　食品腐败变质的化学过程、产物与鉴定指标

食品腐败变质主要是在微生物酶、食品酶和其他因素作用下食品组成成分的分解。引起腐败变质的原因和条件相当复杂多变，因而食品成分分解的化学过程及其形成产物与食品表现的特征也变化不定。因此，建立食品腐败变质的定量的客观鉴定指标相当困难。

1. 食品中蛋白质的分解

肉、鱼、禽、蛋、乳及豆类等食品，富含蛋白质，故以蛋白质分解为腐败变质的特征。蛋白质在芽孢杆菌属、梭菌属、假单胞菌属、链球菌属等的蛋白酶和肽链内切酶等作用下，首先分解为肽，并经断链形成氨基酸。经过氨基酸及其他含氮低分子物质在相应酶作用下进一步分解，食品即将表现出腐败特征。

◆知识拓展

氨基酸经脱羧、脱羧分别形成胺类和羧酸，氧化脱氨亦可生成酮酸，进而形成羧酸、醇等。由甘氨酸、鸟氨酸、精氨酸、组氨酸和色氨酸可分别形成甲胺、腐胺、尸胺、组胺、色胺等著名的腐败胺类。

食品的腐败变质鉴定指标一般是从感官、物理、化学和微生物四个方面确定其适宜指标。对于蛋白质性食品，目前仍以感官指标最为敏感可靠，特别是通过嗅觉可以判定极轻微的腐败变质。由于蛋白质分解，食品的硬度和弹性下降，组织失去原有的坚韧，以致各种食品产生外形和结构的特有变化或颜色异常。蛋白质分解产物所特有的气味更为明显。

目前认为与食品腐败变质程度符合率较高的化学指标有三个，均为根据蛋白质分解产物

的定量测定。

(1)挥发性盐基总氮(TVBN)是指肉鱼类样品水浸液在弱碱性下能与水蒸气一起蒸馏出来的总氮量。此指标已列入了我国食品卫生标准。

(2)二甲胺与三甲胺是肉鱼类腐败的特征性、含量显著增多的产物。

(3)K 值是判定食品鲜度早期变化的酶分解产物指标，特别适用于鉴定鱼类鲜度，根据ATP/ADP/AMP/IMP(肌苷酸)、HxR(肌苷)和 Hx(次黄嘌呤)等顺次分解过程中终末产物多少来判定鱼体鲜度。

2. 食品中脂肪的酸败

食用油脂和食品中脂肪的酸败程度受脂肪本身的饱和程度、紫外线、氧、水分、天然抗氧化成分以及铜、铁、镍等金属离子的存在及食品中微生物的截酯酶的影响。对于油脂酸败的化学过程，主要是经过水解与氧化，产生相应的分解产物。如水解后分解成甘油、甘油二酯或油一酯以及相应脂肪酸。氧化后形成氢过氧化物，再分解为羰基化合物、低分子脂肪酸与醇、酯等，或者由氢过氧化物分解为羟酸与聚合、缩合化合物。

◆知识拓展

脂肪分解早期，酸败尚不明显时，由于产生过氧化物和氧化物即可使脂肪的氧化物值上升；其后则由于形成的各种脂肪酸，使油脂酸度(或酸价)增高；醛、酮等羧基化物的出现是不同脂肪酸在不同条件下发生醛酸败与酮酸败的产物。油脂酸败过程中，脂肪的分解必然引起其固有的碘价(值)、凝固点(熔点)、相对密度、折射率、皂化价等发生变化。所形成的醛、酮和某些羧酸能使酸败油脂带有特殊刺激臭气，即所谓“油蚝”气味。这些都是油脂酸败鉴定中较为敏感和使用的指标。

3. 碳水化合物的分解

以碳水化合物为主的分解，通常称为发酵或酵解。食品中的碳水化合物在各种酶及其他因素作用下，可发生水解并顺次形成其低级产物，如醇、醛、酮含量升高或产气(二氧化碳等)，也时常带有这些产物所特有的气味。

◆知识拓展

水果中果胶可被一种曲霉和多酶梭菌所产生的果胶反排出酶分解，并可使含酸较少的新鲜果蔬软化。

任务 4　腐败变质食品的卫生学意义与处理原则

腐败变质的食品首先是带有使人们难以接受的感官性质，如刺激气味、异常颜色、酸臭味道和组织溃烂、黏液污秽等。其次是成分分解、营养价值严重降低。腐败变质食品一般由于微生物污染严重，菌相复杂和菌量增多，因而增加了致病菌和产毒霉菌等存在的机会。由于菌量增多，可能使某些致病性微弱的细菌，引起人体的不良反应，甚至中毒。由相对致病性细菌引起的食物中毒，几乎都有菌量异常增大这个必要条件。

◆知识拓展

腐败变质分解产物对人体的直接毒害，虽然从 19 世纪初就不断进行研究，但迄今仍不够明确。然而这方面的报告与中毒事例却越来越多。某些鱼类腐败的组胺中毒，脂肪酸败产物引起人的不良反应及中毒，以及腐败可为亚硝胺类形成提供充分的胺类等，都已经成为重要的问题。有机胺类和硫化氢等虽然具有一定的毒性，但人体有足够的解毒功能，可与体内相同代谢产物一起代谢转化，但如果在短时间内摄入量过大，也有一定不良作用。纵然如此，目前仍不能把食品腐败变质和食物中毒直接联系起来。

所以，对食品的腐败变质虽然要及时准确鉴定，并严加控制，但这类食品的处理，还必须充分考虑具体情况。如轻度腐败的肉鱼类通过煮沸可以清除异常气味；部分腐烂水果蔬菜可拣选分类处理；单纯感官性状发生变化的食品可以加工复制等。但应强调指出，一切处理的前提，都必须以确保人体健康为原则。

项目三　霉菌与霉菌毒素对食品的污染及预防

任务1　霉菌

霉菌是真菌的一部分。真菌是指有细胞壁，不含叶绿素，无根、茎、叶，以寄生或腐生方式生存，能进行有性或无性繁殖的一类生物。霉菌是菌丝体比较发达而又没有子实体的那一部分真菌，约有5100属45000种。与食品卫生关系密切的真菌大部分属于半知菌纲中曲霉菌属、青霉菌属和镰刀霉菌属。

任务2　霉菌的发育和产毒条件

霉菌的发育和产毒需要一定的条件，影响霉菌产毒的条件主要是食品基质中的水分、环境中的温度和湿度及空气的流通情况。

1. 水分和湿度：霉菌的繁殖需要一定的水分活性。因此食品中的水分含量少（溶质浓度大），PH值越小，Aw越小，即自由运动的水分子较少，能提供给微生物利用的水分少，不利于微生物的生长与繁殖，有利防止食品的腐败变质。

2. 温度：大部分霉菌在28℃～30℃都能生长。10℃以下和30℃以上时生长明显减弱，在0℃几乎不生长。但个别的可受低温。一般霉菌产毒的温度，略低于最适宜温度。

3. 基质：霉菌的营养来源主要是糖和少量氮、矿物质，因此极易在含糖的饼干、面包、粮食等类食品上生长。

◆知识拓展

霉菌毒素是霉菌的二次代谢产物。霉菌产毒有许多不同于细菌产毒的特征，霉菌产毒只限于少数菌种中的个别菌株。产毒株与非产毒株之间的区别目前还不清楚。产毒株的产毒能力也有可变性和易变性。

任务3　霉菌毒素

目前已知的霉菌毒素有200多种。与食品卫生关系比较密切的有黄曲霉毒素、杂色曲霉素、伏马菌素以及桔青霉素、黄绿青霉素等。

任务4　主要产毒霉菌

霉菌产毒只限于产毒霉菌，而产毒霉菌中也有一部分毒株产毒。目前已知具有产毒株的霉菌主要有以下几属：

1. 曲霉菌属黄曲霉、杂色曲霉等。

2. 青曲霉属桔青霉、黄绿青霉、皱褶青霉和荨麻青霉等。

3. 镰刀菌属梨孢镰刀菌、拟枝孢镰刀菌、三线镰刀菌等。

产毒霉菌所产生的霉菌毒素没有严格的专一性，即一种霉菌或毒株可产生几种不同的毒素，而一种毒素也可由几种霉菌产生。如黄曲霉毒素可由黄曲霉、寄生曲霉产生。

任务5　霉菌和霉菌毒素对食品污染

霉菌和霉菌毒素污染食品，可能引起人类中毒和食品变质问题。霉菌毒素中毒主要由被霉菌污染的粮食与油料作物以及发酵食品等引起。这些食品一旦有霉菌毒素形成后，一般烹调加热处理不能将毒素破坏去除。霉菌毒素中毒与传染病不同，没有传染性流行。但由于霉菌大量生长繁殖与产生毒素需要一定的温度、湿度以及食品在人群中的饮食习惯等，所以霉菌毒素中毒往往表现较为明显的地方性与季节性，甚至有些可具有地方病的特征。例如黄曲霉毒素中毒、黄变米中毒和赤霉病麦中毒都具有此种特征。霉菌毒素中毒的临床表现有急性中毒、慢性中毒、致癌、致畸和致突变等。历史上曾发生过的霉菌毒素中毒有麦角中毒、赤霉病麦中毒、食物中毒性白细胞缺乏症、黄变米中毒和黄曲霉毒素中毒等。

任务6　霉菌污染食品的评定和食品卫生学意义

1. 霉菌污染食品的评定

(1)霉菌污染度，即单位质量或容积的食品污染霉菌的量，一般以 cfu/g 计。我国已制定了一些食品中霉菌菌落总数的国家标准。

(2)食品中霉菌菌相的构成。

2. 卫生学意义

(1)霉菌污染食品可降低食品的食用价值，甚至不能食用。每年全世界平均至少有 2% 的粮食因为霉变而不能食用。此种问题我国同样存在。

(2)霉菌如在食品或饲料中产毒可引起人畜霉菌毒素中毒。

任务7　黄曲霉毒素

1. 黄曲霉毒素的化学结构和理化性质

黄曲霉毒素是一类结构类似的化合物。目前已经分离鉴定出 20 多种，主要为 AFB 和 AFG 两大类。从结构上彼此十分相似，含 C、H、O 三种元素，都是二氢呋喃氧杂萘邻酮的衍生物，即结构中含有一个二呋喃环，一个氧杂萘邻酮，具体结构式见下图。其结构与毒性和致癌性有关，凡二呋喃环末端有双键者毒性较强，并有致癌性。在食品检测中以 AFB_1 为污染指标。

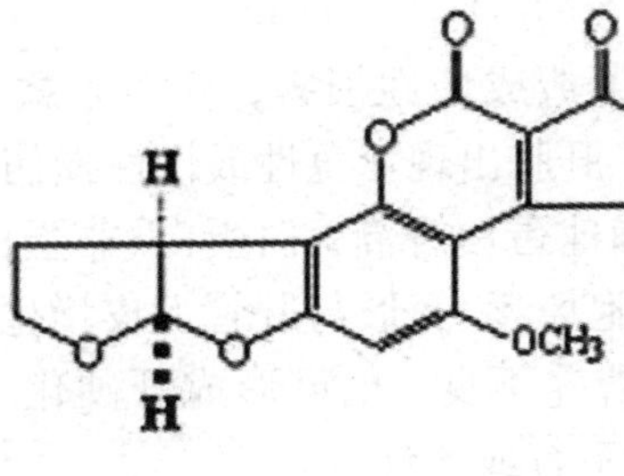

◆知识拓展

黄曲霉毒素在紫外光的照射下能发出特殊的荧光，因此一般根据荧光颜色、RF值、结构来进行鉴定和命名。分别为B1、B2、G1、G2、M1、M2、P1、P2、毒醇、GM等。黄曲霉毒素耐热，一般的烹调加工很难将其破坏，在280℃时才发生裂解，毒性破坏。黄曲霉毒素在中性和酸性环境稳定，在PH9～10的氢氧化钠强碱性环境中能迅速分解，形成香豆素钠盐。黄曲霉毒素能溶于氯仿和甲烷，而不溶于水、正己烷、石油醚及乙醚中。现国内检测AFB1采用薄层层析法。

2. 产毒的条件

黄曲霉毒素是由黄曲霉和寄生曲霉产生的。寄生曲霉的所有菌株几乎都能产生黄曲霉毒素，并不是所有黄曲霉的菌株都能产生黄曲霉毒素。黄曲霉产毒的必要条件为相对湿度80%～90%，温度25℃～30℃，氧气1%。此外天然基质培养基比人工合成培养基产毒量高。

3. 对食品的污染

一般来说，国内长江以南地区黄曲霉毒素污染要比北方地区严重，主要污染的粮食作物为花生、花生油和玉米，大米、小麦、面粉污染较轻，豆类很少受到污染。而在世界范围内，一般高温高湿地区食品污染较重，而且也是花生和玉米污染较严重。

我国大规模普查食品，发现南方高温高湿地区一些粮油及其制品受到污染。而华北、东北及西北地区除极个别样品外，一般检不出黄曲霉毒素。

4. 毒性

黄曲霉毒素有很强的急性毒性，也有明显的慢性毒性和致癌性。

（1）急性毒性

按黄曲霉毒素对动物的LD_{50}，黄曲霉毒素为一剧毒物，其毒性为氰化钾的10倍。对鱼、鸡、鸭、大鼠、豚鼠、兔、猫、狗、猪、牛、猴及人均有强烈毒性。各种动物中鸭雏最为敏感。

◆知识拓展

鸭雏的急性中毒肝脏病变具有一定的特征，可作为生物鉴定方法。一次大量口服后，可出现：1. 肝实质细胞坏死。24小时后可出现，48～72小时病变最明显。2. 肝管上皮增生。亦为给毒后48～72小时最明显，因剂量不同增生程度可有差异。3. 肝脏脂肪浸润，脂质消失延迟。正常鸭雏孵出后有较大量脂质，但经4～5日后可逐渐消失，而黄曲霉毒素中毒时脂质消退延迟。肝脏出血。中毒者肝出血，中毒致死者更为严重。其他组织如脾、胰等也可有病变，但不如肝脏病变明显。黄曲霉毒素对肝脏等的损伤，如一次剂量则为可逆的，肝细胞变化可恢复。但如剂量过大或多次重复给毒则病变不能恢复，可造成慢性损伤。国内外都有黄曲霉毒素引起人急性中毒的报告。

（2）慢性毒素

长期小剂量摄入黄曲霉毒素可造成慢性损害，从实际意义出发，它比急性中毒更为严重。其主要表现是动物生长障碍，肝脏出现亚急性或慢性损伤。①肝功能变化：血中转氨酶、碱性磷酸酶、异柠檬酸酶的活力和球蛋白升高，白蛋白、非蛋白氮、肝糖原和维生素A降低。②肝脏组织学变化包括肝实质细胞坏死、变形与肝管上皮增生，形成再生结节。猴可形成肝硬化，其他动物如同时有蛋白质营养不良，也可形成肝硬化。③其他症状如食物利用率下降、体重减轻、生长发育迟缓、雌性不育或产仔少。

◆知识拓展

对黄曲霉毒素的代谢方式与人类接近的灵长类动物，如摄入高剂量黄曲霉毒素一段时间内，可使肝实质细胞严重变性和坏死。肝功能障碍主要表现血转氨酶活力和肝红素升高，白蛋白下降，最后发生肝昏迷死亡。如饲料中蛋白质含量较低则病变更严重，死亡更快。降低剂量可引起一些慢性变化，例如肝细胞变性，肝纤维化，甚至肝硬化。猴类曾被认为对肝硬化的抵抗力很强，但在黄曲霉毒素作用下仍有发生的可能。除肝脏病变外，胃肠道及浆膜可出现出血点，肾小管有脂肪变性。

(3)致癌性

①黄曲霉毒素可诱发多种动物发生癌症。黄曲霉毒素可使鱼类、禽类、猴及家畜等多种动物诱发试验性肝脏。黄曲霉素是目前发现的最强的化学致癌物质。根据计算，黄霉毒素 B_1 致癌力为奶油黄(二甲基偶氮苯)的 900 倍；比二甲基亚硝胺诱发肝癌能力大 75 倍。除了长期慢性作用可诱发癌瘤外，还有所谓"冲剂量"致癌。

◆知识拓展

有人给大鼠一次剂量 7mg/kg 体重供给 15 只雌鼠，26 个月时其中 7 只发生肝癌。黄曲毒素不仅主要使动物发生肝癌，在其他部位也可以发生肿瘤，如胃腺瘤、肾瘤、直肠癌及乳腺、卵巢、小肠等部位肿瘤。

②黄曲毒素与人类肝癌发生关系。黄曲毒素对动物有强烈的致癌性，并可引起人急性中毒，但对人类肝癌的关系难以得到直接证据。从肝癌流行病学研究发现，凡食物中黄曲毒素污染严重和人类实际摄入量比较高的地区，原发性肝癌发病率高。

任务8　预防措施

预防黄曲霉毒素危害人类健康的主要措施是加强对食品的防霉，其次是去毒，并严格执行最高允许量标准。

1. 食品防霉

防霉是预防食品被黄曲霉毒素及其他霉菌毒素污染的最基本的措施。最主要的是控制温湿度，即食品中的水分和食品储存环境中的湿度和温度。对粮食的防霉不仅要注意收入粮食的仓库，而且要在粮食收获时从田间做起。为预防黄曲霉的生长，农民和粮食部门在收获、晾晒、脱粒和入库、运输等过程中就要注意防霉。粮粒如迅速降至安全水分之下而粮库的湿度又低，则粮库在储存过程中不发霉。各种粮粒的安全水分不尽相同。一般粮粒含水量在 13% 以下，玉米在 12.5% 以下，花生在 8% 以下，霉菌不易繁殖，故称之为安全水分。影响霉变的三个主要因素为温度、湿度和氧气，如确能有效控制三者之一即可达到防霉。但一般情况下主要是粮食收获后迅速降低粮粒水分至安全水分以下，如能采取机械烘干则是最有效的防霉措施。

虫害、鼠咬或脱粒时损伤外皮等都使真菌容易侵入粮粒而繁殖，引起霉变，故需注意尽量减少损伤。

2. 去毒

粮食已被黄曲霉污染并产生毒素后，应设法将毒素破坏或去除。但黄曲霉毒素耐热，一般烹调加工温度不能去毒。现在研究的方法可分为两大类，即用物理化学或生理学方法将毒素去除或用各种方法破坏。

(1)挑选霉粒法。因黄曲霉毒素在食品中分布很不均匀，主要集中在霉坏、破损、皱皮、变色及虫蛀等粮粒中。如将这些粮粒去除则可使含毒量大为降低。

(2)碾轧加工法。一般适用于受污染的大米，因毒素在米糠中含量高，因此碾轧加工可降低精米中毒素含量。

(3)植物油加碱去毒法。油料中子污染黄曲霉毒素后，榨出的油中含毒素，可使碱炼法去毒。碱炼本身就是油脂精炼的一种加工方法，黄曲霉毒素在碱性条件下，可使其结构中的内酯环破坏，形成香豆素钠盐，由于后者溶于水，故加碱后再用水洗将毒素去除。

(4)物理吸附法。含毒植物油可加入活性白陶土或活性炭等吸附剂，然后搅拌、静置。毒素可被吸附而去毒。

(5)加水搓洗法。在淘洗大米时，用手搓洗，随水倾去悬浮物，如此反复5～6次，蒸煮熟后可去除毒素，但硫胺素损失也较多。

3. 执行食品中黄曲霉毒素最高允许量标准

限制各种食品中黄曲霉毒素含量，也是防止毒素对人体危害的一项重要措施。

◆知识拓展

表4－1　**食品中黄曲霉毒素 B_1 允许量标准**

品 种	指标(μg/kg)
玉米、花生仁、花生油	≤ 20
玉米及花生仁制品(按原料折算)	≤ 20
大米、其他食用油	≤ 10
其他粮食、豆类、发酵食品	≤ 5
婴儿代乳品	不得检出

注：其他食品可参照以上标准执行。

任务9　青霉毒素

与癌症病原有关的真菌毒素除黄曲霉毒素外，还有一些青霉产生的毒素。青霉通常可在粮食和其他食品中检出。对青霉及其毒素的研究，主要由日本的“黄变米”研究开始。日本本国生产或进口的稻米，由于霉变呈黄色，故称为“黄变米”。可使大米霉变或黄变的真菌现已报告至少有15种以上，主要为青霉属和曲霉属。是由于稻谷收割后和储存中含水量过高，被真菌污染后发生霉变所致。国外报告的黄变米最常分离出的真菌是黄绿青霉、岛青霉、桔青霉、褶皱青霉和缓生青霉等。

(一)黄绿青霉素

黄绿青霉又称毒青霉，可由霉变米或土壤中分离得到。其代谢产生的黄绿青霉毒素是很强的神经毒素，为橙黄色柱状结晶，熔点为210℃～214℃，相对分子质量402，可溶于丙酮、氯仿、冰醋酸、甲醇或乙醇中，微溶于苯、乙醚，不溶于石油醚和水。紫外线下呈黄色荧光，有特殊臭味。耐热，270℃才能失去毒性。

黄绿青霉素可使动物发生急性中毒，典型症状为上行性进行性神经麻痹，其他症状包括呕吐、痉挛和呼吸系统紊乱，严重可引起死亡。该毒素可使猫、犬、猴、兔、大鼠发生中毒。毒素主要分布在脑、肝、肾、脾脏中。

(二)桔青霉素

桔青霉素可由多种青霉及曲霉产生。桔青霉素纯品呈柠檬黄色针状结晶，熔点178℃～179℃，相对分子质量250。对荧光敏感，在酸性及碱性溶液中皆可热解。桔青霉素可引起牛、猪和禽类中毒，其表现为肾功能障碍和病理上的肾小管变形。

◆**知识拓展**

将污染桔青霉素的米喂大鼠，其生长缓慢，并且出现肾脏功能和形变状态，排尿量增加。病理学检查见肾脏明显增大，呈灰白色，肾重为对照组的一倍半，镜检显著变化为肾小管扩张、变性和坏色。在皮质与髓质交界处，肾小管官腔可因变性上皮细胞脱落而闭塞，曾有报告桔青霉素能与人血中白蛋白结合。

项目四　农药残留对食品的污染及预防

任务1　农药的定义与分类

1. 根据我国国务院《农药管理条例》的定义，农药是指用于预防、消灭或者控制危害农业、林业的病、虫、草和其他有害生物以及有目的地调节植物、昆虫生长的化学合成或者来源于生物、其他天然物质或者几种物质的混合物及其制剂。

2. 由微生物及其产物抗生素构成的农药称为生物性农药。大部分农药属于化学性农药。

3. 按用途可将农药分为杀虫剂、杀菌剂、除草剂、杀线虫剂、杀鼠剂、落叶剂和植物生长调节剂等类型，其中使用最多的是杀虫剂、杀菌剂和除草剂三大类。

4. 按化学组成及结构可将农药分为有机磷、氨基甲酸酯、拟除虫菊酯、有机氯、有机砷、有机汞等多种类型。

任务2　使用农药的利与弊

使用农药可以减少农作物的损伤、提高产量，提高农业生产的经济效益，增加粮食供应；另一方面，由于农药的大量和广泛使用，不仅可通过食物和水的摄入、空气吸入和皮肤接触等途径对人体造成多方面的危害，如慢性中毒和致癌、致畸、致突变作用等，还可对环境造成严重污染，使环境质量恶化，物种减少，生态平衡破坏。由于农药特性、使用方法、剂量以及生物学稀释作用的不同，食用作物上可有或多或少的残留。残留期长的农药一般施药次数少、施药间隔长，而残效期短的农药则施药次数多、施药间隔短。农药的毒性与残效期长短没有直接关系。对不同的农作物施用的农药，其剂型、剂量和次数各有不同。

任务3　食品中农药残留的来源

食品中的农药残留可以来自施药后对食用农作物的直接污染；可以来自农作物从污染的环境中吸收；也可以由于在粮食、蔬菜、水果储藏时使用农药不当；禽畜产品中的农药主要来自饲料和对畜禽体使用农药等；食品在运输过程也可能受到农药污染；还有事故性污染等。

进入环境中的农药，可通过多种途径污染食品。食品中农药残留的主要来源有以下几方面：

1. 施用农药对农作物的直接污染

包括表面黏附污染和内吸性污染。在作物上施用的农药，一部分黏附在作物的外表，一部分被作物吸收而疏导分布到植株中。黏附在农作物表面上的农药可以被清除掉，称为可清除残留。被吸进作物组织的农药则不能被清除。所以农作物在收获时往往还带有一定量的残留。农药对食用作物的污染程度主要取决于：①农药性质；②剂型及施用方法；③施药浓度和时间及次数；④气象条件。

2. 农作物从污染的环境中吸收农药

由于施用农药和工业三废的污染，大量农药进入空气、水和土壤，成为环境污染物。农作物便可长期从污染的环境中吸收农药，尤其是从土壤和灌溉水中吸收农药。在农田喷洒的农药，大部分散落在土壤上，小部分漂浮在空气中，然后缓缓落地或被雨水冲刷而进入池塘、湖泊、河流等地面水中。性质稳定的农药，如六六六可以在旱地土壤中残留 3 ~4 年以上，即便停止施药，在这种土地上栽种的作物仍可吸收土壤中残留的农药，而在食品中残留。

3. 通过食物链污染食品

食物链是指在动物生态系统中，由低级到高级顺次作为食物而联结起来的一个生态链条。环境化学物就沿着这个食物链在生物体间转移，而在转移过程中，则将发生不同程度的生物富集，所以食物链也是造成生物体农药富集的一种因素。

任务4　其他来源的污染

1. 粮食使用熏蒸剂等对粮食造成的污染。

2. 禽畜饲养场所及禽畜身上施用农药对动物性食品的污染。

3. 粮食储存加工、运输销售过程中的污染。如混装、混放、容器及车船污染等。

4. 事故性污染。如将拌过农药的种子误当粮食吃，误将农药加入或渗入食品中，施用时用错品种或剂量而致农药高残留等。

任务5　控制食品中农药残留量的措施

防止食品中农药残留的危害，主要有以下四方面的工作：

1. 加强对农药生产和经营的管理

为了预防施用农药对施药人员和广大食品消费者健康危害以及保护环境，许多国家实行农药登记制度。不同国家对农药的管理制度不同，但农药是国际商品，带有农药残留的食品在国际市场上流通，这就带来一些共通性卫生问题。

我国于 1982 年颁发《农药登记规定》，由农牧渔业部农药检定所负责登记工作。凡是用于防治农、林、牧业的病、虫、杂草和其他有害生物及调节植物生长的农药品种，均属于农药登记规定的管理范围。未经批准登记的农药不得生产、销售和使用。

2. 安全合理使用农药

为了指导农民安全用药，农业部 1981 年公布了《农药安全使用标准》，对 16 种主要作物和 29 种主要农药规定了最高药量或最低稀释倍数，最多使用次数和最后一次施用药距收获期的天数，以保证食品中农药残留不会超过最大允许残留量。

1982 年农牧渔业部和卫生部还颁布了《农药安全使用规定》，把农药分为高毒、中等毒、低毒三大类。凡已制定农药安全使用标准的品种，均应按照“标准”的要求执行。对尚未制定

"标准"的品种，也做了明确使用范围的规定。

农药安全使用主要是对农民教育和指导的问题，各地农业科学技术指导站、农资公司下属的供销社农药门市部，植保公司以及药站等负有重要责任。

3. 制定和严格执行食品中农药残留量限量标准

我国食品卫生标准中已制定部分食品的农药残留量标准。饲料的农药残留量标准正在制定中。

4. 制定适合我国的农药政策

农药政策既要从促进农业生产出发，又要能保障广大消费者安全和防止环境污染。

项目五　有毒金属对食品的污染及预防

任务1　有毒金属

人体中的金属元素很多，有些是构成组织的组成成分，如钙、磷；有的是身体中某些生理功能的重要物质，如钾、钠等。但有毒金属元素会对食品造成污染问题，有些金属元素在较低摄入量的情况下对人体即可产生明显的毒性作用，如铅、砷、汞等，常称为有毒金属。另外许多金属元素，甚至包括某些必需元素，如铬、锰、锌、铜等，若摄入过量也可以对人体产生较大的毒性作用或潜在危害。

任务2　有害金属污染食品的途径

1. 工业"三废"。含有金属毒物的工业三废排入环境中，可直接或间接污染食品，而污染水体和土壤的金属毒物，还可以通过生物富集作用，使食品中的含量显著增高。

2. 食品生产加工过程污染食品。在生产加工过程中，接触不符合卫生要求的机械设备、管道、容器或包装材料，在一定的条件下，其有害金属可溶出污染食品；在食品运输过程中，由于运输工具被污染，也可污染食品。

3. 某些地区自然环境中本底含量高。生物体内的元素含量与其所生存的空气、土壤、水体这些元素的含量呈明显正相关关系。高本底的有毒金属元素的地区，生产的动、植物食品中的金属元素含量高于其他低本底的地区。

任务3　食品中有害金属污染的毒作用特点

摄入被有害元素污染的食品对人体可产生多方面的危害，其危害通常有以下几个方面：

1. 强蓄积性。进入人体后排出缓慢，生物半衰期多较长。

2. 可通过食物链的生物富集作用而在生物体及人体内达到很高的浓度。如鱼虾等水产品只能感汞和镉等金属毒物的含量可能高达环境浓度的数百倍甚至数千倍。

3. 有毒有害金属污染食品对人体造成的危害常以慢性中毒和远期效应为主。

任务4　影响金属毒物毒作用强度的因素

1. 金属元素的存在形式

如易溶于水的氯化镉、硝酸镉对生物体的毒性大，而难溶于水的硫化镉、碳酸镉和氢氧化镉毒性就很小，又如无机汞的氯化汞在机体中的吸收率仅2%，而有机汞的醋酸汞、苯基汞及甲基汞分别为50%、50%～80%及90%～100%，因而甲基汞呈现的毒性最大。

2. 食品营养成分状况

食物中的蛋白质、碳水化合物及维生素等，常可影响金属的毒性作用。如食物所含的蛋白质中蛋氨酸对硒有防护作用；维生素C能使六价铬还原成三价铬，从而使毒性大大降低。还有食物中的蛋白质、维生素D和钙、铁能直接影响锌和铬的毒性。

3. 金属间的相互作用

锌镉间的比值大时，镉的毒性小，反之就大，镉是锌的代谢拮抗物，可与锌争夺金属硫因上的硫基，使镉在体内的量减少，故锌可治疗镉引起的高血压症。膳食中铁和铬若缺乏，铅的毒性就增加；硒和汞形成络合物可使汞的毒性下降。

4. 金属毒性在体内的蓄积情况

多数金属毒物的生物半衰期一般均较长，如甲基汞在比目鱼等水产品为400～700天，因而鱼中汞的大量蓄积可危及人体健康。甲基汞在人体内生物半衰期为70天，而铅为1460天，镉达到16～31年。随着金属毒物在体内蓄积量的增加，机体便出现各种反应。

任务5　预防金属毒物污染食品及其对人体危害的一般措施

1. 消除污染源。

2. 制定各类食品中有毒有害金属的最高允许限量标准，并加强经常性的监督检测工作。

3. 妥善保管有毒有害金属及其化合物，防止误食误用以及意外或人为污染食品。

4. 对已污染的食品应根据污染物种类、来源、毒性大小、污染方式、程度和范围、受污染食品的种类和数量等不同情况做不同处理。处理原则是在确保使用安全性的基础上尽可能减少损失性作用。

任务6　汞

汞是唯一在常温下呈液态的金属，用途很广。工业生产中汞从废水中流失最多，约占工业用汞量的一半。排放到环境中的汞，多以无机汞的形式存在。无机汞的毒性较低，在环境中经某些微生物的作用或直接通过化学作用可以转变为毒性很强的有机汞即甲基汞。甲基汞易溶于水，能在水中迅速扩散，通过食物链，逐级提高生物组织中的汞。

微量汞对人体一般不会引起危害，进入体内的汞可以从尿、粪便、汗液中排出体外，基本上保持平衡，但摄入量超过一定限量即有中毒危险。汞对人体的毒性，主要决定于它们的吸收率。金属汞的吸收率约为0.01%以下，无机汞的吸收率平均为7%，而甲基汞的吸收率高达95%。因此，甲基汞的毒性最大。

◆知识拓展

我国食品中汞允许量标准是：粮食0.02，蔬菜0.01，水产品0.2，水果、畜禽肉、乳、油、罐头食品均为0.05 mg/kg。

任务7　铅

铅及其化合物广泛存在于自然界，植物可通过根部吸收土壤中的铅，动物性食品一般含铅较少。食品中的铅污染的主要来源有以下几方面。

1. 食品容器和包装材料。如铅合金、搪瓷、陶瓷、马口铁等均可能含铅，在一定条件下，其中的铅可溶出而污染食品。国内曾有因用含铅容器蒸馏酒及盛酒而使酒中铅含量过高引起中毒的多次报告。

2. 工业“三废”和汽油燃烧。汽油中常加有机铅作为防爆剂，故汽车等交通工具排放的废气中含有大量铅，可造成公路干线附近农作物的严重铅污染。

3. 含铅农药的使用可造成农作物的铅污染。

4. 含铅的食品添加剂。如加工皮蛋时加入的黄丹粉和某些劣质食品添加剂等也可造成食品的铅污染。

铅可在体内蓄积，生物半衰期长达数年。体内铅90%以上蓄积在骨骼、牙齿，铅含量可反映环境铅污染程度。铅及铅盐主要损害神经系统、造血器官和肾脏，常见的症状有食欲不振、胃肠炎、口腔金属味、失眠、头晕、关节肌肉酸痛、腹痛、便秘或腹泻、贫血等，严重者可致铅中毒性脑病。儿童对铅更敏感，过量铅摄入可影响其生长发育，导致智力低下。

◆知识拓展

我国食品卫生标准规定食品中铅容许限量为：粮食、薯类0.4，豆类0.8，蔬菜、水果0.2，肉类、鱼虾类0.5，蛋类0.2，鲜乳0.05mg/kg。

任务8　砷

食品中含有微量砷，主要来自工业“三废”，尤其是含砷废水对江河湖海的污染及灌溉农田后对土壤的污染，均可造成对水生生物和农作物的砷污染。

砷的毒性与其存在的形式及价态有关。元素砷几乎无毒，砷的碳化物毒性也很低，砷的氧化物和盐类毒性较大。三价砷的毒性大于五价砷，无机砷的毒性大于有机砷。砷在体内有强蓄积性，主要蓄积在肝、肾、肺、皮肤、毛发、指甲、子宫、胎盘和骨骼等。毛发中砷含量常作为接触砷的监测指标。

砷的急性中毒主要症状是胃肠炎症状，严重者可致中枢神经系统麻痹而死亡，并可出现七窍出血等现象。长期经口少量摄入可导致慢性砷中毒，临床表现除一般神经衰弱症状外，尚有皮肤色素异常、皮肤过度角化及末梢神经炎等特殊症状。无机砷化物对人具有致癌性，特别是皮肤癌及肺癌。

◆知识拓展

我国食品卫生标准规定食品中砷含量小于0.7，食用植物油小于0.1，酱、味精、盐和冷饮食品均不得超过0.5，酱油和醋均不得超过0.5mg/L。

项目六　N－亚硝基化合物的污染及预防

任务1　结构与分类

N－亚硝基化合物，根据其化学机构分为亚硝胺和亚硝酰胺两大类。N－亚硝基化合物的分子结构通式R1(R2)=N－N=O，分N－亚硝胺和N－亚硝酰胺，N－亚硝胺的R_1和R_2为烷基或芳基；N－亚硝酰胺的R_1为烷基或芳基，R_2为酰胺基，包括氨基甲酰基、乙氧酰基及硝米基等；两类都可有杂环化合物。N－亚硝基化合物是对动物具有较强致癌作用的一类化学物质，已发现的有300多种亚硝基化合物，其中90%具有致癌性。

任务2 N－亚硝基化合物的合成及影响因素

1. 合成的前体物质

形成N－亚硝基化合物的前体包括N－亚硝化剂和可亚硝化的含氮有机化合物。N－亚硝化剂包括硝酸盐和亚硝酸盐以及其他氮氧化物，还包括与卤素离子或硫氰酸盐产生的复合物；可亚硝化的有机含氮化合物主要涉及胺、氨基酸、多肽、胍啶、酰胺等。硝酸盐广泛存在于人类的环境中，如水、土壤和植物。在一定条件下硝酸盐可转变为亚硝酸盐，因此亚硝酸盐常伴随硝酸盐而存在。

可亚硝化的含氮有机化合物在人类食物中广泛存在，特别是胺和酰胺。

2. 影响合成的因素

(1)胺的种类与亚硝基程度

过去认为仲胺反应速度最快，伯胺、叔胺很难反应，但近年来已证实，在有硫氰酸根存在的条件下，伯胺与亚硝酸的反应也很快。

◆知识拓展

人的唾液中有大量的硫氰酸根。

(2)pH

除反应浓度外，氢离子浓度对反应影响大。在酸性环境中极易反应。例如，仲胺亚硝基化的最适宜pH2.5～3.4，胃液酸度pH1～3，故适宜于亚硝基化合物的合成。

(3)微生物

在微生物的作用下可将硝酸盐还原为亚硝酸盐，又参与胺的形成，故能促进N－亚硝基化合物的生成。另外，肠道硝酸盐还原菌能将仲胺及硝酸盐合成亚硝胺；某些霉菌如黄曲霉、黑曲霉菌也能促进亚硝胺的合成。

任务3 食品的污染来源

食品中天然存在的亚硝胺含量极微，一般在10ug/L以下，但其前身亚硝酸盐及仲胺等则广泛存在于自然界。施用硝酸盐化肥可使蔬菜中含有较多的硝酸盐，蔬菜腌渍时，因时间、盐分不够，蔬菜容易腐败变质，腐败菌可将硝酸盐还原为亚硝酸盐，导致亚硝酸盐含量增高。食物在烹调、烟熏、制罐过程中可使仲胺含量增高，食物霉变后，仲胺含量可增高数十倍至数百倍；肉、鱼类食品加工时，常用硝酸盐作防腐剂、发色剂，食品中的硝酸盐在细菌硝基还原酶的作用下，可形成亚硝酸盐。

任务4 N－亚硝基化合物与人类肿瘤的关系

人类许多的肿瘤可能都与亚硝基化合物有关，如胃癌、食管癌、结直肠癌、膀胱癌以及肝癌。引起肝癌的环境因素，除黄曲霉毒素外，亚硝胺也是重要的环境因素。N－亚硝基化合物致癌可通过呼吸道吸入、消化道摄入、皮下肌肉注射、皮肤接触等使动物引起肿瘤；不管是一次冲击量还是少量多次地给予动物，均可诱发癌肿；可使多种动物患癌肿，没有发现有一种动物对N－亚硝基化合物的致癌作用具有抵抗力；各种不同的亚硝胺对不同的器官有作用，可引起胃癌、食管癌、肝癌、肠癌、膀胱癌等。N－亚硝基化合物，除致癌性外，还具有致畸作用和致突变作用。

◆知识拓展

食物中的挥发性亚硝胺是人类接触与亚硝胺的一个重要方面。许多的食物中都能检测出亚硝胺，化妆品、香烟烟雾、农药、化学药物以及餐具清洗液和表面清洁剂等都有。

任务5　预防措施

1. 严格限量使用发色剂

硝酸盐和亚硝酸盐是加工肉类制品时的一种重要的发色剂和防腐剂，可改善并固定肉的红色，抑制腐败菌的生长。但作为亚硝胺的前体，它的使用对人体健康不利。

2. 合理储存

易腐败的含蛋白质丰富的肉鱼类、鱼类等及含硝酸盐较多的蔬菜，应尽量及时低温储存以减少胺类及亚硝酸盐的产生。

3. 改进食品加工方法

对食品进行烘烤、干燥等加工时应尽量采用间接加热法，以减少亚硝胺的形成。

4. 注意饮食卫生

为防止亚硝胺对人体的危害，应注意口腔卫生，以减少唾液中亚硝酸盐的生成量，平时尽量多食新鲜蔬菜、水果及动物性食品。增加维生素 C、维生素 E 的使用，维生素 E、C 能阻断亚硝胺在体内及食品中的合成。

5. 暴晒污染的食品

由于紫外线可使亚硝胺光解，还可杀灭细菌及霉菌，因此对于已有亚硝胺污染的食品可适当暴晒，减少危害。

项目七　多环芳烃类和杂环胺类化合物的污染及预防

任务1　多环芳烃类

多环芳烃类是由两个以上苯环稠合在一起并在六碳环中有五碳环的一系列芳香烃化合物及其衍生物。目前，已发现约 200 种，其中多数具有致癌性。苯并芘 B(a)P 是多环芳烃类化合物中的一种主要的食品污染物。

任务2　苯并芘的结构及理化性质

苯并芘[B(a)P]是有 5 个苯环构成的多环芳烃。分子式为 $C_{20}H_{12}$，相对分子质量为 252，常温下为针状结晶，浅黄色，性质稳定。沸点 475℃。熔点为 175℃ ~179℃。溶于苯、甲苯、二甲苯及环乙烷中。稍溶于甲醇和乙醇中。在水中溶解度为 0.5 ~6ug/L。阳光和荧光均可使之发生光氧化作用，臭氧也可使之氧化。与 NO/NO_2 作用可发生硝基化。在苯溶液中呈蓝色或紫色荧光，在浓硫酸中呈带绿色荧光的橘红色。

任务3 致癌性和致突变性

B(a)P被认为是高活性致癌剂，但并非直接致癌物，必须经细腻微粒体中的混合功能受氧化酶激活才具有致癌性。B(a)P不仅广泛存在于环境中，而且与其他多环芳烃的含量存在不确定的相关性，长期生活在含B(a)P的空气环境中会造成慢性中毒。许多国家的动物实验证明，B(a)P具有致癌、致畸、致突变性。

◆知识拓展

动物实验表明，进入体内的苯并芘在微粒体混合功能氧化酶系的芳烃羟化酶作用下，成为终致癌物。B(a)P对动物有致癌性。能在大鼠、小鼠、地鼠、豚鼠、兔、鸭及猴等动物成功诱发肿瘤，在小鼠并经胎盘使子代发生肿瘤。也可使大鼠胚胎死亡、仔鼠免疫功能下降，是短期致突变实验的阳性物。在一系列的致突变实验中皆呈阳性反应。有许多的流行病学研究资料显示了人类摄入多环芳烃类化合物与胃癌发生率的相关关系。

任务4 代谢

通过水和食物进入人体的B(a)P很快通过肠道吸收，吸收后很快分布于全身。多数脏器在摄入后几分钟和几小时就可检测出B(a)P和其代谢物，乳腺和脂肪组织中可蓄积。在经口摄入的苯并芘可通过胎盘进入胎仔体，呈现其毒性和致癌性。

无论任何途径摄入，主要的排泄途径是经肝、胆通过粪便排出，有的可经进一步代谢，形成带有羟基的化合物，最后可与葡萄糖醛酸、硫酸或谷胱甘肽结合从尿中排出。绝大部分为其代谢产物，只有1%的为原型。

任务5 对食品的污染

B(a)P存在于煤焦油、各类炭黑和煤及焦化、炼油，沥青、塑料等工业污水中，肉和鱼中的B(a)P含量取决于烹调方法，水果、蔬菜和粮食中B(a)P的含量取决其来源。主要来自洗刷大气的雨水中的B(a)P以吸附于某些颗粒上、溶解于水中和呈胶体状态等三种形式存在，其中大部分吸附在颗粒物质上。多环芳烃主要由各有机物如煤、柴油、汽油、原油及香烟燃烧不完全而来。食品中的多环芳烃主要有以下几个来源：①食品在烘烤或熏制时直接受到污染；②食品成分在烹调加工时经高温裂解或热聚形成，是食品中多环芳烃的主要来源；③植物性食物可吸收土壤、水中污染的多环芳烃，并可受大气飘尘直接污染；④食品加工过程中，受机油污染或食品包装材料的污染，以及在柏油马路晾晒粮食可使粮食受到污染；⑤污染的水体可使水产品受到污染。

任务6 防止苯并芘危害的预防措施

1. 治理工业三废。

2. 改进食品加工方式。熏烤食品时选用发烟少的燃料，粮食、肉、鱼、豆类等食品在烘干特别是熏烤时应改进加工方法，用优质燃料，最好用电热烘烤食品。这样可大大减少苯并芘的污染。用发烟燃料烘烤时，不要使食品与燃烧产物直接接触，不使油脂滴入炉火中，在熏烤食品时掌握好炉温和时间，防止烤焦或炭化。粮食作物收割后不要在柏油路面翻晒，以免沥青的污染。

3. 去毒。食品一旦污染苯并芘，如油脂可利用吸附法，加0.3%活性炭，可使油脂中苯并芘含量减少90%左右，粮谷类可采用抹去麸皮办法使其含量下降。此外，日光、紫外线照射或臭氧等氧化剂处理，可使其失去致癌作用。

4. 限制食品中苯并芘的含量。人体每日摄入苯并芘的量不宜超过10μg。如果每人每日进食1kg食物，则在食物中苯并芘的含量不应超过6μg/kg。我国目前制定的卫生标准要求：熏烤动物性食品中苯并芘含量≤5μg/kg，食用油中苯并芘含量≤10μg/kg。

任务7　杂环胺类化合物

杂环胺类化合物包括氨基咪唑氮杂芳烃和氨基咔啉两类。AIAs包括喹啉类、喹噁啉类和吡啶类。AIAs咪唑环的a氨基在体内可转化为N－羟基化合物而具有致癌和致突变活性。AIAs亦称为IQ型杂环胺，其胍基上的氨基不易被亚硝酸钠处理而脱去。氨基咔啉类包括a－咔啉、γ－咔啉和δ－咔啉，其吡啶环上的氨基易被亚硝酸钠脱去而丧失活性。

任务8　危害性

杂环胺类化合物主要引起致突变和致癌，杂环胺是移码突变物。除诱导细菌基因突变外，还可诱导哺乳动物细胞的DNA损害，包括基因突变、染色体畸变、姊妹染色体交换、DAN断裂、DNA修复合成和癌基因活化。

杂环胺对啮齿动物均具不同程度的致癌性，致癌的主要器官为肝脏，有些可诱导小鼠肩胛间及腹腔中褐色脂肪组织的血管内皮肉瘤及大鼠结肠癌。

任务9　杂环胺的生成

食品中的杂环胺类化合物主要产生于高温烹调加工过程，尤其是蛋白质含量丰富的鱼、肉类食品在高温烹调过程中更易产生。影响食品中杂环胺形成的因素主要有以下两方面：

1. 烹调方式

杂环胺的前体物是水溶性的，加热反应主要产生AIAs类杂环胺。这是因为水溶性前体物向表面迁移并被加热干燥。加热温度是杂环胺形成的重要影响因素，烹调时间对杂环胺的生成亦有一定影响，而食品中的水分是杂环胺形成的抑制因素。因此，加热温度越高、时间越长、水分含量越少，产生的杂环胺越多。故烧烤煎炸等直接与火接触或与灼烧的金属表面接触的烹调方法，由于可使水分很快丧失且温度较高，产生杂环胺的数量远远大于炖焖煮及微波炉烹调等温度较低、水分较多的烹调方法。

2. 食物成分

在烹调温度、时间和水分相同情况下，营养成分不同的食物产生的杂环胺种类和数量有很大差异。一般而言，蛋白质含量较高的食物产生杂环胺较多，而蛋白质的氨基酸构成则直接影响所产生杂环胺的种类。食品成分的美拉德反应与杂环胺的产生有很大关系，该反应可产生大量杂环物质，其中一些可进一步反应生成杂环胺。

任务10　防止杂环胺类化合物危害的预防措施

1. 改变不良烹调方式和饮食习惯。杂环胺的生成与不良烹调加工有关，特别是过高温度烹调食物。因此，应注意不要使烹调温度过高，不要烧焦食物，并应避免过多食用烧烤煎炸的食物。

2. 增加蔬菜水果的摄入量。膳食纤维有吸附杂环胺并降低其活性的作用，蔬菜、水果中的某些成分有抑制杂环胺的致突变性和致癌性的作用。因此，增加蔬菜水果的摄入量对于防止杂环胺的危害有积极作用。

3. 制定食品中的允许限量标准。

4. 灭活处理，次氯酸、过氧化酶等处理可使杂环胺氧化失活。

项目八　食品的放射性污染及预防

任务1　食品的放射性污染

食品的放射性污染是指食品吸收或吸附了外来的(人为的)放射性核素，使其放射性高于自然放射性本底，称为食品的放射性污染。放射性有天然放射性和人工放射性之分。天然放射性是指天然存在的放射性核素所具有的放射性，它们大多属于由重元素组成的三个放射系(即钍系、铀系和锕系)，食品中天然放射性核素是指食品中含有的自然界本来就存在的放射性核素本底。由于自然界的外环境与生物进行着物质的自然交换，因此地球上的所有生物，包括食物在都存在着天然放射性核素。天然放射性核素有两个来源，一是来自宇宙射线，它作用于大气层中稳定性元素的原子核而产生放射性核素，这些核素有碳 14、氢 3 等;另一方面来自地球的辐射，这部分核素有铀系元素等。人工放射性是指用核反应的办法所获得的放射性。

任务2　环境中人为的放射性核素污染及其向食品中的转移

一、环境中人为的放射性核素污染

环境中人为的放射性核素污染主要来源于以下几个方面:

1. 核爆炸

核爆炸时形成的高温火球存在着许多裂变碎片，当温度逐渐下降后凝结为微粒，形成放射性沉降物。其次，核爆炸时放出的中子所造成的感生放射性物质。这种沉降物中颗粒大部分于核爆炸后 24 小时内降落于附近的地区，为局部性沉降物。较小的粒子进入对流层依风向绕地球运行，随雨雪而沉降，叫作对流层沉降物。时间平均为 30 天，其量约为总裂变产物的 25%，半衰期多在数十天内。还有一部分放射性产物进入平流层，形成全球性沉降。一次核爆炸可以产生 200 种以上的裂变物质，半衰期短的不到 1s，长的可达千年、万年。它们对食品的污染特点是:放射性物质种类多，有的半衰期长，被人摄取的机会多，有的在人体还可长期蓄积，其种类有 89Sr、137Cs、14C 等，对食品污染有着重大意义。

2. 核废物的排放

随着原子能工业和核工业的迅速发展，放射性核素已逐渐广泛地应用工农业、医学及科学实验中，即核电站、同位素分离厂、核燃料工厂、核实验室，乃至医院的排放物会对环境贡献少量的放射性，当“三废”排放不合理，即会造成环境的放射性污染，致使附近各种食品有较高浓度的 137Cs、32P 等。

3. 意外事故

意外泄漏或地下核试验冒顶等造成的环境污染，是污染食品的另一重要途径。

1957 年英国温次盖尔原子反应堆发生事故，使大量放射性核素污染环境，影响到食用作物及牛乳。1988 年苏联切尔诺贝利核电站发生重大事故，大量的放射性沉降灰飘落到东欧和北欧一些国家，污染土壤、水源、植物和农作物。事后，瑞典国家食品管理局和其他的官方机构分析了瑞典全部食品，发现食物中碳活性与当地放射性沉降的剂量间呈密切的正相关。凡吃了放射性沉降灰污染的草的羊以及生长在该灰污染水域中的鱼肉，137Cs 的活性均较高。

二、放射性核素向食品转移途径

物质的食物链转移是生态系统中一个普遍的现象，生态系统的能量流和物质循环通过食物链完成其基本过程，放射性核素也会通过食物链传递。

1. 向水生生物体内转移

放射性物质污染水域，一部分被水吸收后消除，一部分为水生生物体组织吸收，成为继发性污染的因素并不断向人体转移。水生生物体积愈小，相对表面积越大，吸附的放射性物质就相对越多。鱼类和水生生物可从食饵摄入，也可直接吸收水中的放射性核素。放射性核素进入水生生物体，即参与相应同位素的代谢。当机体该同位素含量很少或没有时，就参与同族化学性质近似的元素代谢。

2. 向植物转移

通过灰尘、雨水和污水将放射性核素带到农田植株，可形成放射性核素的直接污染。土壤中的放射性核素通过植物根系吸收可形成放射性核素间接污染，放射性核素在植物表面聚集和向内部转移的量与核素理化性质、土壤性质、植物种类和农业生产技术等因素有关。雨水的冲刷作用可降低植物表面污染量。叶类植物的表面积大，承受放射性核量也大；带纤维或带壳的籽实污染量较低。

3. 向动物转移

牲畜是重要的动物性食品来源，半衰期长的 90Sr 及半衰期短的 89Sr 等均是食物链中重要的放射性核素，环境中的这些放射性核素通过牧草、饲料和饮水等途径进入畜禽体内，不仅在组织或器官中储留，也可以乳中排出。环境中的放射性核素通过食物链进入人体蓄积产生的潜在危害，主要是小剂量的内照射。它取决于食品中核素含量、该食品在膳食中的比例及其加工方法等。

任务3　对人体的危害

在大剂量的照射下，放射性对人体和动物存在着某种损害作用。放射性核素对人体的危害主要是辐射损伤，辐射引起的电子激发作用和电离作用使机体分子不稳定，导致蛋白质分子键断裂和畸变，破坏对人类新陈代谢有重要意义的酶。辐射不仅可扰乱和破坏机体细胞组织的正常代谢活动，而且可以直接破坏细胞和组织的结构，对人体产生躯体损伤效应（如白血病、恶性肿瘤、生育力降低、寿命缩短等）和遗传损伤效应（如流产、遗传性死亡和先天畸形等）。放射性核素进入人体的途径主要有呼吸道吸入、消化道摄入、皮肤或黏膜侵入。

食品放射性污染对人体的危害还在于长时期体内小剂量的内照射作用，如在 400rad［拉德］（辐射吸收剂量单位）的照射下，受照射的人有 5% 死亡；若照射 650rad，则人 100% 死亡；照射剂量在 150rad 以下，死亡率为零，但并非无损害作用，住往需经 20 年以后，一些症状才会表现出来。

任务4　控制食品放射性污染的措施

预防食品放射性污染及其对人体危害的主要措施是加强对污染源的卫生防护和经常性的卫生监督。定期进行食品卫生监测，严格执行国家卫生标准，使食品中放射性物质的含量控制在允许的范围之内。

防止食品的放射性污染主要在于控制污染源。使用放射性物质时，应严格遵守操作规程。在食品生产中检查食品的异物。测定脂肪质量、保藏食品或促进蔬菜水果的成熟过程，使用放射性同位素时，均应严格遵守照射源和照射剂量的规定，应禁止任何能够引起食品和包装产生放射性照射。向食品中加入放射性核素作为保藏剂更应绝对禁止。

复习思考题

一、填空题

1. 食品在 ______、______、______、______ 和 ______ 的过程中有很多污染的机会，会受到多方面的污染。污染后有可能引起 ______ 或具有 ______ 长期性危害。

2. 生物性污染食品的生物性污染包括 ______、______ 和 ______ 的污染。

3. 共存于食品中的细菌种类及其相对数量的构成，通称为 ______。

4. 食品腐败变质在食品卫生学中泛指在微生物为主的各种因素作用下，所发生的包括食品成分与感官性质的各种 ______、______，从而使食品降低或丧失食用价值的一切变化。

5. 食品本身的组成和性质：包括食品本身的 ______、______、______ 和渗透压的大小。

6. 食品的腐败变质鉴定指标一般是从 ______、______、______ 和微生物四个方面确定其适宜指标。

7. 腐败变质的食品首先是带有使人们难以接受的 ______，如刺激气味、异常颜色、酸臭味道和组织溃烂、黏液污秽等。其次是 ______、______ 严重降低。

8. 食品腐败变质主要由 ______ 的作用所引起，是 ______、环境因素和 ______，三者互为条件、相互影响、综合作用的结果。

9. 霉菌是 ______ 的一部分。真菌是指有 ______，不含叶绿素，无根、茎、叶，以 ______ 方式生存，能进行有性或无性繁殖的一类生物。霉菌是菌丝体比较发达而又 ______ 子实体的那一部分真菌，约有5100属45000种。

10. 霉菌的发育和产毒需要一定的条件，影响霉菌产毒的条件主要是食品基质中 ______、环境中的 ______ 及空气的流通情况。

11. 霉菌毒素中毒的临床表现有 ______、______、______ 等。

12. 霉菌污染度即单位质量或容积的食品 ______ 的量。

13. 黄曲霉毒素是一类结构类似的化合物。主要为 AFB 和 AFG 两大类。从结构上彼此十分相似,含 C、H、O 三种元素,都是 ________ 的衍生物。

14. 根据我国《农药管理条例》的定义,农药是指用于 ________ 、消灭或者 ________ 危害农业、林业的病、虫、草和其他有害生物以及有目的地 ________ 、________ 的化学合成或者来源于生物、其他天然物质或者几种物质的混合物及其制剂。

15. 按用途可将农药分为 ________ 、________ 、________ 、杀线虫剂、杀鼠剂、落叶剂和植物生长调节剂等类型。

16. 按化学组成及结构可将农药分为 ________ 、氨基甲酸酯、拟除虫菊酯、________ 、________ 、________ 等多种类型。

17. 施用农药对农作物的直接污染,包括 ________ 污染和 ________ 污染。

18. 农作物可长期从污染的环境中吸收农药,尤其是从 ________ 和灌溉水中 ________ 。

19. 有些金属元素在 ________ 摄入量的情况下对人体即可产生明显的毒性作用,如铅、砷、汞等,常称为 ________ 。

20. 污染水体和土壤的金属毒物,还可以通过生物 ________ ,使食品中的含量显著增高。

21. 在一定的条件下,其有害金属可 ________ 污染食品。

22. 体内铅 ________ 以上蓄积在骨骼。

23. 汽车等交通工具排放的 ________ 含有大量铅,可造成公路干线附近 ________ 严重铅污染。

24. N - 亚硝基化合物,根据其化学机构分为 ________ 和 ________ 两大类。

25. 形成 N - 亚硝基化合物的前体包括 ________ 和 ________ 有机化合物。

26. 在微生物的作用下可将 ________ 还原为 ________ ,又参与 ________ 的形成,故能促进 N - 亚硝基化合物的生成。

27. 多环芳烃类是由 ________ 以上 ________ 稠合在一起并在六碳环中有五碳环的一系列 ________ 化合物及其衍生物。

28. B(a)P 被认为是高活性 ________ ,但并非直接致癌物。

29. 通过水和食物进入人体的 B(a)P ________ 通过 ________ 吸收。

30. 杂环胺类化合物包括 ________ 和 ________ 两类。

31. 食品的放射性污染是指食品 ________ 了外来的(人为的) ________ ,使其放射性 ________ 自然放射性 ________ 。

32. 食品中 ________ 放射性核素是指食品中含有的自然界本来就存在的 ________ 。

33. 环境中人为的放射性核素污染主要来源于 ________ ;________ ;________ 。

34. 放射性核素向食品转移途径:________ ;________ ;________ 。

二、判断题

1. 食品在细菌作用下所发生的变化程度和特征,主要取定于菌相。(　　)

2. 食品细菌数量的卫生意义只是食品清洁状态的标志。(　　)

3. 食品中如检出大肠菌群其卫生学意义只是作为肠道致病菌污染食品的指示菌。(　　)

4. 微生物是引起食品腐败变质的重要原因。(　　)

5. 食品中蛋白质的分解:肉、鱼、禽、蛋、奶及豆类等食品,富含蛋白质,故以蛋白质分解为腐败变质的特征。(　　)

6. 食品中水分含量是影响微生物及其增殖以及腐败变质的一般因素。(　　)

7. 霉菌都产毒。(　　)

8. 黄曲霉产毒的必要条件为相对湿度65% ~75%,温度25 ~30 摄氏度,氧气1%。(　　)

9. 黄曲霉毒素有很强的急性毒性,也有明显的慢性毒性和致癌性。(　　)

10. 影响粮食霉变的三个主要因素为温度、湿度和氧气,如确能有效三者之一即可达到防霉。(　　)

11. 黄绿青霉又称毒青霉,其代谢产生的黄绿青霉毒素是很强的神经毒素。(　　)

12. 食品中的农药残留只来自于施药后对食用农作物的直接污染。(　　)

13. 农药对食用作物的污染程度主要取决于:农药性质、施药浓度和时间及次数。(　　)

14. 食物链是指在动物生态系统中,由高级到低级顺次作为食物而联结起来的一个生态链条。(　　)

15. 使用熏蒸剂等对粮食不会造成的污染。(　　)

16. 在禽畜饲养场所及禽畜身上施用农药会产生对动物性食品的污染。(　　)

17. 含铅农药的使用可造成农作物的铅污染。(　　)

18. 三价砷的毒性小于五价砷,无机砷的毒性小于有机砷。(　　)

19. 血液中铅含量可反映环境铅污染程度。(　　)

20. 砷的急性中毒主要症状是胃肠炎症状,严重者可致中枢神经系统麻痹而死亡。(　　)

21. 无机汞的毒性较低,所以环境中汞没有毒害性。(　　)

22. 由于亚硝酸盐及仲胺等广泛存在于自然界,所以食品中天然存在的亚硝胺含量较多。(　　)

23. 多食新鲜蔬菜、水果及动物性食品,可防止亚硝胺对人体的危害。(　　)

24. 低温储存可使含蛋白质丰富的肉鱼类、鱼类等减少胺类及亚硝酸盐的产生。(　　)

25. 维生素 E、C 能阻断亚硝胺在体内及食品中的合成。(　　)

26. 长期生活在含 B(a)P 的空气环境中会造成慢性中毒。(　　)

27. 烧烤煎炸产生杂环胺的数量远远大于炖焖煮及微波炉烹调等温度较低、水分较多的烹调方法。(　　)

28. 增加蔬菜水果的摄入量对于防止杂环胺的危害没有积极作用。(　　)

29. 在柏油马路晾晒粮食不会使粮食受到污染。(　　)

30. 在大剂量的照射下,放射性对人体和动物存在着某种损害作用,小剂量内照射损害不大。(　　)

31. 预防食品放射性污染及其对人体危害的主要措施是加强对污染源的卫生防护和经常性的卫生监督。(　　)

32. 茶能减轻放射性物质的危害。(　　)

33. 放射性物质污染水域,一部分被水吸收后消除,另一部分为水生生物体消化。(　　)

模块九 各类食品卫生及管理

◆**基础理论和知识**

各类食品的卫生及管理。

◆**基本技能及要求**

1. 掌握粮豆、蔬菜、水果、油脂、肉、蛋、乳、水产品、辐射食品、转基因食品的卫生及管理。
2. 了解其他各类食品的卫生及管理。

◆**学习重点**

粮豆、蔬菜、水果、油脂、肉、蛋、乳、水产品、辐射食品、转基因食品的卫生及管理。

◆**学习难点**

辐照食品和转基因食品的卫生及管理。

◆**导入案例**

中国农业部已经批准种植的转基因农作物有：甜椒、西红柿、土豆；主粮作物有玉米、水稻。今后可能陆续批准的农作物有：小麦、甘薯、谷子、花生等。进口的转基因食品有大豆油、菜籽油、大豆等。目前只有花生油不是转基因的。

◆**讨论**

1. 为什么转基因农作物要经中国农业部的批准?

项目一　粮豆、蔬菜、水果的卫生及管理

各类食品在生产、运输、储存、销售等环节中，均有可能受到生物性、化学性及物理性有毒有害物质的污染，不同程度地危害人体健康。

任务1　粮豆的卫生及管理

一、粮豆的卫生

(一)微生物污染

粮豆在农田生长、收获及贮存过程中的各个环节均可受到霉菌、细菌和酵母菌的污染。当条件适宜时就能迅速生长繁殖并分解其营养成分，产酸产气，使粮豆发生霉变，从而变色、变味、营养品质下降，加工工艺品质降低，而且某些霉菌还能产生毒素，对人体健康造成危害。如黄曲霉毒素就是一类强致癌物质，与肝癌发病率有密切关系。已知因霉菌污染粮豆使人发生中毒的有:赤霉病麦、黄粒米和某些霉变粮食。被镰刀菌污染的麦类和玉米，所产生的T-2毒素，是导致地方病大骨节病的原因。常见污染粮豆的霉菌有:曲霉、青霉、毛霉、根霉和镰刀菌等。被霉菌污染的粮豆有如下后果:(1)促粮豆呼吸、产热、生水；(2)营养素分解；(3)感官性状改变；(4)为霉菌产毒菌株产毒创造条件。管理措施:(1)控制收获粮食的水分；(2)做好粮库的卫生管理。①粮库应坚固、不漏、不潮，能防鼠防雀。②保持粮库的清洁卫生。③控制粮库内的温湿度,应经常通风、翻仓、摊晾、冷却。④应定期监测粮豆的温度和水分。

(二)农药残留的污染

粮豆中农药残留可来自:1.粮豆在种植期间为防治病虫害和除草直接施用的农药;2.农药的施用对环境造成一定的污染，环境中的农药又通过水、空气、土壤等途径进入粮豆作物;3.在贮存过程中使用熏蒸剂。残留在粮豆中的农药可转移到人体而损害机体健康。如有机磷、氨基甲酸酯类、砷制剂等。我国目前使用的农药80%～90%为有机磷农药，1993年我国曾报道谷类中残留的敌敌畏和甲胺磷分别占最大残留限量标准的7.87%和39.15%。卫生管理：①应根据不同品种使用不同农药和剂量；②确定安全使用期；③确定合适的施药方法；④粮豆的包装袋应专用，装过农药的车船应彻底清洗；⑤制定农药在粮豆中的允许残留量。

(三)有毒有害物质的污染

对粮豆污染的主要毒物有汞、镉、铅、铬、酚、砷和氰化物等。它们主要来自工业“三废”和生活污水对农田、菜地的灌溉。卫生管理：①灌溉用水应符合农田灌溉水质标准。②定期检测农田污染程度及农作物的毒物残留水平。③观察人群以及生物的反应。

(四)仓储害虫的污染

我国常见的仓储害虫有甲虫(大谷盗、谷象、米象和黑粉虫等)、螨虫(粉螨)及蛾类(螟蛾)等50余种。当仓储温度在18～21℃、相对湿度65%以上时，适于虫卵孵化及害虫繁殖；当仓储温度在10℃以下时，害虫活动减少。仓储害虫在原粮、半成品粮豆上都能生长并使其发生变质失去或降低食用价值。每年因病虫害造成的世界粮谷损失为5%～30%。

(五)有害植物种子的污染

粮豆在田间收割时常混进一些有害植物种子，最常见的有:麦角、毒麦、麦仙翁籽、苍耳子、槐籽、毛果洋茉莉籽和曼陀罗籽等。这些杂物种子都具有一定毒性，若混入粮豆制品中到达一定量，就会引起中毒。管理:①应加强田间锄草，加工时注意筛选。②制定粮豆中有毒种籽的限量标准。③金属及其他夹杂物。

(六)无机夹杂物的污染

泥土、砂石和金属都是粮豆中的主要无机夹杂物，可来自田园、晒场、农具和加工机械，不但影响粮豆的感官性状，而且可能损伤牙齿和胃肠道组织。

(七)加工中的质量安全问题

1. 小麦粉生产中容易出现的质量安全问题有增白剂(过氧化苯甲酰)超标使用、灰分超标、磁性金属物超标、净含量不足等。过氧化苯甲酰能够破坏食品中的微生素，降低食品的营养价值，同时其还原产物苯甲酸摄入过多也不利于人体健康。苯甲酸进入人体后会引发多种疾病，短期过量食用会使人产生恶心、头痛、神经衰弱等中毒现象。过氧化苯甲酰在中国已被禁用作食品添加剂。

2. 大米生产中容易出现的质量安全问题主要有碎米超标、黄粒米超标、水分超标和净含量不足。黄粒米大多是由于含水分较高的稻谷受构巢曲霉菌侵害所引起的，黄粒米不一定含有黄曲霉毒素，但影响外观品质，且食用品质变差，营养价值降低。大米的水分超标极易发生霉变，可能产生黄曲霉毒素等对人体有害的物质。

3. 面粉及面制品违法使用“吊白块”、甲醛、滑石粉等。在市场抽检中发现，某些生产经营者，为赚取不易之财，违法在面粉中添加滑石粉以增加其滑润感；在面粉、米粉及其制品中添加“吊白块”和甲醛以增加其韧性和漂白，严重地危害了消费者的健康。

4. 大米用基础油、工业用油“抛光”，成为有毒大米，在全国各地屡有发生。农民在柏油路面上晾晒粮食，均可引起3，4－苯并芘污染。

5. 在腐竹、豆腐皮等豆制品中添加“吊白块”等有害物质的现象较为严重。

(八)含抗营养因子较多

豆中含有多种生理有害物质，如胰蛋白酶抑制剂、血球凝集素、致甲状腺肿物质及胀气因子等，试验表明，这些物质经加热处理后几乎全部可破坏。因此，豆制品在加工时或食用前的加热处理是很重要的。如果饮用未煮熟的豆浆，容易造成食物中毒。

二、粮豆的卫生管理

(一)科学保管

认真执行安全贮粮的各项规章制度；推广无氧保管、低温保管等保证粮食质量，防治虫霉的办法；尽量少用或不用药剂熏蒸。对污染严重不能食用的粮食应单独保管和妥善处理。要积极防治粮食虫害、鼠害。收获粮食要及时收获、脱粒、干燥、扬净、入库。防止发霉变质，严禁在柏油路上晾晒粮食，以防止3、4－苯并芘污染。

(二)粮豆储存的安全水分、相对湿度和温度

粮谷储存的安全水分为12%～14%，豆类10%～13%；周围的相对湿度为70%；温度控制在10℃以下。

(三)仓库的卫生要求

为使粮豆在储存期间不受霉菌和昆虫的侵害，保持原有的质量，应严格执行粮仓的卫生管理要求：(1)仓库建筑应坚固、不漏、不潮，能防鼠防雀，即仓库的建筑结构、内部温度、湿度以及防虫熏蒸剂的使用，均应严格执行粮库的有关卫生管理要求；(2)保持粮库的清洁卫生，定期清扫消毒；(3)控制仓库内温度、湿度，按时翻仓、晾晒，降低粮温，掌握顺应气象条件的门窗启闭规律；(4)检测粮豆温度和水分含量的变化，加强粮豆的质量检查，发现问题立即采取相应措施；(5)仓库使用熏蒸剂防止虫害时，要注意使用范围和用量，熏蒸后粮食中的药剂残留量必须符合国家卫生标准才能出库、加工和销售。

(四)加工卫生

粮食加工厂要搞好环境卫生。粮谷在加工前要加强检验，把好粮食卫生质量关，进口粮

食也必须符合我国规定的粮食卫生标准。要剔除粮食中的有害植物种子、霉变谷粒，去除混入粮食的金属类杂物、泥土和沙粒。

在加工小麦粉时应注意使用化学增白剂的卫生问题，目前多使用过氧化苯甲酰对面粉进行漂白，但该品有一定毒性和爆炸性，如添加不当，比例不合适，搅拌不均匀，则对面粉品质会产生一定的破坏作用。乃至危害人体健康，因此面粉生产中对选购的增白剂和出厂的面粉要进行严格检验。要严格控制增白剂在面粉中的用量，最好是不添加。

(五)粮豆运输、销售的卫生要求

粮豆运输应有专车专船，严禁用装过农药、毒品或有异味的车船运粮，如确需使用，要进行清洗。粮豆运输时，铁路、交通、粮食部门要认真执行各项规章制度，防止意外污染。粮食在销售过程中要防潮、防虫、防鼠、不得加工出售霉烂变质和不符合卫生标准的粮食。销售单位应按食品卫生经营企业的要求设置各种经营房舍，搞好环境卫生并加强成品粮卫生管理。粮豆包装必须专用并在包装上标明“食品包装”字样。包装袋使用的原材料应符合卫生要求，袋上油墨应无毒或低毒，不得向内容物渗透。

(六)防止农药及有害金属的污染

严格遵守《农药安全使用规定》、《农药安全使用标准》、《农田灌溉水质标准》及有关食品辐照的卫生标准，并做到定期检测。采取的措施是:1. 针对农药毒性和在人体内的蓄积性，不同作物及条件选用不同的农药和剂量;2. 确定农药的安全使用期;3. 确定合适的施药方式;4. 制定农药在粮豆中的最大残留限量标准。使用污水灌溉应采取的措施是:1. 污水应经活性炭吸附、化学沉淀、离子交换等方法处理，必须使灌溉水质符合《农田灌溉水质标准》，并根据作物品种掌握灌溉时期及灌溉量;2. 定期检测农田污染程度及农作物的毒物残留量，防止污水中有害化学物质对粮豆的污染。为防止各种贮粮害虫，常使用化学熏蒸剂、杀虫剂和灭菌剂，如甲基溴、氰氢酸等，使用时应注意其质量和剂量，使其在粮豆中的残留量不超过国家限量标准。近年采用的射线低剂量辐射粮豆，可杀死所有害虫且不破坏粮豆营养成分及品质，我国已颁布了60Co－γ辐射豆类、谷类及其制品的卫生标准(GB14891.8－1997)。

(七)防止无机夹杂物及有毒种籽的污染

粮豆中混入的泥土、砂石、金属屑及有毒种子对粮豆的保管、加工和食用均有很大的影响。为此，在粮豆加工过程中安装过筛、吸铁和风车筛选等设备可有效去除有毒种子和无机夹杂物。有条件时，逐步推广无夹杂物、无污染物的小包装粮豆产品。

为防止有毒种子的污染应做好以下工作:(1)加强选种、种植及收获后的管理，尽量减少有毒种子含量或完全将其清除;(2)制定粮豆中各种有毒种子的限量标准并进行监督。我国规定，按重量计麦角不得大于0.01%，毒麦不得大于0.1%。

(八)执行GMP和HACCP

在粮食类食品的生产加工过程中，必须执行良好生产规范(GMP)和危害分析关键控制点(hazard analysis critical control points，HACCP)的方法，以保证粮食类食品的卫生安全。

任务2 果蔬的卫生及管理

一、果蔬的主要卫生问题

1. 腐烂变质

果蔬在采收后，由于呼吸作用，仍维持着生命活动，放出大量的热和水分。增强了微生物的活动，加速果蔬腐烂变质。在有氧条件下，果蔬中的糖类或其他有机物氧化分解，产生二氧化碳和水，并放出大量的热；在缺氧条件下，则氧化分解成乙醇、二氧化碳及放出少量的热，果蔬旺盛的有氧呼吸可使其机体迅速衰老，质量下降，不耐贮藏；而缺氧呼吸则危害更大，因为果蔬为维持本身生命活动所需的能量，就必须分解更多的有机质，而其中间产物乙醛最终产物乙醇在果蔬体内堆积，可导致细胞中毒，代谢失常，引起腐烂变质。

果蔬富含水分和糖类等各种营养物质，果蔬的表皮薄、脆，极易造成机械损伤，不仅能增强呼吸作用，也有利于各种微生物的侵入，加速腐烂变质。

此外，当果蔬腐烂变质时，由于细菌和酶的作用，可将其中的硝酸盐还原成亚硝酸盐，对人体造成危害。

2. 肠道致病菌和寄生虫的污染

果蔬是某些肠道传染病和寄生虫病的重要传播介质。由于施用人畜粪便和生活污水灌溉菜地，使蔬菜被肠道致病菌和寄生虫卵污染的情况较严重。水果采摘后在运输、贮存或销售过程中也可受到肠道致病菌的污染，污染程度和表皮破损有关。所以，肠道致病菌和寄生虫卵的污染是水果和蔬菜不容忽视的卫生问题。生食果蔬时一定要洗净、去皮或进行煮烫、药物消毒等。

◆知识拓展

蔬菜、水果被肠道致病菌和寄生虫污染的实例

据调查有的地区在蔬菜中的大肠埃希菌阳性检出率为67%～95%，蛔虫卵检出率为48%，钩虫为22%。流行病学也证实生食不洁的黄瓜和西红柿在痢疾的传播途径中占有主要地位。水生植物，如红菱、茭白、荸荠等都有可能污染姜片虫囊蚴，如生吃可导致姜片虫。

3. 农药污染

农药残留污染是果蔬类的主要卫生安全问题。近年来，蔬菜中有机磷残留量问题十分严重。在果蔬的栽培、种植过程中，不合理地施用农药，其农药残留较严重，以致在收获的果蔬上仍有农药残留，对食用者造成危害。甲胺磷为高毒杀虫剂，应禁止在蔬菜、水果上使用，但调查结果显示，甲胺磷不仅广泛存在于各类蔬菜、水果中，且含量也较检出的其他有机磷农药含量高，在蔬菜、水果中的甲胺磷残留量分别为14.52μg/kg、17.70μg/kg 。我国卫生标准明确规定蔬菜中不得检出对流磷，但部分蔬菜中仍可检出对硫磷（1.70μg/kg），显然这是违反《农药安全使用规定》滥用高毒农药所致。因此，要严格掌握施用农药的种类、用量、农药施用期与收获期之间的安全间隔时间。

4. 污水、废水的污染

用生活污水和工业废水灌溉菜园和果园，因生活污水含有大量的寄生虫卵和致病菌，工业废水含有各种有毒有害的化学物质，如酚、镉、铬等，不仅导致传染病流行，而且也可引起人们的慢性中毒。所以，生活污水和工业废水须经处理后才可直接灌溉。据调查我国平均每人每天摄入铅86.3μg，其中23.7%来自蔬菜；平均每人每天摄入镉13.8μg，其中23.9%来自蔬菜，2.9%来自水果。某地用含砷废水灌溉菜地，可使小白菜含砷高达60～70mg/kg，而一般蔬菜中平均含量在0.5mg/kg以下。有些地区蔬菜受工业废水中酚和铬的污染严重。

5. 其他有害化学物质

一般情况下蔬菜、水果中硝酸盐与亚硝酸盐含量很少，但在生长时遇到干旱或收获后不恰当地存放、贮藏和腌制时，硝酸盐和亚硝酸盐含量增加，对人体产生不利影响。

6. 果蔬在贮藏、加工中的卫生

(1)果蔬在贮藏时要注意防止破损或碰伤，要控制适宜的温度和湿度，低温贮藏可降低果蔬的呼吸强度，有利于保藏。另外，使用保鲜防腐剂、化学脱氧剂、气调贮藏、辐照保藏等方法，都可达到防腐保鲜的目的。

(2)果蔬在加工或食用时，首先应通过分选剔除腐烂变质的原料，洗涤除去果蔬表面的尘土、泥沙、部分微生物，用稀盐酸浸洗或去皮等方法除去果蔬表面残留的农药。

二、果蔬的卫生管理

1. 防止肠道致病菌及寄生虫的污染。应采取的措施是：(1)人畜粪便应经无害化处理再施用，如采用沼气池处理不仅可杀灭致病菌和寄生虫卵，还可增加能源途径并提高肥效的作用；(2)用生活污水灌溉时应先沉淀去除寄生虫卵，禁止使用未经处理的生活污水灌溉；(3)水果和生食的蔬菜在食前应清洗干净，有的应消毒；(4)蔬菜水果在运输、销售时应剔除残叶、烂根、破损及腐败变质部分，推行清洗干净后小包装上市。

2. 施用农药的卫生要求

(1)应严格遵守并执行有关农药安全使用规定，高毒农药不准用于蔬菜、水果，如甲胺磷、对硫磷等；(2)控制农药的使用剂量，根据农药的毒性和残效期来确定对作物使用的次数、剂量和安全间隔期(即最后一次施药距收获的天数)，如40%的乐果乳剂以每亩100g、800倍稀释喷洒大白菜和黄瓜时，其安全间隔期分别不少于10天和2天。此外，过量施用含氮化肥会使蔬菜受硝酸盐污染，如对茄果类蔬菜在收获前15～20天，应少用或停用含氮化肥，且不应使用硝基氮化肥进行叶面喷肥；(3)制定农药在蔬菜和水果中最大残留限量标准，如我国规定(GB5127－1998)敌敌畏在蔬菜水果中最大残留限量为0.2mg/kg；(4)应慎重使用激素类农药；(5)食用前一洗二泡三烫四炒。

3. 工业废水灌溉卫生要求

(1)利用工业废水灌溉菜地应经无害化处理，水质符合国家工业废水排放标准后方可使用；(2)应尽量使用地下水灌溉；(3)食用前清洗干净。

4. 蔬菜、水果贮藏的卫生要求

贮藏的关键是保持蔬菜、水果的新鲜度。贮藏条件要根据蔬菜、水果的种类和品种特点而异。一般保持蔬菜、水果的适宜温度是0℃左右，此温度既能抑制微生物生长繁殖，又能防止蔬菜、水果间隙结冰，避免在冰融时因水分溢出而造成蔬菜水果的腐败。蔬菜水果大量上市时可用冷藏或速冻的方法。采用60Co－γ射线辐照，以延长保藏期。

5. 腐烂变质与亚硝酸盐问题

储存应在较低温度下，还可用盐腌、糖渍、晒干、辐照的方法保存。干旱、盐腌及有溃烂的蔬菜易使亚硝酸盐的含量升高，因而蔬菜、水果应尽量新鲜吃。

项目二　蜜饯的卫生

任务1　蜜饯的卫生问题

蜜饯含有糖、盐、酸等成分，如包装不严极易受潮，果肉吸水溶化流浆，造成霉变。蜜饯受热易发酵变酸，亦易招蝇、滋生蝇蛆。蜜饯中的各种杂质也是常见的卫生问题。

任务2　蜜饯原料卫生

加工原料必须用流动水清洗干净，去除表面污染，剔除腐烂原料，去皮去核。使用食品添加剂应符合规定使用的品种和用量。

任务3　蜜饯加工卫生

蜜饯生产工艺流程必须合理。以防交叉污染。热烫及预煮工序要注意加热的温度、时间，加入砂糖应先溶解、过滤。使用亚硫酸等处理防止蜜饯的褐变，要控制二氧化硫的含量和残留量，蜜饯包装应严密完整，包装纸要符合有关卫生要求。

蜜饯加工场地、车间、加工工具和设备要保持洁净卫生，腌制缸、桶须加盖。

项目三　酱腌菜的卫生

任务1　原料采购、运输、贮藏卫生

1. 加工酱腌菜选用的蔬菜、瓜果、豆类、食用菌等原料应新鲜，无污染物、空心、虫蛀及无杂质。使用的配料、添加剂和生产用水必须符合国家相应的卫生标准。

2. 原料运输应有防污染措施，容器等必须符合卫生要求，不得与有毒有害物品混装、混运。原料贮存仓库，应清洁卫生，通风良好，有防鼠、防蝇、防尘设施。

任务2　生产加工与销售卫生

1. 瓜果、蔬菜等原料要洗涤干净，加工整理，除去杂质和污物泥沙，削去腐烂变质、虫蛀部分。

2. 咸菜腌制，首先洗净菜池，逐层铺菜、加盐，层层压紧。食盐用量要足，一般为15%～20%。每层都须加盐，且要加均匀，防止腌不透造成腐烂变质或产生亚硝酸盐，引起食物中毒。

3. 制酱和低盐发酵性酱腌菜的菌种应定期鉴定，防止污染和变异产毒。使用新菌种必须经卫生部门指定的机构鉴定，证明不产毒方能使用。

4. 酱菜、制酱应在室内生产。生产车间应有防蝇、防尘、防鼠设施，生产用具、池、缸、容器等应保持清洁，不得混用。酱腌菜销售，应注意防蝇、防尘，实行工具售货或制成小包装。所用包装材料必须符合国家卫生标准和要求，包装用纸不得有荧光物质或其他有毒、有害物质污染。

项目四　畜肉及其制品的卫生及管理

任务1　畜肉的主要卫生问题

一、肉的腐败变质

宰后肉尸经历僵直、后熟、自溶和腐败四个过程。畜肉后熟：牲畜刚刚宰杀后，其肉质呈

弱碱性(pH 7.0~7.4)，肌肉中糖原和含磷有机化合物在组织酶的作用下，分解为乳酸和游离磷酸，食肉的酸度增加，当pH为5.4时，达到肌凝蛋白等电点，肌凝蛋白开始凝固，使肌纤维硬化而出现僵直。此时肉的味道较差，有不好闻的气味，肉汤混浊，不鲜不香。此后，肉内糖原分解酶继续活动，pH值进一步下降，肌肉结缔组织变软，具有一定弹性，肉松软多汁，味美芳香，表面因蛋白凝固而形成有光泽的膜，有阻止微生物侵入内部的作用，这个过程称为畜肉后熟，俗称排酸(需12~24h)。

肉腐败变质主要由微生物引起，其原因有：一种是外源性污染：动物在屠宰前是健康的，本来应该是无菌的，尤其是内部组织，但是在屠宰加工、保藏、运输、销售等环节中，接触的物品相当广泛，有可能被微生物污染，发生腐败变质，并可造成食物中毒。据统计，肉类食品是引起细菌性食物中毒最多的食品。卫生管理越差，微生物污染就越严重，腐败过程就越快，所以相应的卫生管理就十分重要。第二种就是内源性污染：动物在屠宰前就已患病，病原微生物可能已蔓延至肌肉和内脏，或者动物在运输过程中过度疲劳，抵抗力下降，肠道细菌趁机侵入肌肉组织，宰后一旦温度湿度适宜，动物肉尸不论表层或深层组织均同时发生腐败，并且过程非常迅速。

二、常见人畜共患传染病畜肉的处理

人畜共患的传污病主要有疯牛病、口蹄疫、炭疽、鼻疽、猪水泡病和禽流感等，它们能通过畜禽传播。近来，世界各地广泛流行、危害较大的动物疫病有疯牛病、口蹄疫、禽流感等。

1. 炭疽。处理：①发现病畜后6小时内整体高温焚烧或2米深坑加石灰掩埋；②同群牲畜用疫苗或免疫血清预防注射；③饲养间、屠宰间用20%有效氯的漂白粉液、2%的高锰酸钾、5%氢氧化钠或5%甲醛消毒；④接触者用青霉素预防注射，手、衣物用2%来苏液消毒。

2. 鼻疽。烈性传染病，马、骡、驴多发，人通过消化道、呼吸道和损伤的皮肤、黏膜而感染。病畜在鼻腔、喉头和气管有粟粒状大小的结节或边缘不齐的溃疡。处理同炭疽。

3. 口蹄疫。猪、牛、羊等动物的急性传染病，也是接触性人畜共患传染病。病畜体温升高，口腔黏膜、牙龈、舌、鼻出现水泡或形成斑点，口角线状流涎，蹄发生水泡。处理：①病畜和同群牲畜立即屠宰；体温升高者，内脏及副产品高温处理，体温正常者，去骨肉和内脏经后熟处理可食用；②场所、工具、衣物应消毒。

4. 猪水泡病。病原体为滤过性病毒，只侵害猪。症状与口蹄疫难区别，主要靠实验室诊断。处理：①病畜和同群牲畜立即屠宰；病猪的肉尸、内脏及副产品应经高温处理②场所、工具、衣物应消毒。

5. 猪瘟、猪丹毒、猪出血性败血症。是猪的三大传染病，仅猪丹毒可经皮肤接触感染人，其余均不感染人。但使猪抵抗力下降，继发沙门氏菌感染，易引起食物中毒。处理：①肉、内脏有显著病变，宜作工业用或销毁；②轻微病变，肉、内脏24小时高温处理后出厂，超过24小时高温延长半小时，内脏改工业用或销毁；血液作工业用或销毁；猪皮消毒后可利用；脂肪炼制后可食用。

6. 结核。人畜共患慢性传染病。处理：①全身结核且消瘦的病畜全部销毁；未消瘦者，切除病灶部位销毁，其余高温处理后可食用；②个别淋巴结或脏器有病变，局部废弃，其他不受限制。

7. 布氏杆菌病。慢性接触性传染病，绵羊、山羊、牛、猪易感。布氏杆菌分为六型，其中羊型、牛型、猪型是人类布氏杆菌病的主要致病菌，主要经皮肤、黏膜接触感染。处理：①病畜的生殖器和乳房必须废弃；②肉尸及内脏应高温或盐腌后食用。

三、常见人畜共患寄生虫病畜的处理

寄生虫病主要有绦虫、囊虫病、旋毛虫病等。人若吃了感染这些寄生虫的畜肉，便会感染上寄生虫。所以，一定要做好畜禽屠宰前的检疫和宰后检查，剔除患病畜禽。对病畜禽肉应根据情况作销毁或无害化处理。

1. 囊虫病。囊虫病病原体在牛为无钩绦虫，猪为有钩绦虫，家畜为绦虫中间宿主。幼虫在猪和牛的肌肉组织内形成囊尾蚴，主要寄生在舌肌、咬肌、臀肌、深腰肌和膈肌等部位。囊尾蚴在半透明水泡状囊中，肉眼为白色，绿豆大小，这种肉俗称“米猪肉”。当人吃有囊尾蚴的肉后，囊尾蚴在人的肠道内发育为成虫并长期寄生在肠道内，引起人的绦虫病，可通过粪便不断排出节片或虫卵污染环境。由于肠道的逆转运动，成虫的节片或虫卵逆行入胃，经消化孵出幼虫，幼虫进入肠壁并通过血液达到全身，使人患囊尾蚴病。根据囊尾蚴寄生部位不同，可分为脑囊尾蚴病、眼囊尾蚴病和肌肉囊尾蚴病，严重损害人体健康。处理：①猪肉、牛肉小于3个/40cm^2用冷冻或盐腌处理；②4～5个/40cm^2高温处理，6～10个/40cm^2作工业用或销毁。

2. 旋毛虫病。主要寄生在隔肌、舌肌、心肌，人食用含旋毛虫包囊的肉后，肠道发育为成虫并产生大量新幼虫，随血液移行到全身。处理：低倍显微镜下，在24个检样中包囊或钙化囊小于5个时，肉尸高温处理可食用；超过5个时销毁或作工业用，脂肪可炼食用油。

四、情况不明死畜的处理

宰前或死亡原因不明的可疑畜肉处理：(1)死畜肉：①一般疾病或外伤死亡且未腐败变质的，弃内脏后，高温处理可食用；②人畜共患传染病及寄生虫病的，不准任意食用；③死因不明的死畜肉，一律不准食用。(2)肉品分类：根据兽医卫生检验，可将肉品质量分为三类：①良质肉：指健康畜肉，其食用不受限制；②条件可食肉：指必须经过高温、冷冻或其他有效方法处 理，达到卫生要求，食后对人无害的肉；③废弃肉：指患炭疽、鼻疽等烈性传染病牲畜的肉尸、死因不明的死畜肉、严重腐败变质的肉等，对这类肉应进行销毁或化制，不准食用。

五、药物残留及其危害

1. 抗生素。对人体的危害：①经常食用含抗生素残留的畜肉可使人产生耐药性，影响药物治疗效果；②对抗生素过敏的人群具有潜在的危险性。

2. 生长促进剂和激素。这类药物在使用时亦能在畜体内残留，现已证实有的药物对人体是有害的，如激素药物中的己烯雌酚可在肝脏内残留并存在致癌性。要求合理使用兽药，遵守休药期(休药期：畜、禽停止给药到允许屠宰，或它们的产品如奶、蛋许可上市的间隔期)，加强残留量的监测。

3. 盐酸克伦特罗(瘦肉精)。盐酸克伦特罗在体内代谢慢，添加于饲料中会在畜、禽肌肉，特别是内脏，如肺、肝、肾脏等中残留而引起食用者中毒，中毒症状为头晕、头痛、肌肉震颤，心悸、恶心、呕吐等。严重者可出现心律失常。要求严禁在饲料和饲料添加剂中添加盐酸克伦特罗等激素类药品。

六、肉制品的卫生

1. 防止滥用食品添加剂。

2. 防止多环芳烃及亚硝胺类的污染。

3. 防止利用未经兽医检疫和病死、毒死的肉类。

七、兽药残留和饲料添加剂

动物饲料中的农药、兽药、添加剂和防治禽畜疾病的药物添加剂，超过限量标准亦会构成新的污染，危害人体健康。如违禁使用瘦肉精问题。

八、肉类生产加工、运输及销售的卫生要求

1. 屠宰场的卫生要求。肉类联合加工厂、屠宰厂、肉制品厂应建在地势较高，干燥，水源充足，方便，无有害气体、灰沙及其他污染源，便于排放污水的地区。不得建在居民稠密的地区。肉类联合加工厂的生产车间一般应按饲养、屠宰、分割、加工、冷藏的顺序合理设置。厂房与设施必须结构合理、坚固，便于清洗和消毒。

2. 屠宰的卫生要求。待宰的生猪送宰前应停食静养 12 ~ 24 小时。

3. 运输销售的卫生要求。运输新鲜肉和冻肉应有密闭冷藏车，鲜肉应挂放，冻肉可堆放。合格肉与病畜肉、鲜肉与熟肉不得同车运输，肉尸和内脏不得混放。卸车时应有铺垫。熟肉制品必须盒装，专车运输，盒子不能落地。每次运输后车辆、工具必须洗刷消毒。肉类零售点应有防蝇、防尘设备，刀、砧板要专用，当天售不完的肉应冷藏保存，次日重新彻底加热后再销售。

4. 熏烤肉类食品，在加工中可受到多环芳烃的污染，具有致癌作用，以苯并芘为代表物。在香肠和腌肉制作中，发色剂亚硝酸钠使用不严格执行国家有关规定，可使制品中亚硝酸盐超标，危害消费者的健康。违法添加非食用物质，也是肉制品加工中的关注点。

任务2　禽肉、禽蛋的卫生管理

一、禽肉的卫生

1. 禽肉中存在的细菌：(1)食物中毒：致病菌如沙门氏菌、金黄色葡萄球菌等；(2)腐败变质：假单胞菌等引起。

2. 管理：(1)合理宰杀；(2)加强卫生检验；(3)宰后冷冻保存。

二、禽蛋的卫生

1. 卫生问题：致病菌和引起腐败变质的微生物的污染。鸡蛋变质表现：蛋黄移位，散黄蛋，贴壳蛋，浑汤蛋，有臭味。(1)鲜蛋的沙门氏菌污染。沙门氏菌及其他微生物引起的腐败变质是鲜蛋变质的主要原因，沙门氏菌污染严重的蛋品，能导致人食物中毒。(2)饲料的污染。当家禽的饲料受蓄积性有害物质或农药污染时，可造成蛋中农药或其他有害物质的残留。如“苏丹红”事件，就是将有致癌作用的工业染料苏丹红 1 号添加在饲料中。(3)蛋制品安全。蛋制品主要有皮蛋、咸蛋、糟蛋、冰蛋和蛋粉。禽蛋必须是新鲜、清洁、完整的；加工皮蛋时，少用或不用氧化铅作品质改良剂，可改用菜籽杆灰代替氧化铅的功能，使皮蛋中的铅含量限量在 3mg/kg。

2. 卫生管理：(1)加强禽类饲养条件的卫生管理；(2)鲜蛋应贮存在 1 ~ 5℃、相对湿度 87% ~97% 的条件下。

项目五　水产品食品的卫生及管理

任务1　水产品主要安全问题

一、腐败变质

鱼体表面、鳃和肠道中存在有较多的细菌，腐败后的鱼体表黏液混浊并有臭味，鱼鳞易于脱落，眼球下陷并混浊无光，鳃由鲜红变成褐色并有臭味，腹部膨胀，肛门突出，出现脊柱旁发红现象，更严重者将骨肉分离。

鱼类和各类水产品应注意保鲜，用低温冷藏和盐腌，以达到保鲜的目的。

二、寄生虫污染

有的鱼体内有寄生虫，生食或经烧煮若未能将虫卵杀死，虫卵会随食物进入人体，可能使人得寄生虫病。在中国常见的有华支睾吸虫、魏氏繁殖吸虫等，必须彻底做熟水产品。

三、水产品中的毒害物质

水产品的毒害物质很多，如各种贝毒、鱼肉毒素、组胺素（鲭毒素）。为防止食用水产品引起食物中毒，鲨鱼、鲅[bà]鱼、旗鱼必须去除肝脏；鳇鱼应去肝、卵；河豚有剧毒，在食用加工前必须先去除内肝、皮、头等含毒部位，洗净血污，经盐腌晒干后安全无毒方可出售。凡青皮红肉类的鱼，如鲐巴鱼、金枪鱼、鳝鱼、甲鱼等易分解产生大量组胺，人食后常发生过敏性反应，出售时必须注意鲜度质量。

四、有毒化学物质污染和蓄积

由于工业“三废”的大量排放，致使水体中含有大量有毒有害的化学物质，如农药、水产养殖药物、重金属、多氯联苯等。因此，凡被农药、工业“三废”或放射性物质污染的一切水产品均不得加工食用。

任务2　鱼类食品的卫生管理

1. 鱼类的保鲜。使鱼类保鲜的有效措施是低温、盐腌、防止微生物污染和减少鱼体损伤。

2. 鱼类捕捞、贮存的卫生要求 (1)捕捞：①按操作规程合理冷冻；②保持甲板、船仓清洁；③及时卸鱼、避免损伤；④规定堆放地鱼的密度。(2)贮存：挑选僵直期及自溶期鱼，按品种、大小装盘，0－5℃ 预冷，冷冻时以 －25 ℃速冻，再以 －18 ℃冷库中存放。鱼冷冻过程易发生冰晶形成、鱼体干缩、脂肪氧化，为此应做到：①冻结温度为 －25～－28 ℃，中心温度 －12～－15 ℃，冻结时间小于 18 小时；②冻结后使鱼体挂冰，防氧化；③控制冷库温度波动在 3 ℃，相对湿度 75%～95%，自然风速 0.04～0.08 米/秒；④限定冷藏期如黄鱼、青鱼 9 个月；⑤控制解冻条件。

任务3　水产品加工和流通中的违法

甲醛等对人体健康具有毒害作用，水产品加工过程存在使用甲醛、过氧化氢、火碱处理水产品，以及过量使用多聚磷酸盐、亚硫酸盐（二氧化硫）的违法行为。在水产品运输和贮藏过程中也有使用违禁物质如孔雀石绿、抗生素、“鱼浮灵”等的违法行为。

项目六　奶及奶制品的卫生及管理

任务1　奶的卫生及管理

刚挤出的乳汁中含有乳素，是一种蛋白质，有抑制细菌生长的作用。其抑菌作用的时间与奶中存在的菌量和存放的温度有关。当菌数多，温度高，抑菌作用时间就短，如在0℃可保持48小时，5℃为36小时，10℃为24小时，25℃为6小时，30℃为3小时，37℃为2小时，故挤出的奶，应及时冷却。

1. 奶的腐败变质。奶是富含多种营养成分的食品，适宜微生物的生长繁殖，是天然的培养基。引起奶腐败变质的微生物主要来自乳腔管、乳头管、挤奶人员的手和外界环境。因此做好挤奶过程各环节的卫生工作，是减少微生物对奶的污染，防止腐败变质的有效措施。

2. 病畜奶的处理。当奶牛患有结核、布氏杆菌病、口蹄疫、乳腺炎等疾病时，其致病菌可通过乳腺排出，使奶受到污染，奶中的致病菌主要是人畜共患传染病的病原体，当人食用未经卫生处理的奶时可感染患病。因此，对各种病畜乳，必须分别给以卫生处理或限于食品工业用，或废弃。(1)结核病畜奶的处理:结核病是牧场牲畜易患疾病。此种奶禁止食用。对结核菌素试验阳性而无临床症状的牲畜奶，经巴氏消毒(70℃维持30分钟)，或煮沸5分钟后，可制成奶制品。(2)布氏杆菌病畜奶的处理:羊布氏杆菌对人易感性强，威胁大，凡有症状的奶羊，禁止挤奶，并应予以淘汰。布氏杆菌病乳牛的奶，经煮沸5分钟后可利用。对凝集反应阳性但无明显症状的奶牛，其奶经巴氏消毒后，允许作食品工业用，但不得制奶酪。(3)口蹄疫病畜奶的处理:如发现个别患口蹄疫的牲畜奶，应不挤奶，急宰后进行严格消毒，尽早消灭传染源。如已蔓延成群时，应在严格控制下对病畜奶分别处理:凡乳房外出现口蹄疫病变(如水泡)的牲畜奶，禁止食用，并就地进行严格消毒处理后废弃。体温正常的病畜乳，在严格防止污染情况下，其奶煮沸5分钟或经巴氏消毒后，允许利用，喂饲犊牛或其他禽畜。(4)乳房炎奶处理:不论是乳房局部的炎症的奶，还是乳畜全身疾病在乳房局部表现有症状的乳畜奶(如口蹄疫、病乳畜乳房病变、乳房结核病)，均应消毒废弃，不得利用。(5)其他病畜奶处理:乳畜患炭疽病奶、牛瘟、传染性黄疸、恶性水肿、沙门菌病等病畜奶，均严禁食用和工业用，应予消毒后废弃。

3. 抗生素等药物残留。病牲畜应用的抗生素，饲料中农药残留及霉菌和霉菌毒素对奶的污染，将影响人体健康，也应给予足够的重视。

4. 饲料中霉变后产生的霉菌毒素、有毒化学物质等都会对乳造成污染。

任务2　奶生产、贮运的卫生

一、奶的生产卫生

在乳品加工过程中，各生产工序必须连续生产，防止原料和半成品积压而导致微生物的繁殖和交叉污染，造成金黄色葡萄球菌食物中毒。

1. 乳品厂、奶牛的卫生要求。乳品厂的厂房设计与设施的卫生应符合乳品厂卫生规范(GB12693－90)。乳品加工厂的工作人员应保持良好的个人卫生，遵守生产时的卫生制度，定期接受健康检查，需取得健康合格证后方可上岗工作。对传染病及皮肤病患者应及时调离工作。为防止人畜共患传染病及对产品的污染，奶牛应定期预防接种及检疫，发现病牛及时隔离饲养，其工作人员及用具等须严格分开。

2. 挤奶的卫生。挤奶的操作是否规范，直接影响到奶的卫生质量。挤奶前应作好充分准备工作，如挤奶前 1 小时，停止喂干料，并消毒乳房，保持牲畜清洁干净和挤奶环境的卫生，防止不良气味吸入奶中和微生物的污染。挤奶的容器、用具应严格执行卫生要求，挤奶人员应穿戴好清洁干净的工作服，洗手至肘部。挤奶时应注意，每次开始挤出的第一、二把奶应废弃，以防乳头部细菌污染乳汁。此外，产犊前 15 天的胎乳、产犊后 7 天的初乳、应用抗生素期间和停药后 5 天内的乳汁、患乳房炎的乳汁等应废弃，不得供食用。挤出的奶，应立即进行净化处理，除去奶中的草屑、牛毛、乳块等非溶解性的杂质。净化可采用过滤净化或离心净化等方法。通过净化可降低奶中微生物的数量，有利于奶的消毒。净化后的奶应及时冷却。

二、奶的贮运卫生

为防止微生物对奶的污染和奶的变质，奶的贮存和运输均应保持低温，贮奶容器应经清洗消毒后才能使用。运送奶应有专用冷藏车辆。瓶装或袋装消毒奶夏天自冷库取出后，应在 6 小时内送到用户，奶温不高于 15℃。

任务3　奶的消毒

1. 巴氏消毒法

(1)低温长时间巴氏消毒法:将奶加热到 62℃，保持 30min。

(2)高温短时间巴氏消毒法:75℃加热 15s 或 80～85℃加热 10～15s。

2. 超高温瞬时间灭菌法:在 135℃，保持 2s。

3. 煮沸消毒法:将奶直接加热煮沸，保持 10min。

4. 蒸气消毒法:将瓶装生奶置蒸气箱或蒸笼中加热至蒸气上升后维持 10min。

任务4　奶及奶制品的卫生质量要求

乳制品包括炼奶、各种奶粉、酸奶、复合奶、奶酪和含奶饮料等。我国制定了《乳与乳制品的卫生管理办法》，保证乳品卫生标准的切实执行。

一、消毒牛奶的卫生质量

1. 感官指标:为乳白色或稍带微黄色的均匀液体。无沉淀、无凝块、无机械杂质、无黏稠和浓厚现象，具有牛奶固有的纯香味，无异味。

2. 理化指标:比重 1.028～1.032;脂肪≥3%;全乳固体≥11.2%;杂质含量≤2mg/kg;酸度(°T)≤18;汞(以 Hg 计)≤0.01mg/kg;六六六、滴滴涕＜0.1mg/kg;黄曲霉毒素 B_1≤0.5μg/kg。

3. 微生物指标:菌落总数≤30000cfu/ml;大肠菌群 MPN≤90 个/100ml;致病菌不得检出。凡不符合消毒牛奶质量标准者，不能供食用。

二、奶制品的卫生质量

1. 全脂奶粉

感官性状应为浅黄色、无结块、颗粒均匀的干燥粉末;冲调后无团块、杯底无沉淀物并具有牛奶的纯香味。当具有苦味、腐败味、霉味、化学药品和石油等产品气味时，禁止食用，作废品处理。理化指标与消毒奶相同，菌落总数≤50000cfu/g；大肠菌群 MFN≤40 个/ 100g；致病菌不得检出。

注释：(1) cfu：为单位体积中的活菌数。如 cfu/cm^2 指每平方米的样口含有的细菌群落总数。(2) MPN：稀释培养计数，为最大可能数。

2. 甜炼乳

为乳白色或微黄色、均匀、有光泽、黏度适中、无异味、无凝块、无脂肪漂浮的黏稠液体。酸度(°T) ≤48，每公斤奶中重金属铅≤0.5mg、铜≤4mg，锡≤10mg，其他理化指标及微生物指标与消毒奶相同，凡具有苦味、腐败味、霉味、化学药品和石油产品等气味或者胖听甜炼乳应作废品处理。淡炼乳的感官及理化指标与甜炼乳相同，要求在淡炼乳中不得含有任何杂菌。

3. 酸牛奶

是以牛奶为原料，添加适量砂糖，经巴氏杀菌和冷却后，加入纯乳酸菌发酵剂，经保温发酵而制成的产品。呈乳白色或稍带微黄色，具有醇正的乳酸味，凝块均匀细腻，无气泡，允许少量乳清析出。制成果味酸牛奶时，允许加入各种果汁，加入的香料应符合食品添加剂使用卫生标准的规定。酸牛奶在出售前应贮存在 2 ~ 8℃的仓库或冰箱内，贮存时间不应超过 72 小时。当酸奶表面生霉、有气泡和大量乳清析出时，不得出售和食用。

4. 奶油

正常奶油为均匀一致的浅黄色，组织状态正常，具有奶油的纯香味。凡有霉斑、腐败、异味(苦味、金属味、鱼腥味等)作废品处理。其他理化与微生物指标与消毒奶相同。

项目七　食用油脂的主要卫生问题

任务1　食用油脂的安全问题

一、油脂酸败

油脂由于含有杂质或在不适宜条件下久藏而发生一系列化学变化和感官性状恶化，称为油脂酸败。油脂酸败使油脂中的营养素如不饱和脂肪酸和维生素 E 等遭到破坏，油脂酸败的氧化产物如醛、酮等具有毒性，影响体内正常代谢，危害人体健康。油脂酸败会导致酸价超标和过氧化值项目不合格。

1. 油脂酸败的原因：油脂酸败的程度与水分、杂质、空气、光照、温度、包装材料等因素有关。油脂酸败的原因有两个方面：一是油脂的水解，即由动植物油组织的残渣和衍生物产生的酶引起的水解。二是油脂在空气、水、阳光等作用下发生的化学变化。

2. 反映油脂酸败的常用指标：酸价(AV)、羰基价(CGV)、过氧化值(POV)、丙二醛含量。中和 1g 油脂中游离脂肪酸所需 KOH 的 mg 数称为油脂酸价；油脂中不饱和脂肪酸被氧化形成的过氧化物称为过氧化值；油脂酸败时可产生含有醛基和酮基的脂肪酸或甘油脂及其聚合物，其总量称羰基价；丙二醛是猪油油脂酸败时的产物之一，其含量的多少可灵敏地反映猪油酸败的程度，并且随着氧化进行而不断增加。

3. 防止油脂酸败的措施：从加工工艺上确保油脂纯度，限制油脂中的水分含量≤0.2%、避免微生物的污染、创造适宜的贮存条件，采用密封、避光、低温的条件下贮存，防止自动氧化、油脂抗氧化剂的应用。

二、有机溶剂的残留

用浸出法生产植物油时，易造成溶剂残留。我国规定浸出油溶剂残留量不得超过50mg/kg。食用浸出油溶剂残留量超标的油对人体健康安全是非常不利的。

三、油脂污染和天然存在的有害物质

1. 黄曲霉毒素。油脂中黄曲霉毒素全部来源于油料种子，其中花生极易受到黄曲霉污染。可采用碱炼法和吸附法去毒。

2. 多环芳烃类化合物。油脂中多环芳烃类化合物的污染来源有以下四个方面：(1)作物生长期的工业降尘；(2)油料种子的直火烟熏烘干；(3)压榨法的润滑油混入或浸出法的溶剂有残留；(4)反复使用的油脂在高温下热聚。高温加热油脂不仅降低了营养价值，而且还产生了一些有毒物质。老油中的部分有机物聚合变质后还会成为致癌物质。所以为确保煎炸油的安全，在使用中应控制油温不宜过高，一般保持在200℃以下，连续使用时间不超过10h。

3. 棉酚。棉酚是棉籽色素腺体中的有毒物质。包括游离棉酚、棉酚紫和棉酚绿三种。在棉籽油加工时可带入油中，棉酚含量过高影响到生育，也可引起食物中毒。冷榨法产生的棉子油游离棉酚的含量甚高。采用热榨法和碱炼或精炼工艺可降低棉籽油中游离棉酚的含量。毛菜籽油中含有毒的异硫氰酸酯等硫化物。

4. 芥子甙。芥子甙在油菜籽中含量较多，它在植物组织中葡萄糖硫苷酶的作用下，分解为硫氰酸酯、异硫氰酸酯和腈。硫氰化物可阻断甲状腺对碘的吸收，有致甲状腺肿大的作用。

5. 芥酸。芥酸是一种二十二碳不饱和脂肪酸，在菜籽油中含量较高。它可使动物心肌中脂肪聚积，心肌单核细胞浸润，并导致心肌纤维化，另外可引起动物生长发育障碍和生殖功能下降。

◆知识拓展

一、油脂的加工方法

我国的食用油脂主要为以油料作物制取的植物油。油脂的主要种类：亚麻油、棉籽油、椰子油、大豆油、菜籽油、调和油、玉米油、芝麻油（麻油，香油）、米糠油、橄榄油、红花子油、核桃油、茶籽油、棕榈油、花生油、葵花子油、葡萄籽油、小麦胚芽油。油脂的加工方法主要有：

（一）压榨法。压榨法是靠物理压力将油脂直接从油料中分离出来，全过程不涉及任何化学添加剂。分为冷榨和热炸。热榨法的生产工艺要求原料要精选，油料经去杂、去石后进行破碎、蒸炒、挤压等工序。冷榨法的原料不加热。热榨法：出油率高、杂质少。冷榨法：出油率低、杂质多、能保持油脂中蛋白质原来的理化性质。

（二）浸出法。采用溶剂油（六号轻汽油）将油脂原料经过充分浸泡后进行高温提取，经过“六脱”工艺（即脱脂、脱胶、脱水、脱色、脱臭、脱酸）加工而成，最大的特点是出油率高、生产成本低。浸出过程中，食用油中的残留不可避免，国家标准规定，即使合格的浸出花生油每公斤也允许含有小于50毫克的溶剂残留。如果质量不纯，会含有毒化合物如苯和多环芳烃等有害物质，消费者长期食用这种油，健康将遭到危害。

四、“地沟油”回流餐桌问题

中国严禁食用回收油和二手油等不符合卫生标准的劣质油。近年来，一些地方出现用餐厨废弃物提炼的所谓“地沟油”，经非法渠道回流到餐桌，带来严重食品安全隐患。更有甚者，是在食用油中添加矿物油，将工业用“白油”当做食用油出售，或用工业石蜡假冒牛脂肪熬制火锅调料。

项目八　罐头食品的卫生及管理

任务1　锈听

对严重锈听需进行减压或加压试漏，如认定锈听应当销毁。

任务2　变色、变味

若罐头出现变味、汤汁混浊、肉质液化，应禁止食用。

任务3　平酸腐败

平酸腐败是罐头食品常见的一种腐败变质，表现为罐头内容物酸度增加，而外观完全正常。此种腐败变质又可分解碳水化合物产酸不产气的微生物(平酸菌)引起。低酸性罐头的典型平酸菌为嗜热脂肪芽孢杆菌，而酸性罐头主要为嗜热凝结芽孢杆菌。对平酸腐败的罐头应销毁，禁止食用。

任务4　胖听

罐头底盖向外鼓起的胀罐，即罐头的一端或两端突出，叩击呈空虚鼓音称为胖听。胖听分为物理性胖听、化学性胖听和生物性胖听。1. 物理性胖听：装罐过满或罐内真空度过低引起，一般叩击呈实音、穿洞无气体逸出，可食用。2. 化学性胖听：金属罐受酸性内容物腐蚀产生大量氢气所致。叩击呈鼓音，穿洞有气体逸出，但无腐败气味，一般不宜食用。3. 生物性胖听：杀菌不彻底残留的微生物或因罐头有裂缝从外界进入的微生物生长繁殖产气的结果，两端凸起，叩击有明显鼓音，穿洞有腐败味气体逸出，禁止食用。

◆**知识拓展**

罐头食品：指加工处理后装入金属罐、玻璃罐或软质材料中，经排气、密封、加热杀菌等工序，达到商业无菌的食品。

项目九　酒类的卫生及管理

任务1　酒类的生产工艺与卫生要求

一、蒸馏酒

1. 原辅料的卫生。酿酒的原料种类很多，如高粱、大米、小麦、甘薯、马铃薯、甜菜、糖蜜等；辅料有谷糠、稻壳、玉米芯及麸皮等。所有的原辅料具有正常色泽和良好感官性状，无毒变、无异味、无腐烂，粮食类原料应符合国家《粮食卫生标准》(GB2715－1981)的有关规定。

2. 生产工艺卫生要求。白酒在蒸馏过程中应“截头去尾”，可以大大减少成品中甲醇和杂醇油含量。

二、发酵酒

1. 果酒生产工艺与卫生要求。果酒是以水果为原料，通过发酵或浸渍等加工后再经调配而成的品种和风味各异的一类低度酒。可以用来酿造果酒的果实很多，如仁果类（苹果、山楂等）、核果类（桃、杏等）、橘柑类（橘、橙等）、浆果类（葡萄、猕猴桃等）。用于酿酒的原料应采购无毒区域种植的产品，且收割15天不得喷洒任何农药；原料果实应新鲜成熟、无腐烂、生霉、变质及变味；盛装原料的容器应清洁干燥，不准使用铁质容器或装过有毒物质、有异味的容器；原料在运输保存时应避免污染，葡萄应在采摘后24小时内加工完毕，以防挤压破碎污染杂菌而影响酒的质量。生产果酒的辅料和添加剂必须符合《食品添加剂使用卫生标准》（GB2760－1996）的规定。

2. 啤酒生产工艺与卫生要求。啤酒是以大麦制成的芽和水为主要原料，加入酒花，经糖化和酵母发酵酿制而成的低酒精度、含有二氧化碳和多种营养成分的饮料酒。酿制成熟的啤酒经过滤处理，以除去悬浮物、酵母、蛋白质凝固物及酒花等。过滤后的成品为生啤酒，生啤酒装瓶巴氏消毒后为熟啤酒。瓶、听装熟啤酒一级品保质期不少于120天，二级品不少于60天；瓶装鲜啤酒保质期不少于7天，罐、桶装鲜啤酒保质期不少于3天。

3. 黄酒生产工艺与卫生要求。黄酒是以大米（糯米）、玉米等为原料，经蒸煮，加麦曲、酒药、酒母，糖化发酵而制成的低酒精度发酵酒。黄酒生产使用的原料应符合《粮食卫生标准》，酒药、酒母的原料应符合食品卫生要求，制作麦曲应使用纯种苗种，接种过程应无菌操作。

三、配制酒

是以各种蒸馏酒和发酵酒为酒基，添加可食用的辅料（糖、香精、色素、果汁等）。配制酒所使用的原料必须符合相关的卫生要求，特别是香精、色素应符合国家《食品添加剂使用卫生标准》的规定。

任务2　酒类的成分与卫生问题

一、乙醇

乙醇是酒的主要成分，对人体健康的影响是多方面的，常见的是急性酒精中毒。会出现肌肉运动不协调及感觉功能受损，情绪、人格与行为改变等；恶心与呕吐、复视、供给失调、体温降低、严重的发音困难、昏迷、呼吸衰竭，甚至死亡。

二、甲醇

酒中的甲醇来自制酒原辅料（薯干、马铃薯、水果、糠麸等）中的果胶。甲醇是一种剧烈的神经毒素，主要侵害视神经，导致视网膜受损，视神经萎缩，视力减缩和双目失明。

三、杂醇油

杂醇油是比乙醇碳链长的多种高级醇的统称，包括丙醇、异丁醇、异戊醇等，以异戊醇为主。碳链越长者毒性越强，杂醇油含量高的酒常造成饮用者头痛及大醉。

四、醛类

包括甲醛、乙醛、糠醛和丁醛等，由白酒发酵过程中产生。醛类毒性比相应的醇要高，其中毒性较大的是甲醛，属于细胞原浆毒，可使蛋白质变性和酶失活。黏膜刺激症状，出现灼烧感和呕吐等，10克甲醛可使人致死。醛类在低温排醛过程中可大部分去除。

五、氰化物

以木薯或果核为原料制酒时原料中的氰甙经水解后产生氢氰酸，由于氢氰酸分子量低，具有挥发性，因此能够随水蒸气一起进入酒中。

六、铅

酒中铅的来源主要是蒸馏器、冷凝导管和储酒容器中含有的铅。长期饮用含铅量高的白酒可致慢性中毒。

七、锰

对发生铁混浊的白酒，以及采用非粮食原料酿制成或因甲醛含量高而带有不良气味的白酒，常使用高锰酸钾活性炭进行脱嗅除杂处理。若使用方法不当或不经过复蒸馏可使酒中残留较高的锰。长期过量摄入仍有可能引起慢性中毒。

八、N－二甲基亚硝胺

N－二甲基亚硝胺是啤酒的主要卫生问题之一。直火烘干大麦芽，使含酪氨酸的大麦碱受到来自烟气中的气态氮氧化物（NO 和 NO_2）作用，发生亚硝基化而形成二甲基亚硝胺。NO 和 NO_2 的混合物比单一 NO 的亚硝基化作用强得多。目前我国啤酒生产已改变了直火烘干，多采用发芽、干燥两用箱，以热空气进行干燥，明显地减少了二甲基亚硝胺的产生。我国关于发酵酒的卫生标准中规定，啤酒中 N－二甲基亚硝胺≤3μg/L。

九、黄曲霉毒素 B_1

啤酒、果酒和黄酒是发酵后不经蒸馏的酒类，如果原料受到黄曲霉素和其他非挥发性有毒物质的污染，这些有毒物质将全部保留在酒体中。因此对发酵酒来说，原料的卫生问题要比蒸馏酒意义大得多。我国发酵酒卫生标准中规定黄曲霉毒素 B_1≤5μg/L。

十、发酵酒的微生物污染

生啤酒的生产除了糖化工艺之外再无杀菌过程，应注意灌装设备、管道及酒瓶的清洗和消毒等。我国发酵酒卫生标准中规定菌落总数应≤50cfu/ml，生啤酒的大肠菌群为 MPN/100ml≤50 个，其他发酵酒的大肠菌群 MPN/100ml≤3 个。

项目十　冷饮食品的卫生及管理

任务1　冷饮食品原料的卫生要求

1. 冷饮食品用水：应符合国家生活饮用水的卫生标准。
2. 原辅材料：应符合国家规定的卫生标准。
3. 食品添加剂 ：符合国家规定的食品添加剂使用的卫生标准。

一、冷饮食品加工、储存、运输过程的卫生要求

（一）液体饮料

1. 水处理：水质好坏直接影响饮料质量和风味，水处理是饮料工业的重要工艺过程。一般用活性炭吸附和砂滤棒过滤法去除水中悬浮性杂质。去除水中溶解性杂质的最常用方法为电渗析法和反渗透法。评价水纯度的简便而实用的指标是电导率，电导率越低，说明水中杂

质越少，纯度越高。

2. 包装容器：饮料的包装容器很多，其材料应无毒无害、耐酸、耐碱、耐高温、耐老化。使用前必须经过消毒、清洗。

3. 杀菌：根据产品的性质可选用以下不同的杀菌方法：巴氏消毒法、加压蒸汽杀菌法、紫外线杀菌法、臭氧杀菌法。

4. 灌装：灌装设备、管道、冷却器等材质应符合相关的卫生要求。使用前必须彻底消毒、清洗。由于冷冻饮品原料中的乳、蛋、果汁通常带有大量微生物，所以，在原料配制后对其进行杀菌与冷却是保证产品卫生的关键。冰糕、冰棍的棍棒应完整、无断裂，使用前需消毒、清洗。包装时不得用手直接接触冰体。

5. 检验：依据产品标准中的卫生指标应进行必检或抽检。

6. 成品储存与运输的管理：防止日晒雨淋，不得与有毒或有异味的物品混储、混运。

（二）冷饮食品的卫生管理

1. 冷冻食品中含有大量营养物质，原料配制后应彻底杀菌。

2. 生产人员须经健康检查。

3. 成品必须检验合格后方可出厂。

4. 成品应在 −10℃以下的冷库或冰箱中储存。

5. 运输车辆、容器、工具应专用，保持清洁卫生。

6. 应重视冷饮食品的销售卫生。

7. 冰糕、冰棍的棍棒应完整、无断裂，使用前需消毒、清洗。

（三）固体饮料

固体饮料由于水分含量少，密封包装，不易滋生微生物，需严格控制水分含量，要求不得大于4%，并重点注意化学性污染和金属污染的问题。

二、冷饮食品的卫生管理

1. 对生产企业实行卫生许可证制度，经检查、审批合格后方可允许生产。

2. 对冷饮食品从业人员每年进行一次健康检查，凡患痢疾、伤寒、病毒性肝炎和病原体携带者，活动性肺结核、化脓性或渗出性皮肤病者，均不得直接参与饮食业的生产和销售。

3. 冷饮食品生产单位应远离污染源，其厂房建筑、设备等均应符合卫生要求。

4. 生产企业自身应有相应的产品质量和卫生检验标准。

5. 产品包装要完整严密，做到食品不外露。

项目十一　软饮料的卫生

任务1　软饮料的分类

软饮料可分为：碳酸饮料、果汁饮料、蔬菜汁饮料、乳饮料、天然矿泉饮料、植物蛋白饮料、固体饮料和其他饮料。

任务2 软饮料的主要卫生问题

一、微生物污染

饮料生产所使用的原料含菌量过高，在生产过程中使用的设备、容器、管道和工具不洁净，操作人员的个人卫生不好，都容易造成饮料的微生物污染，致使产品变质，甚至有可能造成致病菌污染而引起食物中毒。饮用天然矿泉水、纯水类饮料主要的卫生问题，就是因生产过程和包装容器等所造成的微生物污染。国家标准规定碳酸饮料细菌总数不超过100个/100ml，大肠菌群不超过6个/100ml，致病菌不得检出。

二、重金属污染

一般酸度较高的软饮料如与不符合卫生要求的设备、管道容器、模具接触时，可以从中溶出某些有毒有害的金属，如铅、锌等。国家标准规定冷饮食品中铅含量不得超过0.5mg/kg，铜含量不超过10 mg/kg。

三、添加剂污染

饮料生产中超剂量或超范围地使用食品添加剂，如在饮料中滥用糖精钠、色素和防腐剂，甚至使用了不符合卫生标准的添加剂，将会造成饮料的污染，危害消费者的健康。

任务3 软饮料生产经营过程的卫生

一、原料的卫生

投产前的原料必须经过严格检验，符合软饮料原辅材料的要求。生产用水符合生活饮用水卫生标准外，还应符合软饮料用水标准；矿泉水还须达到饮用天然矿泉水国家标准；经二氧化碳净化系统处理的二氧化碳，纯度应大于99.5%，无异常臭气和杂味，水溶液呈微酸性，不含二氧化硫、氢、氨、矿物油等杂质；各种果蔬类原料必须新鲜、风味正常、无病虫害、无腐烂、霉变、各种果蔬原汁必须风味正常、无变质，其农药残留和所含食品添加剂符合有关卫生标准；乳、糖及其他调味料和原料均应符合各自的国家卫生标准；食品添加剂必须是国家允许使用、定点厂生产的食用级食品添加剂，均应符合食品添加剂卫生标准。

二、包装容器卫生

饮料包装材料和容器必须符合食品卫生法有关规定，销售包装容器应符合软饮料包装标准包装容器使用前均须严格检验，不合格时不得使用。各类包装容器使用前必须经过消毒、清洗、消毒，消毒、清洗后回收包装容器必须抽检杂菌和大肠菌群，要求洗净的空瓶（或其他容器）细菌数不得超过50个/瓶（罐），大肠菌群不得检出。工厂应制定洗瓶操作的工艺规程，规定碱度、浓度、温度和浸瓶时间，定时检查、化验。空瓶周转箱也必须经常清洗。

三、防止交叉污染

生产操作间应与配料间隔开，防止相互污染。生产操作人员因调换工作岗位有可能导致产品污染时，必须更换工作服、鞋、帽，洗手、消毒，防止交叉污染。操作间应与通道隔开，防止外来人员将污染物带入车间。

四、糖浆制备

制备糖浆时必须严格控制卫生条件，从配料到贮存，各个工序都必须严格防止污染。混合糖浆时应采用机械方法。调制好的糖浆必须尽快用完，不得使用变质、不合格的糖浆，剩余的糖浆必须从管道和混合器中全部排出，并及时将管道和混合器清洗、消毒。

五、灌装与杀菌

饮料生产设备、工器具和容器，必须符合卫生要求，在生产前凡接触饮料的必须彻底消毒、清洗。从糖浆配制到灌装工序必须有防尘设施。饮料生产应采用自动或机械灌装、压盖，如用人工封盖，必须严格消毒。停止灌装后，必须将所有接触饮料的设备、管道、贮存缸进行消毒、清洗。洒落在灌装机及地面上的糖浆应及时清洗，避免微生物繁殖而污染饮料。

灌装、封盖后的饮料应按杀菌工艺规程及时杀菌。杀菌或不杀菌的产品其卫生指标必须符合冷饮食品卫生标准。

六、检验

根据国家标准规定，对产品标准中的技术指标项目作出必检或抽检。如碳酸饮料在原辅材料、生产工艺操作稳定后，感官指标、可溶性固形物、总酸、二氧化碳气含量、微生物指标为必检项目。工厂的检瓶人员两眼视力须在1.0以上,且不得有色盲症。检瓶光源照度须大于1000lx，检验空瓶采用间接或减弱的荧光灯，检验成品时应用较强的白炽灯。饮料灌装后必须逐个检验外观、灌装量、容器状况、封盖严密性等。

◆**知识拓展**

照度单位 lx

lx 是照度单位，英文名为 Lux，中文名为勒克斯，照度的国际单位(SI)，又称米烛光 。1 流明的光通量均匀分布在 1 平方米面积上产生的照度，就是 1 勒克斯。可以标作勒[克斯]，简称勒。勒克斯是引出单位，由流明 (lm)引出。流明则由标准单位坎德拉 (cd)引出。勒克斯是照度单位，照度是反映光照强度的一种单位，其物理意义是照射到单位面积上的光通量，照度的单位是每平方米的流明(Lm)数，也叫作勒克斯(Lux)，即：$1lx = 1Lm/m^2$

七、成品贮存、运输的卫生

饮料在贮运过程中，必须防止暴晒雨淋，严禁与有毒或有异味的物品混贮、混运。运输工具必须清洁、卫生，搬运时应轻拿轻放，严禁碰撞。饮料宜贮存于阴凉、干燥、通风的仓库中，不得露天堆放。饮料在贮存期间应定期检查产品质量，保证成品的安全性。

对每种产品必须规定保质期或保存期，如碳酸饮料保质期盐汽水为 1 个月，其余产品瓶装为 3 个月，罐装为 6 个月。

项目十二 茶叶的卫生

茶是我国的传统饮品。茶叶是指由茶树鲜叶加工而成的绿茶、红茶、紧压茶、花茶等茶类。

任务 1 茶叶的主要卫生问题

1. 饮茶有益于健康，但一般不宜太浓，以免兴奋作用太强。茶中含有大量的茶多酚类物质，可与亚铁离子生成配合物，妨碍食物中铁的吸收，所以吃饭时或饭后不宜立即喝茶，对于易出现缺铁的人群如孕妇、乳母、儿童等都不宜多饮茶，最好是不饮茶。茶中含碱性成分，饮入过多过浓的茶，可中和胃酸，出现消化不良、腹胀等现象。如大量饮用含氟量高的砖茶，可引起氟中毒。

2. 现在市售茶叶多为散茶，饮用时受水温等条件限制，很不方便、不卫生，既不像速溶茶那样一冲即饮，也不如罐装茶饮料那样能够保证饮用卫生和便于携带、贮存。

3. 茶叶极易被有毒、有异味的物品污染，茶叶的农药残留和重金属污染是不容忽视的卫生问题。茶叶卫生标准规定铅含量不超过 2 mg/kg(紧压茶;铜含量不超过 60 mg/kg;六六六不超过 0.2 mg/kg(紧压茶:0.4);滴滴涕不超过 0.2 mg/kg。

任务2　原料卫生

1. 鲜叶、毛茶收购应严格执行卫生标准，不得收购掺假，含有非茶类物质以及有异味、霉变、劣质的茶叶，凡污染农药和其他物质等不符合卫生要求的茶叶也不得收购。

2. 原料堆放场地应通风、干燥、洁净，要防止挤压或堆放过高，内部发热，使鲜叶变黄或霉烂。严禁与农药、化肥及其他有异味的杂质混放在一起。

任务3　加工卫生

1. 茶叶加工厂(场)应远离污染源，要有防尘、防烟、通风设施。要保持清洁、干燥、卫生，不得在茶叶中混入泥沙等杂质。

2. 制茶设备和加工器具要符合卫生要求，严防机油滴漏和其他有害物质对茶叶的污染。生产人员要保持良好的个人卫生。

3. 在操作过程中要严格按照工艺卫生规程要求，严禁有异味或有毒物质混入茶叶中。茶叶包装材料必须符合卫生要求。产品必须经检验合格后才能出厂。

任务4　运输、贮存和销售卫生

1. 茶叶在运输时必须有防雨、防潮、防暴晒措施，应轻装轻卸，严禁与有毒、有害、有异味、易污染的物品混装、混运。运输工具必须清洁、干燥、无异味、无污染。

2. 茶叶必须贮存在清洁、防潮、无异味、通风的库房中，严禁与有毒、有害、有异味、易污染的物品混放。

3. 茶叶在销售过程中要注意防潮、防霉、防污染。不符合卫生要求的茶叶不得出售。盛放茶叶的容器要严密，要用专门工具盛茶，不得与有异味的商品放在同一柜台销售。

任务5　茶饮料生产的卫生

随着现代人生活方式的变化，传统的茶叶生产方式、传统的品茗饮茶方式均难以适应现代生活的需要。近年来，国内外市场出现了如速溶茶、罐装茶等新的茶饮料。速溶茶是将茶叶中的水溶性成分抽出后，经浓缩、干燥而制成的颗粒状或粉末，并保持原茶味的色、香、味等特色和营养成分。罐装茶饮料亦是抽提出茶叶的有效成分，茶汁经调配后灌装、杀菌而成。茶饮料生产中要求所用原辅料、食品添加剂必须符合国家有关卫生标准。要严格按照生产工艺卫生要求操作，防止交叉污染，要去除茶叶中的不良成分，保证产品质量合格。

项目十三　调味品食品的卫生及管理

任务1　酱油类调味品的卫生及管理

一、分类

酱油类调味品是以含蛋白质丰富的植物性食品或动物性食品为原料经天然或人工发酵，经微生物酶分解其中蛋白质而获得相应风味的半固态或液态调味品。种类分为：①酱油；②水产调味品。鱼露、虾油、耗油；③酱类。黄豆酱、豆瓣酱、面酱。

二、原料的卫生及管理

大豆、脱脂大豆、小麦、麸皮必须符合粮食卫生标准；生产用水应符合生活饮用水卫生标准。

三、添加剂的卫生及管理

严禁以加胺法生产焦糖色素化学酱油，所用盐酸必须是食品工业用的盐酸，用化学法生产酱油须经省级卫生监督部门批准。

四、人工发酵酱油的曲霉菌种管理

生产人工发酵酱油所接种的曲霉菌是专用曲霉。如由中国科学院微生物研究所提供的黄曲霉菌3951，是一种不产毒的黄曲霉菌。为防止菌种退化和变异产毒或污染其他杂菌，必须定期对其进行纯化与鉴定，一旦发现变异或污染应立即停止使用。使用新菌种前应按《新资源食品卫生管理办法》进行审批后方可使用。我国规定酱油中黄曲霉毒素 B_1 含量≤5μg/kg。

五、酱油的防腐与消毒

防止成品酱油发霉产白，可采取以下措施预防：改进生产工艺，提高酱油质量；加强企业管理，注意生产卫生；成品加热灭菌，消除内在因素；正确使用防腐剂，防止杂菌滋生；保持生产作业环境低温、干燥。

六、酱油中的食盐浓度

酱油卫生标准规定食盐浓度不得低于15%；所用食盐必须符合《食用盐卫生标准》的规定。

七、酱油中的总酸

总酸度应低于2.5/100ml。

八、水产调味品卫生及管理

1. 常见水产调味品：鱼露、虾油、蚝油。

2. 水产调味品的卫生及管理：鱼露、虾油、蚝油等水产调味品的卫生问题尤其重要。用于生产水产调味品的原料，如鱼、虾、蟹、牡蛎等必须新鲜，禁止使用不新鲜甚至腐败的水产品加工调味品。水产调味品生产宜采用机械化、密闭化、规模化生产，容器管道应进行消毒，成品应进行灭菌处理后方可装罐。装罐后的产品须经卫生质量检验，其感官、理化、微生物等指标应符合国家相应的卫生标准，方可出厂销售。水产调味品开罐后应冷藏。

3. 水产调味品的卫生标准：微生物指标中细菌总数应小于 5×10^3 个/每克；大肠菌群 MPN 应小于 30 个/每克，致病菌不得检出。

任务 2　食醋的卫生及管理

食醋因具一定酸度（3%～5%），对不耐酸的细菌有一定的杀菌能力。但生产过程可污染醋虱和醋鳗，耐酸菌也可在醋中生长而形成霉膜，故食醋常添加防腐剂。食醋生产按《食醋厂卫生规范》执行。

1. 原料：必须采用干燥、无杂质、无污染的粮食，各项指标均符合 GB2715《粮食卫生标准》的规定。

2. 发酵剂：必须符合生产工艺要求，无虫蛀、无霉变、无毒；选用的菌种必须经常进行纯化和鉴定。

3. 容器：必须采用无毒、耐腐蚀、易清洗、结构坚固的容器，并经常清洗、消毒。

任务 3　食盐的卫生及管理

食盐的主要成分是氯化钠，包括海盐、地下矿盐或以天然卤水制成的盐。

一、井盐、矿盐的卫生

1. 矿盐中的硫酸钠含量通常过高，可使食盐有苦涩味并影响食物在肠道吸收，通常采用冷冻提硝或热法提硝将其除去。

2. 矿盐、井盐还含有钡盐，其具有肌肉毒，长期少量食用可引起慢性中毒。临床表现为全身麻木刺痛、四肢乏力，严重时可出现迟缓性瘫痪。食盐卫生标准中规定钡含量应≤15 mg/kg。

二、精制盐中的抗结剂

1. 目前食盐的抗结剂主要是亚铁氰化钾，最大使用量为 0.005g/kg。

2. 还有铁、锌、钙、硒、核黄素等强化盐。

三、营养强化食盐

营养强化盐的卫生管理应严格依据《调味品卫生管理办法》及《食盐中营养强化剂使用卫生标准》（GB14880－1994）执行。碘盐中碘化钾的量为 30～70mg/kg。

项目十四　糕点类食品的卫生及管理

任务 1　原辅料的卫生及管理

1. 粮食及其他粉状原辅料：生产中使用的粮食原料（如面粉类）要求无杂质、无霉变、无粉螨。贮存时要有防霉措施，周转期要短，有结块现象的应予以剔除。所有粮食原料，包括其他粉状原料使用前必须过筛，且过筛装置中须增设磁铁装置，以去除金属杂质。

2. 糖类：砂糖、饴糖应有固有的外型、颜色、气味、滋味，无昆虫残骸和沉淀物。化学饴糖因生产过程中利用盐酸水解淀粉，由于质量差的盐酸中往往含有较多的重金属杂质，而使饴糖中砷、铅等含量超标，故应尽可能的采用麦芽饴糖。使用前糖浆应煮沸后经过滤再使用。

3. 油脂：应无杂质、无酸败，防止矿物油、桐油等非食用油混入。为防止酸败，油脂贮存及用于生产需较长时间存放的糕点（如压缩饼干）的油脂，最好加入适量的抗氧化剂。制作油炸类糕点时，由于油脂反复高温加热可形成聚合物而污染糕点。因此，煎炸油最高温度不得超过250℃，每次使用后的油应过滤除渣并补充新油后方可再用。

4. 乳及乳制品：为防止含乳糕点受到葡萄球菌的污染，作为糕点的原料乳及乳制品，须经巴氏消毒并冷藏，临用前从冰箱或冷库取出。

5. 蛋及蛋制品：蛋类易污染沙门氏菌，因此，制作糕点用蛋需经仔细的挑选，剔除变质蛋和碎壳蛋，再经清洗消毒后方可使用。蛋壳消毒通常采用0.4%氢氧化钠溶液或漂白粉溶液（有效氯浓度0.08%～0.1%）浸泡5min。打蛋前操作人员要洗手，蛋壳要消毒。若用冰蛋应在临用前从冰箱或冷库中取出，置水浴中融化后使用。水禽蛋极易污染沙门氏菌，不得作为糕点原料。高温复制冰蛋也不得作为糕点原料。

6. 食品添加剂：糕点类加工中使用的各类食品添加剂，其使用范围和使用量必须符合《食品添加剂使用卫生标准》。用作防粘剂的滑石粉，规定铅、砷含量应在2.5mg/kg以下，且在成品中含量不得超过0.25%。目前，我国糕点行业多采用淀粉来替代滑石粉作防粘剂。

任务2　生产场所及从业人员的卫生管理

一、生产场所的卫生管理

糕点类生产企业选址应远离污染源，设备布局和工艺流程合理，有专用的原料库和成品库，以防生熟食品或原料与成品交叉污染。还应设有与产品种类、数量相适应的原料处理、加工、包装等车间，并具有防蝇、防尘、防鼠设施，包装箱洗刷消毒、流动水洗手消毒、更衣等卫生设施。直接接触食品的操作台、机器设备、工具和容器等应用硬质木材或对人体无毒无害的其他材料组成，表面光滑，使用前必须清洁消毒。

二、从业人员的卫生管理

加工、销售糕点类食品的从业人员每年至少进行一次健康体检，凡是患有痢疾、伤寒、病毒性肝炎等消化道传污染病（包括病原携带者），活动性肺结核，化脓性或渗出性皮肤病，以及其他有碍食品卫生的疾病的人员均应调离岗位。制售人员要养成良好的卫生习惯，操作前须洗手消毒，工作服、帽要穿戴整齐，从事制作的人员要戴口罩，以防不洁的双手及咳嗽、打喷嚏等分泌物污染糕点。

任务3　加工过程中的卫生及管理

糕点加工过程中，烘烤、油炸时的温度及成熟后的冷却直接关系到成品的卫生质量。温度过高而相对湿度过低，容易造成外焦里不熟；反之，温度过低会造成成品不熟。因此，要求以肉为馅心的糕点，中心温度应达到90℃以上，一般糕点中心温度应达到85℃以上。成品加工完毕，须彻底冷却再包装，否则容易使糕点发生霉变、氧化酸败等变化，使其失去食用价值。冷却最适宜的温度是30～40℃，室内相对湿度为70%～80%。

直接包装糕点的纸、塑料薄膜、纸箱必须符合相应的国家标准。包装上应按《食品卫生法》规定，标出品名、产地、厂名、生产日期、批号或代号、保质期、规格、配方或主要成分及食用方法等。

任务4 运输、贮存及销售的卫生与管理

1. 车辆：要专用车辆运输，并定期冲洗，保持清洁，运输时须严密遮盖、防雨、防尘、防晒，并不许与其他货物同车运输，以防污染。

2. 库房：糕点成品库应专用，库内须通风良好、定期消毒，并设有各种防止污染的设施和温控设施；奶油裱花蛋糕须冷藏；散装糕点应用专用箱盖严存放。

3. 场所：销售糕点的场所须具有防蝇、防尘等设施；销售散装糕点的用具要保持清洁；包装用的纸、盒、袋要符合相应卫生标准；销售人员不得用手直接接触糕点。

任务5 糕点出厂前的卫生与管理

糕点在出厂前须进行的卫生与质量检验内容包括感官、理化及微生物指标等。符合国家相应的卫生标准的糕点才可出厂。如《糕点、饼干、面包卫生标准》（GB7100－86）中规定；过氧化物值应≤0.25mg/kg，铅、砷含量均应≤0.5mg/kg，黄曲霉毒素 B_1 的含量≤5μg/kg。不含奶油的糕点菌落总数出厂前应≤75cfu/g，大肠菌群为 MPN/100g≤30 个，致病菌不得检出。

项目十五 食糖、蜂糖、糖果的卫生及管理

任务1 食糖的卫生及管理

食糖主要成分为蔗糖，是以甜菜、甘蔗为原料压榨取汁制成，包括粗制糖和精制糖。

1. 原料：生产加工食糖不得使用变质发霉或被有毒物质污染的原料，生产用水和食品添加剂需符合相应的卫生标准。

2. 生产经营过程：所用的工具、容器、机械、管道、包装用品、车辆等应符合相应的卫生标准和要求，并应做到经常消毒，保持清洁。

3. 食糖必须采用二层包装袋：内包装为食品包装用塑料袋，包装后方可出厂，积极推广小包装。

4. 食糖的储存：应有专库，做到通风、干燥以及防潮、防尘、防鼠、防蝇，保证食糖不受外来有害因素的污染和潮解变质。

5. 用于食糖漂白的 SO_2：残留量应符合《白糖卫生标准》（GB13104－1994）。碳酸法测定应≤20mg/kg，亚硫酸法测定应≤50mg/kg；《赤砂糖卫生标准》（GB14964 －1994）规定≤20mg/kg；残留量应≤100mg/kg。生产企业应对成品进行检验，成品符合卫生标准方可出厂。

任务2 蜂蜜的卫生及管理

一、蜂蜜的主要成分

蜂蜜是用从植物花的蜜腺所采集的花蜜与自身含丰富转化酶的唾液腺混合酿制而成。因其蜜源不同，蜂蜜成分有一定的差异。蜂糖含葡萄糖和果糖约为65%～81%，蔗糖约为8%，含水量16%～25%，糊精、矿物质及有机酸等成分约占5%，此外尚含有酵素、芳香物质、维生

素和花粉渣等。

二、蜂蜜的卫生问题

1. 蜂蜜的抗生素残留:抗生素。如四环素常被蜂农用于防治蜜蜂的疾病，因此，蜂蜜中可能污染抗生素。我国规定蜂蜜中四环素残留量≤0.5mg/kg。

2. 蜂蜜中锌的污染:蜂蜜因含有机酸而呈微酸性，故不可盛放或储存于镀锌铁皮桶中，用镀锌容器储存的蜂蜜含锌量可高达625～803 mg/kg，超过正常含量的100～300倍。含锌过高的蜂蜜通常味涩、微酸、有金属味、不可食用。我国规定蜂蜜中锌含量应≤25mg/kg，铅含量应≤1mg/kg。

3. 毒蜜:具有杀虫作用的中草药，如雷公藤、羊踯【zhí】、钩吻属等植物含有多种生物碱，食用以其花粉为蜜源的蜂蜜常可引起中毒，表现为乏力、头昏、头疼、口干、舌麻，恶心及剧烈的呕吐、腹泻，大便呈洗肉水样，皮下出血、肝脏肿大、严重时可导致死亡。因此应加强有关毒蜂的宣传教育，放蜂点应远离有毒植物，避免蜂蜜采集有毒花粉。

4. 肉毒梭菌的污染:婴儿肉毒中毒可能与进食含有肉毒梭菌的蜂蜜有关。

三、蜂蜜的卫生管理

蜂蜜要符合《蜂蜜卫生标准》(GB14963－1994)。不得掺假、掺杂及含有毒有害物质，放蜂点应远离有毒植物，防止蜂蜜采集有毒花蜜。接触蜂蜜的容器、用具、管道和涂料以及包装材料，必须清洁，无毒、无害，符合相应卫生标准和要求。严禁使用有毒、有害的容器，如镀锌铁皮制品，回收的塑料桶等。为防止污染，蜂蜜的储存和运输不得与有毒有害物质同仓共载。食品卫生监督机构对生产经营者应加强经常性监督工作。

任务3 糖果的卫生及管理

原辅料:应符合相应的卫生标准。生产过程中使用的食品添加剂必须符合《食品添加剂使用卫生标准》。

1. 包装纸:应符合《食品包装用原纸卫生标准》(GB11680－1989)，油墨应选择含铅量低的原料并印在不直接接触糖果的一面，若印在内层，必须在油墨层外涂塑或加衬纸(铝簿或蜡纸)包装，衬纸应略长于糖果，使包装后的糖果不直接接触到外包装纸，衬纸本身也应符合卫生标准，用糯米纸作为内包装纸时其铜含量不应超过100mg/kg，没有包装纸的糖果及巧克力应采用小包装。

2. 防粘剂:生产糖果中不得使用滑石粉做防粘剂，使用淀粉做防粘剂应先烘(炒)熟后才可使用，并用专门容器盛装。

3. 食品卫生监督机构对糖果生产经营者应加强经常性监督工作。

项目十六 方便食品的卫生及管理

方便食品是指那些不需要或稍需加工或烹调就可以食用，并且包装完好、便于携带的预制或冷冻食品。

任务1 方便食品的种类及特点

一、方便食品的种类

1. 按食用和供应方式分类

(1) 即食食品：是指经过加工或完全制作好的，只要稍加处理或不作处理即可食用的食品。即食食品通常主料比较单一，并未考虑合理的膳食搭配。

(2) 快餐食品：是指商业网点出售的，由几种食品组合而成的，做正餐食用的方便食品。这类食品通常由谷物、蛋白质类食物、蔬菜和饮料组成，营养搭配合理。特点是从点菜到就餐时间很短，可在快餐厅就餐，也可包装后带走。

2. 按原料和用途分类

(1) 方便主食：包括方便面、方便米饭、包装速煮米、方便粥、速溶粉类等。

(2) 方便副食：包括各种汤料和菜肴。

(3) 方便调味品：有粉状和液体状，如方便咖喱、粉末酱油、调味汁等。

(4) 方便小食品：是指做零食或下酒菜的各种小食品，如油炸锅巴、香酥片、小米薄酥脆等。

(5) 其他方便食品：是指除上述几种以外的方便食品，如果汁、饮料等。

3. 方便食品的特点

(1) 食用简便迅速，携带方便。

(2) 营养丰富，卫生安全。

(3) 成本低，价格便宜。

二、方便食品的卫生及管理

1. 原辅料

(1) 原料：粮食类原料应无杂质、无霉变、无虫蛀；畜、禽肉类须经严格的检疫，不得使用病畜、禽肉作原料，加工前应剔除毛污、血污、淋巴结、粗大血管及伤肉等；水产品原料挥发性碱基氮应在15mg/kg以下；果蔬类原料应新鲜、无腐烂变质、无霉变、无虫蛀、无锈斑，农药残留量应符合相应的卫生标准。

(2) 油脂：应无杂质、无酸败，防止矿物油、桐油等非食用油混入；有油炸工艺的方便食品，应按《食用油脂煎炸过程中卫生标准》(GB7102.1－1994)严格监测油脂的质量。

(3) 食品添加剂：方便食品加工过程中使用食品添加剂的种类较多，应严格按照《食品添加剂使用卫生标准》控制食品添加剂的使用种类、范围和剂量。

(4) 调味料及食用香料：生产中使用调味料的质量和卫生应符合相应的标准；食用香料要求干燥、无杂质、无霉变、香气浓郁。

(5) 生产用水：应符合《生活饮用水卫生标准》。

2. 包装材料：方便食品因品种繁多，其包装材料也各具特色，如纸、塑料袋(盒、碗、瓶)、金属罐(盒)、复合膜、纸箱等，所有这些材料必须符合相应的国家标准，防止微生物、有毒重金属及其他有毒物质的污染。

3. 贮藏：通常要专库专用，库内须通风良好、定期消毒，并设有各种防止污染的设施和温控设施，避免生熟食品的混放或成品与原料的混放。

项目十七　速冻食品的卫生及管理

速冻食品是上世纪90年代发展最快的食品，在欧美、日本等发达国家速冻食品的人均年消费量在20～50kg。速冻食品一般包括速冻蔬菜、速冻水果、速冻水产品、速冻家禽、速冻肉类、预制速冻食品、速冻果汁等。我国于90年代初迅猛发展起来的速冻食品，如速冻饺子、速冻包子等已进入城市居民的日常生活。

速冻食品的具体要求是，食品内中心温度从－1℃降到－5℃所需时间不得超过30min，在40 min时间内将食品95%以上的水分结晶成冰，并迅速使食品中心温度最终达到－18℃；同时速冻食品必须在－18℃以下进行贮存和销售。这样可以使速冻食品最大限度地保持天然食品原有的新鲜程度、色泽风味和营养成分，可以有效地抑制微生物的生长繁殖。

但是，目前我国市场上相当一部分速冻食品的生产实际上是慢冻，食品经10多个小时缓慢冻结，不仅营养成分受到较大损失，而且外表粗糙无光泽，产品质量低劣。速冻食品在生产、贮运和销售过程中如不能维持－18℃的温度而发生波动，则可能造成因温度上升使食品中微生物生长繁殖，影响消费者健康。

速冻食品卫生质量的保证，有赖于冻链的建立，即生产企业有冻库、销售部分有冷柜、运输过程有冷藏车、家庭有冻箱。如这条冷链不能很好地衔接，将导致严重的食品卫生质量问题。现在，不少厂商将速冻食品当作一般食品加以运销，将给低温下(0～－10℃)微生物的生长创造机会。

速冻食品工业所选用的原辅料应新鲜，符合有关卫生质量标准。生产工艺要尽可能实现机械化，形成和建立良好的加工工艺，要真正实现急速冻结。预制速冻食品及包装应便于微波炉的加热。要改进和面技术，增强面团的延伸性和弹性，重视食品营养配比。

项目十八　辐照食品的卫生及管理

任务1　辐照食品概念

辐照食品是指利用放射性同位素钴－60、铯－137产生的β射线或γ射线或电子加速器产生的低于10MeV(兆电子伏特)电子束辐照加工处理的食品，包括辐照处理的食品原料及半成品。由于电离辐射在食品中会产生辐射化学和辐射生物学效应，因此，这一辐照技术能抑制发芽、推迟成熟、杀灭食物中的害虫和食品中的微生物，从而达到改进食品品质，防止食品腐败变质，延长保质期限的目的。

任务2　辐照食品的安全

食品辐照处理技术，在所有食品加工技术中争议最大，但它也是未来发展潜力最大的食品加工技术，尤其是在提高食品供应安全性方面。有些消费者对辐照技术满腹疑虑，有人甚至将它与核工业等同起来，极不必要地认为辐照食品会严重损害他们的身体健康。

食品在接受照射时，不直接与放射源接触，只接触由射线或电子束带来的能量，因此，不存在食品带有放射性或残留问题。同时，对辐照食品进行的辐照化学、毒理学、营养学研究也证明，辐照后的食品不会产生放射性。事实上，经深入研究表明，这种食品处理技术，不但不会对健康有任何损害，而且比其他许多传统的食品保藏方法更安全可靠。它能有效杀灭寄附在食品上的病原体，使食品变得更安全卫生。

对于辐照食品的卫生安全性，人们以非常谨慎的态度进行了反复研究试验。1980 年联合国粮农组织(FAO)、世界卫生组织(WHO)、国际原子能机构(IAEA)联合专家委员会在关于辐照食品卫生会议上指出:任何商品食物辐照总平均剂量高达 10KGy(千戈瑞)水平时，不具有毒理学上的危害性，也不需进行毒理学检查。用 10KGy 剂量辐照过的食品不会引起特殊的营养或卫生问题。该专家委员会所评价的各种食品即允许进行辐照，如土豆、小麦及其制品、鸡肉、木瓜、草莓、稻米、鱼、洋葱、枣、可可豆、杧果、豆类和调味品。

近年来，我国对辐照食品的研究进行了大量的工作，早在 1986 年卫生部就颁发了《辐照食品卫生管理暂行规定》。目前我国已先后颁布了辐照大蒜、花生仁、蘑菇、马铃薯、稻谷加工大米、洋葱、苹果的卫生标准、对辐照食品的感官指标、理化指标和放射性物质限制量作了规定。以辐照苹果卫生标准为例:①剂量限制:苹果经 $60C_0$ 或 137Cs 的 γ 射线或电子加速器产生的低于 10MeV 电子照射，其吸收剂量不得大于 0.4KGy(40krad)。②感官指标:具有新鲜苹果的正常色泽、硬度、脆性、甜度和风味。③理化指标(mg/kg):六六六≤0.2、滴滴涕≤0.1、汞≤0.01。④放射性物质限量(Bq/kg):$89Sr \leq 1 \times 10^{-8}$、$90Sr \leq 3 \times 10^{-10}$、$131I \leq 3 \times 10^{-9}$、$137Cs \leq 4 \times 10^{-9}$、$226R\alpha \leq 1 \times 10^{-10}$、天然钍≤0.4mg/kg、天然铀≤0.2mg/kg。

中国已制定了熟禽肉类、干果果脯类、香辛料类、新鲜水果蔬菜类、冷冻包装畜禽肉类、豆类谷类及其制品 6 大类辐照食品名录及剂量标准。中国是世界辐照食品的第一大国，2009 年中国辐照食品的量约为 20 万吨，占世界辐照食品总量的 1/4。

中国规定，辐照食品必须在其最小外包装上贴有规定的辐照标识，凡未贴标识的辐照食品一律不准进入国内市场。但辐照处理的食品也大多没有按照标准的规定进行标识，中国的辐照食品监管还不规范，相关法规标准未得到很好落实。

辐照食品的包装材料应无毒、性质稳定、符合卫生标准和辐照工艺的要求。凡食品经辐照处理后所增加的某些有害物质或产生某些未知物质时，应对这些物质进行毒理学分析，以证明其安全性，并制定相应的卫生标准。辐射食品要严格防止再污染，除特殊情况外，一般不得对食品进行重复照射。

食品辐照技术的一个重要问题就是辐照设施安全，制造辐照食品的员工，在对食品进行辐照处理时因为近距离接触到辐射源会出现风险。因此辐照食品工厂对于辐射源的管理、辐照生产线设备的维护以及工人操作都有非常严格的规定。

◆知识拓展

关于“戈瑞”的时事

近日全国各地环境部门均向公众发布核辐射监测指标，而公布出来的数据为纳戈瑞(nGy)、戈瑞(Gy)，这与老百姓这几天一直听到的微西弗、毫西弗并不相同，两者有何区别？实际上，最常用的辐射剂量分为:吸收剂量、当量剂量和有效剂量。吸收剂量(absorbed dose)是电离辐射给予单位质量物质的能量。严格定义为电离辐射给予质量为 dm 的物质的平均能量 dE 被 dm 除所得的商，用 D 表示。其国际单位为戈瑞(Gy)，1Gy = 1J/Kg，1 戈瑞(Gy)相当于辐射授予每千克质量组织或器官的能量为 1 焦耳。当量剂量是织组或器官接受的平均吸收剂量乘以辐射权重因子后得到的乘积，所用的单位是西弗(Sv)。

放射单位 Bq

Bq—放射性活度单位。放射性元素每秒有一个原子发生衰变时，其放射性活度即为 1 贝可。放射性活度：通常把放射源在单位时间内发生衰变的核的数目称之为放射源的放射性活度。国际辐射单位委员会(ICRU,MKPE)提出建议，采用新的国际制单位以逐步取代老的单位，至 1985 年年底前，着重采用新的单位，即放射性活度的专用单位为贝可勒尔(Becquerel)，简称贝可(Bq)，原单位居里(1 居里 $=3.7\times10^{10}$ 贝可)同时作废。我国国家标准规定，放射性活度的法定计量单位是贝可(Bq)，然而在实际工作中，仍经常沿用老的活度单位居里(Ci)。换算关系：1ci(居里) $=3.7\times10^{10}$Bq(贝可)；1mci(一毫居里) $=10^{-3}$ci(居里)；1uci(一微居里) $=10^{-6}$ci(居里)。

项目十九　保健食品的卫生及管理

一、概念和特征

保健食品是一类能够调整人体功能的食品。我国卫生部在《保健食品管理办法》中将保健食品定义为："表明具有特定保健功能的食品。即适宜于特定人群食用，具有调节机体功能，不以治疗疾病为目的的食品。"

二、发展史

保健食品的发展理论主要有两个来源，一是利用人类对生命科学和营养学研究的最新成果，人工合成的类脑垂体激素(褪黑素)，合成的低聚果糖能够促进肠道内双歧杆菌的增殖。二是重新认识和有效利用天然动、植物的保健作用。保健效果的食品，是利用传统中医药理论中的"药食同源"特点进行组方，并用现代加工技术提取和加工，使其成为具有特定保健功能的食品。

三、保健食品与普通食品及药品的异同点

第一，保健食品必须是食品，符合食品所应当具有的属性。第二，对保健食品的要求与普通食品又有所不同，不同点在于：①保健食品有特定的保健功能；②保健食品有特定的适用人群；③保健食品有特定的功效成分或能产生功效的原料成分，功效成分也是与其保健功能相对应的，既可以是传统的营养素，也可以是通过科学研究新开发的符合新资源食品要求的其他原料。

保健食品与药品相比较，异同点在于：第一，保健食品是针对亚健康人群设计的，因而不同特征的亚健康人群需要具有相应保健功能的保健食品来调整，这与药品有一定的一致性。第二，保健食品是以调节机体功能为主要目的，而不是以治疗为目的。所有保健食品均不能宣传具有代替药物的治疗作用。保健食品中禁止加入药物，这也是保健食品与药品的本质区别。1.保健功能归属于以下方面：(1)调节机体的生理功能，如更年期问题、免疫功能问题。(2)亚健康状态的调理，如高血脂问题。(3)预防疾病的发生，减缓或控制疾病的发展，如高血压、高血糖等。(4)减轻生产、生活环境中有害因素对健康的影响，如对辐射危害有辅助保护作用。(5)促进机体内有毒有害物的分解与排泄，如促进排铅功能。(6)改善各种营养素的代谢与平衡，如补铁、补钙、补锌等。(7)增强机体对应急状态的适应能力，如提高缺氧耐受力。(8)帮助机体从异常状态恢复到正常状态，如缓解体力疲劳、通便、改善睡眠等。(9)辅助

临床治疗和减轻临床治疗过程中的毒副作用。2. 卫生部同意受理的27种保健功能：(1)增强免疫力；(2)辅助降血脂；(3)辅助降血糖；(4)辅助改善记忆；(5)缓解视疲劳；(6)促进排铅；(7)清咽；(8)辅助降血压；(9)改善睡眠；(10)促进泌乳；(11)缓解体力疲劳；(12)提高缺氧耐受力；(13)祛痤疮；(14)对辐射危害有辅助保护；(15)减肥；(16)促进消化；(17)改善生长发育；(18)增加骨密度；(19)调节肠道菌群；(20)改善营养性贫血；(21)对化学性肝损伤有辅助保护；(22)祛黄褐斑；(23)改善皮肤水分；(24)改善皮肤油分；(25)对胃黏膜损伤有辅助保护；(26)通便；(27)抗氧化。

四、保健食品生产经营中存在的主要问题

1. 在标签、说明书和广告宣传上夸大宣传保健功能。
2. 擅自更改经过批准的产品配方。
3. 少数保健食品生产企业生产条件落后。
4. 市场存在未经批准而非法宣传保健功能。

项目二十　饮水与食品工厂用水卫生

任务1　水体污染

随着工农业生产的发展和城市人口的增加，大量未经处理或未达到排放标准的工业废水和生活污水直接进入河流、湖泊、海洋和地下水等水体，使水和水体的理化性质或生物群落发生变化，造成水体污染。水体污染对中国以地下水和浅层地下水为水源的城市和农村地区居民的饮水安全造成影响。水体的污染也对渔业和农业带来严重的威胁，它使渔业资源受到严重破坏，直接或间接影响农作物的生长发育，严重地影响食品的安全性。

污染水体的污染源复杂，污染物的种类繁多。水体污染的类型和危害程度随地区不同而有较大的差异。水体中的污染物有三类：无机有毒物包括各类重金属（汞、镉、铅、铬等）和氰化物等；有机毒物主要为苯酚、多环芳烃、多氯联苯和有机农药等；病原体主要是生活污水、畜禽养殖场、医院等排放废水中的病毒、致病菌和寄生虫等。

任务2　饮水的安全卫生问题

目前研究已知与水有关的疾病主要有三类：

一是生物地球化学性地方病。由于某些地区的地球化学成分特殊，可造成人们的饮水和食物中某些微量元素过多或不足，如水中含碘量少，可引起如地方性甲状腺肿；含氟量过高，会发生氟斑牙、氟骨症等地方性氟中毒等地区性的生物地球化学地方病；再如饮用钙、镁含量低的软水，心血管疾病发病率较高；含量高时，则可引起暂时性胃肠功能失调，如消化不良、腹泻。

二是介水传染病。饮用水源常常会受到肠道传染病菌、病毒、结核杆菌和某些寄生虫等的污染，如在饮用时未经消毒、灭菌等处理，就可能引起各种食源性疾病的发生和传播，如由细菌引起的伤寒、副伤寒、霍乱、副霍乱、细菌性痢疾等，由病毒引起的有病毒性肝炎、脊髓灰质炎等疾病。

三是化学性中毒。当工业“三废”或农药污染水体，可通过饮水或食物引起人的急、慢性

中毒，如砷中毒、水俣病（汞中毒）、骨痛病（镉中毒）等。酚的废水污染可使在鱼体内蓄积，当鱼体中的酚在0.01mg/kg时，即可产生酚臭（即煤油味）。长期摄入低浓度的酚可引起蓄积性慢性中毒。

中国有3亿左右的农村人口饮水不安全，44.36%的农村饮用水未达到安全标准。中国城镇集中式饮用水水源地的水质调查显示，有近1/5的水源存在污染物超标现象。2009年，中国地表水污染依然较重，七大水系总体为轻度污染，湖泊富营养化问题突出。全国重点城市集中式饮用水源地监测结果表明，不达标水量占27%。

饮用安全、清洁的水是每个人的基本生理需要。安全供水、清洁卫生和良好的水源管理对全球卫生至关重要。饮用水安全全世界每年可防止140万儿童死于腹泻病，50万人死于疟疾，86万儿童死于营养不良。此外，有500万人可免于因淋巴丝虫病而严重致残，还有500万人可免于因沙眼而引起的致残。

任务3　生活饮水卫生

水是维持正常生命活动不可缺少的物质，也是人们维持个人卫生，改善工作、生活条件所必需的，安全卫生的水对人类的健康有着重要的意义。现代饮水卫生的概念是指天然的或经加工的饮用水，水质达到所含元素符合人体生理需要、没有致病因素、感官上易于被人接受、没有被污染的卫生状态。

一、饮水卫生的重要性

目前研究已知与水有关的疾病主要有3类：一是生物地球化学性地方病，由于某些地区的地球化学成分特殊，人们的饮水和食物中某些微量元素过多或不足，可引起如地方性甲状腺肿、地方性氟中毒等地区性的生物地球化学地方病；二是介水传染病，如肠道传染病和某些寄生虫病，这类疾病的发生和传播是由于病原体污染水体而引起的；三是化学性中毒，当工业“三废”或农药污染水体，可通过饮水或食物引起人的急、慢性中毒，如砷中毒、水俣病（汞中毒）、骨痛病（镉中毒）等。

据有关部门统计，金国有约70%的人口饮用不符合卫生标准的水，其中7亿人饮水中大肠菌群超标，3亿人的饮用水源铁含量超标，0.77亿人饮用高氟水，0.5亿人饮用高氯化物水，0.34亿人饮用高硫酸盐水，1.1亿人饮用高硬度水。目前已发现由于饮用水源不符合卫生要求而导致的疾病有50多种，1986－1988年新疆南部因饮用水被污染而引起非甲非乙型肝炎流行，致使11万余人发病。近年来肠道传染病发病率占总传染病发病率的比例逐年上升，与饮水不洁有直接的关系。在环境污染日趋严重的今天，饮水卫生对人体的健康越来越重要。

二、生活饮用水卫生标准

根据生活饮用水的卫生要求，结合我国当前生活条件和工农业发展情况，我国现行《生活饮用水卫生标准》（见表9－1）。

表9－1　　生活饮用水卫生标准　　GB5749－85

项目		标准
感官性状和一般化学指标	色	<15度，并不得呈现其他异色
	浑浊度	<3度，物殊情况<5度
	臭和味	不得有异臭、异味
	肉眼可见物	不得含有
	pH	0.5～8.5
	总硬度（以 $CaCO_2$ 计）	<450mg/L
	铁	<0.3 mg/L
	锰	<0.1 mg/L
	铜	<1.0 mg/L
	锌	<1.0 mg/L
	挥发酚类（以苯酚计）	<0.002mg/L
	阴离子合成洗涤剂	<0.3mg/L
	硫酸盐	<250mg/L
	氯化物	<250mg/L
	溶解性固体	1000 mg/L
毒理学指标	氟化物	<1.0 mg/L
	氰化物	<0.05mg/L
	砷	<0.05 mg/L
	硒	<0.01 mg/L
	汞	<0.001 mg/L
	镉	<0.01 mg/L
	铬（六价）	<0.05mg/L
	铅	<0.05 mg/L
	银	<0.05mg/L
	硝酸盐（以氮计）	<20mg/L
	氯仿*	<60μg/L
	四氯化碳*	<3μg/L
	苯并（a）芘*	<0.01μg/L
	滴滴涕*	<1μg/L
	六六六*	<5μg/L
细菌学指标	细菌总数	<100个/mL
	总大肠菌群	<3个/L
	游离余氯	在与水接触30min后应不低于0.3 mg/L。集中式给水除水厂水应符合上述要求外，管网末梢水不应低于0.05 mg/L
放射性指标	总α放射性	<0.1Bq/L
	总β放射性	<1Bq/L

＊试行标准

《生活饮用水卫生标准》共规定了35项水质指标(其中5项为试行指标)，并分别归纳为感官性状和一般化学指标、毒理学指标、细菌学指标、放射性指标。其中感官性状和一般化学指标，主要是为了保证水质的感官性状良好；毒理学指标和放射性指标，是保证水质对人不产生毒性和潜在危害；细菌学指标是为了保证饮用水在流行病学上的安全。

我国生活饮用水标准中，仍允许存在大肠菌群3个/L，而世界卫生组织、欧共体饮用水标准是0个/100ml，日本饮用水标准为不得检出。因此，我国生活饮用水必须烧沸后，方能作为饮水。如能加强饮用水消毒，那么生水就是一种既方便又经济安全的饮用水。

三、饮水的净化与消毒

水源水质在一般情况下，不能满足生活饮用水卫生标准，为此必须加以净化处理和消毒。常用的给水净化工艺有混凝沉淀(或澄清)、过滤和消毒，目的是除去原水中的悬浮物质、胶体物质和细菌等杂质，有的水源原水中含铁、锰、氟、气体、臭味或硬度过高，常规处理以外还需采用特殊处理。

饮水消毒方法很多，可分为物理法和化学法。前者包括煮沸、紫外线照射、超声波等方法；后者是往水中加各种消毒剂，包括氯、臭氧、高锰酸钾、溴、碘等氧化剂和某些金属离子。在各种消毒方法中，以加热煮沸和氯化消毒法最为方便有效和经济实用。

任务4　食品工厂用水

食品加工或制造过程中在原料的清洗、浸渍、溶解、护色、浮选、水力输送、烫漂、预煮、糖化、发酵、调味液配制、杀菌、冷却等工序都需用大量的水，所用水的水质对产品质量会有很大影响。不少食品质量问题如变色、褪色、异臭、异味、混浊、沉淀、结晶变坏都与食品加工用水的水质有关。

一、食品工厂用水的分类与要求

食品工厂用水按其水源可分为地面水、地下水和降水三大类。实际上食品工厂用水的水源不外乎地面水和地下水两类。地面水是暴露在地表面的天然水源，由降水汇集而成，通常指江河水、湖水、水库水。地面水的感官性状一般欠佳，容易受到污染，作为水源时必须有一定的水质处理措施和水源防护措施。地下水可分为浅层地下水、深层地下水、泉水，其主要来源是渗入地下的雨雪水和通过河床、湖底而渗入地下的地面水，由于水透过地质层时，形成一个自然过滤过程，故水质较好，但地下水的硬度较高，矿物质含量也较多。

食品工厂用水按其用途可分为：生活饮用水(一般生产用的水)、特殊工艺用水、冷却用水等。

食品工厂的一般生产用水，如原料的清洗、蒸煮、直接冷却、清洗设备工具及其他一些工艺用水，其水质均应满足《生活饮用水卫生标准》。

食品工厂的特殊工艺用水主要是指直接构成产品组分的原料水和锅炉用水，这部分用水要求水质在生活饮用水的基础上再予以进一步的处理，以满足其特殊要求。食品工厂因产品不同，对构成食品组分的用水要求也各异。在乳品厂要求工艺用水水质符合生活饮用水卫生标准后，镁盐不能超过40mg/kg，以免使鲜奶及其制品产生苦味；铁和锰不能超标，最好不存在，以保证乳制品不产生异味。对于饮料工业而言，水是最基本的原料，水质标准也与产品类别不同而有差别，如“太空水”、“蒸馏水”等纯水饮料，其水质标准要求甚高，总固体含量不大于 10 mg/kg，白酒生产中的工艺用水质量的优劣直接关系到出酒率的高低和白酒的风味，水质 pH 过高，会降低出酒率；白酒加浆用的水如钙、镁过多，会使酒味发苦及产生沉淀；如水中含铁盐多，使酒带有铁腥味。

锅炉是供给热水或蒸汽的设备，如锅炉用水中钙、镁盐类含量较多，使炉壁形成水垢，影响传热，浪费燃料，并使金属壁过热而凸起，造成爆炸事故。故锅炉给水水质有特殊要求，一般生活饮用水要经过软化后才能供给锅炉使用。

冷却用水是指在食品生产中起热交换作用的大量冷水，冷却用水不与半成品或成品发生直接接触，对其要求是硬度适当，温度较低即可。为节约用水，冷却用水应尽可能回收，循环使用。

二、食品工厂用水水质评价指标

1. 物理和感官性状指标

(1)水温：水温可以影响水中细菌的生长繁殖和水的自然净化作用。

(2)色度：生活饮用水应该无色。水有颜色，表明水中含有大量铁盐、黑色矿物质、腐植质、藻类以及工厂废水污染。

(3)浑浊度：表示水中所含悬浮物质的多少。它与水中的泥沙、有机物、矿物质、藻类及其他微生物等悬浮杂质的含量和性状有关。

(4)臭：指水质对人嗅觉的刺激。水被污染时往往会有异臭。

(5)味：指水味对舌味觉的刺激。清洁的水应适口而无味。

(6)总固体：总固体是水中悬浮物质和溶解物质的总称。它是由有机物、无机物及各种浮游生物等组成的。总固体越少，水越清洁。

2. 化学指标

(1)pH 值(酸碱度)：如水质受到污染，则会出现过酸过碱现象。pH 值的变化超出规定的范围，即会影响人体健康。适合于食品工厂用水的 pH 值为 6.5 ~ 8.5 之间。

(2)硬度：水的硬度是指溶于水中钙、镁等盐的总量。可分暂时性硬度和永久性硬度，前者用水煮沸可除去，后者则经水煮沸后不能除去。硬度太高会对食品工业产生不良影响。

(3)氨氮：一般水中氨氮含量增高时，即有可能存在着人畜粪便的污染，且提示污染时间还不太久。

(4)亚硝酸盐氮：亚硝酸盐氮的含量如太高，即说明水中有机物的分解过程进行得相当激烈，表示污染的危险性仍然存在。

(5)硝酸盐氮：硝酸盐氮是含氮有机物分解的最终产物。在排除与人畜粪便无关的来源外，如水体中仅有硝酸盐含量增高，氨氮、亚硝酸盐氮含量均低甚至没有，说明污染时间已久，现已趋于自净，卫生学危害较小；如三者均增高，表明水体过去和新近均有污染；如硝酸盐氮甚微，而氨氮、亚硝酸盐氮均显著增加，表明该水新近被大量有机物所污染。

(6)溶解氧：水中溶解氧的含量与空气中氧的分压、水温有关。溶解氧可以间接表明地面水是否受有机物污染，及污染物的分解情况。当有大量有机物污染水体时，水体的溶解氧可被急剧消耗，如其消耗速度大于氧在水中的溶解速度时，则水中溶解氧不断降低，甚至接近于零呈缺氧状态，造成有机物厌氧分解腐败，水变黑发臭、水质恶化。水中溶解氧对地下水在卫生学上无意义。

(7)生化需氧量：水中有机物在需氧性细菌作用下进行生化分解时所消耗的溶解氧量称为生化需氧量。水中有机物越多，水温越高，水的生化需氧量就越高。实际工作中为了有可比性，规定20℃培养5日后1L水中溶解氧减少的量为5日生化需氧量。它是评价水体受有机物污染程度以及净化程度的重要指标。清洁水的生化需氧量一般不大于1mg/L。

(8)化学耗氧量：以强氧化剂如高锰酸钾、重铬酸钾等氧化水中有机物所消耗的氧量，称为化学耗氧量。它可间接测定水中有机物的含量，亦为评价水体污染的指标，只表示水体中容易氧化的物质含量。

(9)有毒物质：水中的有毒物质包括如氟、汞、砷等与水流经的地层性质有关的毒物和由工业“三废”污染所造成的铬、镉、铅、酚类、氰化物、农药等有害有毒物质。是反映水体污染状况的一项重要指标。

(10)氯化物：当水源受生活污水、工业废水污染或海潮的影响时，均可使水中氯化物含量增加。

(11)硫酸盐：如有人畜粪便及生活污水或工业废水污染水体时，硫酸盐含量可明显增高。

(12)总有机碳(TOC)和总需氧量(TOD)：总有机碳是水中所有有机物的含碳量，总需氧量为有机碳、氢、氮、硫被氧化完全时所需的氧量。以此两指标为反映水体被有机物污染的程度，它测定所需时间短，能替代生化需氧量测定。

3. 微生物学指标

细菌学检查特别是肠道菌的检查，可作为水受到动物性污染及其污染程度的依据，在流行病学上具有重要意义。直接检查水中各种病原体，方法复杂，费时长，即使得到阴性结果，也不能保证水质绝对安全。所以，在实际工作中，通常以检查水中的细菌总数和大肠菌群来间接判断水质受到人畜粪便等的污染情况，再接合水质理化分析结果一起考滤，综合分析评价水质。

(1)细菌总数：作为水被污染的参考指标。当水被人畜粪便及其他污物污染时，其细菌总数即急剧增加。

(2)大肠菌群：作为水污染的微生物学指标，直接反映水体受人畜粪便污染情况。一般实验室容易培养的细菌有大肠菌群、粪链球菌及厌氧梭菌等三类。

三、食品工厂用水处理方法

食品工厂用水根据用途及对水质标准的要求不同，一般均对原水进行处理，经化验分析合格后方可使用。水处理方法主要有混凝沉淀、过滤、消毒、软化、电渗析、反渗透、超滤等方法。

1. 混凝沉淀

在水中加入混凝剂，使水中细小悬浮物及胶体物质互相吸附结合成较大的颗粒，从水中沉淀出来，这种作用过程叫混凝沉淀。常用的混凝剂有明矾、硫酸铝、三氯化铁、硫酸亚铁等。

2. 过滤

过滤净水的作用有两种，一是隔滤作用，阻留粒径大于滤料间孔隙的颗粒悬浮物质；二是接触混凝作用，当水通过时绒体和悬浮颗粒与滤料沙砾碰撞被吸附在砂料表面形成滤膜的作用。

常用的过滤装置有普通快滤池、双层或三层滤料滤池、重力式无阀滤池等。在食品工厂当用水量较少，原水中只含少量有机物、细菌及其他杂质时，可采用砂滤棒过滤器。滤出的水，可达到基本无菌。

3. 石灰软化

水的软化是指除去水中钙、镁离子的过程。常用的化学软化法是往水中加入一定量化学药剂如石灰、碳酸钠、氢氧化钠等，使水中所含的钙、镁可溶性盐转化成为难溶性盐而沉淀出来，以达到软化的目的。石灰软化法适用于碳酸盐硬度较高，非碳酸盐硬度软低，不要求高度软化的原水，也可以用于离子交换水处理的预处理。石灰－纯碱软化法适用于总硬度大于总碱度的水，用石灰除去水中碳酸盐硬度，纯碱除去非碳酸盐硬度。

4. 电渗析和反渗透法

对于含盐量比较高的水进行处理，使用电渗析法或反渗透法效果较好。反渗透是通过反渗透膜把溶液中的溶剂（水）分离出来，电渗析是通过离子交换膜把溶液中的盐分分离出来。

5. 离子交换法

离子交换法是利用离子交换剂吸附水中的阴阳离子，从而使水得以纯化。使用不同的离子交换剂和不同的处理方式，可得到不同的去离子水。

在食品工厂水处理过程中，会有相当一部分细菌被除去，为保证水质安全，因此必须最后进行消毒处理，杀灭水中的致病菌。

水的消毒方法很多，目前国内外常用的是氯消毒、臭氧消毒及紫外线消毒。

氯消毒是在水中加入氯气或含氯的化合物，如漂白粉和氯胺，有效氯在水中形成次氯酸或次氯酸根，破坏细菌的酶系统而使细菌死亡。氯消毒能力强，价廉，易得，设备较简单，出厂水进入管网后，可保持一定的余氯量，防止管道中细菌再度繁殖。

紫外线消毒是食品厂水消毒的常用方式，紫外线可导致微生物死亡，且对清洁透明的水具有一定的穿透能力，所以能使水消毒。

臭氧的杀菌能力很强，且具有除去水锈、水色及铁和锰的作用，故欧洲广泛用于水的消毒中。因其成本较高，国内应用不很普遍。

任务5　废水处理及排放

一、废水处理

工业废水的处理一般包括物理处理法、化学处理法和生物处理法，在实际工作中，可根据不同的污染特征采取不同的处理方法。

物理处理法有沉淀、浮选、过滤、离心分离、机械絮凝沉淀、反渗透等方法；化学处理法有中和、化学絮凝等方法；生物处理法有生物滤池、氧化塘法、生物转盘法、活性污泥法、厌气消化法。

通常废水处理大体上分为一级处理、二级处理、三级处理和污泥处理等过程。一级处理又称机械净化，一般是利用沉降或上浮的方法将废水中的悬浮颗粒、胶体物质和上浮的油类除去；二级处理通常是生化处理，即通过生物氧化以分解水溶性有机物和胶体，我国多用活性污泥法，经过二级处理后废水中的污染物质已大部分除去；三级处理主要用于非生物降解的有机物，金属离子、磷、氮等营养物以及脱色除臭等。

二、工业废水排放标准

工业废水在排放前应进行测定，符合国家规定的排放卫生标准后，方可排放。否则应进行处理后才能排放。中国于1973年颁布了《工业“三废”排放试行标准》(GBJ4－73)。

根据工业废水中有害物质的影响大小，将目前尚须排放的工业废水分为两类，分别规定了它们的最高允许排放浓度。第一类，能在环境或动植物体内蓄积，对人体健康产生长远影响的有害物质，如汞、镉、铅、砷、六价铬及其他们的无机化合物。含有这类有害物质的废水，在车间或车间处理设备的废水排水口处，应符合标准规定，并不得用稀释方法代替必要的处理。第二类，其长远影响小于第一类的有害物质，如pH值、悬浮物、硫代物等。

三、各类食品加工厂的废水处理

1. 酿造工业废水处理

酿造厂的废水主要包括含多糖与酵母的酿酒冲洗废水，各种浸泡污水及蒸馏排出的废水等，可通过厌气消化法、生物滤池法、蒸馏回收法等净化处理。

2. 乳品加工废水处理

乳品加工废水主要包括，奶酪废水及其洗涤水、酸乳酪废水、奶油制造污水及酸奶装瓶和洗涤污水等，处理方法有收集废液法、氧化塘法、交替双级过滤法、沉淀处理等。

3. 果蔬罐头加工废水处理

果蔬制品加工的废水包括洗涤废水、装瓶废水等，废水中含大量泥沙、有机物、悬浮物、果皮、果核等。处理方法有过滤法、混合絮凝法、生物滤池法、活性污泥法等。

4. 肉、禽、水产罐头加工废水处理

肉、禽、水产加工废水中含有大量碎肉、碎骨、油污等有机物，有时还有血、毛、粪等污物。这类废水处理多用过滤筛除法、活性污泥法及厌气消化法等。

项目二十一 新资源食品

新资源食品可以与食品、保健品一起归入终端食品范畴，同时新资源食品也可以与食品添加剂和食品配料一起归入食品原料的范畴。

中国的新资源食品主要包括：

1. 在中国无食用习惯的动物、植物和微生物。动物是指禽畜类、水生动物类或昆虫类，如蝎子等；植物是指豆尖、谷类、瓜果菜类，如金花茶、仙人掌、芦荟等；微生物如菌类、藻类等。

2. 从动物、植物、微生物中分离的在中国无食用习惯的食品原料，包括从动植物中分离、提取出来的对人体有一定作用的成分，如植物甾醇、低聚糖、糖醇、氨基酸等。

3. 在食品加工过程中使用的微生物新品种，例如加入乳制品中的双歧杆菌、嗜酸乳杆菌等。

4. 因采用新工艺生产导致原有成分或者结构发生改变的食品原料，如转基因食品等。

原中国卫生部2007年颁布的《新资源食品管理办法》，对新资源食品的申请、安全性评价和审批、生产经营管理、卫生监督等都做了明确的规定。迄今，中国已经批准的100多种新资源食品中多数是食品原料，并且新申请的品种中大多数也都是食品配料。因此，新资源食品已成为食品配料行业的重要组成部分。

项目二十二　转基因食品的卫生及管理

任务1　概述

转基因生物:是将一种或几种植物或动物乃至人类的基因经人工分离和修饰后导入到某一种生物基因组中，从而表现出本身自然不能拥有的由转入基因带来的新特性，达到改善其产品品质、提高营养价值、增加其抗病虫害、增加产量、抗逆转、延长货架期等。

转基因食品:系指以利用基因工程技术改变基因组构成的动物、植物和微生物而生产的食品。转基因食品包括三种形式:①转基因动植物、微生物产品，如转基因大豆;②转基因食品直接加工品，如由转基因大豆加工的豆油;③以转基因动植物、微生物或者其直接加工品为原料生产的食品。以转基因动植物、微生物生产的食品添加剂虽不属于食品，但因其含有转基因成分，也应按转基因食品进行管理。

转基因食品:基因工程技术的基本方法是采用核酸技术(包括DNA重组技术或将核酸直接注入细胞或细胞器)将供体基因植入受体植物、动物、微生物中，形成新的转基因生物。其中基因供体是指在重组DNA结构中提供DNA的有机体;基因受体是指通过自身遗传物质的一部分被修饰(或改造)和/或插入外源性遗传物质使其遗传物质发生改变的有机体。与基因工程技术相关的技术还包括基因载体、基因表达，产物插入基因等的构建。由于基因工程技术使外源性DNA分子与受体基因形成新的组合，打破了物种间的界限，使带有外源基因的新生物能够具有与固有遗传性状完全无关的新特性，由此取得预期的有利特性，如获得抗虫、抗病、抗除草剂和抗逆境的转基因植物种子，获得丰产优质的种畜禽、水产种苗等。

基因工程技术自20世纪70年代产生，到1995年开始实际生产应用并得以迅速发展，在医药、农牧业、食品业等方面已经产生了巨大经济效益。截止到1999年，全球共有12个国家种植转基因农作物，种植面积达3990万公顷，比1998年增加了40%，主要作物有大豆(抗除草剂)、土豆、玉米(抗虫)、棉花(抗虫)、油菜籽(抗除草剂)等，其中应用最多的转基因特性是耐除草剂。美国是转基因产品种植面积最大的国家，占全球种植面积的70%以上，其转基因大豆产量已占大豆总产量的一半以上。我国已批准棉花、矮牵牛花、番茄和甜椒等五种转基因产品进行大田释放，即在自然条件下采取相应安全措施所进行的中规模试验，1999年的种植面积达到30万公顷。近年来，全球范围内转基因农作物种植面积呈大幅度增长趋势，2009年共有26个国家种植了1.34亿公顷(约20亿亩)转基因作物。目前，全球共有25个国家批准种植转基因作物，32个国家批准进口消费转基因作物。商业化种植的转基因作物主要是大豆、玉米、棉花和油菜等，其中转基因大豆和玉米的种植面积占全球转基因作物种植面积的80%以上。据统计，美国75%的大豆、71%的棉花和34%的玉米都采用了转基因技术。2009年中国转基因作物种植面积为370万公顷，居世界第六位。已经批准的商业化转基因农作物有19种，其中作为食品加工原料的大豆、玉米、棉花、油菜、番茄、西葫芦、甜瓜、番木瓜、甜菜、亚麻、马铃薯、甜椒等12种。不过，其中多数并未出现在市场上，直接食用的农产品中最常见是木瓜。

中国是一个人口大国，逐年增加的人口和逐渐减少的耕地对粮食安全构成了威胁。可以说，转基因技术可能是未来解决粮食危机的重要手段。

利用基因工程技术产生的转基因生物使生物安全成为全球关注的热点问题，人们担心转基因生物对人类、动植物、微生物和生态环境有针对性危害或潜在风险。转基因生物的安全问题主要涉及四个方面：①对生态环境的安全；②转基因食品对人体和动物的食用安全性；③食品中转基因成分的检测和抽样方法；④如何科学合理地对转基因食品进行标识管理。

任务2　转基因食品的安全性评价

1. 如果某一转基因食品与传统食品具有实质等同，可以认为是同等安全的。

2. 如果某一转基因食品在化学成分、组织结构和生物学特性方面没能确定为实质等同，那么安全性评价的重点应放在有差别的项目上，应当认真考虑和设计研究方案，参考该食品的有关特征逐一进行安全性评价。

3. 如果某一转基因食品没有相对应的或类似的传统食品与之相比较，那么就应根据其自身的成分和特性进行全面的卫生和营养评价。

评价转基因食品食用安全性一般要考虑以下 6 个方面的内容：

1. 直接影响，如食品的营养改变、毒性、致敏性等；
2. 食品性状改变情况；
3. 对人体健康的间接影响，如新陈代谢方面；
4. 基因技术导致食品中出现的新成分和改变原有的成分，如基因突变；
5. 导致胃肠道正常菌群的变化；
6. 其他健康方面的潜在副反应。

在对以上 6 个方面进行安全性评价时，评价的内容一般包括：①转基因食品物种的名称；②转基因食品的理化特性、用途与需要强调的特性；③可能的加工方式与终产品种类以及主要食物成分（包括营养成分和有害成分）；④基因修饰的目的与预期技术效果以及对预期特性的影响；⑤供体的名称、特性、食用史，截体物质的来源、特性、功能、食用史，基因插入的位点及特性；⑥引入基因所表达产物的名称、特性、功能及含量；⑦表达产物的已知或可疑致敏性和毒性，以及含有此种表达产物食品的食用安全性依据；⑧可能产生的非期望效应（包括代谢产物的评价）。

任务3　转基因食品的卫生和安全管理

目前，国际上许多国家对转基因食品的管理已纳入到“新食品”的范畴进行立法管理，类似我国的《新资源食品与卫生管理办法》。对转基因食品管理的内容主要包括食用安全性评价和标识管理。目前不同国家对转基因食品的标签管理尚存在争议，对是否要求强制性标识管理存在多种模式。美国要求除含有在结构、功能或成分特性均不同的蛋白质或油料的新食物外，其他的转基因食品均不需要获得 FDA 的批准，FDA 也不要求转基因食品在食品标签上予以标注。加拿大规定对人体健康和安全可能有影响的转基因食品必须实行强制性标签，并为此制定了审批制度。欧盟则对转基因食品采用更为严格的管理模式，规定所有的转基因食品上市之前必须获得欧盟的批准，对含有超过 1% 转基因成分的产品采取强制性标签制度。

我国涉及转基因食品的管理规定有：国务院 2001 年发布的《农业转基因生物安全管理条例》；农业部 2002 年发布的《农业转基因生物安全评价管理办法》《农业转基因生物进口安全管理办法》《农业转基因生物标识管理办法》；原卫生部 2002 年发布的《转基因

食品卫生管理办法》。

我国对转基因食品安全性和营养质量评价采用危险性评价、实质等同、个案处理等原则。目前，国内已经建立起较为完善的与国际接轨的转基因食品的安全性评价实验室和评价与检测方法，包括转基因作物及其产品中遗传修饰基因的检测方法；评价转入生物中基因表达产物毒性的程序和方法；评价转基因作物及其产品致敏性的程序和方法；评价转基因作物食品营养质量的程序和方法等，从而有能力开展对国内外转基因食品及其产品的食用安全性评价和监测工作。对转基因食品的标签管理则由农业部和原卫生部根据上述法规和规章具体实施。

任务4　转基因食品的标识

食品标识管理规定，要求转基因食品或含法定转基因原料的，必须在标识上标注中文标签。如标注“转基因××食品”或“以转基因××食品为原料”；转基因食品来自潜在致敏食物的，还要标注“本品转××食物基因，对××食物过敏者注意”。

◆知识驿站

各类食品在生产、运输、储存、销售等环节中，均有可能受到生物性、化学性及物理性有毒有害物质的污染，不同程度地危害人体健康。

粮豆的主要污染存在微生物污染、农药残留的污染、有毒有害物质的污染、仓储害虫的污染、有害植物种子的污染、无机夹杂物的污染、加工中的质量安全问题和含抗营养因子八个问题；因此粮豆的卫生包括科学保管、粮豆储存的安全水分、相对湿度和温度、仓库的卫生要求、加工卫生、粮豆运输、销售的卫生要求、防止农药及有害金属的污染、防止无机夹杂物及有毒种籽的污染、执行 GMP 和 HACCP 以保证粮食类食品的卫生安全。

果蔬的主要卫生存在腐烂变质、肠道致病菌和寄生虫的污染、农药污染、污水、废水的污染、其他有害化学物质、果蔬在贮藏、加工中的卫生几个问题；因此果蔬的卫生可从防止肠道致病菌及寄生虫的污染、施用农药的卫生要求、工业废水灌溉卫生要求、蔬菜、水果贮藏的卫生要求、腐烂变质与亚硝酸盐问题几个方面进行管理。

畜肉存在肉的腐败变质、常见人畜共患传染病畜肉的处理、常见人畜共患寄生虫病畜的处理、情况不明死畜的处理、药物残留及其危害、肉制品的卫生、兽药残留和饲料添加剂、肉类生产加工、运输及销售的卫生要求几个方面的卫生和卫生管理问题。

水产品食品的卫生及管理存在腐败变质、寄生虫污染、水产品中的毒害物质、有毒化学物质污染和蓄积几个水产品主要安全问题及管理。

食用油脂存在油脂酸败、有机溶剂的残留、油脂污染和天然存在的有害物质、“地沟油”回流餐桌问题和卫生管理问题。

罐头食品存在锈听、变色、变味、平酸腐败、胖听方面的卫生和卫生管理问题。

白酒在蒸馏过程中“截头去尾”。急性酒精中毒，会出现肌肉运动不协调及感觉功能受损，情绪、人格与行为改变等；恶心与呕吐、复视、共济失调、体温降低、严重的发音困难。昏迷、呼吸衰竭，甚至死亡。甲醇是一种剧烈的神经毒，主要侵害视神经，导致视网膜受损，视神经萎缩，视力减缩和双目失明。杂醇油含量高的酒常造成饮用者头痛及大醉。醛类毒性比相应的醇要高，其中毒性较大的是甲醛，属于细胞原浆毒，可使蛋白质变性和酶失活。黏膜刺激症状，出现灼烧感和呕吐等，10 克甲醛可使人致死。由于醛类在低温排醛过程中可大部分去除。长期饮用含铅量高的白酒可致慢性中毒。N－二甲基亚硝胺是啤酒的主要卫生问题之一。直火烘干大麦芽，使含酪氨酸的大麦碱受到来自烟气中的气态氮氧化物（NO 和 NO_2）作用，发生亚硝基化而形成二甲基亚硝胺。生啤酒的生产除了糖化工艺之外再无杀菌过程，注意灌装设备、管道及酒瓶的清洗和消毒等。

一般用活性炭吸附和砂滤棒过滤法去除水中悬浮性杂质。去除水中溶解性杂质的，最常用方法为电渗析法和反渗透法。评价水纯度的简便而实用的指标是电导率，电导率越低，说明水中杂质越少，纯度越高。饮料的包装容器很多，其材料应无毒无害、耐酸、耐碱、耐高温、耐老化。使用前必须经过消毒、清洗。对冷饮食品从业人员每年进行一次健康检查，凡患痢疾、伤寒、病毒性肝炎和病原体携带者，活动性肺结核、化脓性或渗出性皮肤病者，均不得直接参与饮食业的生产和销售。

软饮料的主要卫生问题是微生物污染、重金属污染和添加剂污染，因此要防止交叉污染，注意原料及生产各环节的卫生，杀菌或不杀菌的产品其卫生指标必须符合冷饮食品卫生标准。检瓶光源照度须大于 1000lx，检验空瓶采用间接或减弱的荧光灯，检验成品时应用较强的白炽灯接灯。饮料灌装后必须逐个检验外观、灌装量、容器状况、封盖严密性等。

不得收购掺假，含有非茶类物质以及有异味、霉变、劣质的茶叶，凡污染农药和其他物质等不符合卫生要求的茶叶也不得收购。茶严禁与农药、化肥及其他有异味的杂质混放在一起。在销售过程中要注意防潮、防霉、防污染。

禁止使用不新鲜甚至腐败的水产品加工调味品。

矿盐中的硫酸钠含量通常过高。可使食盐有苦涩味并影响食物在肠道吸收，通常采用冷冻提硝或热法提硝将其除去。矿盐、井盐还含有钡盐。其具有肌肉毒，长期少量食用可引起慢性中毒。临床表现为全身麻木刺痛、四肢乏力，严重时可出现迟缓性瘫痪。

煎炸油最高温度不得超过 250℃，每次使用后的油应过滤除渣并补充新油后方可再用。放蜂点应远离有毒植物，避免蜂蜜采集有毒花粉。不可盛放或储存于镀锌铁皮桶中。

生产糖果中不得使用滑石粉做防粘剂，使用淀粉做防粘剂应先烘（炒）熟后才可使用，并用专门容器盛装。

食品辐照处理技术，在所有食品加工技术中争议最大，但它也是未来发展潜力最大的食品加工技术，尤其是在提高食品供应安全性方面。辐射食品要严格防止再污染，除特殊情况外，一般不得对食品进行重复照射。食品辐照技术的一个重要问题就是辐照设施安全。

保健食品中禁止加入药物，这也是保健食品与药品的本质区别。

新资源食品可以与食品、保健品一起归入终端食品范畴，同时新资源食品也可以与食品添加剂和食品配料一起归入食品原料的范畴。

转基因生物是将一种或几种植物或动物乃至人类的基因经人工分离和修饰后导入到某一种生物基因组中，从而表现出本身自然不能拥有的由转入基因带来的新特性，达到改善其产品品质、提高营养价值、增加其抗病虫害、增加产量、抗逆转、延长货架期等。

转基因食品系指以利用基因工程技术改变基因组构成的动物、植物和微生物而生产的食品。转基因食品包括三种形式：①转基因动植物、微生物产品，如转基因大豆；② 转基因食品直接加工品，如由转基因大豆加工的豆油；③以转基因动植物、微生物或者其直接加工品为原料生产的食品。以转基因动植物、微生物生产的食品添加剂虽不属于食品，但因其含有转基因成分，也应按转基因食品进行管理。

复习思考题

一、填空

1. 一般保存蔬菜、水果的适宜温度是__________左右。

2. 牲畜宰杀后，从新鲜至腐败变质要经僵直、__________、自溶和腐败四个过程。

3. 畜肉处于__________和__________阶段为新鲜肉。

4. 经过兽医卫生检验，肉品质量分为良质肉、__________和废弃肉。

5. 禽肉的微生物污染源主要有病原微生物和__________等两类。

6. 禽蛋的主要卫生问题是致病菌和引起腐败变质的__________。

7. 食用油脂通常包括以油料作物制取的__________及经过炼制的__________。

8. 植物油的提取方法通常采用__________、__________或两者结合的方法。

9. 粮豆含水分的高低与储藏时间的长短和加工密切相关，粮谷的安全水分为__________。

10. 压榨法通常用于植物油的制取，工艺上分为__________和__________两种。

11. 油脂酸败的化学过程主要是__________和__________。

12. 肉制品加工时，除肉松可使用条件可食肉作原料肉外，其余品种需以__________为原料。

13. 罐头杀菌首先要考虑杀灭食品中的__________。

14. 低酸性罐头的典型平酸菌为__________。

15. 冷冻饮品加工过程中的主要卫生问题是__________污染。

16. 口蹄疫畜肉的处理措施是__________和__________。

17. 奶的消毒方法有__________、__________、__________和__________。

18. 油脂酸败的原因有__________和__________。

19. 胖听可分为__________、__________和__________三种类型。

二、单选题

1. 棉籽油的主要卫生问题是(　　)。

A. 黄曲霉毒素　　B. 游离棉酚　　C. 铅　　D. 芥酸

2. 乙醇是酒的主要成分，除了可提供(　　)外，无其他营养价值。

A. 水分　　B. 热能　　C. 脂肪　　D. 蛋白质

3. 酒中甲醇是一种剧烈的(　　)作用。

A .肝脏毒　　B. 肾脏毒　　C. 神经毒　　D. 致癌物

E. 血液毒

4. 低温长时间巴氏消毒法是将奶加热到(　　)。

A. 135 摄氏度，保持 60 分钟

B. 85 摄氏度，保持 30 分钟

C. 62 摄氏度，保持 30 分钟

D. 煮沸，15 分钟

5. 我国规定猪肉、牛肉在规定的检验部位 $40cm^2$ 面积上，有(　　)囊尾蚴，可以冷冻或盐腌处理后出厂。

A. 8 个或 8 个以下　　B. 9 个　　C. 10 个或 10 个以下

D. 3 个或 3 个以下　　E. 7 个

6. 反映油脂早期酸败的指标是(　　)。

A. 酸价　　B. 过氧化值　　C. 羰基价　　D. 丙二醛含量

E. 碘价

7. 食用油脂酸败的主要原因是(　　)。

A. 自动氧化　　B. 微生物酶分解　　C. 金属离子作用　D. 动植物组织残渣

E. 油脂水解

8. 油脂污染和天然存在的有害物质中有致甲状腺肿作用的物质是(　　)。

A. 黄曲霉毒素　　B. 棉酚　　C. 芥酸　　D. 芥子甙

E. 多环芳烃类化合物

9. 酒类的(　　)含量过高可引起饮用者头痛及醉酒。

A. 杂醇油　　B. 甲醛　　C. 铅　　D. 氰化物

E. 二氧化硫

三、多选题

1. 粮豆的主要卫生问题包括 (　　)。

A. 霉菌及其毒素的污染

B. 农药残留

C. 有机和无机有害化学物质的污染

D. 仓储害虫

E. 有毒种子

2. 属于人畜共患传染病的是(　　)。

A. 囊虫病　　B. 炭疽　　C. 鼻疽　　D. 旋毛虫病

E. 口蹄疫

3. 蔬菜、水果中有害化学物质的污染包括(　　)。

A. 农药　B. 工业废水　C. 硝酸盐与亚硝酸盐　D. 肠道致病菌

E. 寄生虫卵

4. 食醋具有腐蚀性，故不应储存于(　　)。

A. 玻璃容器　　B. 金属容器　　C. 不耐酸的塑料容器　　D. 搪瓷容器

E. 陶瓷容器

5. 酱油按生产工艺可分为(　　)。

A. 配制酱油　　B. 发酵酱油　　C. 化学酱油　　D. 蒸馏酱油

E. 氨基酸态酱油

6. 油脂中天然存在的有害物质包括(　　)。

A. 棉酚　　B. 芥子甙　　C. 芥酸　　D. 大豆皂甙

E 大豆异黄酮

7. 下列物质属于有机磷农药的是(　　)。

A. 敌敌畏　　B. 乐果　　C. 马拉硫磷　　D. 西维因

E. 溴氰菊酯

8. 粮豆在农田生长期和收割时混杂的有毒植物种子有(　　)。

A. 麦角、毒麦　　B. 槐籽　　C. 麦仙翁籽　　D. 芥菜籽

E. 苍耳子

9. 油脂酸败常用的卫生学指标有(　　)。

A. 酸价　　B. 农药　　C. 过氧化值　　D. 羰基价

E 有害金属

10. 鲜蛋应在(　　)条件下储藏。

A. 1 ~ 5℃　　B. 4 ~ 10℃　　C. 10 ~ 15℃　　D. 15 ~ 20℃

E. －18 ~ －30℃

四、判断题(正确的“√”，错误的打“×”)

1. 豆腐和菠菜能一起吃。(　　)
2. 发霉的花生可以吃。(　　)
3. 油炸的食物可以常吃。(　　)
4. 方便面可以作为主食。(　　)
5. 我们可以天天吃快餐。(　　)

五、名词解释

1. 后熟
2. 良质肉
3. 条件可食肉
4. 酸奶
5. 热榨法
6. 酸价
7. 过氧化值
8. 羰基价
9. 胖听
10. 方便食品
11. 软饮料
12. 油脂酸败
13. 平酸腐败
14. 转基因食品
15. 保健食品

模块十 食物中毒及其预防

◆**基础理论和知识**

1. 食物中毒概念。
2. 细菌性食物中毒。
3. 有毒动植物中毒。
4. 化学毒物中毒。

◆**基本技能及要求**

1. 食物中毒的共同特点。
2. 食物中毒的分类。
3. 食物中毒的流行特征。
4. 常见食物中毒的处理。
5. 食物中毒的现场调查。
6. 食物中毒处理的相关法规。

◆**学习重点**

1. 沙门氏菌属食物中毒。
2. 副溶血性弧菌食物中毒。
3. 亚硝酸盐中毒及其预防。
4. 食物中毒的调查具体任务。
5. 食物中毒的资料整理,分析,报告。

◆**学习难点**

1. 食物中毒发生的原因。
2. 有机磷中毒及其预防。
3. 如何预防化学毒物中毒。

◆**导入案例**

2009年5月6日,湖南常德石门县雁池乡雁池坪村发生一起因误食亚硝酸盐引起的食品中毒事件,导致16人中毒,其中一名一岁多小女孩在送往医院途中不幸死亡。事件原因是厨师误将亚硝酸盐作为食用盐烧烤板鸭,导致十多位品尝者食用后发生中毒反应。

◆**讨论**

1. 如何预防食物中毒?
2. 如何预防有毒动植物中毒?

项目一 食物中毒

任务1 食物中毒概念

对食物中毒的确切定义,目前没有完全一致的意见。但一般认为,食物中毒是指人经口摄入正常数量的可食状态的“有毒食物”(指被致病菌及其毒素、化学毒物污染或含有毒素的动植物食物)后所引起的以急性感染或中毒为主要临床特征的疾病。凡食入非可食状态(包括未成熟的水果等)食物、暴饮暴食所引起的胃性肠炎;因摄入食物而感染的传染病、寄生虫病、人畜共患传染病等食源性疾病,或摄食者本身有胃肠道疾病、过敏体质者食入某食物后发生的疾病,均不属于此范畴。不论是一次性还是长期连续摄入有毒食物,凡是以慢性毒害为主要特征的也不是食物中毒。

任务2 食物中毒的共同特点

食物中毒往往具有以下列共同特点:

1. 潜伏期短,来势急剧,短时间内可能有多数人同时发病;
2. 中毒病人一般具有相似的临床表现,常常出现恶心、呕吐、腹泻、腹痛等消化道症状;
3. 发病与食物有关,患者在近期内都食用过同样的食物,发病范围局限在食用该类有毒食物的人群,一旦停止食用后发病很快停止;
4. 没有个人与个人之间的传染,发病呈爆发性,发病曲线在突然上升后又迅速下降,一般无传染病流行时的余波,从而食物中毒与肠道传染病有明显区别。

任务3 食物中毒的分类

1. 微生物类群引起的食物中毒

根据引起的食物中毒不同,微生物类群主要包括细菌性食物中毒和霉菌性食物中毒两大类。根据引起食物中毒的机理不同可分为感染型及毒素型。(1)感染型食物中毒:病原细菌污染食物,并在食物中大量繁殖,这种含有大量活菌的食物被摄入人体,会引起入体消化道的感染而造成的中毒。包括沙门氏菌属、变形杆菌属、副溶血性弧菌、致病性大肠菌属、蜡样芽孢杆菌、产气荚膜梭状芽孢杆菌等引起的食物中毒。(2)毒素型食物中毒:食物中污染某些产毒微生物后,在适宜的条件下,这些微生物在食物中繁殖并产生毒素,由于毒素的作用而引起的中毒,即称为毒素型食物中毒。包括肉毒梭菌毒素、葡萄球菌肠毒素等引起的食物中毒。

2. 动物、植物性食物中毒

有毒动物中毒，如河豚鱼、有毒贝类、鱼类组胺、动物内脏所引起的食物中毒。有毒植物中毒，如毒蕈、木薯、四季豆、发芽马铃薯、新鲜黄花菜、生豆浆等引起的食物中毒。

3. 化学性食物中毒

食物被某些金属、类金属及其化合物、亚硝酸盐、农药等污染，或因误食引起食物中毒。

任务4　食物中毒发生的原因

食物中毒发生的原因主要有：

1. 原料选择不严格，可能食品本身有毒，或受到大量活菌及其毒素污染，或食品已经腐败变质；

2. 食品在生产、加工、运输、贮存、销售等过程中不注意卫生、生熟不分造成食品污染，食用前又未充分加热处理；

3. 食品保藏不当，致使马铃薯发芽、食品中亚硝酸盐含量增高、粮食霉变等都可造成食物中毒；

4. 加工烹调不当，如肉块太大，内部温度不够，细菌未被杀死；

5. 食品从业人员本身带菌，个人卫生不好，造成对食品的污染；

6. 有毒化学物质混入食品中并达到中毒剂量。

任务5　食物中毒的流行特征

食物中毒的发生，往往由于生产、生活饮食习惯和自然条件的不同，症状各异，表现为原因分布、食品种类分布、季节性和地区性分布方面的特点，但一般都具有如下流行病学和临床特征。

1. 细菌性食物中毒占绝大多数

从国内外发生的食物中毒看，无论发生起数和患病人数，均以细菌性为主。而且往往以肉、鱼为主要致病的食品，乳、蛋类次之，当然各国或和地区由于饮食习惯不同食物中毒多发的种类也不同。我国一般以沙门氏菌属引起的居多。

2. 食物中毒的暴发有明显的季节性

夏秋季多发生细菌性和有毒动植物食物中毒；冬春季多发生肉毒中毒和亚硝酸盐中毒等。食物中毒的发生，往往由于生产、生活饮食习惯和自然条件的不同，症状各异，表现为原因分布、食品种类分布、季节性和地区性分布方面的特点，但一般都具有流行病学和临床特征。

3. 某些食物中毒有一定的地区特点

如肉毒梭菌中毒在新疆地区较多发生；长江下游一带多河豚中毒；两广、福建等地木薯中毒较多；农药中毒农村和市郊多见。

4. 易感染人群

抵抗力降低的人，如病弱者，老人和儿童易发生细菌性食物中毒，发病率较高，急性胃肠炎较严重，但此类食物中毒病死率较低，愈后良好。

任务6 常见食物中毒的处理

食物中毒紧急处理的原则是:尽快消除胃肠道内未被吸收的食物,防止毒物吸收,排除已吸收的毒物;采取必要的对症治疗并防止感染或后遗症。

1. 排除毒物

催吐、洗胃、灌肠或导泻在非细菌性食物中毒的抢救中极为重要,应及早进行。但对肝硬化、心脏病及胃溃疡患者则严禁进行。

(1)催吐。多用于中毒发生不久,毒物尚未被吸收且意识清醒的病人。催吐可采用刺激咽部或给催吐剂。常用催吐剂用2% ~4%温盐水、0.5%硫酸铜或1%硫酸锌溶液,每次口服1000 ~2000ml。

(2)洗胃。洗胃越早排毒效果越好。某些毒物如砷或毒素虽摄入4h以上,胃黏膜皱壁仍可能残留有毒物,故应彻底清洗。常用洗胃剂有温开水、0.5% ~2%盐水、5%鞣酸溶液、0.02% ~0.05%高锰酸钾溶液等。

(3)导泻或灌肠。如中毒时间较长,毒物已进入肠内,洗胃后可服泻剂。常用泻剂有硫酸镁或硫酸钠,其用量为15 ~30g,加水约200ml内服,也可用中药大黄与元明粉各四钱煎服。

2. 防止毒物的吸收和保护胃肠道黏膜

中毒后要根据毒物的性质尽快选用拮抗剂。在未确定何种毒物时,可采用通用解毒剂,其主要成分为活性炭4份,氧化镁和鞣酸各2份,混匀后取15 ~20g,加水100 ~200ml口服。可用于吸附、沉淀或中和生物碱、苷类、重金属盐类。弱碱性物质如肥皂水、4%氧化镁或氢氧化镁等可中和酸性毒物或破坏某些有机磷农药。氧化剂为高锰酸钾或过氧化氢溶液对许多毒物或生物碱类等有一定的氧化、解毒作用。牛乳、生鸡蛋清等也能结合和沉淀多种毒物,如重金属砷和汞等,从而保护黏膜、减少刺激、阻止吸收。

3. 促进毒物排泄

输液可稀释毒物,保护肝肾,促进毒物排泄和及时补充机体所损失的液体,大量输液是抢救食物中毒的一项重要手段。患者可大量饮用温开水或盐糖水,静脉滴注生理盐水、葡萄糖盐水或葡萄糖溶液等。

4. 对症治疗

对中毒者除采取上述急救措施外,还必须对患者出现脱水、酸中毒、休克、循环衰竭、呼吸衰竭等症状,采取有效措施进行对症治疗。

项目二 细菌性食物中毒

任务1 细菌性食物中毒的概述

细菌性食物中毒是由于进食被细菌或细菌毒素所污染的食物而引起的急性感染中毒性疾病。一般可分为毒素型、感染型和混合型三类。食品中污染了病原菌后,这些细菌在食物中繁殖并产生毒素,因食用这种食物而引起的中毒,称为毒素型食物中毒;病源菌污染食物后,在食物中大量繁殖,人体摄入这种含有大量活菌的食物后引起消化道感染而造成的中毒称为感染型食物中毒；由毒素型和感染型两种协同作用所致的食物中毒称为混合型食物中毒。细菌性食物中毒一般表现有明显的胃肠炎症状，如有发热和急性胃肠炎症状，可能为细菌性食物中毒的感染型；若无发热而有急性胃肠炎症状，则可能为细菌性食物中毒的毒素型。

任务2　沙门氏菌属食物中毒

沙门氏菌属为革兰氏阴性杆菌，菌型繁多，在自然界分布很广。家畜、家禽及野生动物的胃肠道中普遍存在。引起食物中毒最常见的菌型有鼠伤寒沙门氏菌、猪霍乱沙门氏菌、肠炎沙门氏菌等。沙门氏菌在10～42℃范围内都可生长，最适温度为37℃，但在18～20℃也能大量繁殖；该菌属不耐高温，加热至70℃时5min死亡，100℃时立即死亡。容易发生沙门氏菌中毒的食品为病死牲畜肉、冷荤熟肉最多见，禽类、蛋类、鱼类、冷食等，且主要发生在夏秋高温季节。由沙门氏菌引起的中毒，有中毒和感染两个过程，所以临床表现除恶心、呕吐、腹痛、腹泻等急性胃肠炎外，还有全身发烧及头痛、关节痛等症状，重症病人还有惊厥、全身痉挛和紫绀症状。

我国发生的沙门氏菌属食物中毒，绝大多数是吃了病死牲畜引起的，因此，必须做到以下几点：

1. 防止污染和食物中毒，牲畜的宰前检查防止病畜混入；避免肉尸和内脏被粪便、污水、容器污染；严禁出售病死牲畜和禽肉。

2. 控制繁殖。沙门氏菌属繁殖的最适温度为37℃，但在20℃左右即能繁殖。防止繁殖，必须低温储存。

3. 在食前彻底加热以灭杀病原菌，加热杀灭病原微生物是预防食物中毒的重要措施。但必须达到有效温度，深部温度须达到80℃，加热15分钟。蛋类煮沸8～10分钟，即可杀灭沙门氏菌。加工后的熟肉制品应在10℃以下低温储存，较长时间放置需再次加热后食用。熟食品必须与生食品分开储存，防止污染。

任务3　变形杆菌食物中毒

变形杆菌是细菌性食物中毒较常见的一种病原菌。变形杆菌属有五个群，即普通变形杆菌、奇异变形杆菌、摩根氏变形杆菌、雷极氏变形杆菌和无恒变形杆菌。其中普通变形杆菌，奇异变形杆菌和摩根氏变形杆菌都可引起变形杆菌食物中毒，尤以前两种为多见。变形杆菌为腐败菌，广泛存在于自然界，在人和动物的肠道中也有这类病菌。夏秋季节人和动物的带菌率一般都比较高。中毒初期有胃部不适、腹痛，继而恶心、呕吐。有的呕吐剧烈，腹泻每日多至10次以上，大便多为水样便，患者病情轻重不一，有的体温稍高。本病来势急、恢复快，病程1～3天，愈合后良好。

各食品企业生产车间和食堂的厨房工作人员严格执行卫生制度，加强环境卫生和食卫生，餐具彻底消毒，防止食品被变形杆菌污染，控制食品中变形杆菌的繁殖；熟食品必须与生食品分别储存，防止污染。

任务4　副溶血性弧菌食物中毒

副溶血性弧菌为革兰氏阴性，有鞭毛，兼性厌氧，广泛分布于海水中。它在无盐培养基上不能生长，在含盐浓度3%～3.5%的培养基内生长最好，故曾叫作致病性嗜盐菌。1963年日本根据此菌的生化形状，定名为副溶血性弧菌。本菌不耐热，75℃、5min 或 80℃、1min 即可杀灭，对酸的抵抗力也较弱，在普通食醋中经 1 分钟死亡。副溶血性弧菌在渔民和肠道病患者带菌率较高。中毒的食品，主要是海产品或与海水有关的食品，如鱼、虾、蟹和贝类，其次是咸菜、肉类、蛋类，吃生鱼片很易引起中毒。

副溶血性弧菌中毒发病初期上腹部有阵发性绞痛，腹泻，每日 5 ~ 6 次，最多 20 余次，粪便为水样便，一般为洗肉水样血水便，逐渐转为脓血便，以后出现恶心、呕吐、发冷、发热、体温 37.5 ~ 38.5℃，最高 40℃，腹部压痛明显，重病人可出现严重腹痛、腹泻、脱水、少数病人出现意识不清、痉挛、脸色苍白或青紫，血压下降等循环障碍，病程 1 ~ 3 天，一般愈后良好。

预防副溶血性弧菌中毒需要防止病菌污染，控制繁殖和杀死病原菌，重点加强海产品卫生管理。将海产品放在低温下储藏，食前要充分加热；防止生熟食物交叉感染。吃海鲜时加食醋，或将洗切好的原料，先在开水中烫几分钟也可灭菌。

任务 5　葡萄球菌肠毒素食物中毒

葡萄球菌有多种，其中金黄色葡萄球菌和表面葡萄球菌中有些菌株可产生肠毒素而引起中毒；只食入活菌而无肠毒素则不能引起中毒。葡萄球菌广泛存在于自然界，空气、土壤、水、食物、污水中，但其传染源主要是人和动物。患有化脓性皮肤病、鼻咽腔炎、乳房炎时，其局部病灶金黄色葡萄球菌带菌率较高。葡萄球菌为革兰氏阳性菌，兼性厌氧菌。最适生长温度 30 – 37℃，在 20 – 30℃的 CO_2 和有糖类的环境中，更有利于产生肠毒素。这种毒素耐热性强，在 100℃加热 2h，218 ~ 248℃经 0.5h 才能破坏其活性，故用一般烹调方法不能破坏食品中的毒素。一般含水分多，蛋白质和糖也多的食品有利于葡萄球菌在繁殖，并产生肠毒素。以剩米饭、凉糕、奶油糕点、乳及乳制品、熟肉制品等多见。

葡萄球菌肠毒素中毒多发生于夏秋季节。潜伏期短，一般为 1 ~ 5h。患者大多以恶心、剧烈的反复呕吐为主，有的甚至吐出胆汁或黏液血性物质；有时出现上腹部疼痛、头痛、心窝部痛，腹泻较轻，多为水样便或黏液便。本病特点是来势凶，呕吐严重，由于中毒原因是肠毒素，与活菌无关，所以没有感染症状，不发热或仅有微热，恢复快。

防止食品被金黄色葡萄球菌污染，要防止细菌繁殖及产生毒素。不要食用患局部化脓性感染、上呼吸道感染者接触过的食品；在较高温度下放置时间较长的熟肉、乳、蛋及其制品等；冰箱内存放的食品要及时食用；不要面对食品咳嗽、打喷嚏，饭前便后洗手等。

任务 6　肉毒梭菌毒素食物中毒

肉毒梭菌是革兰式阳性厌氧菌，可产生芽孢。在厌氧环境中能产生强烈的外毒素，即肉毒毒素。肉毒毒素是一种强烈的神经毒，摄入含有该毒素的食品，即可引起肉毒中毒。肉毒梭菌在自然界分布十分广泛，大量存在于土壤、水源和植物中，其中以土壤为多见。其所有菌株在 45℃以上都受到抑制，生长繁殖和产生毒素的适宜温度为 18 ~ 30℃。肉毒梭菌芽孢能耐高温，干热 180℃，5 ~ 15min，方能杀死。引起中毒的食品多是家庭自制的发酵食品如臭豆腐、豆瓣酱、玉米糊等。发病时头痛眩晕，眼睑下垂，视力模糊，瞳孔散大，对光反应消失，以后发展为咽下困难，发音困难和呼吸困难。

对可疑食品进行彻底加热，破坏肉毒毒素，是防止中毒的重要措施。

项目三　有害动植物引起的食物中毒

任务1　有毒动植物中毒

有毒动植物中毒是指有些动物和植物，含有某种天然有毒成分，往往由于其形态与无毒的品种类似，易混淆而误食;或食用方法不当，食物储存不当，形成有毒物质，食用后引起的中毒。

任务2　有毒动植物中毒特征

1. 季节性和地区性较明显，这与有毒动物和植物的分布、生长成熟、采摘捕捉、饮食习惯等有关。

2. 潜伏期较短，大多数十分钟至十多小时，少数也有超过1天的。

3. 散在性发生，偶然性大，散在性的或小集体的中毒多于大的集体性暴发。

4. 发病率和病死率较高。

任务3　组胺中毒

组胺中毒是食用含有致病量组胺的食品而引起的一种类过敏性食物中毒。这一鱼类主要是指海产鱼中的青皮红肉的鱼类，如北方的青花鱼、鲐鱼、竹荚鱼、金枪鱼、沙丁鱼及秋刀鱼等。这类鱼体内富含组胺酸，当鱼体受到含组氨酸脱羧酶多的细菌污染时，在适宜的温度、有氧、弱酸性等条件下，细菌可使组胺酸脱羧形成组胺。

◆知识拓展

成人一次食入组胺量在100～150mg时，即可引起中毒。最后因呼吸中枢麻痹而死亡。本病发展很快，病人往往数小时内死亡。

组胺中毒患者会出现面部及全身皮肤潮红、眼结膜充血、头晕、头痛、心悸、脉快、呼吸窘迫和血压下降，有时还口渴、喉烧灼感、唇水肿、皮肤出现斑疹或荨麻疹等，体温一般不升高。

预防组胺中毒，一是防止鱼类腐败变质，在5℃以下贮藏，以控制组胺大量生成，禁止出售腐败变质的鱼类;二是合理的烹调方法，对于产生组胺的青皮红肉鱼类，在烹调中采取一些去毒措施。首先应彻底刷洗鱼体，去除鱼头、内脏和血块，然后将鱼切成鱼段后以冷水浸泡几个小时，烹调时加入少许食醋等，可使鱼中组胺含量下降65%以上。

任务4　河豚鱼中毒

河豚鱼品种较多，鱼体为长椭圆形或纺锤形，口小，上下颌骨本身形成四个牙板，背及腹部有小刺，鱼肤有花纹。河豚鱼的有毒成分为河豚毒素。河豚鱼的卵巢、肝脏、鱼籽的毒性最强，肾脏、血液、眼睛、鳃和鱼皮的毒性次之，以鱼肉中毒性最弱，多数无毒。

河豚毒素中毒，会出现面色潮红，上睑下垂，瞳孔先缩小后扩大，有时伴恶心、呕吐、腹泻等胃肠症状，四肢无力，发冷，口唇、舌尖、指端等处的知觉麻痹，河豚毒素可使神经末梢或神经中枢发生麻痹，开始时知觉神经麻痹，然后运动神经麻痹，最后呼吸中枢及血管神经中枢麻痹而死亡。

◆知识拓展

河豚毒素对人的致死量为7μg/kg。

预防河豚毒素中毒，要加强卫生宣传，禁止出售鲜河豚，河豚加工处理前，必须先除去内脏等毒素较多部位，安全无毒后方可出售。

任务5　动物肝脏中毒

动物肝脏含有丰富的维生素 A 和维生素 D 被人们视为营养佳品，但也曾发生因食动物肝脏而引起中毒事件。

动物肝脏中毒通常会出现恶心、呕吐、颜面潮红似酒醉样，两眼怕光、高度红肿、结膜充血或出血，并有难以忍受的剧烈头痛。

不要过量食用可能含有大量维生素 A 或维生素 D 的动物肝脏。其他的动物肝脏，一次也不宜食用过多，防止脂溶性维生素中毒等情况的发生。

任务6　毒蕈中毒

蕈类统称蘑菇，是大型真菌。我国有食用蕈300多种，毒蕈约80多种，其中含剧毒能使人致死的有10多种。毒蕈中毒多发生于高温多雨的夏秋季节，往往由于采集野生鲜蕈时因缺乏经验而误食中毒。毒蕈含有毒素的种类与多少因品种、地区、季节、生长条件的不同而异。

毒蕈的有毒成分比较复杂，往往一种毒素含于几种毒蕈中或一种毒蕈又可能含有多种毒素。几种有毒成分同时存在的，有的互相拮抗，有的互相协同，因而症状较为复杂。一般按临床表现将毒蕈中毒分为四种类型：肝肾损害型（原浆毒型）；神经毒型；溶血素型；胃肠毒型。

◆知识拓展

肝肾损害型（原浆毒型），主要由环肽毒、磷柄白毒肽类、非环状肽的肝肾毒三类毒素引起。毒肽类中毒的临床表现一般可分为六期：潜伏期、胃肠炎期、假愈期、内脏损害期、精神症状期和恢复期。神经毒型主要是神经症状，如神经兴奋或抑制，精神错乱，交感或副交感神经受影响等症状。溶血素型主要是由马鞍菌素引起的，该毒素除致胃肠炎症状外，还可引起溶血性贫血、肝脏肿大或肾脏的损害。胃肠毒型毒素可能为类树脂物质，以恶心、呕吐、腹痛、腹泻为主的中毒。

预防毒蕈中毒主要措施：制定食蕈和毒蕈图谱，广为宣传以提高群众鉴别毒蕈的能力，防止误食中毒；在采集蘑菇时，应由有经验的人进行指导，或经有关部门鉴定，确认无毒方可采集食用；干燥后可以食用的蕈种，应明确规定其处理方法，鲜蕈必须在沸水中煮5－7min，并弃去汤汁后方可食用。

任务7　含氰苷类植物中毒

含氰苷类植物有苦杏仁、苦桃仁、枇杷仁、樱桃仁、李子仁、苹果仁及木薯等。苦杏仁等均含有苦杏仁苷，木薯含木薯苷，人们食入这些含氰苷类物质后，在消化道遇水分解产生有毒的氢氰酸，经胃肠吸收，与细胞色素氧化酶的铁结合，阻止细胞色素氧化酶递送氧的作用，造成机体处于窒息状态。

中毒表现为有苦涩感、流涎、头晕、恶心、呕吐、心悸、脉频，四肢无力及有不同程度的呼吸困难，严重者可有呼吸急促或呼吸微弱、昏迷、四肢冰冷，继之意识丧失，全身阵发性痉挛，最后呼吸麻痹或心脏停止而死亡。

不生吃各种果仁，不吃未炒熟的苦杏仁；不能生吃木薯，吃木薯先去毒，剥除内皮用水浸泡和长时间水煮，煮时将锅盖打开，使氢氰酸蒸发掉。

◆**知识拓展**

苦杏仁苷致死量约为1g，氢氰酸对人的最低致死量，经测定约为0.3～0.5mg/kg。

任务8　四季豆中毒

四季豆又名扁豆、菜豆、刀豆、棍豆，四季豆中毒在秋季下霜前后较多见，其中毒与品种、产地、季节及烹调方法等有关。四季豆中含有皂素、红细胞凝集素等有毒物质。皂素对消化道黏膜有强的刺激性，凝集素则具有凝血作用。如烹调时加热不充分，就不能完全破坏这些有毒物质。

中毒表现为恶心、呕吐，并伴有头晕、头痛、腹痛、腹泻等。体温一般正常，有时四肢麻木、胃烧灼感、心慌和背痛等。

预防四季豆中毒的方法非常简单，只要把四季豆煮熟焖透就可以了。还要注意不买、不吃老四季豆，把四季豆两头和豆荚摘掉，因为这些部位含毒素较多。

任务9　发芽马铃薯中毒

马铃薯又名土豆，其本身含有微量难溶于水的龙葵素。龙葵素具有腐蚀性、溶血性，并对运动中枢及呼吸中枢有麻痹作用，在马铃薯发芽后龙葵素的含量会明显增加，尤其在其幼芽、芽眼周围及皮肉青紫部分的含量更高，大量食用未煮熟或发芽马铃薯可引起急性中毒。

中毒表现先是咽喉瘙痒，口发干、上腹部烧灼感或疼痛，而后出现胃肠炎症状，剧烈吐泻，可引起脱水及血压下降。轻者1－2天自愈；重者因剧烈呕吐而有失水及电解质紊乱，血压下降；严重中毒患者有昏迷及抽搐，最后因呼吸中枢麻痹而导致死亡。

未成熟青紫皮和发芽马铃薯不可食用，少许发芽马铃薯应深挖去芽部分，煮马铃薯时可加些醋，因其毒汁遇醋酸可分解，变为无毒。

◆**知识拓展**

人食入龙葵素0.2－4g即可引起中毒。

任务10　豆浆中毒

生豆浆含有皂素和抗胰蛋白酶等有害物质，对胃肠道黏膜有较强的刺激作用。人们喝了未经煮沸的豆浆可在0.5～1h内出现胃部不适、恶心、呕吐、腹泻、头晕、无力等中毒症状。豆浆一定要煮开，煮时避免假沸现象。

任务11　新鲜黄花中毒

鲜黄花含有秋水仙碱，是一种有毒物质，秋水仙碱溶于水，吃前放在开水里略微焯一下，中间最好再换一次水，这样就可以避免中毒了。干黄花菜无毒。

任务12　蔬菜中毒

蔬菜体内含有大量硝酸盐，在一定温度和水分条件下，由于硝酸盐还原酶的催化作用或变形杆菌等的还原作用，硝酸盐就被还原为亚硝酸盐，如果吃了不新鲜、腐烂的蔬菜，往往会造成亚硝酸盐中毒。

项目四　化学毒物引起的食物中毒

化学性食物中毒是指健康人经口摄入了正常数量，在感官上无异常，但确含有某种或几种化学性毒物的食物，随食物进入体内的化学性毒物对机体组织器官发生异常作用，破坏了正常生理功能，引起功能性或器质性病理改变的急性中毒，称为化学性食物中毒。包括一些有毒金属，及其化合物、农药等。由于食品加工、储存和运输等过程中，受到有毒化学物质的严重污染，导致各种有毒化学物质进入食品，超过正常数量并使其具有毒性。常见的化学性食物中毒有亚硝酸盐食物中毒、有机磷引起的食物中毒、砷化物引起的食物中毒等。

任务1　亚硝酸盐中毒

亚硝酸盐类食物中毒又称肠源性青紫病、紫绀症、乌嘴病，是一种比较常见的食物中毒。亚硝酸盐作用于血管舒缩中枢，在大剂量时直接作用于血管，而引起周围血管扩张，正常的低铁血红蛋白，经过亚硝酸盐的作用，被氧化成高铁血红蛋白，失去了输送氧气的功能，引起组织缺氧和皮肤青紫现象。

中毒原因可能是：①误食亚硝酸盐。亚硝酸盐为白色粉末，由于管理不当，误作为食盐，食用碱面或白糖食后而中毒；②食用过量。硝酸盐及亚硝酸盐可作为鱼、肉类及其制品的防腐剂或发色剂，如使用过量大，使食品含有大量硝酸盐及亚硝酸盐，食后也可中毒；③食用含有大量硝酸盐的蔬菜。菠菜、小白菜、芹菜等蔬菜不仅能从土壤中蓄积大量硝酸盐，且可将硝酸盐还原为亚硝酸盐。尤其腐败变质或存放过久，其亚硝酸盐含量更会明显增高，食用后可引起中毒；④饮用亚硝酸盐含量高的蒸锅水、温锅水或苦井水。

亚硝酸盐中毒特征为皮肤呈青紫色。轻症者只有口唇、指甲、全身皮肤轻度发紫，伴有头晕、腹胀、精神不振、心跳加快、呼吸急促、烦躁不安、倦怠等；重症者除上述外，全身皮肤发紫、心率减慢、心律不齐、昏迷和惊厥，如抢救不及时，最后因呼吸衰竭死亡。

为避免亚硝酸盐中毒，主要措施有：提高人们对亚硝酸盐有毒物质的防范意识，如严禁将亚硝酸盐与食盐混放在一起；包装或存放亚硝酸盐的容器应有醒目标志；禁食腐烂变质蔬菜或变质的腌菜；不喝苦井水，不用苦井水煮饭、和面；禁止在肉制品加工中过量使用亚硝酸盐；少食卤菜、腌肉类等；卫生监督部门要加强监管力度，严厉打击违规使用亚硝酸盐。

◆知识拓展

亚硝酸盐中毒量约为0.2～0.5g，致死量约为3g。

任务2　有机磷中毒

有机磷农药是一种高效、广谱杀虫剂，多为油状液体，少数为黄白液体，有特殊气味，挥发性较大，一般不溶或微溶于水，受碱性物质作用后则被破坏，毒性减少。有机磷农药种类很多，根据其毒性强弱分为高毒、中毒、低毒三类。有机磷类农药对人的危害作用主要机理是能抑制乙酰胆碱酯酶，使乙酰胆碱积聚，引起毒蕈碱样症状、烟碱样症状以及中枢神经系统症状，严重时可因肺水肿、脑水肿、呼吸麻痹而死亡。

有机磷农药中毒会出现头晕、头痛、恶心、呕吐、视力模糊、无力、腹痛、腹泻等症状。中毒剂量大时，则大汗淋漓，流涎，瞳孔缩小如针尖大，对光反射消失，胸闷紧缩感，呼吸急促，皮肤青紫，全身抽搐，肌肉震颤。严重者有意识不清、心动过速、血压升高、惊厥、紫绀、大小便失禁、肺水肿，最后可因呼吸中枢衰竭，呼吸肌麻痹或循环衰竭肺水肿而死亡。

为避免有机磷农药中毒，要做到有机磷农药专人保管，单独储存；器具专用，喷洒农药须遵守安全间隔期；喷过农药和播过毒种的农田，要竖立提示标志；配药拌种要远离畜圈、饮水源和瓜果地，以防治污染；喷洒农药作业必须注意个人防护，喷药后用肥皂水洗手、脸；蔬菜水果在食用前洗净等。

◆知识拓展

高毒类有机磷农药少量接触即可中毒，低毒类大量进入体内亦可发生危害。人体对有机磷的中毒量、致死量差异很大，由消化道进入较一般浓度的呼吸道吸入或皮肤吸收中毒症状重、发病急；但如吸入大量或浓度过高的有机磷农药，可在5分钟内发病，迅速致死。

任务3　砷中毒

元素砷是无毒的，但砷的化合物都有毒。最常见的有三氧化二砷，俗称砒霜或白砒，纯的三氧化二砷为白色粉末，无臭无味，易与面粉发酵粉、碱、淀粉等混淆而误食中毒。三氧化二砷及一些砷的化合物广泛用于农业杀虫，误食拌过砒霜的种子或用盛过含砷农药的容器盛装食品以及食品加工过程中使用的化学物质混有一定量的砷，均可引起中毒。

砷中毒一般都是由口服引起的。砷急性中毒的症状有两种类型，即麻痹型和胃肠型。其中尤以胃肠型较为常见。大量砷化物进入体内，可以麻痹中枢神经，出现四肢疼痛性痉挛、意识模糊、谵妄、昏迷、脉搏速弱、血压下降、呼吸困难，数小时内因毒物抑制中枢神经而死亡。在这种情况下，胃肠道的症状来不及出现或者症状很轻微，这就是麻痹型的症状。在实际生活中这种症状比较常见。砷中毒呈胃肠型症状者，在服毒1－2小时，甚至15－30分钟，即发生剧烈的恶心、呕吐、腹痛、腹泻，酷似霍乱或重症胃肠炎，大便也成水样并带血，可伴脱水和休克。一般中毒者在一两天内即可死亡。这是日常生活中常见的砷中毒症状。此外，吸入砷化氢气体也可发生急性中毒，其主要表现为溶血。

为避免砷中毒，要做到严格保管农药，实行专人专用，领用登记，砷化物农药必须染成易识别的颜色，包装上标明有害字样，禁止与食物一起存放；食用含砷农药拌种的容器，用具必须专用并做明显标记。砷中毒的家畜禽，应深埋销毁，严禁食用；含砷农药用于水果，蔬菜时，应遵守安全间隔期；食品工业所用含砷原料，含砷量不得超过国家标准。

◆知识拓展

三氧化二砷经口服5－50mg即可中毒，60－100mg即可致死。

任务4　毒鼠强中毒

毒鼠强化学名称四亚甲基二砜四胺，简称四二四。商品名“闻到死”“三步倒”“一扫光”“没鼠命”等，无臭无味。毒鼠强以原形从尿和粪便中排泄，代谢缓慢，可致二次毒鼠强中毒，毒力极强。毒鼠强由于毒性剧烈，我国已明令禁止使用，但近年我国鼠药市场管理混乱，误食、恶意投毒事件时有发生，严重威胁人们的生命财产的安全，目前多数中毒案例为口服中毒。

◆**知识拓展**

毒鼠强中毒机制和病理：拮抗γ-氨基丁酸（GABA），直接抑制其与脑内GABA受体结合，导致中枢神经兴奋惊厥。毒鼠强经胃肠进入机体后，8小时分布于全身各器官，导致脑、肺、心、肝等淤血水肿。

中毒表现，轻度中毒表现头痛，头晕，乏力，恶心，呕吐，口唇麻木，酒醉感。重度中毒表现突然晕倒，癫痫样大发作，发作时全身抽搐，口吐白沫，大小便失禁，意识丧失。

要从根本上遏制毒鼠强中毒事故的发生，必须加大严打力度，净化源头。大力倡导和推广使用高效低毒的灭鼠剂，要向公众进行中毒控制和急救宣传；培养中毒防治人才，落实意外事故应急救援计划和实施方案。

◆**知识拓展**

毒鼠强毒性大，对人的致死剂量为5-10mg，中毒后数分钟至半小时发病，且无特殊解毒药，不安全因素多，国外早已限制使用，我国于1991年明令禁止使用。

任务5　甲醇中毒

甲醇对人体的毒性作用是由甲醇及其代谢产物甲醛和甲酸引起，以中枢神经系统损害、眼部损害及代谢性酸中毒为主要特征。甲醇是一种强烈的神经和血管毒物，可直接毒害中枢神经系统。饮用甲醇兑制伪假酒或酿酒原料和工艺不符合要求，酒中含甲醇超过国家标准者均可引起中毒。

为避免甲醇中毒应严格遵守操作规程；加强保管，防止误服或将甲醇用于酒类饮料；定期进行卫生安全监测。

任务6　氟中毒

氟一般来源于三废污染的环境，作物生长而进入食物。当高氟地区的人们摄入过量的氟就会造成中毒。氟中毒是一种慢性全身性疾病，早期表现为疲乏无力、食欲不振、头晕、头痛、记忆力减退等症状。过量的氟进入人体后，主要沉积在牙齿和骨骼上，形成氟斑牙和氟骨症，若长期摄入过量氟，还出现骨骼和肾脏的损害。

◆**知识拓展**

所谓氟斑牙，即牙齿珐琅质的破坏，牙齿表面失去光泽及出现灰色斑点。氟骨症表现为腰腿痛、关节僵硬、骨骼变形、下肢弯曲、驼背，甚至瘫痪，氟中毒妇女还会因骨盆变形而造成难产。

氟中毒没有特效药治疗。最好的防治措施是改水源。含氟量较高的水也可用化学药物（如硫酸铝、活性炭等）除氟。

项目五　食物中毒的调查处理

任务1　食物中毒的调查

食物中毒的调查、处理与管理，是医学诊断处理过程，也是食品卫生案例的调查处理过程。食物中毒调查处理的具体任务：首先抢救和妥善安置病人；第二通过现场调查确定是否为食物中毒，查明引起中毒的可疑食物和中毒的原因，采样进行实验检验；第三采取现场处理措施，预防食物中毒继续发生。

任务2　食物中毒的现场调查

卫生监督机构当接到食物中毒报告后，应向报告人了解发生中毒的单位、地址、中毒人数、中毒症及可疑食品等。除通知报告人及时送病人就医外，还要保护好现场，保留剩余食物及病人的吐泻物等。调查者应携带食物中毒调查包迅速赶赴现场。

食物中毒的调查，组织流行病学专向调查，明确临床诊断，及时处理病人是食物中毒发生后应采取的重要措施。其具体步骤如下：

1. 在到达现场后首先向单位负责人、炊管人员及医务人员详细了解中毒发生的时间及经过情况，中毒人数及严重程度。初步确定引起中毒的可疑食品，详细询问中毒患者在发病当天与前两天所吃食物，筛出全部患者均吃过而健康者未吃过的食物，确定可疑食品，同时要深入厨房食堂，调查可疑食物的来源、质量、存放条件及加工烹调方法、操作卫生等，从中找出引起中毒的主要污染环节，查明中毒原因，在初步确定可疑食物的基础上封存一切剩余的可疑食物，禁止出售或食用。

2. 查明患者的发病时间及主要临床表现，积极抢救、治疗病人，促使毒物尽快排出，并采取对症处理和特效治疗。

3. 对可疑食品的剩余部分、病人的吐泻物及其他可疑物品应采样送检。采样时被检样品的质量固体为 100 – 150g，液体为 100 – 200 毫升，采样后应避免发生变质和再污染，细菌样品应在无菌条件下采样和低温下保存运送，有挥发性样品更应注意密封，样品中不得加入防腐剂。并根据中毒症状及可疑原因提出检验重点和目的，力求缩小检验范围。

任务3　食物中毒的现场处理

确定食品中毒类型后，针对原因立即对现场进行处理，以防止事件扩大蔓延。对引起中毒的剩余食物经煮沸消毒 15 – 30min 或用漂白粉消毒后一律废弃，最好焚烧或深埋。

厨房食堂应进行一次彻底大扫除。炊事用具和容器凡能洗刷的均用 2% 的碱水洗刷一遍，然后再用清水冲洗干净，煮沸消毒后再用。不能煮的，可用 0.5% 漂白粉溶液浸泡 5min，然后清水冲洗干净再用。地面、墙壁也可用 0.5% 漂白粉溶液消毒。

病人的排泄物、呕吐物可用 20% 石灰乳或 3% 的漂白粉消毒。对患有肠道感染病的食品生产经营人员应调离食品工作岗位。

任务4　食物中毒的资料整理，分析，报告

食物中毒调查资料的整理，分析，及时写出总结。食物中毒资料的整理和总结，内容一般包括：基本情况，食物中毒发生经过，现场调查，病人临床表现，引起中毒食品，致病因素，实验室检测结果（一是流行病学调查，二是卫生学调查），中毒暴发原因与条件，检验结果，最后诊断，事件处理经过和采取的预防措施，今后的工作建议等。

任务5　食物中毒处理的相关法规

食品药品监督管理部门在日常监督管理中发现食物中毒事件，或者接到有关食物中毒事

件的举报，应当立即核实情况，经初步核实为食物中毒事件的，应当立即向同级卫生行政、农业行政、工商行政管理、质量监督等相关部门通报。并根据《食品安全事故应急预案》的要求时限，做出初次报告、阶段报告，应尽可能报告事件发生的时间、地点、单位、危害程度、死伤人数、事故报告单位、联系人员、原因的初步判断、采取措施及控制情况等。《中华人民共和国食品安全法》已于 2009 年 6 月 1 日起施行，《食品安全法实施条例》规定自事故发生之时起 2 小时内向所在地县级人民政府卫生行政部门报告，《餐饮服务食品安全监督管理办法》规定应及时按照有关规定向上级食品药品监督管理部门报告。

复习思考题

一、填空题

1. 食物中毒是指人经口摄入 ________ 数量的 ________ 状态的 ________ 后所引起的以 ________ 为主要临床特征的疾病。

2. 微生物类群引起的食物中毒，主要包括 ________ 中毒和 ________ 中毒两大类。

3. 根据引起食物中毒的机理不同可分为 ________ 及 ________ 食物中毒。

4. 排除毒物的方法：________、________、________。

5. 细菌性食物中毒是由于进食被 ________ 所污染的食物而引起的急性感染中毒性疾病。一般可分为 ________、________ 和 ________ 三类。

6. 沙门氏菌属为 ________ 菌，菌型繁多，在自然界分布 ________。

7. 变形杆菌属有五个群，即 ________，________，摩根氏变形杆菌，________ 和 ________。

8. 副溶血性弧菌为 ________，在含盐浓度 3% ~3.5% 的培养基内生长最好，故曾叫 ________ 菌。

9. 葡萄球菌有多种，其中 ________ 和 ________ 中有些菌株可产生肠毒素而引起中毒。

10. 肉毒梭菌是 ________ 菌，可产生 ________，在 ________ 环境中能产生强烈的外毒素。

11. 组胺中毒是食用含有________的食品而引起的一类________食物中毒。

12. 河豚鱼的________、________、________的毒性最强，肾脏，________、________、________、________毒性次之，以鱼肉中毒性最弱，多数无毒。

13. 不要过量食用可能含有大量________和________的动物肝脏。

14. 一般按临床表现将毒蕈中毒分为四种类型 ________（原浆毒型）、________、________、________。

15. 人们食入这些 ________ 物质后，在消化道遇 ________ 分解产生有毒的 ________，经胃肠吸收，与细胞色素氧化酶的 ________ 结合，阻止细胞色素氧化酶递送 ________ 的作用，造成机体处于窒息状态。

16. 龙葵素具有__________、__________并对运动中枢及呼吸中__________。

17. 化学性食物中毒是指健康人经口摄入了__________，在感官上无异常，但确含有某种或几种__________的食物，随食物进入体内的化学性毒物对__________发生异常作用，破坏了正常生理功能，引起__________或__________的急性中毒。

18. 常见的化学性食物中毒有__________食物中毒，__________引起的食物中毒，__________引起的食物中毒等。

19. 亚硝酸盐作用于血管舒缩中枢，在大剂量时直接作用于血管，而引起周围__________，正常的低铁血红蛋白，经过亚硝酸盐的作用，被氧化成__________，失去了__________的功能，引起组织__________和__________现象。

20. 有机磷农药种类很多，根据其毒性强弱分为__________、__________、__________三类。

21. 砷中毒一般都是由__________引起的。砷急性中毒的症状有两种类型，即__________和__________。

22.《中华人民共和国食品__________》已于__________年__________月__________日起施行。

23. 食物中毒的调查、处理与管理，是__________处理过程，也是__________的调查处理过程。

24. 卫生监督机构当接到食物中毒报告后，应向报告人了解发生中毒的__________、__________、__________、__________、__________等。

25. 食物中毒调查资料的整理和总结，内容一般包括：__________，食物中毒__________，__________，引起中毒食品，致病因素，实验室检测结果（一、流行病学调查，二、卫生学调查），中毒暴发__________，检验结果，最后诊断，__________和采取的预防措施，__________等。

二、判断题

1. 食物中毒与人的体质没有太大关系。(　　)

2. 食品在生产过程中不注意卫生、生熟不分造成食品污染，食用前又未充分加热处理，可能导致食物中毒发生。(　　)

3. 夏秋季多发生肉毒中毒和亚硝酸盐中毒；冬春季细菌性和有毒动植物食物多发生。(　　)

4. 天然动物、植物性食物，怎么食用都不会引起食物中毒。(　　)

5. 由毒素型和感染型两种协同作用所致的食物中毒称为混合型食物中毒。(　　)

6. 在春秋季节人和动物的带变形杆菌率一般都比较高。(　　)

7. 预防副溶血性弧菌中毒需要防止病菌污染，控制繁殖和杀死病原菌。(　　)

8. 发酵食品臭豆腐易引起肉毒中毒。(　　)

9. 一般含水分多，蛋白质和糖也多的食品有利于葡萄球菌的繁殖，并产生肠毒素。(　　)

10. 动物肝脏含有丰富的维生素 A 和维生素 D，被人们视为营养佳品，所以可过量食用。(　　)

11. 生豆浆含有皂素和抗胰蛋白酶等有害物质，人们喝了未经煮沸的豆浆可引起中毒症状。(　　)

12. 蔬菜可随意大量食用。(　　)

13. 马铃薯发芽后龙葵素的含量不会明显增加。(　　)

14. 四季豆烹调时加热不充分,就不能完全破坏皂素等有毒物质,会引起食物中毒。(　　)

15. 亚硝酸盐为白色粉末,会误作为食盐、食用碱面或白糖食后而引起中毒。(　　)

16. 喷过有机磷农药农药和播过毒种的农田,不需要竖立提示标志。(　　)

17. 元素砷是无毒的,所以砷的化合物也无毒。(　　)

18. 由于我国鼠药市场管理混乱,误食、恶意投毒事件时有发生。(　　)

19. 甲醇是一种强烈的神经和血管毒物,可直接毒害中枢神经系统。(　　)

20. 发生食物中毒,首先应是抢救和妥善安置病人。(　　)

21. 对可疑食品的剩余部分,病人的吐泻物及其他可疑物品应采样送检。(　　)

22. 确定食品中毒类型后,不急着对现场进行处理,以调查事件真相。(　　)

23. 根据《食品安全事故应急预案》的要求时限,应尽可能报告事件发生的时间、地点、单位、危害程度、死伤人数、事故报告单位、联系人员、原因的初步判断、采取措施及控制情况等。(　　)

模块十一 食品卫生监督管理

◆**基础理论和知识**

1. 食品卫生监督管理的概念。
2. 食品法律体系。
3. 食品卫生标准。
4. 食品卫生要求与管理。
5. 食品生产经营过程的卫生管理。
6. 餐饮业食品卫生管理。
7. 进出品食品的卫生管理。
8. 其他行业的卫生监督管理。

◆**基本技能及要求**

1. 掌握食品卫生监督管理的概念。
2. 了解食品卫生监督管理的体系和方法。

◆**学习重点**

食品卫生要求与管理。

◆**学习难点**

食品卫生监督管理的体系和方法。

◆**导入案例**

2004 年 6 月 21 日，某区卫生局对某水产市场的鱼鲞进行抽检，送该区疾病控制中心进行检测，检测结果表明从市场内业主陶某处采集的小黄鱼鲞样品中残留敌敌畏、敌百虫。在得到检测结果之后，对当事人的违法情况进行立案。同日，区卫生局立即对该摊位的小黄鱼鲞进行了封存，依法作出了检查笔录、询问笔录和卫生行政控制决定书。为了查清当事人的违法所得的情况和同批次的小黄鱼鲞的售出数量以及毒鱼鲞的来源，卫生监督员要求业主提供产品进出货的书面凭证。但业主陶某称其摊位产品都为直接的现金交易，没有书面凭证。为此，区卫生局根据卫生监督员的合议意见认为：该业主的行为已构成违反《中华人民共和国食品卫生法》第九条第（二）项的规定，且因为没有交易的书面凭证，无法查清该摊位的违法所得数额，于2004年7月5日对该业主实施行政处罚听证告知。当事人陶某自愿放弃听证，2004年7月9日，区卫生局作出：1. 责令立即停止经营被检出敌敌畏、敌百虫的小黄鱼鲞；2. 责令销毁该批小黄鱼鲞150公斤；3. 罚款人民币10000元的行政处罚。该摊位业主于当日交纳了罚款，并贴出了收回有毒小黄鱼鲞的公告，7月15日在区卫生局卫生监督员的监督下，该摊位业主销毁了被检出敌敌畏、敌百虫的小黄鱼鲞。

◆讨论

1. 为什么区卫生局要做出对陶某罚款人民币10000元的行政处罚？
2. 为什么陶某还必须贴出收回有毒小黄鱼鲞的公告？

项目一　概述

任务1　食品卫生监督管理的概念

食品卫生监督是为了保障人民身体健康，增强体质，由法定的卫生行政部门在管辖范围内依据《食品安全法》及其相应的法规对食品生产、储存、运输、销售等过程的卫生执法活动。食品卫生监督是国家的法定制度，是国家意志和权力的反映，它具有强制力、法律性、权威性和普遍约束性。我国食品卫生监督的法律依据是《食品安全法》。

食品卫生管理是指政府的食品生产经营管理部门和食品生产经营者根据《食品安全法》的规定，对食品生产经营活动进行管理的过程，即贯彻执行食品卫生法律、法规和规章制度的全过程。它包括各级卫生行政部门的食品卫生监督管理、各级人民政府的食品生产经营管理部门的管理、食品生产经营者的自身管理。

食品卫生监督管理是食品卫生执法主体以监督形式，与食品生产经营者及其自身管理部门卫生管理相结合的监督和管理，两者共同承担食品卫生法赋予的不同权利和义务。

任务2　食品卫生监督管理体系

食品卫生法规定，食品卫生监督管理的基本体制分两个系统：地方和军队。地方系统分四部分：国家（卫生部）、部门（铁道、交通）、地区（省、地、县）、企业（食品生产经营者）。

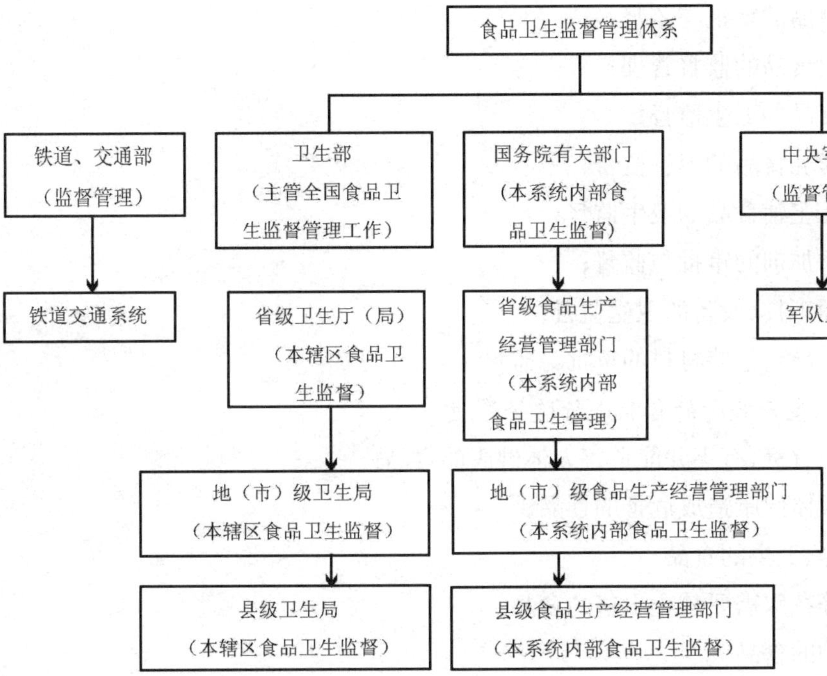

我国的特点是以地域管辖为主，即按照政府行政区域管辖，同时辅之以级别管辖、指定管辖等。

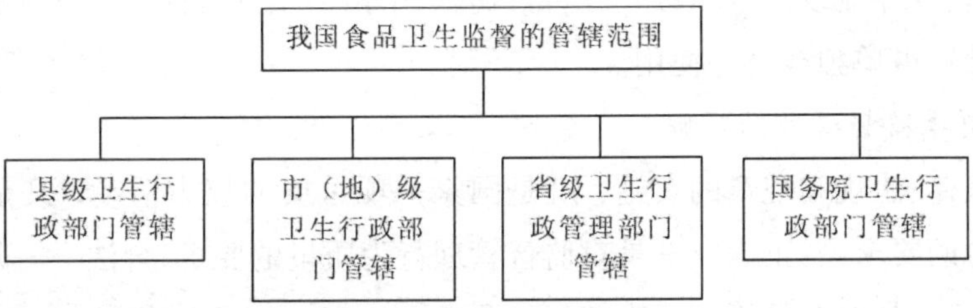

任务3　食品卫生监督管理的内容

（一）对食品生产经营者实施的监督管理

1. 食品卫生生产许可的发放；
2. 食品生产经营人员的健康检查；
3. 对食品生产经营人员进行食品卫生知识培训；
4. 食品生产经营企业新建、改建、扩建工程和设计的卫生审查；
5. 采购食品及原料索取检查合格证；
6. 食品包装标识监督；
7. 城乡集市贸易的监督。

（二）对食品、食品添加剂及食品用产品的监督管理

1. 对普通食品的卫生监督；
2. 对新资源食品的审批与监督；

3. 对保健食品的审批与监督；

4. 对转基因食品的监督管理；

5. 对辐照食品的卫生监督；

6. 对特殊营养食品的卫生监督；

7. 对婴幼儿主辅食品的卫生监督；

8. 对食品添加剂的审批与监督；

9. 对食品用工具、设备的卫生监督；

10. 对食品容器、包装材料的审批与监督。

(三)对禁止生产经营的食品进行监督管理

1. 已经证明有毒、有害并能危害人体健康的食品；

2. 可能对人体健康造成危害的食品；

3. 影响营养、卫生的食品；

4. 为防病等特殊需要禁止出售的食品；

5. 加入药物的食品。

(四)对违反《食品卫生法》的行为追查责任，依法进行行政处罚

行政处罚的种类主要有7种：警告并限期改进；责令停止生产经营或者使用；责令追回并销毁违法食品；责令停业改进；没收违法所得；罚款；吊销卫生许可证。

各项行政处罚可单独或合并使用。

(五)食品卫生监督管理的原则

食品卫生法律、法规和规章的实施，既是国家一项重要的权力活动，又是卫生行政机关的神圣职责。总的要求是：正确——是对监督管理行为质量的要求；合法——是对监督行为规范的要求；及时——是对监督管理行为效率的要求。

项目二　食品卫生法律体系

任务1　食品卫生法律体系构成

法律体系，是指由一个国家内部各个现行法律部门所构成的有机统一整体。食品卫生法律体系，属于卫生监督法律的重要组成部分，是食品生产经营者从事食品生产经营活动必须遵守的行为准则，也是政府及相关部门实施食品卫生监督管理的法律依据。

依据食品卫生法律规范的具体表现形式及其法律效力层次，食品卫生法律体系由以下具有不同法律效力层次的规范性文件构成：即食品卫生法律、食品卫生法规、食品卫生规章、食品卫生标准和其他规范性文件。

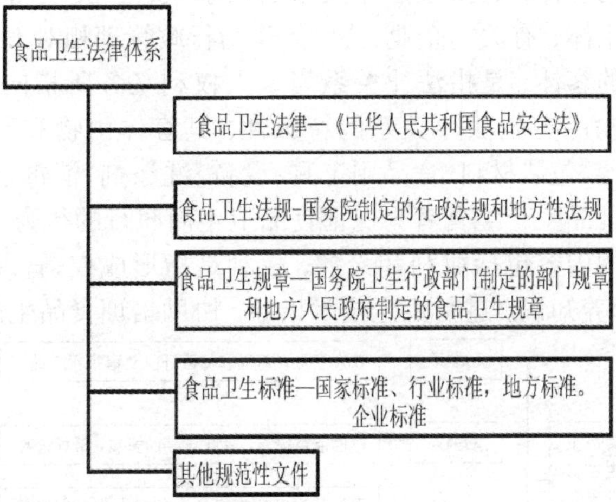

《中华人民共和国食品安全法》是我国食品卫生法律体系中法律效力层次最高的规范性文件，是指定从属性的食品卫生法规、规章以及其他规范性文件的依据。

◆拓展知识

食品安全立法司法重要历程：

1995 年《中华人民共和国食品卫生法》施行，旨在保证食品卫生，防止食品污染和有害因素对人体的危害。

2006 年修订食品卫生法被列入年度立法计划。此后，将修订食品卫生法改为制定食品安全法。

2007 年食品安全法草案首次提请全国人大常委会审议。

2008 年食品安全法草案公布，广泛征求各方面意见和建议。后因三鹿奶粉引发的“三聚氰胺事件”爆发，又进行多方面修改。

2009 年食品安全法获得通过，并于 6 月 1 日正式施行。食品卫生法废止。

2009 年国务院颁布实施《食品安全法实施条例》，进一步落实企业作为食品安全第一责任人的责任，强化各部门在食品安全监管方面的责任。

2013 年 10 月国务院法制办就食品安全法修订草案送审稿公开征求意见。在此基础上形成的修订草案经国务院常务会议讨论通过。

任务 2　食品卫生法调整的法律关系

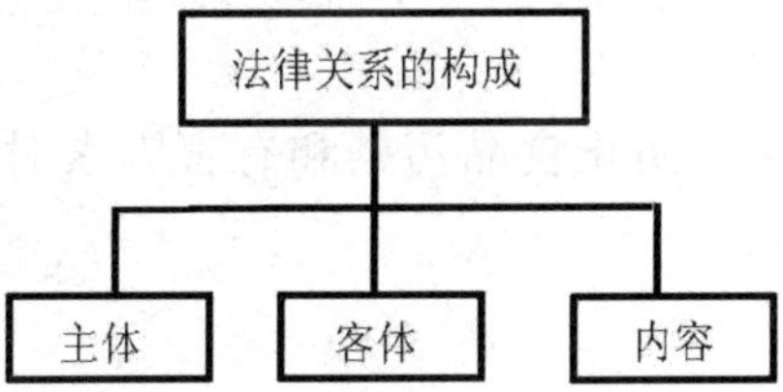

食品卫生法律关系的主体，是指该法律关系的当事人，一般以国家行政机关和法律、法规授权的组织作为执法主体，有关的企业、公民等作为行政管理相对人。

食品卫生法律关系的客体，是指法律关系当事人权利义务所指向的对象，一般包括物、行为和智力成果。由于食品卫生法律关系的特殊性，其客体由物和行为组成，包括一切食品、食品添加剂、食品容器、包装材料、食品用工具、设备、洗涤剂、消毒剂和食品的生产经营场所、设施、有关环境以及食品生产经营者为保证食品卫生而履行的行为。

食品卫生法律关系的内容包括权利和义务，权利是指形成权、管理权、命令权和处罚权。义务是宣传食品卫生、营养知识，进行卫生技术指导，协助培训食品生产经营人员等。

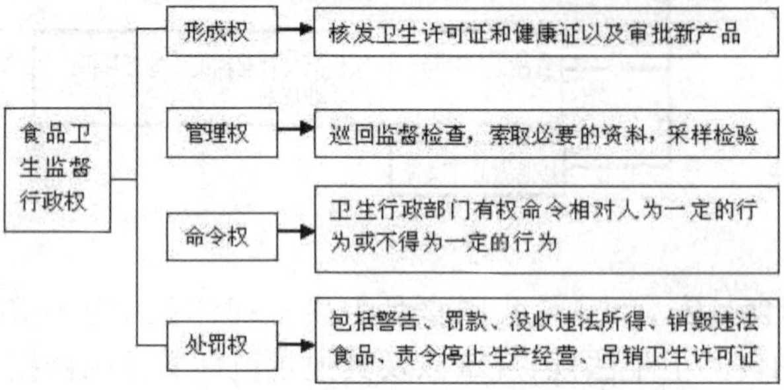

任务3　食品卫生法律规范

食品卫生法律规范是指国家制定的规定卫生行政部门和行政管理相对人权利义务的，并由国家强制力保证实施的一系列规范的总称。其构成一般包括适用条件、行为模式和法律后果。

食品法律规范按照其约束程度可分为：强制性规范和任意性规范；按照其性质分为：授权性规范、义务性规范和禁令性规范；按照其确定方式可分为：确定性规范、准用规范和委任性规范。

确定性规范：是指直接、明确地规定某一行为规则的法律规范。

准用性规范：是指没有直接规定规范的内容，只有规定在适用该规范时准予援用该规范所指定的其他规范的法律规范。

委任性规范：是指没有规定规范的内容，但指出了该规范的内容由某一专门机关加以规定的法律规范。

食品卫生法律规范的效力主要有时间效力、对人的效力和空间效力构成。

任务4　食品卫生法

(一)食品卫生法的概念

食品卫生法是调整食品生产经营和食品卫生监督管理活动中产生的各种社会关系的法律规范的总称。

立法目的：为了保证食品卫生，防止食品污染和有害因素对人体的危害，从而保障人民生命安全与健康、增强人民体质。

(二)食品卫生法建设过程

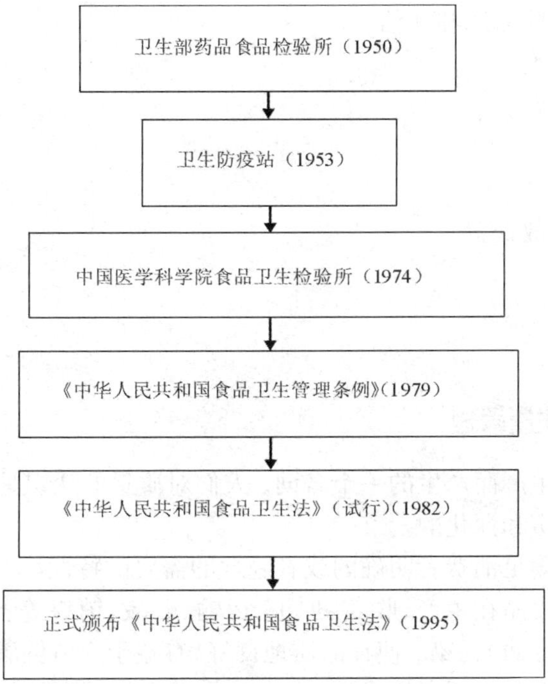

(三)《中华人民共和国食品卫生法》目录

第一章 总 则

第二章 食品的卫生

第三章 食品添加剂的卫生

第四章 食品容器、包装材料和食品用工具、设备的卫生

第五章 食品卫生标准和管理办法的制定

第六章 食品卫生管理

第七章 食品卫生监督

第八章 法律责任

第九章 附 则

(四)《中华人民共和国食品安全法》

食品安全法的立法背景和意义

近几年来，我国食品安全事件频繁发生，一定程度上引发社会公众对食品安全的心理恐慌，对国家和社会的稳定以及经济良性发展造成巨大冲击。

《食品卫生法》规定要求已不能够适应当前的国内社会经济发展和国际大环境。

《食品安全法》的出台和实施，其意义是不言而喻的。该部法律将对我国食品安全监管产生深远的影响。食品安全法全方位构筑食品安全法律屏障，对规范食品生产经营活动，防范食品安全事故的发生，增强食品安全监管工作的规范性、科学性和有效性，提高我国食品安全整体水平，切实保证食品安全，保障公众身体健康和生命安全，具有重要意义。

《中华人民共和国食品安全法》目录
第一章 总 则
第二章 食品安全风险监测和评估
第三章 食品安全标准
第四章 食品生产经营
第五章 食品检验
第六章 食品进出口
第七章 食品安全事故处置
第八章 监督管理
第九章 法律责任
第十章 附 则

任务5 食品卫生质量管理

质量是伴随着商品生产而产生的一个名词，人们对质量的认识是随着生产力水平的提高和社会的发展而不断丰富和深化的。

食品质量是指食品满足消费者明确的或者隐含的需要的特性。

食品卫生是为防止食品在生产、收获、加工、运输、贮藏、销售等各个环节被有害物质(包括物理、化学、微生物等方面)污染，使食品质地良好、有益于人体健康所采取的各项措施。

管理活动由以下几个基本要素构成：

管理对象，即人、财、物、信息等；

管理目标，即管理活动预期要进行的内容和达到的结果；

管理手段，即为达到一定目标，在管理活动中所采取的一些列有效手段；

管理职能，主要有计划、组织、指挥、协调、控制等几方面。

管理活动划分为四个阶段：

计划。在调查研究的基础上，确定目标；通过设计、试验、试制，最后选定方案、制定标准，并提出实施计划的具体方案、措施和步骤。

执行。实施计划，进行生产活动。

检查。检查计划执行情况，了解实施效果，及时发现问题。

处理。根据检查结果进行相应的处理；总结成功经验，巩固提高；吸取失败教训，避免再范；提出遗留问题，继续循环。

质量管理就是以保证或提高产品质量为目标的管理。

项目三 食品卫生标准

任务1 食品卫生标准的概念、性质及意义

概念：食品卫生标准是对食品中与人类健康相关的质量要素及其评价方法所作出的规定。

性质：其性质体现在科学技术性、政策法规性、强制性、健康与安全性、社会性和经济性五

个方面。

意义:食品卫生标准是食品卫生法律法规体系的重要组成部分;食品卫生标准保证了法制化食品卫生管理的顺利进行;食品卫生标准是维护我国主权、促进食品国际贸易和市场竞争的过程。

任务2　食品卫生标准的分类

我国食品卫生标准体系由国家标准(GB)、行业标准(WB)、地方标准和企业标准构成。食品卫生标准主要有标准的适用范围、引用标准、标准指标(包括卫生学指标及营养学指标)和检验方法等组成。

1. 按标准发生作用的范围或审批权限分类:

国家食品卫生标准、行业食品卫生标准、地方食品卫生标准、企业食品卫生标准。

2. 按标准的约束性分类:强制性标准和推荐性标准。

3. 按标准的适用对象分类:

食品原料与产品卫生标准。

食品添加剂使用卫生标准。

营养强化剂使用卫生标准。

食品容器与包装材料卫生标准。

食品中农药最大残留限量卫生标准。

食品中霉菌与霉菌毒素限量卫生标准。

食品中环境污染物限量卫生标准。

食品中激素(植物生长素)及抗菌素的限量卫生标准。

食品生产经营企业良好卫生规范(GHP)、良好操作规范(GMP)和危害分析关键控制点(HACCP)。

食品标签标准。

辐照食品卫生标准。

食品卫生检疫方法(食品卫生微生物检验方法、食品卫生理化检验方法、食品卫生毒理学安全评价程序与方法、食品卫生营养素检验方法)。

其他,包括食品餐饮具洗涤卫生标准、洗涤剂和消毒剂卫生标准。

任务3　食品中有害化学物质及食品卫生标准的制定

(一)食品卫生标准制定程序及其相关机构

1. 立项建议——任何法人和自然人。

2. 立项审查——国家食品卫生标准专家委员会。

3. 计划——卫生部(国标委)。

4. 选择研制单位,组成具有代表性的标准研制写作组(相关的科研、检测、监督、企业、行业协会、非政府组织;不同地区、不同层次、不同学科)——国家食品卫生标准专家委员会秘书处

5. 标准研制——标准研制协作组。

6. 征求意见——标准研制写作组、卫生部。

7. 技术审查——国家食品卫生标准专家委员会。

8. 行政审查——卫生部。

9. 对外通报——国标委。

10. 批准发布——卫生部(1998 年以前),卫生部和国标委联会(2003 年以后)。

(二)制定与审批应遵循的主要原则

法律规定——《食品卫生法》。

科学原则——“危险性评估”。

国际准则——WTO 有关协定和 CAC 有关标准。

其他因素——政府、企业、社会等方面的相关因素。

(三)食品中有害化学物质卫生标准制定步骤:

危险识别

↓动物毒性试验

确定动物最大无作用量(MNL)

↓根据动物试验结果,考虑应用于人的安全系数

确定人体每日容许摄入量(ADI)

↓摄入量评估、危险性特征的描述

确定每日食品中的总容许量

↓考虑含该物质食品的种类和人的每日食用量(食物系数)

确定该物质在每种食品中的最高容许量

↓考虑各方面的实际情况

制定食品中有害物质的限量标准

ADI:人类终生每日摄入该化学物质,对人体健康无任何不良效应的剂量,(mg/kg 体重)

动物→人,种间差异 10 倍

人→人,个体差异 10 倍

安全系数 = 10 × 10 = 100

ADI(mg/kg 体重) = 动物 MNL(mg/kg 体重) ÷ 100

任务 4　国际食品卫生标准体系概况

CAC 是食品法典委员会(Codex Alimentarius Commission)的简称。食品法典委员会是联合国粮农组织(FAO)和世界卫生组织(WTO)于 1962 年建立的政府间协调食品标准的国际组织。它的工作宗旨是通过建立国际协调一致的食品标准体系,保护消费者的健康,促进公平的食品贸易。CAC 现有包括中国在内的 165 个成员国,覆盖了全球 98% 的人口。

食品法典,它是由 CAC 向各成员国推荐的食品安全和质量的国际标准、食品加工规范和准则,旨在保护消费者的健康并消除国际贸易间不平等的行为。

食品法典的性质:法典标准对食品的各种要求是为了保证消费者获得完好、卫生、不掺假和正确标识的食品。所有食品法典标准都是根据标准格式制定并在适当条款中列出各项指标。一个国家可根据其领土管辖范围内销售食品的现行法令和管理程序,以“全部采纳”、“部分采纳”和“自由销售”等几种方式采纳法典标准。

国际食品法典是动态的标准。目前 CAC 共制定:245 个通用标准和食品产品标准,41 种食品加工卫生规范,760 种食品添加剂和 25 种污染物的安全(残留)限量,3270 个农药残留量最大限量标准。同样,CAC 还制定出一系列食品中兽药残留限量值及各种分析和采样方法。

任务5　食品企业卫生规范

食品企业通用卫生规范规定了食品企业的食品加工过程、原料采购、运输、贮存、工厂设计与设施的基本卫生要求及管理准则。本规范适用于食品生产、经营的企业、工厂，并作为制定各类食品厂的专业卫生规范的依据。

生产过程卫生控制要求：

1. 环境卫生控制

控制厂区环境卫生的主要任务，就是最大限度地消除和减少鼠虫和粉尘等危害因素对产品卫生质量的威胁。最根本的办法就是保持厂区的环境卫生。

2. 生产用水卫生质量控制

水质的要求；生产用水的消毒处理；供水设施的管理；水质监测。

3. 生产用冰卫生质量控制

在生产过程中直接或间接与产品接触的冰，其卫生质量直接影响到产品的卫生质量。因此必须保证制冰用水必须符合饮用水卫生要求，制冰用设备和盛冰器具必须符合卫生要求。

4. 原料及辅料卫生质量控制

控制食品加工原料和辅料的卫生质量，是进行产品卫生质量控制的第一关，把住了原料和辅料的卫生质量，就可消除危害由原辅料带入的机会。

5. 加工过程卫生质量控制

规范、合理的工序安排，严格的工序管理，是防止产品加工过程产生交叉污染的根本性措施；对关键控制点的控制，是预防或消除加工过程危害的有效办法。

6. 车间、设备及工器具卫生质量控制

设备和工器具的清洗消毒；车间地面、墙壁、天花板和门窗的清洗消毒；清洁用化学品的管理。

7. 包装和储运卫生控制

包装要求：出口食品的包装材料必须清洁卫生，直接接触食品的包装材料要符合国家食品包装材料卫生标准要求。产品包装应在与其他工序隔离的专用区域或包装间内进行；储存要求：应制定出口食品储存卫生的控制程序并严格实施；运输要求：食品运输车、船的卫生状况、温湿度应符合要求。

8. 人员卫生控制

人员的健康状况；人员的个人卫生要求；人员的教育和培训。

9. 产品质量检验

工厂应建立与生产相适应的质量检验机构，对自产产品进行验证。

任务6　食品卫生质量鉴定

食品卫生质量鉴定是《中华人民共和国食品安全法》赋予各级食品卫生监督机构的重要职责，是对食品卫生质量的最终确认，也是各级食品卫生监督部门的主要执法依据。

食品卫生质量鉴定与识别的依据，包括：《中华人民共和国食品安全法》（包括原商业部粮油质量管理试行办法和卫生部食品新资源卫生管理办法）、国标 GB7718－2011《食品安全国家标准 预包装标签通则》、各类食品的国家标准和原轻工部关于食品保质期的规定。在掌握食品鉴定的依据时，首先要从严掌握食品的卫生标准，杜绝病从口入，同时要坚持食品质量标准，向掺杂掺假的违法行为作斗争，维护广大消费者合法权益。

一、根据《食品安全法》第二十八条的规定，禁止生产经营下列食品：

(一)用非食品原料生产的食品或者添加食品添加剂以外的化学物质和其他可能危害人体健康物质的食品，或者用回收食品作为原料生产的食品；

(二)致病性微生物、农药残留、兽药残留、重金属、污染物质以及其他危害人体健康的物质含量超过食品安全标准限量的食品；

(三)营养成分不符合食品安全标准的专供婴幼儿和其他特定人群的主辅食品；

(四)腐败变质、油脂酸败、霉变生虫、污秽不洁、混有异物、掺假掺杂或者感官性状异常的食品；

(五)病死、毒死或者死因不明的禽、畜、兽、水产动物肉类及其制品；

(六)未经动物卫生监督机构检疫或者检疫不合格的肉类，或者未经检验或者检验不合格的肉类制品；

(七)被包装材料、容器、运输工具等污染的食品；

(八)超过保质期的食品；

(九)无标签的预包装食品；

(十)国家为防病等特殊需要命令禁止生产经营的食品；

(十一)其他不符合食品安全标准或者要求的食品。

二、食品标签实施要求：

凡是在中华人民共和国境内生产或者销售的预包装食品(预先包装于容器中，以备交付给消费者的食品即预包装食品)的标签必须符合强制性国家标准 GB7718－2011《食品安全国家标准 预包装食品标签通则》、GB10344－2005《预包装饮料酒标签通则》、GB13432－2004《预包装特殊膳食用食品标签通则》的规定，食品标签不符合上述规定的预包装食品不得出厂和销售。

食品标签的作用是向消费者传递有关食品特征和性能的信息，可以引导、指导消费者选购食品，促进销售。由于在标签上展现食品的质量和安全，从而保护消费者的利益和健康；由于在标签上标明生产日期、保质期或保存期，当超出上述期限或消费者、经销者未按标签上标明贮藏条件保存，食品发生意外，食品制造者不承担责任，这也维护了食品制造者的合法权益。

GB7718－2011《食品安全国家标准 预包装食品标签通则》将食品标签标注的内容划分为四个层次：

(一)直接向消费者提供的预包装食品标签标示内容

直接向消费者提供的预包装食品标签标示应包括食品名称、配料表、净含量和规格、生产者和(或)经销者的名称、地址和联系方式、生产日期和保质期、贮存条件、食品生产许可证编号、产品标准代号及其他需要标示的内容。

(二)非直接提供给消费者的预包装食品标签标示内容

非直接提供给消费者的预包装食品标签应按照直接向消费者提供的标示内容相应要求提示食品名称、规格、净含量、生产日期、保质期和贮存条件，其他内容如未在标签上标注，则应在说明书或合同中注明。

（三）标示内容的豁免

1. 下列预包装食品可以免除标示保质期：酒精度大于等于10%的饮料酒；食醋；食用盐；固态食糖类；味精。

2. 当预包装食品包装物或包装容器的最大表面面积小于$10cm^2$时，可以只标示产品名称、净含量、生产者（或经销商）的名称和地址。

（四）推荐标示内容

批号，根据产品需要，可以标示产品的批号。

食用方法，根据产品需要，可以标示容器的开启方法、食用方法、烹调方法、复水再制方法等对消费者有帮助的说明。

致敏物质，以下食品及其制品可能导致过敏反应，如果用作配料，宜在配料表中使用易辨识的名称，或在配料表邻近位置加以提示。如加工过程中可能带入上述食品或其制品，宜在配料表邻近位置加以提示。

1. 含有麸质的谷物及其制品（如小麦、黑麦、大麦、燕麦、斯佩尔特小麦或它们的杂交品系）；
2. 甲壳纲类动物及其制品（如虾、龙虾、蟹等）；
3. 鱼类及其制品；
4. 蛋类及其制品；
5. 花生及其制品；
6. 大豆及其制品；
7. 乳及其制品（包括乳糖）；
8. 坚果及其果仁类制品。

项目四　食品企业的卫生要求与管理

任务1　工厂设计与设施卫生要求

1. 厂址的选择

对周围环境的要求：食品厂应选择在环境卫生状况比较好的区域，工厂周围不得有有碍食品卫生的污染源。

对水源的要求：建厂的地方必须有充足的水源供应，其水质应符合国家饮用水的卫生要求。

其他条件：建厂的地方应交通便利、电力充足。

2. 厂区的规划

生产区和生活区：生产区与生活区应隔离。

厂区的路面：厂区地面要平坦，不积水，无蚊虫滋生地。

防护设施：以煤或木糠为主要燃料的工厂，要注意煤烟和粉尘对加工区的影响，煤堆或木糠应放在加工区的下风位，并设置隔离防护设施，烟囱要安装除尘装置。

非卫生区设施：生产废料放置的位置、污水处理区、畜禽宰前暂住区应远离加工区，并处于加工区的下风位，装废料容器应带盖，厂区卫生间要有防蝇防虫设施。

加工区相对独立：加工区与厂外道路应保持一定距离，并相对隔离，厂区内不得兼营、生产和存放有碍食品卫生的其他产品。

3. 车间卫生要求

结构:车间在结构设计上应适合具体食品加工的要求,车间空间应与生产能力相适应。

布局:车间的布局既要便于各生产环节的相互衔接,又要便于加工过程的卫生控制,防止生产过程交叉污染的发生。食品加工过程基本上按照从原料－半成品－成品的过程。

门窗:车间门窗应用浅色、平滑、易清洗、不透水、耐腐蚀的坚固材料制作,并有防蝇虫、防尘及防鼠设施。

人员卫生设施:更衣室、淋浴间、洗手消毒设施、卫生间车间地面、墙面及天面:车间地面用防滑、坚固、不透水、耐腐蚀的无毒材料修建 ,车间内墙壁、屋顶或者天花板使用无毒、浅色、防水、防霉、不脱落、易于清洗的材料修建,墙角、地角、顶角具有弧度 。

供水与排水设施:车间内生产用水的供水管应采用不易生锈、耐腐蚀的材料制造,车间的排水沟应表面光滑、不渗水,供水与排水方向应从清洁区流向非清洁区。

通风与采光:车间应有良好的通风条件,车间气流方向应从清洁区向非清洁区流动。车间还要有充足的光源,操作区照度不低于220Lux,检验区照度不低于540Lux,其他区不低于110Lux。

控温设施:加工易腐易变质食品的车间应具备空调设施,不同的品种、不同的加工工序,其温度要求有所不同。对车间温度要配有相应的监测装置。

4. 仓储设施卫生要求

原料/辅料存储设施:应能保证生产加工所准备的原料和辅料在储存过程中,品质不会出现变化,不会产生新的危害。清洁、卫生,防止鼠虫危害是对各类食品加工用原料、辅料存储设施的基本要求。所有库存的货物都应该做好标识。

包装材料存储设施:各食品厂应该为包装材料的存放、保管设置专用的存储库房,库房应清洁、干燥,有防虫和防鼠设施。

成品存储设施:食品厂成品存储设施的规模和容量要与工厂的生产能力相适应,并具备能保证成品在存放过程中品质保持稳定,不受污染。

有毒有害物存储设施:应能确保本厂使用的洗涤剂、消毒剂、杀虫剂、燃油、润滑油和化学品等有毒有害物得到有效控制,专人、专库(柜)保管,避免对食品、食品接触表面和食品包装物料造成污染。

任务2　设备与工器具卫生要求

1. 材质要求

加工过程使用的设备和工器具的材质应符合以下条件:无毒、耐腐蚀、不易生锈、不易老化、易于清洗消毒。

2. 结构要求

食品加工设备和工器具的结构在设计上应便于日常清洗、消毒、检查和维护。

3. 安装要求

车间内加工设备的安装,一方面要符合整个生产工艺布局的要求,另一方面要便于生产过程的管理,同时还要便于设备进行日常维护和清洁。

任务3　个人卫生与健康要求

1. 食品厂的从业人员（包括临时工）应接受健康检查，并取得体检合格证者，方可参加食品生产。

2. 从业人员上岗前，要先经过卫生培训教育，方可上岗。

3. 上岗时，要做好个人卫生，防止污染食品。

（1）进车间前，必须穿戴整洁划一的工作服、帽、靴、鞋，工作服应盖住外衣，头发不得露于帽外，并要把双手洗净。

（2）直接与原料、半成品和成品接触的人员不准戴耳环、戒指、手镯、项链、手表，不准浓艳化妆、染指甲、喷洒香水进入车间。

（3）手接触脏物、进厕所、吸烟、用餐后，都必须把双手洗净才能进行工作。

（4）上班前不许酗酒，工作时不准吸烟、饮酒、吃食物及做其他有碍食品卫生的活动。

（5）操作人员手部受到外伤，不得接触食品或原料，经过包扎治疗戴上防护手套后，方可参加不直接接触食品的工作。

（6）不准穿工作服、鞋进厕所或离开生产加工场所。

（7）生产车间不得带入或存放个人生活用品，如衣物、食品、烟酒、药品、化妆品等。

（8）进入生产加工车间的其他人员（包括参观人员）均应遵守本规范的规定。

任务4　工厂的卫生管理

食品厂必须建立相应的卫生管理机构，配备经过培训的专职或兼职的食品卫生管理人员。建立健全设备设施维修保养制度，定期检查、维修，防止污染食品；应制定有效的清洗及消毒方法和制度。清洗剂、消毒剂、杀虫剂以及其他有毒有害物品均应有固定包装、贮存于库房和柜橱内，专人负责保管，建立管理制度。各种药剂的使用品种和范围，须经省卫生监督部门的同意；污水排放应符合国家规定标准，达标后排放。厂区设置的污物收集设施，因为密闭式或带盖，在24h之内运出厂区处理；食品厂全体工作人员，每年至少进行一次体格检查，取得卫生监督机构颁发的体检合格证明者，方能从事食品生产工作。

任务5　卫生与质量检验管理

一、工厂的卫生管理

1. 机构

（1）食品厂必须建立相应的卫生管理机钩，对本单位的食品卫生工作进行全面管理。

（2）管理机构应配备经专业培训的专职或兼职的食品卫生管理人员。

2. 职责（任务）

（1）宣传和贯彻食品卫生法规和有关规章制度，监督、检查在本单位的执行情况，定期向食品卫生监督部门报告。

（2）制定和修改本单位的各项卫生管理制度和规划。

（3）组织卫生宣传教育工作，培训食品从业人员。

（4）定期进行本单位从业人员的健康检查，并做好善后处理工作。

3. 维修、保养工作

(1)建筑物和各种机械设备、装置、设施、给排水系统等均应保持良好状态，确保正常运行和整齐洁净，不污染食品。

(2)建立健全维修保养制度，定期检查、维修，杜绝隐患，防止污染食品。

4. 清洗和消毒工作

(1)应制定有效的清洗及消毒方法和制度，以确保所有场所清洁卫生、防止污染食品。

(2)使用清洗剂和消毒剂时，应采取适当措施，防止人身、食品受到污染。

5. 除虫、灭害的管理

(1)厂区应定期或在必要时进行除虫灭害工作，要采取有效措施防止鼠类、蚊、蝇、昆虫等的聚集和滋生。对已经发生的场所，应采取紧急措施加以控制和消灭，防止蔓延和对食品的污染。

(2)使用各类杀虫剂或其他药剂前，应做好对人身、食品、设备工具的污染和中毒的预防措施，用药后将所有设备、工具彻底清洗，消除污染。

6. 有毒有害物管理

(1)清洗剂、消毒剂、杀虫剂以及其他有毒有害物品，均应有固定包装，并在明显处标示“有毒品”字样，贮存于专门库房或柜橱内，加锁并由专人负责保管，建立管理制度。

(2)使用时应由经过培训的人员按照使用方法进行，防止污染和人身中毒。

(3) 除卫生和工艺需要，均不得在生产车间使用和存放可能污染食品的任何种类的药剂。

(4)各种药剂的使用品种和范围，须经省(自治区、直辖市)卫生监督部门同意。

7. 饲养动物的管理

(1)厂内除供实验动物和待加工禽畜外，一律不得饲养家禽、家畜。

(2)应加强对实验动物和待加工禽畜的管理，防止污染食品。

8. 污水、污物的管理

(1)污水排放应符合国家规定标准，不符合标准者应采取净化措施，达标后排放。

(2)厂区设置的污物收集设施，应为密闭式或带盖，要定期清洗、消毒，污物不得外溢，应于24h之内运出厂区处理，做到日产日清，防止有害动物聚集滋生。

9. 副产品的管理

(1)副产品(加工后的下脚料和废弃物)应及时从生产车间运出，按照卫生要求，贮存于副产品仓库，废弃物则收集于污物设施内，及时运出厂区处理。

(2)使用的运输工具和容器应经常清洗、消毒，保持清洁卫生。

10. 卫生设施的管理

(1)洗手、消毒池，靴、鞋消毒池，更衣室、淋浴室、厕所等卫生设施，应有专人管理，建立管理制度,责任到人，应经常保持良好状态。

11. 工作服的管理

(1)工作服包括淡色工作衣、裤、发帽、鞋靴等，某些工序(种)还应配备口罩、围裙、套袖等卫生防护用品。

(2)工作服应有清洗保洁制度。凡直接接触食品的工作人员必须每日更换。其他人员也应定期更换，保持清洁。

12. 健康管理

(1)食品厂全体工作人员，每年至少进行一次体格检查，没有取得卫生监督机构颁发的体检合格证者，一律不得从事食品生产工作。

(2) 对直接接触入口食品的人员还须进行粪便培养和病毒性肝炎带毒试验。

(3) 凡体检确认患有：①肝炎（病毒性肝炎和带毒者）；②活动性肺结核；③肠伤寒和肠伤寒带菌者，④细菌性痢疾和痢疾带菌者；⑤化脓性或渗出性脱屑性皮肤病；⑥其他有碍食品卫生的疾病或疾患的人员均不得从事食品生产工作。

二、卫生和质量检验

1. 食品厂应设立与生产能力相适应的卫生和质量检验室，并配备经专业培训、考核合格的检验人员，从事卫生、质量的检验工作。

2. 卫生和质量检验室应具备所需的仪器、设备，并有健全的检验制度和检验方法。原始记录应齐全，并应妥善保存，以备查核。

3. 应按国家规定的卫生标准和检验方法进行检验，要逐批次对投产前的原材料、半成品和出厂前的成品进行检验，并签发检验结果单。

4. 对检验结果如有争议，应由卫生监督机构仲裁。

5. 检验用的仪器、设备，应按期检定，及时维修，使经常处于良好状态，以保证检验数据的准确。

项目五　食品生产经营过程的卫生管理

任务 1　概述

食品生产经营过程应包括食品从原料到成品再到销售的所有环节。包含食品的加工方式和加工行为，食品原料、中间产品及成品，以及它们的包装、贮藏、运输和销售等环节。

任务 2　食品良好生产规范

食品良好生产规范，又称 GMP，是一种具体的食品质量保证体体系，是对食品生产过程的各个环节、各个方面实行全面质量控制的具体技术要求和为保证产品质量必须采取的监控措施。GMP 是国际上普遍应用于食品生产过程的先进管理系统，它要求食品生产企业应具有良好的生产设备、合理的生产过程、完善的质量管理和严格的检测系统，以确保终产品的质量符合有关标准。

一、GMP 的类别

1. 国家政府机构颁布的 GMP。
2. 行业组织制定的 GMP。
3. 食品企业自订的 GMP。

二、GMP 的内容

1. 人员的要求。
2. 企业的设计与实施。
3. 质量管理。
4. 成品的储与运输。

5. 标识。

6. 卫生管理。

7. 成品售后意见处理。

8. 记录处理。

三、实施 GMP 的意义

1. 确保食品质量；

2. 促进食品企业质量管理的科学化和规范化，推动食品加工行业整体质量管理水平的提高；

3. 有利于食品产品进入国际市场；

4. 提高卫生行政部门对食品企业进行监督检查水平；

5. 弘扬先进，带动落后，优胜劣汰，促进食品企业的公平竞争。

任务3　HACCP 系统

HACCP 系统，是对食品生产加工过程中可能造成食品污染的各种危害因素进行系统和全面地分析，确定需要重点控制的加工化解，通过一系列有效的控制手段达到消除食品污染的目的。从理论上讲，HACCP 的有效实施应当建立在完善 GMP 的基础上。

GMP 和 HACCP 的关系：GMP 的实施可以消除影响产品的一般危害，HACCP 则重点针对影响食品卫生质量的严重危害，二者的关系如同点与面的关系。

实施 HACCP 的意义：改善企业内部管理，更新质量控制意识，提高质量控制水平；以较低成本保证较高的安全性；提高我国出口食品的质量水平，促进我国食品出口创汇。

HACCP 的原则：进行危害分析；确定关键控制点；制定关键限值；建立检测体系以检测每个关键控制点的控制情况；建立当关键控制点市区控制时应采取的纠偏措施；建立确认 HACCP 系统有效运行的验证程序；建立有关上述原则及其应用的必要程序和记录。

HACCP 实施过程：组建 HACCP 工作小组；描述产品，确定产品的预期用途；绘制和确认生产工艺流程图；危害分析；确定关键控制点；建立每个关键控制点的关键限值；建立起对每个关键控制点进行检测的系统；建立纠偏措施；建立验证程序；建立文件盒记录档案。

任务4　食品生产过程的卫生管理

1. 产品污染风险控制

应通过危害分析方法明确生产过程中的食品安全关键环节，并设立食品安全关键环节的控制措施。在关键环节所在区域，应配备相关的文件以落实控制措施，如配料（投料）表、岗位操作规程等。

鼓励采用危害分析与关键控制点体系（HACCP）对生产过程进行食品安全控制。

2. 生物污染的控制

清洁和消毒：

（1）应根据原料、产品和工艺的特点，针对生产设备和环境制定有效的清洁消毒制度，降低微生物污染的风险。

（2）清洁消毒制度应包括以下内容：清洁消毒的区域、设备或器具名称；清洁消毒工作的职责；使用的洗涤、消毒剂；清洁消毒方法和频率；清洁消毒效果的验证及不符合的处理；清洁消毒工作及监控记录。

(3)应确保实施清洁消毒制度，如实记录；及时验证消毒效果，发现问题及时纠正。

食品加工过程的微生物监控：

根据产品特点确定关键控制环节进行微生物监控；必要时应建立食品加工过程的微生物监控程序，包括生产环境的微生物监控和过程产品的微生物监控。

食品加工过程的微生物监控程序应包括：微生物监控指标、取样点、监控频率、取样和检测方法、评判原则和整改措施等，具体可参照附录A的要求，结合生产工艺及产品特点制定。

微生物监控应包括致病菌监控和指示菌监控，食品加工过程的微生物监控结果应能反映食品加工过程中对微生物污染的控制水平。

3. 化学污染的控制

应建立防止化学污染的管理制度，分析可能的污染源和污染途径，制定适当的控制计划和控制程序。

应当建立食品添加剂和食品工业用加工助剂的使用制度，按照GB 2760的要求使用食品添加剂。

不得在食品加工中添加食品添加剂以外的非食用化学物质和其他可能危害人体健康的物质。

生产设备上可能直接或间接接触食品的活动部件若需润滑，应当使用食用油脂或能保证食品安全要求的其他油脂。

建立清洁剂、消毒剂等化学品的使用制度。除清洁消毒必需和工艺需要，不应在生产场所使用和存放可能污染食品的化学制剂。

食品添加剂、清洁剂、消毒剂等均应采用适宜的容器妥善保存，且应明显标示、分类贮存；领用时应准确计量、做好使用记录。

应当关注食品在加工过程中可能产生有害物质的情况，鼓励采取有效措施减低其风险。

4. 物理污染的控制

应建立防止异物污染的管理制度，分析可能的污染源和污染途径，并制定相应的控制计划和控制程序。

应通过采取设备维护、卫生管理、现场管理、外来人员管理及加工过程监督等措施，最大程度地降低食品受到玻璃、金属、塑胶等异物污染的风险。

应采取设置筛网、捕集器、磁铁、金属检查器等有效措施降低金属或其他异物污染食品的风险。

当进行现场维修、维护及施工等工作时，应采取适当措施避免异物、异味、碎屑等污染食品。

5. 包装

食品包装应能在正常的贮存、运输、销售条件下最大限度地保护食品的安全性和食品品质。

使用包装材料时应核对标识，避免误用；应如实记录包装材料的使用情况。

任务5　食品贮运过程的卫生管理

食品的贮存和运输：

1. 根据食品的特点和卫生需要选择适宜的贮存和运输条件，必要时应配备保温、冷藏、保鲜等设施。不得将食品与有毒、有害、或有异味的物品一同贮存运输。

2. 应建立和执行适当的仓储制度，发现异常应及时处理。

3. 贮存、运输和装卸食品的容器、工器具和设备应当安全、无害，保持清洁，降低食品污染的风险。(GB 14881－2013)。

4. 贮存和运输过程中应避免日光直射、雨淋、显著的温湿度变化和剧烈撞击等，防止食品受到不良影响

任务6 食品销售的卫生管理

产品召回管理：

1. 应根据国家有关规定建立产品召回制度。

2. 当发现生产的食品不符合食品安全标准或存在其他不适于食用的情况时，应当立即停止生产，召回已经上市销售的食品，通知相关生产经营者和消费者，并记录召回和通知情况。

3. 对被召回的食品，应当进行无害化处理或者予以销毁，防止其再次流入市场。对因标签、标识或者说明书不符合食品安全标准而被召回的食品，应采取能保证食品安全，且便于重新销售时向消费者明示的补救措施。

4. 应合理划分记录生产批次，采用产品批号等方式进行标识，便于产品追溯。

项目六 餐饮业食品的卫生管理

任务1 餐饮卫生管理机构

卫生管理组织构成：单位负责人；专、兼职食品卫生管理人员；卫生组织机构至少要三人组成 。

任务2 食品原料采购及储存卫生管理

一、食品原料采购卫生管理要求

1. 食品采购必须索证、登记和检查验收；

2. 采购的食品原料及成品必须色、香、味、形正常，不采购腐败变质、霉变及其他不符合卫生标准要求的食品；

3. 采购肉类食品必须索取兽医卫生检验合格证明及定点屠宰证明；

4. 采购酒类、罐头、饮料、乳制品、调味品等食品，应向供方索取本批次的卫生检验合格证或检验单；采购进口食品必须有中文标识；

5. 采购定型包装食品，商标上应有品名、厂名、厂址、生产日期、保存期(保质期)等内容；

6. 食品采购入库前应由库管人员进行验收，合格者入库储存，不合格者退回。

二、食品原料储存卫生管理要求

1. 食品仓库实行专用并设有防鼠、防蝇、防潮、防霉、通风的设施及措施，保持运转正常；

2. 食品应分类，分架，隔墙隔地存放，各类食品有明显标志，有异味或易吸潮的食品应密封保存或分库存放，易腐食品要及时冷藏、冷冻保存；

3. 建立仓库进出库专人验收登记制度，做到勤进勤出，先进先出，定期清仓检查，防止

食 品过期、变质、霉变、生虫，及时清理不符合卫生要求的食品；

4. 食品成品、半成品及食品原料应分开存放，食品不得与药品、杂品等物品混放；

5. 食品仓库应经常开窗通风，定期清扫，保持干燥和整洁；

6. 工作人员应穿戴整洁的工作衣帽，保持个人卫生。

任务3　厨房及辅助区卫生管理

厨房的最小使用面积不小于8平方米，墙壁应有2米以上的瓷砖或其他防水、防潮、可清洗的材料制成的墙裙；地面应由防水、不吸潮、可洗刷的材料建造，具有一定坡度，易于清洗。

应配备足够的照明、通风、排烟装置和有效的防蝇、防尘、防鼠以及污水排放和符合要求的存放废弃物的设施。

凉菜间应配有专用冷藏设施、洗涤消毒和符合要求的更衣设施，室内温度不得高于25℃。

蛋糕间应当设置空气消毒装置和符合要求的更衣室及吸收、消毒水池。

任务4　餐具卫生管理

1. 盛放冷荤及烹饪、加工好的直接入口食品的盆、盘、碟、方盘等容器在盛放直接入口食品前必须洗刷洁净并进行有效的消毒。清洗消毒设备设施的大小与数量应能满足需要；餐用具应首选热力方法进行消毒，因材质、大小等原因无法采用的除外。

2. 餐饮具洗涤消毒池严格专用，明确标识洗涤池、消毒池、清洗池。

3. 严格执行餐饮具、工用具、容器洗刷消毒程序：

(1)热力消毒至少设两个水池，洗消程序为去残渣、洗涤剂洗刷、净水冲、热力消毒四道工序，感官检查光、洁、涩、干；

(2)药物消毒至少设三个水池，程序为去残渣、洗涤剂洗刷、药物消毒、净水冲四道工序；消毒水池内壁有水面高度标志线，池中预先放自来水(使用有效氯消毒剂消毒时应使用常温水)达标志高度后，再向水中加入规定容积的消毒药剂，使有效氯浓度达到250ppm，药剂混均后分散(勿重叠)放入欲消毒的餐饮具容器，使餐饮具、容器充分浸入消毒液面内，维持消毒时间5分钟以上，取出后以净水冲洗表面的消毒剂残留，感官检查洁净、无异味。

4. 药物消毒后需擦干刀、叉、勺及水杯等用具表面所带的水时，应使用经过消毒的专用擦布擦拭，达到光亮、无水痕。

5. 严格餐用具用后洗净、用前消毒原则；已消毒与未消毒的餐饮具分开存放，并在餐饮具贮存柜上标有明显的“已消毒”“未消毒”标记；消毒后的餐用具放入密闭保洁柜中储存，分类摆放、整洁有序，餐具保洁柜定期清洗、保持洁净；保洁柜内无杂物及个人用品。

6. 洗碗机保持洁净，热力洗消用水、气达到规定的温度；设备上的温度显示或清洗消毒剂自动添加装置正常无故障。洗碗机、洗消池用后保持洁净，无残渣，台面、地面清洁无污垢。

7. 从餐用具、容器上清除下来的废弃物以专用带盖容器盛放，做到废弃物不暴露、不积压、不外溢、容器外观清洁。

8. 从事洗刷、消毒工作的从业人员经健康、培训合格，持有效健康、培训证明上岗；熟练掌握洗消工序与洗涤、消毒的相关卫生知识。

9. 所使用的洗涤剂、消毒剂需经检验合格，符合国家食品用洗涤剂、消毒剂卫生标准与要求，保证对人体安全无害，索取的检验证明存档备查。

10. 未经消毒的餐饮具、容器不得用于盛放直接入口食品及客人使用;禁止重复使用一次性使用的餐饮具。

任务5 餐厅卫生管理

1. 餐厅、店堂整洁，地面、墙壁、门窗、暖气、桌、椅、台等清洁整齐;空调空气过滤网定期清洗，保持清洁;室内无有害昆虫及老鼠。

2. 在就餐前一小时以内进行餐具摆台，餐具摆台超过当次就餐时间尚未使用的必须回收，经再次消毒后保洁贮存，餐具摆台后或有客人就餐时不得清扫地面。

3. 当发现或被顾客告知所提供的食品确有感官性状异常或可疑变质时，服务人员需立即撤换该食品，并同时告知有关负责人及备餐人员，备餐人员需当即检查被撤换的食品和同类食品，及时做出相应处理，确保供餐卫生。

4. 配送直接入口食品时，使用专用工具分捡、传递食品，专用工具定位放置，防止污染;提倡分餐方式供餐与就餐，做到每个菜品的容器中备有公用筷及公用勺。

5. 消毒后的餐巾、餐纸在专台折叠，定位保洁存放，工作人员折叠前洗净并消毒双手;不向用餐者提供非一次性餐(纸)巾及非专用口布。

6. 消毒后的餐饮具要自然滤干或烘干，不应使用手巾、餐巾擦干，以避免受到再次污染。

7. 餐桌上摆放供客人自取的调味料符合相应卫生要求，盛放容器清洁卫生，盛放的调味料做到适时更换。

8. 餐厅空气流通，保证空气新鲜、无异味;不在无机械排风设施的房间采用木炭及燃气火锅方式供餐。

9. 供用餐者使用的洗手设施保持整洁、完好，洗涤用品充足。当传染病流行时，坚持班前班后对餐厅进行消毒，并按卫生部门要求落实各项防病措施。

10. 使用工具售货，货款分开，食品包装材料(包装纸、塑料袋、一次性餐盒等)符合国家卫生标准要求，禁止使用带有颜色的塑料袋直接盛装食品。

11. 防蝇设施齐全有效，及时捕打进入餐厅内的苍蝇等有害昆虫，灭蝇灯应悬挂于距地面2米高度，并与餐桌保持一定水平距离，高压电网保持清洁。

12. 严格按卫生许可证审批项目经营，未经“对外送餐”专项审批不经营外卖快餐、盒饭的送餐业务。

任务6 环境的卫生与安全

要保证餐厅食品安全，必须做到以下几个方面:

1. 餐桌椅整洁，地面清洁，玻璃光亮，有公共卫生间及洗手设施。

2. 要每天清扫两次，每周大扫除一次，达到无蝇、无蜘蛛。

3. 不销售变质、生虫食品。

4. 小餐具用后洗净、消毒、保洁。

5. 服务员穿戴清洁工作衣帽，工前、便后洗手消毒。

6. 点心、熟食必须在防尘防蝇玻璃柜内销售，坚持使用清洁的售货工具。

7. 服务人员工作时禁止戴戒指、手链，涂指甲。

任务7　食物过敏

食物过敏是指个体在摄入某种食物之后，由机体免疫调节所引发的不良反应。

食物过敏与饮食习惯有关，目前尚无确切的食物过敏流行病学数据，8%的儿童和2%～4%的成人可能受食物过敏的影响。

现有控制食物过敏最有效的手段是对食物或食品做相应的标注。

项目七　进出口食品的卫生管理

任务1　出口食品的卫生管理

为了保证出口食品卫生质量，维护国家信誉，根据《中华人民共和国食品卫生法》和《中华人民共和国进出口商品检验条例》的有关规定，凡在中华人民共和国领域内从事出口食品加工生产、经营和储运的，都必须遵守《中华人民共和国出口食品卫生管理办法》。

《中华人民共和国出口食品卫生管理办法》（以下简称本办法）适用于一切出口食品（包括各种供人食用、饮用的成品和原料以及按照传统习惯加入药物的食品），用于出口食品的食品添加剂、食品容器、包装材料和食品用工具、设备；也适用于出口食品的加工生产、经营场所、设施、工艺流程、运输工具和有关环境。

一、监督检验管理机构

我国食品出口监督检验管理机构是中华人民共和国国家进出口商品检验局（以下简称国家商检局），其对出口食品进行卫生监督、检验的职责是：

1. 组织领导省、自治区、直辖市进出口商品检验局及其分支机构（以下统称商检机构），对出口食品的加工厂、屠宰场、冷库、仓库（以下简称出口食品厂、库）和出口食品进行卫生监督和检验。

2. 制定、公布《出口食品厂、库最低卫生要求》和《出口食品厂、库注册细则》。并根据需要，制定、公布出口食品质量检验标准和有关规定。

3. 统一管理全国出口食品厂、库的注册工作。

二、商检机构对出口食品厂、库和出口食品进行卫生监督、检验的职责

1. 监督出口食品卫生管理有关规定的贯彻执行。

2. 对管辖范围内出口食品厂、库和出口食品进行卫生监督和检验。

3. 审查和办理管辖范围内出口食品厂、库的注册工作。

三、出口食品厂、库的注册与监督管理

1. 出口食品厂、库的注册

出口食品厂、库必须按照《出口食品厂、库注册细则》的规定，向所在省、自治区、直辖市商检机构申请注册。申请注册的出口食品厂、库必须符合《出口食品厂、库最低卫生要求》；向国外注册的，要符合有关进口国家卫生当局规定的兽医、卫生要求。出口食品厂、库在取得注册证书和批准编号后，方准加工生产或者贮存出口食品。

2. 对出口食品厂、库的监督管理

商检机构对管辖范围内出口食品厂、库和出口食品进行卫生监督。

(1)派出兽医、食品卫生检验人员监督出口食品厂、库执行规定的兽医、卫生要求。并参与出口食品厂、库的新建、扩建、改建工程的选址、设计的卫生审查和工程验收工作。

(2)兽医、食品卫生检验人员在执行任务时，可以查阅和索取出口食品厂、库的有关资料。加工生产、经营和储运部门不得拒绝或者隐瞒。

(3)对出口食品厂检验机构的工作和出口食品的加工生产、包装、贮存、搬运操作、经营过程的卫生进行监督指导。

3. 出口食品厂、库必须制定卫生管理制度，并对出口食品卫生质量负责。

(1)贯彻执行国家食品卫生法令、卫生标准、兽医检疫等有关规定。

(2)执行卫生管理制度和规定的兽医、卫生要求。

(3)设立在厂长直接领导下的检验机构，并有一整套检验管理制度。

4. 经营单位应向商检机构提供有关进口国家的卫生法规、标准、检验方法等规定，并应加强对出口食品卫生质量的验收，不合格的不得收购。经验收合格的食品，必须做到批次清楚，货证相符，妥善贮存，防止污染。

5. 出口食品装运工具的清洁卫生和温度等必须符合食品卫生的技术条件。出口肉类在国内运输时，有关兽医检疫单位凭商检机构的兽医证书验放。

四、检验放行

1. 一切出口食品都必须经过检验。未经检验和检验不合格的，不准出口。

2. 商检机构对出口食品施行兽医检疫和卫生检验，并按下列规定办理：

(1)进口国家卫生当局对食品的兽医检疫和卫生质量有特殊要求的，按要求检验。

(2)出口贸易合同对食品的兽医检疫和卫生质量有具体规定的，按合同规定检验。

(3) 出口贸易合同没有具体规定兽医检疫和卫生质量要求，进口国家不要求出具兽医、卫生证书的食品，按照国家食品卫生标准或者出口食品质量检验标准检验。

3. 经商检机构检验合格的食品，按规定签发单证。并可根据需要，凭贸易关系人的申请，实施商检标志。海关凭商检机构签发的检验证书或者在《出口货物报关单》上加盖的印章验放。

4. 经商检机构检验合格已发给检验证书或者在《出口货物报关单》上加盖印章的出口食品，应在证件有效期内报运出口。超过有效期的，必须重新检验。

五、违法行为及处罚办法

1. 下列行为是违反出口食品的卫生管理的行为：

(1)已经注册的出口食品厂、库委托未经注册的厂、库加工生产或者贮存出口食品。

(2)未经注册的厂、库冒充已经注册的出口食品厂、库加工生产或者贮存出口食品。

(3)用不符合食品卫生的原料、辅料加工食品或者将不合格食品混入或者冒充合格食品报验出口。

(4)经商检机构检验后，擅自更换食品出口。

(5)涂改商检机构签章的证件或者改变商检标志。

(6)未经检验的食品，擅自发运出口。

(7)已经商检机构签章证件的食品，在出口发运前，发现被污染或腐败变质而隐瞒不报。

2. 处罚办法

凡是违反出口食品的卫生管理办法，由商检机构按照《中华人民共和国进出口商品检验条例》有关规定惩处或者给予以下行政处罚：

(1)警告并限期改进。

(2)吊销注册证书和批准编号。

吊销注册证书和批准编号，必须报经国家商检局批准。

惩处和行政处罚由商检机构执行。受罚者有异议时，可在接到惩处或处罚决定通知之日起十天内，向国家商检局申诉，由国家商检局裁决。

任务2　进口食品的卫生管理

一、有关法律法规制定情况简介

自20世纪70年代中期，我国开始重视口食品卫生的立法问题。1979年，国务院颁发了《中华人民共和国食品卫生管理条例》。1980年，卫生部与外贸、粮食、铁道、交通、商业等六部联合颁布了《进口商品卫生管理办法》。1982年，第五届全国人民代表大会常务委员会第二十五次会议通过《食品卫生法(试行)》，自1983年7月1日实行。它是我国食品卫生包括进口食品卫生工作的根本大法，它的实施是我国进口食品卫生监督检验工作真正走上法制监管轨道的标志。

此后，卫生部颁发了一些列食品卫生管理办法、标准、规章，设立了国家进口食品卫生监督检验局，统一管理全国的进口食品卫生监督检验工作。1995年10月，国家主席江泽民签署第59号令，发布了《中华人民共和国食品卫生法》，对进口食品卫生监督管理做出了更严格的规定。

二、我国进口食品卫生的管理

目前，我国进口食品近20000种，分22大类。由国家出入境检验检疫局负责进口食品卫生、质量的检测、监督和管理工作。

《中华人民共和国食品卫生法》第三十条规定：进口的食品、食品添加剂、食品容器、包装材料和食品用工具及设备，必须符合国家卫生标准和卫生管理办法的规定，并由口岸进口食品卫生监督检验机构进行卫生监督、检验。检验合格的，方准进口。

进口食品监督工作内容主要包括：接受报验、卫生学调查、现场监督、采样送检及留样、综合评价、对外出证、资料归档。

三、食品进口前的准备工作

进口食品收货人在进口前应准备好货物的品质证书、产地证、安全卫生证书、农药及熏蒸剂、添加剂使用证明等单据，在货物入境申报时，须将这些单据与其他货运单据及商业单据异同提供给检验检疫机关。进口预包装食品时，应提前印制中文标签，其内容应符合《食品标签通用标准(GB7718－94)的规定。

进口动植物产品的单位或个人在签定进口动植物产品合同前必须事先办理检疫审批手续，获批准后，输入动植物产品的单位和个人方可对外签定合同，并在签定合同时将我国的法定检疫要求列入合同。

首次进口的新资源食品应符合食品的基本条件，即无毒、无害，具备应当有的营养及相应的色、香、味，在进口前必须向检验检疫机关预申报，由检验检疫机关审查检验并报卫生部批准。申报时，应提供新资源食品的样品和输出国（地区）出具的卫生评价资料，卫生评价资料一般包括该品种的物理和化学性质、毒性毒理学评价资料、质量标准、生产工艺、使用效果、使用量、检验方法、有关国际标准和资料等。检验检疫机关审查后提出该品种食品的国家卫生标准草案，提请卫生部食品卫生标准委员会讨论，经专家讨论和修改通过后的标准，由国家技术监督局编号并由卫生部批准发布。此后该食品方准进口。

四、进口食品卫生监督检验程序

进口食品到港后，由进口商或代理人向口岸检验检疫机构申报，并提供相关货运单据、商业单据、卫生学资料等。上述材料经审查合格后，为尽快疏港，监督人员将开具“卫生检验放行通知单”，货主凭此单报关、提货。货物通关后，应存放到口岸检验检疫机构认可的库房，监督人员将对货物进行现场卫生学调查和卫生监督，同时随机抽取部分样品。监督人员根据我国食品卫生标准和卫生要求，参照输出国（地区）食品卫生情况，货物在运输、贮存中的现状及现场监督情况，确定检验项目，将样品送实验室检验，在此期间，货物应封存，不得使用或享受。如经检验合格，检验检疫机构将出具卫生证书，该批货物可以使用或销售；如经检验不合格，根据国家有关规定，该批货物将视不同情况，给予销毁、退货、改作他用或重加工后食用的处理。

项目八　其他行业的卫生监督管理

任务1　食品市场的卫生管理

街头食品是指在城乡街道、集贸市场或其他类似的公共场所进行加工、制作和销售的即食性食品。

一、特点

加工方法多样；食用方便；风味独特；价格相对便宜。

二、街头食品存在的主要卫生问题

1. 缺乏必要的卫生设施。

2. 从业人员文化和卫生素质较低，加工、经营过程不符合卫生要求。

3. 街头食品的污染较为严重，以微生物污染最为突出，化学物质污染最常见的是滥用食品添加剂或其他非食用化学物质。

4. 存在相当数量的非法经营者。

三、街头食品监督管理的重要内容

1. 完善街头食品的经营环境和设施。

2. 强化从业人员的卫生知识培训。

3. 加强街头食品的自身卫生管理。

4. 对街头食品进行综合治理。

5. 加强对街头食品经营前的卫生审查。

6. 推广街头食品经营的先进模式。

任务2　餐饮业卫生管理

餐饮业在食品生产经营行业中所占比例最高，据全国食物中毒统计，60%以上的食物中毒发生在餐饮行业，因而将餐饮行业列为重点行业进行监督管理是十分必要的。

1. 餐饮业建筑设计及设施的预防性卫生监督。
2. 强化对从业人员的食品卫生知识培训。
3. 加强重点环节的卫生管理。
4. 应用 HACCP 方法进行监督管理。

附录一

简编食物成分表

食物名称	食物	能量（kj）	能量（kcal）	水分	蛋白质	脂肪	膳食纤维	碳水化物	视黄醇当量	硫胺素	核黄各类素	抗坏血酸	钙	铁	锌
	g	kj	kcal	g	g	g	g	g	μg	mg	mg	mg	mg	mg	mg
粳米（标一）	100	1435	384	13.7	7.7	0.6	0.6	76.8	—	0.16	0.08	—	11	1.1	1.45
粳米（特级）	100	1397	334	16.2	7.3	0.4	0.4	75.3	—	0.08	0.04	—	24	0.9	1.07
米粥	100	19246	88.6	1.1	0.3	0.1	9.8	—	…	0.03	—	7	0.1	0.20	
籼米（标准）	100	1452	347	12.6	7.9	0.6	0.8	77.5	—	0.09	0.04	—	12	1.6	1.47
富强粉	100	1488	355	11.6	10.3	1.2	0.3	75.9	0	0.39	0.08	0	5	2.8	1.58
小麦粉（标准粉）	100	1439	344	12.7	11.2	1.5	2.1	71.5	—	0.28	0.08	—	31	3.5	1.64
挂面（标准粉）	100	1439	334	12.4	10.1	0.7	1.6	74.4	—	0.19	0.04	—	14	3.5	1.22
小米	100	1498	358	11.6	9.0	3.1	1.6	73.5	17	0.33	0.10	—	41	5.1	1.87
豆腐	100	339	81	82.8	8.1	3.7	0.4	3.8	—	0.04	0.03	—	164	1.9	1.11
豆腐（南）	100	238	57	87.9	6.2	2.5	0.2	2.4	—	0.02	0.04	—	116	1.5	0.59
腐竹	100	1929	459	7.9	44.6	21.7	1.0	21.3	—	0.13	0.07	—	77	16.5	3.69
豆浆	100	54	13	96.4	1.8	0.7	1.1	0.0	15	0.02	0.02	—	10	0.5	0.24

续表

黄豆	100	1502	359	10.2	35.1	16.0	15.5	18.6	37	0.41	0.20	—	191	8.2	3.34
绿豆	100	1322	316	12.3	21.6	0.8	6.4	55.6	22	0.25	0.11	—	81	6.5	2.18
黄豆芽	100	184	44	88.8	4.5	1.6	1.5	3.0	5	0.04	0.07	8	21	0.9	0.54
胡萝卜(橙)	96	155	37	89.2	1.0	0.2	1.1	7.7	688	0.04	0.03	13	32	1.0	0.23
马铃薯	94	318	76	79.8	2.0	0.2	0.7	16.5	5	0.08	0.04	27	8	0.8	0.37
山药	83	234	56	84.8	1.9	0.2	0.8	11.6	7	0.05	0.02	5	16	0.3	0.27
菜花	82	100	24	92.4	2.1	0.2	1.2	3.4	5	0.03	0.08	61	23	1.1	0.38
小白菜	81	63	15	94.5	1.5	0.3	1.1	1.6	280	0.02	0.09	28	90	1.9	0.51
大葱	82	126	30	91.0	1.7	0.3	1.3	5.2	10	0.01	0.12	8	24	…	0.13
大蒜	85	527	126	66.6	4.5	0.2	1.1	26.5	5	0.04	0.06	7	39	1.2	0.88
茭白	74	96	23	92.2	1.2	0.2	1.9	4.0	5						
小葱	73	100	24	92.7	1.6	0.4	1.4	3.5	140	—	—	—	—	—	—
菜瓜	88	75	18	95.0	0.6	0.2	0.4	3.5	3	0.02	0.01	12	20	0.5	0.10
冬瓜	80	46	11	96.6	0.4	0.2	0.7	1.9	13	0.01	0.01	18	19	0.2	0.07
黄瓜	92	63	15	95.8	0.8	0.2	0.5	2.4	15	0.02	0.03	9	24	0.5	0.18
西瓜	56	105	25	93.3	0.6	0.1	0.3	5.5	75	0.02	0.03	6	8	0.3	0.10

续表

辣椒（尖，青）	84	96	23	91.9	1.4	0.3	2.1	3.7	57	0.03	0.04	62	15	0.7	0.22
茄子	93	88	21	93.4	1.1	0.2	1.3	3.6	8	0.02	0.04	5	24	0.5	0.23
灯笼椒	82	92	22	93.0	1.0	0.2	1.4	4.0	57	0.03	0.03	72	14	0.8	0.19
番茄	97	79	19	94.4	0.9	0.2	0.5	3.5	92	0.03	0.03	19	10	0.4	0.13
海带	100	50	12	94.4	1.2	0.1	0.5	1.6	—	0.02	0.15	…	46	0.9	0.16
木耳	100	858	205	15.5	12.1	1.5	29.2	35.7	17	0.17	0.44	—	247	97.4	3.18
香菇（干）	95	883	211	12.3	20.0	1.2	31.6	30.1	3	0.19	1.26	5	83	10.5	8.57
银耳	96	837	200	14.6	10.0	1.4	30.4	36.9	8	0.05	0.25	—	36	4.1	3.03
紫菜	100	866	207	12.7	26.7	1.1	21.6	22.5	228	0.27	1.02	2	264	54.9	2.47
草莓	97	126	30	91.3	1.0	0.2	1.1	6.0	5	0.02	0.03	47	18	1.8	0.14
橙	74	197	47	87.4	0.8	0.2	0.6	10.5	27	0.05	0.04	33	20	0.4	0.14
柑橘	77	213	51	86.9	0.7	0.2	0.4	11.5	148	0.08	0.04	28	35	0.2	0.08
中华猕猴桃	83	234	56	83.4	0.8	0.6	2.6	11.9	22	0.05	0.02	62	27	1.2	0.57
香蕉	59	381	91	75.8	1.4	0.2	1.2	20.8	10	0.02	0.04	8	7	0.4	0.18
苹果	76	218	52	85.9	0.2	0.2	1.2	12.3	3	0.06	0.02	4	4	0.6	0.19
枣	87	510	122	67.2	1.1	0.3	1.9	28.6	40	0.06	0.09	243	22	1.2	1.52

续表

羊肉（肥瘦）	90	848	203	65.7	19.0	14.1	—	0.0	22	0.05	0.14	—	6	2.3	3.22
羊肉（瘦）	90	494	118	74.2	20.5	3.9	—	0.2	11	0.15	0.16	—	9	3.9	6.06
牛肚	100	301	72	83.4	14.5	1.6	—	0.0	2	0.03	0.13	—	40	1.8	2.31
牛肉（肥瘦）	100	807	193	67.4	18.1	13.4	—	0.0	9	0.03	0.11	—	8	3.2	3.67
牛肉（瘦）	100	444	106	75.2	20.2	2.3	—	1.2	6	0.07	0.13	—	9	2.8	3.71
兔肉	100	427	102	76.2	19.7	2.2	—	0.9	212	0.11	0.10	—	12	2.0	1.30
猪肚	96	460	110	78.2	15.2	5.1	—	0.7	3	0.07	0.16	—	11	2.4	1.92
猪肝	99	540	129	70.7	19.3	3.5	—	5.0	4972	0.21	2.08	20	6	22.6	5.78
猪肉（肥瘦）	100	1654	395	46.8	13.2	37.0	—	6.8	114	0.22	0.16	—	6	1.6	2.06
猪肉（瘦）	100	598	143	71.0	20.3	6.2	—	1.5	44	0.54	0.10	—	6	3.0	2.99
猪血	100	230	55	85.8	12.2	0.3	—	0.9	—	0.03	0.04	—	4	8.7	0.28
猪心	97	498	119	76.0	16.6	5.3	—	1.1	13	0.19	0.48	4	12	4.3	1.90
鸡腿	69	757	181	70.2	16.0	13.0	—	0.0	44	0.02	0.14	—	6	1.5	1.12
鸡血	100	205	49	87.0	7.8	0.2	—	4.1	56	0.05	0.04	—	10	25.0	0.45
鸡胸脯肉	100	556	133	72.0	19.4	5.0	—	2.5	16	0.07	0.13	—	3	0.6	0.51
鸭肉（胸脯）	100	377	90	78.6	15.0	1.5	—	4.0	—	0.01	0.07	—	6	4.1	1.17

续表

牛乳	100	226	54	89.8	3.0	3.2	—	3.4	24	0.03	0.14	1	104	0.3	0.42
酸奶	100	301	72	84.7	2.5	2.7	—	9.3	26	0.03	0.15	1	118	0.4	0.53
白皮鸡蛋	87	577	138	75.8	12.7	9.0	—	1.5	310	0.09	0.31	—	48	2.0	1.00
红皮鸡蛋	88	653	156	73.8	12.8	11.1	—	1.3	194	0.13	0.32	—	444	2.3	1.01
鸡蛋白	100	251	60	84.4	11.6	0.1	—	3.1	微量	0.04	0.31	—	9	1.6	0.02
鸡蛋黄	100	1372	328	51.5	15.2	28.2	—	3.4	438	0.33	0.29	—	112	6.5	3.79
草鱼	58	472	113	77.3	16.6	5.2	—	0.0	11	0.04	0.11	—	38	0.8	0.87
鲫鱼	54	452	108	75.4	17.1	2.7	—	3.8	17	0.04	0.09	—	79	1.3	1.94
鲢鱼	61	433	104	77.4	17.8	3.6	—	0.0	20	0.03	0.07	—	53	1.4	1.17
小黄鱼	63	414	99	77.9	17.9	3.0	—	0.1	…	0.04	0.04	—	78	0.9	0.94
海蜇皮	100	137	33	76.5	3.7	0.3	—	3.8	—	0.03	0.05	—	150	4.8	0.55
螺蛳	37	248	59	83.3	7.5	0.6	—	6.0	—	微量	0.28	—	156	1.4	10.27
牡蛎	100	305	73	82.0	5.3	2.1	—	8.2	27	0.01	0.13	—	131	7.1	9.39
鲜贝	100	322	77	80.3	15.7	0.5	—	2.5	—	微量	0.21	—	28	0.7	2.08
河虾	86	368	88	78.1	16.4	2.4	—	0.0	48	0.04	0.03	—	325	4.0	2.24
菜籽油	100	6761	899	0.1	…	99.9	—	0.0	—	…	…	—	9	3.7	0.54

续表

豆油	100	3761	899	0.1	…	99.9	—	0.0	—	…	微量	—	13	2.0	1.09
花生油	100	3761	899	微量	…	99.9	—	0.0	—	…	微量	—	12	2.9	0.48
色拉油	100	3757	898	0.2	…	99.8	—	0.0	—	…	…	—	18	1.7	0.23
玉米油	100	3745	895	0.2	…	99.2	—	0.5	—	…	…	—	1	1.4	0.26
奶油面包	100	1201	287	28.2	8.4	1.1	0.4	60.1	20	0.05	0.06	0	9	3.0	0.80
咸面包	100	1146	274	34.1	9.2	3.9	0.5	50.5	—	0.02	0.01	0	89	2.8	0.81
巧克力	100	2452	586	1.0	4.3	40.1	1.5	51.9	—	0.06	0.08	—	111	1.7	1.02
奶糖	100	1703	407	5.6	2.5	6.6	…	84.5	—	0.08	0.17	—	50	3.4	0.29
粉丝	100	14.2	335	15.0	0.8	0.2	1.1	82.6	—	0.03	0.02	—	31	6.4	0.27

附录二 每日膳食中营养素供给量标准

每日膳食中营养素供给量标准,是作为保证正常人身体健康而提出的膳食质量指标,供计划膳食工作的参考。营养素供给量的含义,与营养素需要量不同。需要量指的是维持身体正常生理功能所需要的数量,低于这个数量将对身体产生不利影响。供给量是在满足身体正常生理需要的基础上,按食物生产和饮食习惯的情况而规定的"适宜"数量;一般地说,它比需要量充裕。随着食物生产的增加、加工方法的改变、人民体质和劳动条件的改善,以及营养科学的发展,供给量是可以不断修订的。因此,各种类型人群的膳食营养素供给量是适用于大多数人的适中数值,在应用于个人时,则应考虑个体的差异而适当增减。

一、热能

影响热能需要量的因素有:体力劳动、年龄、气候和身体大小等,其中尤以体力劳动,即劳动强度为主要影响因素。

(一)劳动强度

由于现代生产工具的不断革新和机械化程度的日益提高,确切地划分劳动强度等级比较困难,因而下面只是概括地举例说明某些工作大概属于何级劳动。实际操作时,应按具体情况进行分级。

极轻体力劳动:如办公室工作、组装和修理收音机与钟表等工作。

轻体力劳动:如店员售货、一般化学实验操作、教员讲课等。

中等体力劳动:如学生的日常活动、机动车的驾驶、电工安装、金属切削等。

重体力劳动:如非机械化农业劳动、炼钢、伐木、采矿、砸石等劳动。

在正常情况下,体力劳动者的热能需要量是与食欲相适应的。当正常食欲得到满足时,其热能需要量一般也可以满足,体重得以维持不变,如热能供给量过多或不足,则体重将增加或减轻。

(二)年龄与气候

年龄对于热能需要量的影响,主要是由于生长发育和体力劳动的强度随年龄增大而有所不同。儿童和青少年正在生长发育时期,其身高、体重和活动量皆与日俱增,所以热能的供给量应随之增大才能满足其需要。壮年之后,基础代谢率逐渐下降、活动量逐年减小,因而热能供给量可以适当减小。

二、蛋白质

蛋白质需要量是否受劳动强度的影响的问题,至今尚无定论。虽然蛋白质摄入量可以随热能摄入量的增加而增加,但是合理的膳食调配应该考虑到各种营养素之间的适宜比例。本表的蛋白质供给量按热能计算,占总热能的10%~14%;其中儿童和青少年的为12%~14%,可以保证膳食中有充足的蛋白质供给,以满足生长发育的需要;成年人的为10%~12%,可以确保正常生理功能的维持。重体力劳动者和极重体力劳动者的热能补充,主要来自谷类食物,因而蛋白质所占的热能比重较低,但仍可达总热能的10%。

食物蛋白质的氨基酸组成,和人体的蛋白质需要量有密切关系。对于成年人,赖氨酸、蛋氨酸、色氨酸、苏氨酸、亮氨酸、异亮氨酸、苯丙氨酸、缬氨酸等8种氨基酸为必需氨基酸。婴儿除上述8种外,还需要增加组氨酸。关于氨基酸的需要量,目前尚缺乏充分的实验证据和调查报道,只能将现有的不完整资料暂列于下表,供作参考(见下页表格)。

每日膳食中营养素供给量

						维生素A					
		热能(1)(千卡)	蛋白质(克)	钙(毫克)	铁(毫克)	维生素A(国际单位)	胡萝卜素(毫克)	硫胺素(毫克)	核黄素(毫克)	尼克酸(毫克)	抗坏血酸(毫克)
成年男子(体重65千克)	极轻体力劳动	2400	70	600	12	2200	4.0	1.2	1.2	12	75
	轻体力劳动	2600	75	600	12	2200	4.0	1.3	1.3	13	75
	中等体力劳动	3000	80	600	12	2200	4.0	1.5	1.5	15	75
	重体力劳动	3600	90	600	12	2200	4.0	1.8	1.8	18	75
	极重体力劳动	4200	105	600	12	2200	4.0	2.1	2.1	21	75
成年女子(体重55千克)	极轻体力劳动	2200	65	600	12	2200	4.0	1.1	1.1	11	70
	轻体力劳动	2400	70	600	12	2200	4.0	1.2	1.2	12	70
	中等体力劳动	2800	75	600	12	2200	4.0	1.4	1.4	14	70
	重体力劳动	3400	85	600	12	2200	4.0	1.7	1.7	17	70
	孕妇,后五个月	+300	+15	1500	15	3300	6.0	+0.2	+0.2	+2	100
	乳母,一年之内	+1000	+25	2000	15	3900	7.0	+0.5	+0.5	+5	150
少年男子(体重54千克)(体重42千克)	16－19岁	3000	90	1000	15	2200	4.0	1.8	1.5	18	90
	13－15岁	2600	80	1200	15	2200	4.0	1.6	1.3	16	80

续表

少年女子(体重50千克)(体重42千克)	16－19岁	2700	80	1000	15	2200	4.0	1.6	1.4	16	75
	13－15岁	2500	75	1200	15	2200	4.0	1.5	1.3	15	76
儿童(不分性别)	10－12岁	2300	70					1.4			75
	7－9岁	2000	60	800	12	2200	4.0	1.2	1.2	14	65
	5－6岁	1600	50	600	10	2200	4.0	1.0	1.0	12	50
	3－4岁	1400	40	600	8	2200	4.0	0.8	0.8	10	40
	2岁	1200	40	600	7	1700	3.0	0.7	0.7	8	35
	1岁	1100	40	600	7	1330	2.4	0.7	0.6	7	30
	1岁以下	每公斤体重100	每公斤体重3.5	600	6	1100	2.0	0.4	0.6	7	30
				600	6	660	1.2		0.4	4	
	6个月以下	每公斤体重120									

本表中所有食物的热能含量(热量)和人体需要供给的热能的单位都是“千卡”。“千卡”是1000克水由15℃升高1度所需要的热量或热能,其全称是“千克卡”(Kilogram Calorie),简称是“千卡”(Kilocalorie或kcal),这是营养学中惯用的热能单位。

现在,许多国际或国家的机构建议:所有形式的能(包括热能)都应以“焦耳”(joule)为单位。“焦耳”是用1牛顿力把1公斤的重量移动1米所需要的能量。1000“焦耳”是1“千焦耳”(Kilojoule或KJ);1000“千焦耳”是1“大焦耳”(Mega－joule或MJ)。由于每日膳食的热能供给量一般都超过1“大焦耳”,在营养工作中也有以“大焦耳”为热能单位的。

为了读者参阅文献方便,这里把上述两种热能单位的关系和换算方法列下:

1千卡＝4.184千焦耳　　1千焦耳＝0.239千卡

1000千卡＝4184千焦耳　　1000千焦耳＝239千卡＝4.184大焦耳

1大焦耳＝239千卡

需要量:个体对某种营养素的需要量是机体为维持适宜营养状况在一定时期内必须平均吸收或摄入该营养素的最低量。适宜营养状况意味着机体处于并能维持其良好的健康状态。鉴于某种营养素在体内虽然水平不同,但机体仍可表现为健康,所以提出两个需要量,即:A.基础需要量:为预防临床可察知的功能损害所需的营养素量,达到这种需要时机体能够正常生长和生殖,但机体组织内很少或没有此种营养素贮存,故短期的膳食供给不足就可能造成缺乏。B.贮备需要量:维持组织中贮存一定水平该营养素的需要量。这种贮存可以在必要时用来满足基本需要以免造成可察知的功能损害。

安全摄入量:与以往FAO/WHO文件中的推荐摄入量(RDA)为同义语。这种摄入水平将使几乎所有的个体得以保持健康和维持组织中适当的营养素贮存(常是参考人的摄入量加二个标准差)。

营养学上主张的合理膳食或平衡膳食或健康膳食都是指全面达到营养供给量的膳食。这种膳食意味着既保证摄食者热能和各种营养素全面达到了营养生理需要量，又在各种营养素之间建立起一种生理上的平衡，例如三种能源营养素作为能源比例的平衡；维生素 B_1、B_2 与 PP 对热能消耗的平衡；必需氨基酸之间的平衡；饱和与多不饱和脂肪酸之间的平衡；可消化碳水化合物与膳食纤维之间的平衡；无机盐中钙磷之间、成酸和成碱性元素之间的平衡；动植物性食品之间的平衡等。

三、供给量的制定及其依据

既保证人体对热能和各种营养素的生理需要又保持它们之间的平衡，这个 RDA 的制定原则是举世公认的，但各国和不同团体所建议的 RDA，在其所包含的营养素种类和数量上却有不同，有的差别还很大。说明在这方面还存在着学术观点、方法学和实际条件上的某些不同。这是我们在考虑修订我国 RDA 上所应注意的。

制定 RDA 的依据主要是人群调查验证和实验研究两种类型的许多方法。就多种调查实验样本的结果进行内查，求出适用于该人群的 RDA。以下仅以热能和蛋白质为例，具体介绍可供参考的 RDA 制定的依据。

(一)热能。这里只简要介绍热能 RDA 的制定。热能的 RDA 与各种营养素 RDA 略有不同，后者一般是各该人群平均需要量加二个标准差作为安全率，而热能 RDA 则仅是该人群平均需要量。据近年 WHO 及美、日等建议的热能 RDA，其制定根据都是先按各人群的平均年龄、体重、身高，先估算出其安静代谢率(RMR)或称安静热能消耗(REE)，然后再按该人性别及劳动轻重，定出其活动指数，据此算出其热能 RDA（kcal/kg 和 kcal/人/日）。例如美国修订 1989 热能 RDA 时，采用 WHO(1985)的 REE 计算公式，如下算出其 REE(kcal/人/日)。W 为 kg 体重：

男(岁)	0-3	3-10	10-18	18-30	30-60	>60
REE	60.9W-54	22.7W+495	17.5W+651	15.3W+673	11.6W+879	13.5W+487
女(岁)	0-3	3-10	10-18	18-30	30-60	>60
REE	61.0W-51	22.5W+499	12.2W+746	14.7W+496	8.7W+829	10.5W+506

活动指数指一日热能 RDA 相当 REE 的倍数，即 REE×活动指数=热能 RDA(kcal/人/日)。活动指数因劳动轻重与性别而不同。美国 1989 年采用 WHO(1985)的活动指数如下：

	极轻	轻	中	重	极重
男	1.3	1.6	1.7	2.1	2.4
女	1.3	1.5	1.6	1.9	2.2

例如：男，20 岁，体重 72kg，其 REE=15.3×72 十 673=1775，如此人从事中等体力劳动，则其活动指数为 1.7，故该人(群)热能 RDA=1775×1.7=3018kcal/人/日。

(二)蛋白质。蛋白质 RDA 的制定，从观点、方法到数量水平，曾存在严重分歧，时至今日也还没有完全一致。自 19 世纪 80 年代 Voit(1881)以来，调查、研究、争论了 100 余年。一种观点认为，中等生活水平以上，能保持健康并进行正常活动的人的实际摄取量，在生理上是安全的，人们摄取这个量在感官上和心理上也得到了满足。这个量大约在100g/人/日左右，虽然理论上似嫌稍高，但实际上却是中等以上发达国家大多数人的平均摄取量。另外一种主张认为，人们可以在摄取比这个量少得多的情况下维持氮平衡。从Siven(1901)、Chittenden(1904)、Rose(1955)到FAO(1973)都推荐较低的供给量。西班牙在生理需要量25g的基础上加两个标准差，提出蛋白质RDA是37g。FAO主张视膳食蛋白质NPU之高低，订为37－57g。这种RDA是按氮平衡方法测得的实验营养学结果制定的。理论上是无懈可击的，但却与人们的饮食生活实践有较大出入。根据各地报告，人们蛋白质摄入量远较此值为高，例如日本(1978)80.5g、瑞典(1975)94.8g、美国(1975)102.8g、法国(1975) 105.0 g。有人认为这是人类对蛋白质资源的浪费，并人为地使蛋白质资源紧张。当然也有人对此持不同意见，认为在可以预见的相当时期内，人们还难以按照这个较低的蛋白质供给量来约束自己的饮食生活，也许包括提出或在理论上主张这种较低供给量的人们本身在内。社会营养是规划指导人们饮食实践的科学，对供给量标准上的问题，必须审慎对待。

近年来大多数人对蛋白质RDA主张以人体必要的氮损失(ONL)，折算成参考蛋白质，再计入有关因素来制定。关于ONL，FAO/WHOl965年曾提出为86mg/kg，1973年改为54mg/kg，WHO1985年调查认为平均为53m8/kg(41－69mg/kg)。关于人体N平衡有许多干扰和不确定因素，如热能供给是否充分(WHO，1985)、方法学原因影响氮摄入与排出的准确测定、人体对氮摄入量高低的适应能力(FNB等，1989)，等等。所以准确确定蛋白质RDA比较困难。WHOl985年提出参考蛋白(可理解为蛋清蛋白质)为0.6g/kg，加2SD即25%，达0.758/kg体重，认为能满足97.5%正常人的需要。美国1989年修订的蛋白质RDA，对成人基本采用这一数值。据调查，美国人膳食蛋白质的消化率、利用率与参考蛋白基本相同。曾有人考察消化率与利用率不同的世界各地居民膳食蛋白质，认为RDA在0.54－0.99g/kg之间。日本在1990年修订蛋白质RDA时认为，成人参考蛋白质RDA按0.66g/kg/日计，日本人膳食蛋白质利用率相当参考蛋白质80%，对应激的安全率增加10%，对个体差的人群安全率再增加30%，则成人蛋白质RDA则为：$0.66\times100/80\times1.1\times1.3=1.18$g儿8。成年男女参考人体重分别为65ke和55kg，则其蛋白质RDA则为：男 $1.18\times65=76.7$g/人/日，女 $1.18\times55=64.98$/人/日。

我国成年男女参考人的ONL、体重、膳食蛋白质相当参考蛋白质的利用率、人群安全率(应激、个体差等)等一系列制定蛋白质RDA的参数都有待进一步研究确定。

儿童少年、孕妇、乳母、老人等的蛋白质RDA，一般均采用因素加算法(即生长发育、胎儿发育、泌乳量、乳汁蛋白含量、代谢特点等需要蛋白质量)逐一核算确定。

至于无机盐、微量元素和各种维生素RDA的制定，虽然迄今还在采用平衡法、功能损害和恢复法、饱和法、与热能或有关营养素保持一定比例等方法，制定各自RDA，但无论在指标上、方法学上以至具体数据上都有许多不明确或不一致之处，从而造成各国各地区RDA有许多甚至出入较大的差异。

附录三

中国居民元素参考摄入量

常量和微量元素的 RNIs 或 AIs															
RNIs or AIs of some elements															
年龄 Age/岁 Year	钙 Ca	磷 P	钾 K	钠 Na	镁 Mg	铁 Fe		碘 I	锌 Zn		硒 Se	铜 Cu	氟 F	铬 Cr	钼 Mo
	AI	AI	AI	AI	AI	AI		RNI	RNI		RNI	AI	AI	AI	AI
	/mg	/mg	/mg	/mg	/mg	/mg		/g	/mg		/g	/mg	g	/g	/g
0 ~	300	150	500	200	30	0.3		50	1.5		15(AI)	0.4	0.1	10	
0.5 ~	400	300	700	500	70	10		50	8.0		20(AI)	0.6	0.4	15	
1 ~	600	450	1000	650	100	12		50	9.0		20	0.8	0.6	20	15
4 ~	800	500	1500	900	150	12		90	12.0		25	1.0	0.8	30	20
7 ~	800	700	1500	1000	250	12		90	13.5		35	1.2	1.0	30	30
						男 M	女 F		男 M	女 F					
11 ~	1000	1000	1500	1200	350	16	18	120	18.0	15.0	45	1.8	1.2	40	50
14 ~	1000	1000	2000	1800	350	20	25	150	19.0	15.5	50	2.0	1.4	40	50
孕妇															
早期	800	700	2500	2200	400	15		200	11.5		50				
中期	1000	700	2500	2200	400	25		200	16.5		50				
晚期	1200	700	2500	2200	400	35		200	16.5		50				
乳母	1200	700	2500	2200	400	25		200	21.5		65				
(凡表中数字缺略之处表示未制定该参考值)															

参考答案

绪论答案:

一、1. 营养;2. 营养与食品卫生学;3. 营养学、食品卫生学;4. 营养学、营养学;5. 食品卫生学、食品卫生学;6. 植物化学物。

二、1. √;2. √;3. √;4. √;5. √;6. √。

模块一

一、名词解释

1. 必需氨基酸:指可以在体内合成或可由其他氨基酸转变而成, 不必由食物供给的氨基酸。通常有 13 种:甘氨酸、酪氨酸、丙氨酸、丝氨酸、胱氨酸、半胱氨酸、天冬氨酸、天冬酰胺、谷氨酸、谷氨酰胺、精氨酸、脯氨酸和羟脯氨酸。

2. 不饱和脂肪酸:碳链之间有不饱和键存在的脂肪酸为不饱和脂肪酸, 主要有油酸(18:1)、亚油酸(18:2)、亚麻酸(18:3)、花生四烯酸(20:4)、二十五碳五烯酸 EPA(20:5)和二十二碳六烯酸 DHA(22:6)。

3. 碳水化合物:是由碳、氢、氧三种元素组成的一类多羟基醛或多羟基酮类化合物, 分子式通常以 $C_n(H_2O)_m$ 来表示。

4. 产能营养素:人体为了维持生命及从事各项体力活动, 必须每日从各种食物中获得能量以满足需要, 能够提供这些能量的营养素叫作产能营养素, 即食物中的糖类、脂肪和蛋白质。

5. 膳食纤维:又称食物纤维, 是植物性食物中含有的不能被人体消化酶分解利用的多糖碳水化合物。包括纤维素、半纤维素、木质素和果胶等物质, 是植物细胞壁间质组成成分。

二、填空题

1. 蛋白质互补作用的原则有:<u>搭配的食物种类宜多不宜少</u>、<u>搭配的食物种属宜远不宜近</u>、<u>所进食食物的时间间隔宜短不宜长</u>。

2. 碳链之间有不饱和键存在的脂肪酸为<u>不饱和脂肪酸</u>, 主要有<u>油酸</u>、<u>亚油酸</u>、<u>亚麻酸</u>、<u>花生四烯酸</u>、<u>二十五碳五烯酸 EPA</u> 和<u>二十二碳六烯酸 DHA</u>。

3. 葡萄糖主要存在于<u>各种植物性食物</u>中, 人体所需的葡萄糖的主要由<u>淀粉</u>水解而来。

4. 根据具体在体内的含量和膳食中需要量的不同, 矿物质可分为两类:在人体中含量超过<u>0.01%</u>, 需要量在每天<u>100mg</u> 以上, 称为常量元素或大量元素;在人体中含量低于 <u>0.01%</u>,

需要量在每天100mg以下，称为微量元素或痕量元素。

5. 脂溶性维生素包括维生素A、维生素D、维生素E、维生素K。

三、选择题（请在正确的括号里打“√”，错误的括号里打“×”）

1. 酶是活细胞中最重要的脂类之一。（ × ）

2. 油酸只有一个碳碳双键，为单不饱和脂肪酸。（√ ）

3. 食物中碳水化合物是人类最主要的和最有效的能量来源。（√ ）

4. 学生的日常活动属于重体力劳动。（ × ）

5. 在我国发现的一种以心肌病变为主要特征的地方性疾病为克山病，其根本原因是缺铁。（ × ）

6. 一般成人每日约需水250－400mL。（ × ）

模块二

一、填空题

1. 多酚类化合物主要包括（酚酸）和（类黄酮）两大类。

2. 植物凝血素存在于（大豆）和（谷类）制品中，可能具有降低血糖的作用。

3. 芥子油甙是主要存在于（十字花科植物）中的植物化学物。当咀嚼或其他机械性损伤后，可被内源性（葡糖硫苷酶）水解为生物活性物质。

4. 植物雌激素可发挥（雌激素）和（抗雌激素）两种作用。

5. 类胡萝卜素是（水果）和（蔬菜）中广泛存在的植物次级代谢产物。

6. 植物固醇主要存在于植物的（种子）及其（油料）中。

7. 黄酮类化合物的许多生物学活性均与其（抗氧化）活性有关。

8. 硫化物包括所有存在于（大蒜）和其他球根状植物中的有机硫化物。

9. 马铃薯由于贮存不当而长出的芽，其主要成分是（龙葵素）。

10. 当大蒜类植物结构受损时蒜苷在（蒜氨酸酶）的作用下形成蒜素。

二、单选题

1. 下面哪些属于植物化学物（D）。

A. 维生素　B. 蛋白质　C. 胆固醇　D. 植物固醇

2. 大豆皂甙经酸性水解后其水溶性组分主要为（B）。

A. 氨基酸　B. 糖类　C. 有机酸　D. 五环三萜类

3. 无氧型和有氧型类胡萝卜素的主要区别在于（C）。

A. 分子中含有的氧原子的数目不同　B. 与氧结合的形式不同

C. 对热的稳定性不同　D. 对酸碱的敏感性不同

4. 皂甙是一类具有苦味的化合物，在（B）中含量特别丰富。

A. 谷类　B. 豆类　C. 肉类　D. 蔬菜

5. 异硫氰酸盐属于（C）类植物化学物。

A. 多酚类　B. 含硫化合物　C. 芥子油甙类　D. 植物固醇

6. 在植物界分布最广、最多的黄酮类化合物是（C）。

A. 儿茶素　　B. 葛根素　　C. 槲皮素　　D. 大豆素

7. 在一些国家允许作为食品添加剂用于饮料的植物化学物是(C)。

A. 类胡萝卜素　　B. 多酚

C. 皂甙　　D. 芥子油甙

8. 植物蛋白酶抑制剂在谷类的(A)中含量更高。

A. 种籽　　B. 谷皮　　C. 胚乳　　D. 胚芽

9. 异黄酮和木聚素属于多酚类物质但是从生物学作用上讲它们也属于(C)。

A. 硫化物　　B. 植物凝血素　　C. 植物雌激　　D 芥子油甙

三、多选题

1. 下面有关植物化学物的正确说法是(BCDE)

A. 植物化学物是植物的初级代谢产物

B. 植物化学物属于非营养素

C. 植物化学物对健康具有有害和有益的双重作用

D. 植物化学物具有抗癌作用

E. 维生素 A 原也是植物化学物的一种

2. 下面哪些物质属于多酚类植物化学物(AC)

A. 槲皮素　　B. 吲哚　　C. 儿茶素　　D. 大蒜素

E. 异硫氰酸盐

3. 下面哪些物质本身就具有雌激素活性(CD)

A. 大豆异黄酮　　B. 大豆皂甙

C. 大豆甙　　D. 染料木黄酮

E. 异黄酮

4. 大蒜中含有的维生素主要有(ABC)

A. 维生素 A　　B. 维生素 B　　C. 维生素 C　　D. 维生素 D

E. 维生素 E

5. 大蒜几乎含有人体需要的所有必需氨基酸，其中含量较高的有(BDE)

A. 蛋氨酸　　B. 半胱氨酸　　C. 色氨酸　　D. 组氨酸

E. 赖氨酸

6. 人体血清中类胡萝卜素主要以(ACDE)形式存在

A. 有氧型类胡萝卜素

B. 无氧型类胡萝卜素

C. β－胡萝卜素

D. α－胡萝卜素

E. 番茄红素

四、名词解释

1. 植物化学物：存在于植物的次级代谢产物中，除传统营养素(不含维生素)以外的植物活性物质。

2. 植物的初级代谢产物：主要是指碳水化物、蛋白质和脂肪，其主要作用是进行植物细胞的能量代谢和结构重建。

3. 植物雌激素：指植物中存在的可结合到哺乳动物体内雌激素受体上并能发挥类似于内源性雌激素作用的成分。

五、简答题

1. 植物化学物的分类。

按照功能可分为十类：类胡萝卜素、植物固醇、皂甙、芥子油甙、多酚、蛋白酶抑制剂、单萜类、植物雌激素、硫化物、植物凝血素。

2. 植物化学物有哪些生理功能？

抗癌作用、抗氧化作用、免疫调节作用、抗微生物作用、降胆固醇作用。

3. 试举出三种（各分属一类植物化学物）具有抗癌作用的植物化学物。

吲哚-3-甲醇（莱菔硫烷）、金雀异黄素（红茶多酚、槲皮素）、大豆皂甙。

4. 黄酮类化合物可分为几类？

主要有6类：①黄酮及黄酮醇类；②二氢黄酮及二氢黄酮醇类；③黄烷醇类；④异黄酮及二氢异黄酮类；⑤双黄酮类；⑥其他，如查耳酮、花色甙等。

六、论述题

试述植物化学物的生理功能。

植物化学物有多种生理作用，主要表现在以下几个方面：

（1）抗癌作用：癌症的发生是一个多阶段过程，植物化学物几乎可以在每一个阶段抑制肿瘤发生。如某些酚酸可与活化的致癌剂发生共价结合并掩盖DNA与致癌剂的结合位点，大豆中存在的金雀异黄素和植物雌激素在离体实验条件下可抑制血管生长和肿瘤细胞的生长和转移。此外，植物化学物中的芥子油甙、多酚、单萜类、硫化物等可通过抑制Ⅰ相代谢酶和诱导Ⅱ相代谢酶来发挥抗癌作用。

（2）抗氧化作用：现已发现，植物化学物如类胡萝卜素、多酚、植物雌激素、蛋白酶抑制剂和硫化物也具有明显的抗氧化作用。某些类胡萝卜素如番茄红素对单线态氧和氧自由基具有更有效的保护作用。多酚类是植物化学物中抗氧化活性最高的一类物质。

（3）免疫调节作用：除类胡萝卜素外对其他植物化学物的免疫调节作用的研究还不多。多项实验研究及干预性研究结果均表明类胡萝卜素能够调节机体的免疫功能。在离体条件下发现，类黄酮具有免疫调节作用，皂甙、硫化物能增强机体的免疫功能。

（4）抗微生物作用：某些植物用于抗感染研究由来已久。近年来，由于化学合成药物的毒副作用使得研究植物提取物的抗微生物作用又成为一个热点。早期研究证实，球根状植物中的硫化物具有抗微生物作用。硫化物中的蒜素、芥子油甙中的代谢物异硫氰酸盐等也具有抗微生物活性。

（5）降胆固醇作用：动物实验和临床研究均发现，皂甙、植物固醇、硫化物、生育三烯酚具有降低血胆固醇水平的作用。血清胆固醇降低的程度与食物中的胆固醇和脂肪含量有关。植物化学物降低胆固醇的机制可能与抑制胆酸吸收、促进胆酸排泄、减少胆固醇在肠外的吸收有关。此外，植物化学物如生育三烯酚和硫化物能够抑制肝脏中胆固醇代谢的关键酶，如羟甲基戊二酸单酰 CoA 还原酶(HMG－CoA)。

除以上作用外，植物化学物还具有调节血压、血糖和血凝以及抑制炎症等作用。

模块三

一、名词解释

1. 食物的营养价值：是指食物中所含的热能和营养素能满足人体需要的程度。食品的营养价值高低取决于两个方面：一是食品中的能量和营养素，另一个是摄食的人。

2. 营养素的生物利用率：食品中所含的营养素在人体代谢中的利用程度。其意义是摄入的食物有多少可转化成动物的体重。

$$\text{生物利用率}=\frac{\text{饲养期间动物体重增加量(g)}}{\text{饲养期间饲料消耗量(g)}}\times 100\%$$

3. 纳豆：是大豆经纳豆菌(枯草杆菌)发酵而成的一种功能性食品。经过纳豆菌的发酵作用，大豆蛋白等成分分解成更利于消化吸收的小分子化合物，并产生其他生理活性物质，表现出很多独特的营养特点和生理功能。

4. 糖果：以砂糖和液体糖浆为主体，经过熬煮，配以部分食品添加剂，再经调和、冷却、成型等工艺操作，构成具有不同物态、质构和香味的、精美而耐保藏的甜味固体食品。

二、填空题

1. INQ＞1 时，说明食物中该营养素的供给量<u>高</u>(填高或低)于能量的供给量，营养价值<u>高</u>(填高或低)，也是一种营养质量合格食品，特别适合于<u>超重或肥胖者</u>。

2. 禽肉的脂肪中所含的饱和脂肪酸较畜肉<u>少</u>(填多或少)，而不饱和脂肪酸含量<u>高</u>(填高或低)于畜肉，因而其营养价值<u>高</u>(填高或低)于畜肉脂肪。

3. 各种谷类其结构基本相似，都是由<u>谷皮</u>、<u>胚乳</u>、<u>胚芽</u>三个主要部分组成。

4. 茶叶中的生物碱有<u>咖啡碱</u>、<u>可可碱</u>和<u>茶碱</u>。生物碱中含量最多的是咖啡碱，约占总生物碱含量的 85%。

三、判断题(请在正确的括号里打"√"，错误的括号里打"×")

1. 在动物性食物中，铁主要以不溶性的三价铁复合物存在，其生物利用率较低，而植物性食物中的铁为血红素铁，生物利用率较高。(×)

2. 卵磷脂和脑磷脂是大脑有益的营养物质，卵磷脂在体内被吸收后释放出胆碱，对增强人的记忆能力和思维能力有促进作用。(√)

3. 番茄红素(lycopene)是类胡萝卜素的一种，它是自然界中最强的抗还原剂之一，具有较强的清除自由基的能力。(×)

4. 日本人把紫菜誉为是"植物食品的顶峰"。(×)

5. 葡萄皮中含有白藜芦醇，这种成分可以防止正常细胞癌变，并能抑制癌细胞的扩散。(√)

模块四

一、填空题

1. 下降，升高

2. 体重

3. 4 ~6

4. 食物热效应，排泄能量

5. 负

6. 分泌型免疫球蛋白 A，少

7. 1200mg/d，1000mg/d

8. 多，过高

9. 营养性贫血，骨质软化症

二、单选题

A、D、D、C、B、C

三、多选题

1. B、C

2. A、B、C、D、E

3. C、D

4. A、D、E

5. A、B、E

6. B、C、D

四、名词解释

1. 婴儿配方奶粉:参照母乳组成成分和模式对牛奶的组成进行调整，配制成适合婴儿生理特点并能满足婴儿生长发育所需的制品。

2. 断奶过渡期:在母乳喂养期间，为满足婴儿迅速发育的营养需要，逐步地添加除母乳外的其他食物，使婴儿从单纯靠母乳营养逐步过渡到完全由母乳外的其他食物营养的过程。

五、简答题

1. 婴幼儿膳食补充蛋白质时应注意些什么?

婴幼儿正处于生长阶段，要求有足量优质的蛋白质来提供其氨基酸需要，以维持机体蛋白质的合成和更新。膳食蛋白质供给不足时，婴幼儿可表现为生长发育迟缓或停滞、消化吸收障碍、肝功能障碍、抵抗力下降，消瘦、腹泻、水肿、贫血等症状。此外，因婴幼儿的肾脏及消化器官尚未发育完全，过高的蛋白质摄入也会对机体产生不利影响，常会引起便秘、肠胃疾病、口臭、舌苔增厚等现象。

2. 对婴儿来讲，牛乳有哪些营养缺陷?

(1)牛乳蛋白质中酪蛋白过高，不利于婴儿消化;(2)牛乳脂肪中饱和脂肪酸太多、亚油酸太少而不能满足婴儿对亚油酸的需要等;(3)牛乳中蛋白质、钙、钠、钾、氯和磷酸的高含量引起相当高的肾溶质负荷，与婴儿未成熟肾脏的能力不相适应。

3. 婴儿配方奶粉的基本要求有哪些?

(1)增加脱盐乳清粉以降低牛奶或其他动物乳汁中酪蛋白的比例，使其接近母乳。(2)

添加与母乳同型的活性顺式亚油酸和适量 a－亚麻酸，使其接近母乳中的含量和比例。(3)a－乳糖和 b－乳糖按4∶6 的比例添加，适当加入可溶性多糖。(4)脱去牛奶中部分 Ca、P、Na 盐，将 K/Na 比例调整至2.5～3.0、Ca/P 调整至2，以减少肾溶质负荷并促进钙的吸收。(5)配方奶粉中通常应强化维生素 A、维生素 D 及适量的其他维生素，以促进婴儿正常生长发育及预防佝偻病。(6)在婴儿配方奶粉中强化牛磺酸、核酸、肉碱等婴儿生长发育必需而体内合成有限的营养物质。(7)对牛乳蛋白过敏的婴儿，可用大豆蛋白作为蛋白质来源生产配方奶粉，以避免过敏症的发生。

4. 如何做到幼儿的合理膳食？

幼儿膳食从婴儿期的以乳类为主过渡到以谷类为主，奶、蛋、鱼、禽、肉及蔬菜和水果为辅的混合膳食，但其烹调方法应与成人有别。(1)以谷类为主的平衡膳食：幼儿膳食应以含碳水化合物丰富的谷类食品为主，还应包括肉、蛋、禽、鱼、奶类和豆类及其制品，以供给优质蛋白质，每日供给牛奶或相应的奶制品不应少于350ml。(2)合理烹调：幼儿主食以软饭、麦糊、面条、馒头、面包、饺子、馄饨等交替使用。蔬菜应切碎煮烂，瘦肉宜制成肉糜或肉末，易为幼儿咀嚼、吞咽和消化。(3)膳食安排：每日4～5餐，除三顿正餐外，可增加1～2次点心，进餐应该有规律。

5. 学龄前儿童存在的主要营养问题是什么？

学龄前儿童由于活动范围扩大，兴趣增多，易出现饮食无规律、偏食、吃零食过多，影响营养素的摄入与吸收。(1)微量元素，如铁、锌及维生素的缺乏是这一时期常见的营养问题。(2)在农村，蛋白质、能量摄入不足仍然是比较突出的问题；(3)城市由于经济发展、物质丰富，儿童的蛋白质、能量营养不良发生率已逐渐下降，但因脂肪类食物摄入过多或运动减少造成的肥胖问题日趋严重。

6. 青少年的膳食原则是什么？

(1)多吃谷类，供给充足的能量；(2)保证足量的鱼、禽、肉、蛋、奶、豆类和新鲜蔬菜水果的摄入；(3)平衡膳食，鼓励参加体力活动，避免盲目节食。

7. 老年人的膳食原则是什么？

(1)平衡膳食；(2)食物要粗细搭配，易于消化；(3)保证充足的新鲜蔬菜和水果摄入；(4)积极参加适度体力活动，保持能量平衡；(5)注意食品的色、香、味、形状和硬度。

六、论述题

1. 概述妊娠期的营养需要

能量：妊娠期间能量的增加是为了满足胎体生长发育、母体组织增长、母体蛋白质和脂肪贮存及代谢增加的能量需要。但妊娠期能量的摄入量与消耗量应以保持平衡为原则，过多地摄入能量对孕体并无益处，一般可根据定期测量孕妇体重的增长来评价和判断能量的摄入是否适宜。整个妊娠期总能量需增加 335～350MJ(80000～85000kcal)。中国营养学会 2000 年修订的膳食参考摄入量(DRIs)建议孕妇自孕中期即妊娠 4 个月开始每日增加能量摄入量 0.84MJ(200kcal)。

蛋白质：妊娠期蛋白质的需要量增加主要是为了满足胎体的生长发育，其次是孕体自身也需要一定数量的蛋白质来供给子宫、胎盘及乳房等的发育。中国营养学会建议和推荐的妊娠期蛋白质增加量是：妊娠早期为5g/d，妊娠中期为15g/d，妊娠晚期为20g/d。除了数量保证外，还要保证优质的动物及豆类蛋白质的摄入至少占1/3 以上。

矿物质：妊娠期对矿物质的需要量增加，妊娠期妇女易于缺乏的矿物质主要是钙、铁、锌、碘等。(1)钙：妊娠期需增加贮存钙量约为30g。中国营养学会建议妊娠中期的妇女每日摄入钙量为1000mg，妊娠后期每日为1500mg。(2)铁：整个妊娠期需铁总量约为1000mg，其中350mg满足胎儿和胎盘生长发育的需要，450mg满足妊娠期红细胞增加的需要，其余部分是用以补偿铁的丢失。中国营养学会建议妊娠中期妇女的膳食铁摄入量为25mg/d，妊娠晚期为35mg/d。(3)锌：妊娠期妇女摄入充足量的锌有利于胎体生长发育和预防先天性出生缺陷。中国营养学会建议妊娠期妇女每日锌摄入量应由非妊娠妇女的15mg增加至20mg，以满足胎体的生长发育需要。(4)碘：妊娠期妇女碘缺乏可能导致胎儿甲状腺功能低下，从而引起以严重的智力低下和生长发育迟缓为主要表现的呆小症。中国营养学会建议妊娠期膳食中碘的摄入量由非妊娠妇女的每日150mg增至175mg。

维生素：(1)叶酸：妊娠早期叶酸缺乏是胎儿发生神经管畸形的重要原因，如果育龄妇女在妊娠前1个月至妊娠后3个月每天服用400mg叶酸，就可有效预防神经管畸形的初发和复发。(2)维生素B_{12}：妊娠期妇女缺乏维生素B_{12}，可发生巨幼红细胞贫血，亦可导致胎体的神经系统受损。中国营养学会2000年建议妊娠期妇女维生素B_{12}的摄入量为每天2.6mg。(3)维生素B_6：给妊娠期妇女补充足量的维生素B_6十分重要，中国营养学会推荐妊娠期妇女维生素B_6供给量为每天2.0mg。(4)维生素B_1：妊娠期妇女缺乏维生素B_1时母体可能没有明显的临床表现，但胎儿出生后却可能出现先天性脚气病。中国营养学会建议妊娠期妇女每日膳食维生素B_1的摄入量为1.5mg。(5)维生素C：在妊娠期间，胎儿血中维生素C含量比母体高2~4倍，而母体维生素C含量比非妊娠妇女低50%左右，因此我国推荐妊娠期妇女每日膳食维生素C的摄入量为130mg，以满足母体和胎体的需要。(6)维生素A：妊娠期妇女摄入足量的维生素A有利于胎体的正常生长发育和维持自身的健康，维生素A缺乏可能与早产、发育迟缓以及低体重儿的发生有关。然而维生素A摄入过量时也可引起中毒，还有导致先天畸形的可能。中国营养学会建议妊娠中期开始补充维生素A，每日摄入量为3000IU。(7)维生素D：妊娠期妇女缺乏维生素D可导致胎儿骨骼和牙齿发育不良，并可导致新生儿手足抽搐和低钙血症及母体骨质软化的发生。由于补充过量的维生素D可导致中毒，故妊娠期妇女补充维生素D时应慎重。中国营养学会建议妊娠期妇女从妊娠的4个月开始补充维生素D，其每日膳食推荐摄入量为400IU。

2. 为何提倡母乳喂养？

对人类而言，母乳是自然界中惟一的营养最全面的食物，是婴儿的最佳食物。

(1)母乳中营养素齐全，能全面满足婴儿生长发育的需要：①含优质蛋白质：乳白蛋白与酪蛋白的比例为8∶2，优于牛乳，白蛋白在胃内形成较稀软之凝乳，易于消化吸收。母乳还含有较多的牛磺酸，能满足婴儿脑组织发育的需要。②含丰富的必需脂肪酸：母乳脂肪以不饱和脂肪酸为主，并含有脂酶，易于消化吸收。母乳中还含有一定量花生四烯酸(AA)和二十二碳六烯酸(DHA)，可直接供给婴儿以满足脑部及视网膜发育的需要。③含丰富的乳糖：乳糖是母乳中碳水化合物的主要形式。乳糖在肠道可促进钙的吸收，并经细菌分解转变成乳酸，降低肠道的pH以诱导肠道正常菌群的生长，从而有效地抑制致病菌或病毒在肠道生长繁殖，有利于婴儿肠道的健康。④母乳中钙含量约为30mg/100ml，低于牛乳，但母乳中钙磷比例适宜，加上乳糖的作用，可满足婴儿对钙的需要，而且这也与婴儿的肾溶质负荷相适应。母乳中其他常量元素和微量元素齐全，含量可满足婴儿生长发育的需要而又不会增加婴儿肾脏的负担。⑤乳母膳食营养充足时，婴儿在前6个月内所需要的维生素基本上可从母乳中得到满足。母乳喂养儿应在出生2~4周后补充维生素D和多晒太阳。

(2)母乳(尤其是初乳)含有丰富的抗感染物质，能提高婴儿对疾病的抵抗力。母乳中特异性免疫物质包括细胞和抗体，非特异性免疫物质包括吞噬细胞、乳铁蛋白、溶菌酶、乳过氧化氢酶、补体、C3及双歧杆菌因子等。

(3)哺乳行为可增进母子间情感的交流，促进婴儿的智能发育。此外，婴儿对乳头的吮吸可反射性引起催乳素分泌并有利于子宫的收缩和恢复，加速母体的复原。

(4)母乳既卫生又无菌，经济、方便、温度适宜，而且新鲜不变质。

模块五

一、填空题

1. 根据营养 需要向食品中添加一种或多种营养素,或者某些天然食品,提高食品营养价值的过程称为食品营养强化。

2. 营养素的标准化,即使一种食品尽可能满足食用者全面的营养需要而加入各种营养素。

3. 几乎没有一种天然 食品能满足人体全部的营养需要。

4. 在食品加工、储藏等过程中,有部分营养素会损失,有时甚至会造成某种或某些营养素的大量损失 。

5. 天然的单一食物仅含人体所需部分营养素,要获得全面营养就需同时进食多种食物,将不同的食物进行搭配 ,制成方便食品或快餐食品,这样既进食简便,又营养全面。

6. 强化的营养素和强化工艺应该是低成本和技术简便。

7. 食品强化剂主要包括维生素、矿物质、必需氨基酸三类。

8. 营养强化剂吸收的比例在很大程度上与消化形式、相同营养素在体内浓度的大小补充剂量、食物载体的组成以及同时摄入的某些药物等有关。

9. 维生素C不稳定,常利用比较稳定的、具有与维生素C同样生理功能的维生素C磷酸酯镁钙衍生物进行强化。

10. 目前常用锌强化剂有醋酸锌、乳酸锌、硫酸锌、氯化锌等。

11. 强化食品分为两大类,一类是以普通人为对象的强化食品,另一类是以特殊人群及病人用的食品。

12. 强化食品应用较多的是强化主食的强化谷物。

13. 按强化剂种类分:维生素强化食品、矿物质强化食品、蛋白质和氨基酸强化食品等。

14. 婴儿用乳粉应充分强化维生素 ,特别是维生素A、维生素C、维生素D、维生素K、烟酸、维生素 B_1、维生素 B_2、叶酸等。

15. 在植物油中可强化维生素A和维生素D。

16. 保健食品,除了具备一般食品的营养功能和感观功能外,还具有一般食品所没有的强调的调节人体生理活动的功能。

17. 有些植物性食物成分能够有效降低居民慢性退行性疾病的发生率。

18. 保健食品不以治疗为目的，不能取代药物对病人的治疗作用，而且保健食品的特定功能也不能取代人体正常的膳食摄入和对各类必需营养素的需求。

19. 大豆多肽的生物学功能主要有抑制蛋白质形成凝胶、调整蛋白质食品的硬度；改善口感；易消化吸收，水溶性很高等。

20. 二十碳五烯酸和二十二碳六烯酸的主要生物学作用有：①降血脂、防止动脉硬化；②抗凝血、预防心脑血管疾病；③抗炎作用；④健脑作用。

二、判断题

1. 食品强化剂是指为增强营养成分而加入食品中的天然的或者人工合成的属于营养素范围的添加剂。（ √ ）

2. 维生素化，即向原来不含维生素的食品中添加各种维生素。（ × ）

3. 营养宣传是大规模改善群体身体素质的有效的营养干预措施。（ × ）

4. 食品营养强化剂多具有食品本身特有的色、香、味。在强化食品时可改变食品的原有感官性状而致使消费者接受。（ × ）

5. 食品营养强化的目的主要是提高人们的营养和健康水平，所以可以不计成本。（ × ）

6. 选择食品强化剂的要求，营养素间可发生相互作用。（ × ）

7. 选择食品强化剂的要求，强化剂与载体亲和性要高。（ √ ）

8. 一个可被机体利用的营养素，含有营养素的化合物可以被机体分解或参与机体的代谢。（ √ ）

9. 在以谷类为主食的国家中，谷类食物蛋白质的数量和质量均不能满足人体需求，需要进行蛋白质强化。（ √ ）

10. 利用生物技术提高食物某类营养成分的含量或改善其消化吸收性能的方法，不属于食品强化。（ × ）

11. 按食用情况分：主食品和副食品、调味品等。（ × ）

12. 谷物特别是在精制时 C 族维生素和矿物质损失更多。（ √ ）

13. 将具有不同营养特点的天然食物混合配成的一类食品不属于强化食品。（ × ）

14. 各种强化米一般均为浓缩营养强化米，可直接食用。（ × ）

15. 牛乳中的无机盐量多，要采用脱盐办法除掉一部分无机盐。（ √ ）

16. 益生菌及其发酵制品具有多种调节生理功能的作用。（ √ ）

17. 天然色素仅指在新鲜食品原料中人的视觉能够感受到的有色物质，没有调节生理功能的作用。（ × ）

18. 有机硫化合物的生物学作用主要是抑癌和杀菌。（ √ ）

19. 酚类化合物其共同特性是分子中含有酚的基团，因而具有较强的抗氧化功能。（ √ ）

20. 大豆皂苷具有较强的生物学活性，主要有：①降脂减肥作用；②抗凝血、预防血栓形成；③抗氧化、抑制过氧化脂质生成；④预防肿瘤作用。（ √ ）

21. 植物甾醇的生理功能主要有预防心血管系统疾病；抑制肿瘤作用等。（ √ ）

22. 膳食纤维只具有辅助消化的功能。（ × ）

模块六

一、填空题

1. 估计平均需求量(EAR)、推荐摄入量(RNI)

2. 消化率、社会条件、经济条件

3. 生活活动和劳动的消耗、食物热效应作用

4. 800mg

5. 15mg、20mg

6. 15μg、11.5μg

7. 1959、1982、1992

8. 能量、各种营养素

9. 混合系数或折合系数

10. 大规模的营养调查

11. 一定时间内营养状况、较长时期的营养状况

12. 急性营养不良、慢性营养不良

13. 人体密度

14. 社会经济状况、保健状况

15. 人口状况、居民支付能力

16. 实际收入

17. 奶类、大豆、食品加工业

18. 农村、西部

19. 少年儿童、妇幼、老年

20. 无公害食品、绿色食品、有机食品

21. A 级、AA 级

22. 农药、化肥、激素

二、单选题

A、D、C、A、A、C

三、多选题

1. ABDE 2. BCDE 3. ABDE 4. ABCE 5. ABCD 6. BCDE 7. ABD 8. CDE 9. ACDE 10. BCD 11. ABCDE 12. ACE 13. ABCD 14. ACDE 15. ABCE 16. ABCE 17. BCDE 18. ABCE

四、名词解释

1. 社区营养:是密切结合社会生活实际,以人类社会中某一限定区域内各种人群作为总体,从宏观上研究其合理营养与膳食。

2. 膳食营养供给量也称膳食营养供给量建议(RDA):由各国行政当局或营养权威学术团体根据营养科学的发展,结合各自具体情况提出的对社会各人群一日膳食中应含有的能量和各种营养素种类、数量的建议。

3. 营养生理需要量:个体对某种营养素的需要量是机体为维持“适宜营养状况”,并处于继续维持其良好的健康状态,在一定时期内必须平均每天吸收该营养素的最低量。

4. 膳食营养素参考摄入量(DRIs):是在 RDAs 基础上发展起来的一组每日平均膳食营养

素摄入量的参考值，包括4项内容:平均需要量(EAR)、推荐摄入量(RNI)、适宜摄入量(AI)和可耐受最高摄入量(UL)。

5. 营养状况调查:运用各种手段准确了解某一人群(以至个体)各种营养指标的水平，用来判定其当前营养状况，这称为营养调查。

6. 营养监测:搜集分析对居民营养状况有制约作用的因素和条件，预测居民营养状况在可预见的将来可能发生的动态变化，并及时采取补充措施，引导这种变化向人们期望的方向发展，这称为营养监测。

7. 体质指数(BMI, body mass index):以体重(kg)/(身高 m)^2 公式表示。

8. 收入弹性(income elasticity):=食物购买力增长(%)/收入增长(%)。

9. 食品强化:就是调整(添加)食品中营养素，使之适合人类营养需要的一种食品深加工。

10. 适宜摄入量(AI):系指通过观察或实验获得的健康人群某种营养素的摄入量。

11. 可耐受的高限摄入水平(UL):是指平均每日可以摄入某营养素的最高量，即这个量几乎对所有个体健康都无任何副作用和危险。

12. 生熟比:=生食物重量/熟食物重量

13. Engel 指数:食物支出占家庭全部生活费的比重称作 Engel 指数(Engel 指数 = 用于食品的开支/家庭总收入×100%)。

14. 膳食指南或称膳食指导方针(dietary guideline):是针对各国各地区存在的问题而提出的一个通俗易懂、简明扼要的合理膳食基本要求，是一个有效的宣传普及材料。

15. 无公害食品:是指在良好的生态环境中，通过应用无公害技术进行生产，有毒有害物质含量限制在安全允许范围之内，符合通用卫生标准，并经有关部门认定的安全食品。

16. 食品新资源:系指在我国新研制、新发现、新引进的无食用习惯或仅在个别地区有食用习惯的，符合食品基本要求的物品。

五、简答题

1. 营养调查的目的?

了解居民膳食摄取情况及其与营养供给量之间的对比情况;了解与营养状况有密切关系的居民体质与健康状态，发现营养不平衡的人群，为进一步营养监测和研究营养政策提供基础情况;作某些综合性或专题性科学研究，如某些地方病、营养相关疾病与营养的关系，研究某些生理常数、营养水平判定指标等。

2. 如何组织营养调查?

应包括调查范围内的全体居民，按居民地址、职业、性别、年龄、经济生活水平、就餐方式等按比例分层抽样调查。应在调查年份的每个季节各调查一次，至少要在夏秋和冬春进行两次以反映季节特点，每次膳食调查应为3~5天，其中不应包含节假日，周末可有可无。调查工作的质量取决于工作计划的科学性、严密性和可行性及取得各级领导与调查对象的合作支持程度，另外取决于执行调查计划的工作人员的认真负责态度和专业理论技能水平。

3. 社会营养监测工作与营养调查有哪些不同之处?

①它以生活在社会中的人群，特别是需要重点保护的人群为对象，向分析社会因素和探讨能采取的社会性措施扩展视野;②它的特点是将营养状况信息向营养政策上反馈，它在分析营养状况与相应的影响因素之后直接研究、制定、修订和执行营养政策，研究营养政策是它的主要任务;③它以一个国家或一个地区全局作为研究对象，以有限的人力、物力分析掌握全

局的常年动态，因而它的工作内容服从于完成宏观分析的需要；④它比传统的营养调查多了一个重要方面，即与营养有关的社会经济和农业资料方面的分析指标；⑤为保证广度，提倡尽可能搜集现成资料。

4. 我国合理膳食构成的要求？

(1) 发挥我国膳食构成的长处。我国传统膳食以谷类为主，虽有缺点但也提供了足够的能量、碳水化合物、膳食纤维等。

(2) 调整肉食结构。适当改变膳食的肉食种类，将可用较少的粮食取得同样数量的蛋白质。

(3) 开发蛋白质资源。提高膳食中蛋白质水平包括：①发展大豆生产；②培育优良品种，提高谷类的蛋白质含量；③推广水产养殖业；④开发蕈、藻类蛋白质；⑤调整酒类产品结构。

5. 目前我国居民的营养状况如何？

随着经济的发展和人民生活水平的提高，我国的营养不良由原来的单纯营养缺乏过渡为营养缺乏和某些营养素摄入过多并存。一方面，营养缺乏性疾病仍然是首要问题，特别是在农村地区、贫困地区和少数民族地区；另一方面，我国城市居民膳食模式的西方化趋势十分明显。与之相关的一些慢性病如肥胖、糖尿病、心血管疾病、恶性肿瘤的患病率迅速上升。

6. 当今世界膳食结构类型及优缺点？

(1) 经济发达国家模式，属于高能量、高脂肪、高蛋白的营养过剩类型。这种膳食构成的后果是引起肥胖病、高血压、冠心病、糖尿病等高发。

(2) 以植物性食物为主的东方型膳食多见于东方发展中国家，属于植物性食品为主、动物性食品为辅的膳食类型。这类膳食的结果是容易出现蛋白质、能量营养不良，以致体质低下，健康状况不良，劳动能力降低等。

(3) 植物和动物性食品并重的日本模式。其膳食中植物性食品占较大比重，但动物性食品仍有相当数量，这种膳食既保留了东方膳食的特点，又吸取了西方膳食的长处，膳食结构基本合理。

7. 描述中国居民平衡膳食宝塔的内容？

中国居民平衡膳食宝塔共分五层，宝塔各层位置和面积不同，这在一定程度上反映出各类食物在膳食中的地位和应占的比重。谷类食物位居底层，每人每天应摄入 300 ~ 500g；蔬菜和水果占据第二层，每天应分别摄入 400 ~ 500g 和 100 ~ 200g；鱼、禽、肉、蛋等动物性食物位于第三层，每天应摄入 125 ~ 200g（鱼虾类 50g，畜、禽肉 50 ~ 100g，蛋类 25 ~ 50g）；乳类和豆类食物合占第四层，每天应摄入乳类及乳制品 100g，豆类及豆制品 50g；第五层塔尖是油脂类，每天不超过 25g。

8. 食品强化的目的？

①弥补某些食品天然营养成分的缺陷，如向粮食制品中强化必需氨基酸；②补充食品加工损失的营养素，如向精白米面中添加维生素 B_1；③使某种食品达到特定目的的营养需要，如配方奶粉、宇航食品和病人用要素膳；④特殊人群预防需要，如寒带人群需要补充维生素 C 等。

9. 对食品强化的要求？

①生产企业必须对拟生产的食品强化，针对给什么人解决什么营养问题提出明确论证，即使用强化食品的对象和强化目的；②强化食品的配方应符合营养学原理，不破坏营养素平衡，确有效应，而且有相应的理论和实验依据；③必须保证强化食品的食用安全性；④强化食

品在感官、口感、价格和工艺等商业方面必须是可行的、有竞争力的。

六、论述题

1. 论述中国居民膳食指南？

(1)食物多样、谷类为主：①人类的食物是多种多样的。各种食物所含的营养成分不完全相同。除母乳外，任何一种天然食物都不能提供人体所需的全部营养素。平衡膳食必须由多种食物组成。②谷类食物是中国传统膳食的主体。提出谷类为主是为了提醒人们保持我国膳食的良好传统，防止发达国家膳食的弊端。③要注意粗细搭配，经常吃一些粗粮、杂粮等。

(2)多吃蔬菜、水果和薯类：①蔬菜与水果含有丰富的维生素、矿物质和膳食纤维。②薯类含有丰富的淀粉、膳食纤维，以及多种维生素和矿物质。③含丰富蔬菜、水果和薯类的膳食，对保持心血管健康、增强抗病能力、减少儿童发生干眼病的危险及预防某些癌症等方面，起着十分重要的作用。

(3)常吃奶类、豆类或其制品：奶类除含丰富的优质蛋白质和维生素外，含钙量较高，且利用率也很高，是天然钙质的极好来源。为提高农村人口的蛋白质摄入量及防止城市中过多消费肉类带来的不利影响，应大力提倡豆类，特别是大豆及其制品的生产和消费。

(4)经常吃适量鱼、禽、蛋、瘦肉、少吃肥肉和荤油：①鱼、禽、蛋、瘦肉等动物性食物是优质蛋白质、脂溶性维生素和矿物质的良好来源。肉类中铁的利用较好，鱼类特别是海产鱼所含不饱和脂肪酸有降低血脂和防止血栓形成的利用。动物肝脏含维生素 A 极为丰富，还富含维生素 B_{12}、叶酸等。但有些脏器如脑、肾等所含胆固醇相当高，对预防心血管系统疾病不利。②肥肉和荤油为高能量和高脂肪食物，摄入过多往往会引起肥胖，并是某些慢性病的危险因素，应当少吃。

(5)食量与体力活动要平衡，保持适宜体重：①进食量与体力活动是控制体重的两个主要因素。食物提供人体能量，体力活动消耗能量。需要保持食量与能量消耗之间的平衡。②三餐分配要合理。一般早、中、晚餐的能量分别占总能量的30%、40%、30%为宜。

(6)吃清淡少盐的膳食：油脂的摄入量越来越高，这样不利于健康。我国居民食盐摄入量过多，平均值是世界卫生组织建议值两倍以上。

(7)如饮酒应限量：无节制地饮酒，会使食欲下降，食物摄入减少，以致发生多种营养素缺乏，严重时还会造成酒精性肝硬化。过量饮酒会增加患高血压、中风等危险，并可导致事故及暴力行为的增加。

(8)吃清洁卫生、不变质食物：严把病从口入关。减少疾病传染的机会。

2. 以蛋白质为例具体介绍 RDA 制定的依据。

成人蛋白质推荐摄入量的确定方法 以要因加算法和氮平衡法为主要确定方法。

(1)要因加算法(factorial method)：即根据无氮膳食期间，机体不可避免的从尿、粪、皮肤和精液等途径丢失的氮量乘以一定的安全系数，得出蛋白质需要量。志愿者在实验条件下每日摄入提供足够能量、矿物质和各种营养素但不含蛋白质的食物，测得每日从组织的代谢、肠道、上皮及一切分泌物、毛发中所有丢失的氮。估计 22～77 岁的成人，每日最低限度的氮损失为 41～69mg/kg，平均为 53mg/kg。这种方法不适用于处在生长发育中人群和孕妇乳母。

(2)氮平衡法：用不同的定量氮给予一群志愿者，测定在特定时间内个人从尿、粪便、皮肤、汗液等一切含氮物质的排出量，将不同氮摄入及排出水平的结果代入直线回归方程中，求得氮处于零平衡的截距点，即为达到氮平衡之点，也就是机体的氮需要量。

在需要量基础上再考虑个体差异，考虑食物蛋白质转变为机体蛋白质的效率等，求得蛋白质的推荐摄入量。

模块七

1. 平衡膳食的概论

答:平衡膳食(balance diet),又称合理膳食(rational diet)或健康膳食(health diet);是指能够提供适宜人体热能和各种营养素需要的膳食。

2. 平衡膳食的基本要求

答:(1)保证人体能量平衡

(2)供给种类全面的各种营养素

(3)满足营养素数量、比例的平衡

(4)食物组成要全面

(5)重视食物的合理搭配

(6)重视合理烹调,减少营养素损失

3. 常见膳食模式的特点

答:(1)平衡膳食模式——以日本、新加坡为代表的居民膳食模式

继承了东方国家重视以摄入谷类为主要热能来源的优良传统,又避免了欧美发达国家以动物性食物为主的营养弊端,合理地供给一定数量的动、植物食品,以达到全面合理地摄取热能和各种营养素之目的,使它们的膳食食物组成基本上属于平衡膳食。

(2)不平衡膳食模式

①欧美膳食模式

是以欧美国家为代表的发达国家的膳食,其动物性食物成为热能主要来源,每天摄入的总热能在14.64MJ(3500kcal)以上,蛋白质100g左右,动物蛋白占50%以上,脂肪占总能量百分比在35%~48%。每年的肉、蛋、奶消费量达270kg左右,而谷类的年消费量在75kg左右,是比较典型的“三高”型。

②发展中国家膳食模式

是以非洲某些不国家处于贫困线以下的人群为代表的膳食,每人平均热能摄入量不足8.79MJ(2100kcal),蛋白质热能占总热能低于10%,每日不足50g,碳水化物占总热的热比值高达76.6%,由于总热能摄入量的不足人体处于长期饥饿状态,每年的动物性食物消费量仅5kg左右,奶类38kg左右,谷物薯类约150kg,导致多数民众处于温饱线以下,表现出极度的营养不良,是比较典型的热能、蛋白质不足。

③其他膳食模式

主要是指以“纯素食”,或“纯荤食”,或个人“偏食”的膳食人群,尽管这类人群的热能需要能够得到满足,但由于长期饮食习惯和食物组成的不合理,有可能导致膳食中一种以上营养素的缺乏、不足,或过多,给人体的健康带来危害。例如长期吃“纯素食”的人群有可能导致维生素A等脂溶性维生素、钙及微量元素、优质蛋白等营养素摄入量的缺乏与不足,同时过量膳食纤维的摄入,又有可能导致钙及微量元素、维生素等营养素吸收利用率的降低出现不足或缺乏。

4. 不吃早餐的六大危害

(1)易造成精神不振

(2)易致身体发胖

(3)老得快

(4)易患结石病

(5)易患胃部疾病

(6)不利于夜间体内产生的废物排除

模块八

一、填空题

1. 食品在生产、加工、储存、运输和销售的过程中有很多污染的机会,会受到多方面的污染。污染后有可能引起急性短期效应的食源性疾病或具有慢性长期效应的长期性危害。

2. 生物性污染食品的生物性污染包括微生物、寄生虫和昆虫的污染。

3. 共存于食品中的细菌种类及其相对数量的构成,通称为食品的细菌菌相。

4. 食品腐败变质在食品卫生学中泛指在微生物为主的各种因素作用下,所发生的包括食品成分与感官性质的各种酶性、非酶性变化及夹杂物污染,从而使食品降低或丧失食用价值的一切变化。

5. 食品本身的组成和性质:包括食品本身的成分、所含水分、PH 值高低和渗透压的大小。

6. 食品的腐败变质鉴定指标一般是从感官、物理、化学和微生物四个方面确定其适宜指标。

7. 腐败变质的食品首先是带有使人们难以接受的感官性质,如刺激气味,异常颜色、酸臭味道和组织溃烂、黏液污秽等。其次是成分分解、营养价值严重降低。

8. 食品腐败变质主要由微生物的作用所引起,是食品本身、环境因素和微生物,三者互为条件、相互影响、综合作用的结果。

9. 霉菌是真菌的一部分。真菌是指有细胞壁,不含叶绿素,无根、茎、叶。以寄生或腐生方式生存,能进行有性或无性繁殖的一类生物,霉菌是菌丝体比较发达而又没有子实体的那一部分真菌。约有 5100 属 45000 种。

10. 霉菌的发育和产毒需要一定的条件,影响霉菌产毒的条件主要是食品基质中水分、环境中的温度和湿度及空气的流通情况。

11. 霉菌毒素中毒的临床表现有急性中毒、慢性中毒、致癌、致畸和致突变等。

12. 霉菌污染度即单位质量或容积的食品污染霉菌的量。

13. 黄曲霉毒素是一类结构类似的化合物。主要为 AFB 和 AFG 两大类。从结构上彼此十分相似,含 C、H、O 三种元素,都是二氧呋喃氧杂萘邻酮的衍生物。

14. 根据我国国务院《农药管理条例》的定义,农药是指用于预防、消灭或者控制危害农业、林业的病、虫、草和其他有害生物以及有目的地 调节植物、昆虫生长的化学合成或者来源于生物、其他天然物质或者几种物质的混合物及其制剂。

15. 按用途可将农药分为杀虫剂、杀菌剂、除草剂、杀线虫剂、杀鼠剂、落叶剂和植物生长调节剂等类型。

16. 按化学组成及结构可将农药分为有机磷 、氨基甲酸酯、拟除虫菊酯、有机氯、有机砷、有机汞等多种类型。

17. 施用农药对农作物的直接污染,包括表面黏附污染和内吸性污染。

18. 农作物可长期从污染的环境中吸收农药,尤其是从土壤和灌溉水中吸收农药。

19. 有些金属元素在较低摄入量的情况下对人体即可产生明显的毒性作用,如铅、砷、汞等,常称为有毒金属。

20. 污染水体和土壤的金属毒物,还可以通过生物富集作用,使食品中的含量显著增高。

21. 在一定的条件下,其有害金属可溶出污染食品。

22. 体内铅90%以上蓄积在骨骼。

23. 汽车等交通工具排放的废气含有大量铅,可造成公路干线附近农作物严重铅污染。

24. N－亚硝基化合物,根据其化学机构分为亚硝胺和亚硝酰胺两大类。

25. 形成N－亚硝基化合物的前体包括N－亚硝化剂和可亚硝化的含氮有机化合物。

26. 在微生物的作用下可将硝酸盐还原为亚硝酸盐,又参与胺的形成,故能促进N－亚硝基化合物的生成。

27. 多环芳烃类是由两个以上苯环稠合在一起并在六碳环中有五碳环的一系列芳香烃化合物及其衍生物。

28. B(a)P被认为是高活性致癌剂,但并非直接致癌物。

29. 通过水和食物进入人体的B(a)P很快通过肠道吸收。

30. 杂环胺类化合物包括氨基咪唑氮杂芳烃和氨基咔啉两类。

31. 食品的放射性污染是指食品吸收或吸附了外来的人为的,使其放射性高于自然放射性。

32. 食品中天然放射性核素是指食品中含有的自然界本来就存在的放射性核素。

33. 环境中人为的放射性核素污染主要来源于核爆炸;核废物的排放;意外事故。

34. 放射性核素向食品转移途径:向水生生物体内转移;向植物转移;向动物转移。

二、判断题

1. 食品在细菌作用所发生的变化程度和特征,主要取定于菌相。(√)

2. 食品细菌数量的卫生意义只是食品清洁状态的标志。(×)

3. 食品中如检出大肠菌群其卫生学意义只是作为肠道致病菌污染食品的指示菌。(×)

4. 微生物是引起食品腐败变质的重要原因。(√)

5. 蛋白质分解为腐败变质的特征。(√)

6. 食品中水分含量是影响微生物相及其增殖以及腐败变质的一般因素。(×)

7. 霉菌都产毒。(×)

8. 黄曲霉产毒的必要条件为相对湿度65%－75%,温度25－30摄氏度,氧气1%。(×)

9. 黄曲霉毒素有很强的急性毒性,也有明显的慢性毒性和致癌性。(√)

10. 影响霉变的三个主要因素为温度、湿度和氧气,如确能有效控制三者之一即可达到防霉。(√)

11. 黄绿青霉又称毒青霉,其代谢产生的黄绿青霉毒素是很强的神经毒素。(√)

12. 食品中的农药残留只来自于施药后对食用农作物的直接污染。(×)

13. 农药对食用作物的污染程度主要取决于:农药性质、施药浓度和时间及次数。(√)

14. 食物链是指在动物生态系统中,由高级到低级顺次作为食物而联结起来的一个生态链条。(×)

15. 粮食使用熏蒸剂等对粮食不会造成的污染。(×)

16. 在禽畜饲养场所及禽畜身上施用农药会对动物性食品污染。(√)

17. 含铅农药的使用可造成农作物的铅污染。(√)

18. 三价砷的毒性小于五价砷,无机砷的毒性小于有机砷。(×)

19. 血液中铅含量可反映环境铅污染程度。(×)

20. 砷的急性中毒主要症状是胃肠炎症状,严重者可致中枢神经系统麻痹而死亡。(√)

21. 无机汞的毒性较低,所以环境中汞没有毒害性。(√)

22. 由于亚硝酸盐及仲胺等广泛存在于自然界,所以食品中天然存在的亚硝胺含量较多。(×)

23. 多食新鲜蔬菜、水果及动物性食品,可防止亚硝胺对人体的危害。(√)

24. 低温储存可使含蛋白质丰富的肉鱼类、鱼类等,减少胺类及亚硝酸盐的产生。(√)

25. 维生素 E、C 能阻断亚硝胺在体内及食品中的合成。(√)

26. 长期生活在含 B(a)P 的空气环境中会造成慢性中毒。(√)

27. 烧烤煎炸产生杂环胺的数量远远大于炖焖煮及微波炉烹调等温度较低、水分较多的烹调方法。(√)

28. 增加蔬菜水果的摄入量对于防止杂环胺的危害没有积极作用。(√)

29. 在柏油马路晾晒粮食不会使粮食受到污染。(×)

30. 在大剂量的照射下,放射性对人体和动物存在着某种损害作用,小剂量内照射损害不大。(×)

31. 预防食品放射性污染及其对人体危害的主要措施是加强对污染源的卫生防护和经常性的卫生监督。(√)

32. 茶能减轻放射性物质的危害。(√)

33. 放射性物质污染水域,一部分被水吸收后消除,另一部分为水生生物体消化。(×)

模块九

一、1. 0℃　2. 后熟　3. 僵直、后熟　4. 条件可食肉　5. 假单胞菌　6. 微生物污染　7. 植物油 动物脂肪　8. 压榨法 溶剂萃取法(浸出法)　9. 12% ~14%　10. 热榨 冷榨　11. 水解 自动氧化　12. 良质肉　13. 肉毒梭菌　14. 嗜热脂肪芽胞杆菌　15. 微生物　16. 病畜和同群牲畜立即屠宰;场所、工具、衣物应消毒　17. 巴氏消毒法;超高温瞬时间灭菌法;煮沸消毒法;蒸气消毒法　18. 油脂的水解;油脂在空气、水、阳光等作用下发生的化学变化　19. 物理性胖听;化学性胖听;生物性胖听

二、1. B;　2. B;　3. C;　4. C;　5. D;　6. B;　7. A;　8. B;　9. A

三、1. A、B、C、D、E;　2. B、C、E;　3. A、B、C;　4. B、C;　5. B、C;6. A、C;　7. A、B、C;　8. A、B、C、E;　9. A、C、D;　10. A、B

四、1. ×;2. ×;3. ×;4. ×

五、1. 后熟:牲畜刚刚宰杀后,其肉质呈弱碱性(pH 7.0 ~7.4),肌肉中糖原和含磷有机化合物在组织组织酶的作用下,分解为乳酸和游离磷酸,食肉的酸度增加,当 pH 值为 5.4 时,达到肌凝蛋白等电点,肌凝蛋白开始凝固,使肌纤维硬化而出现僵直。此时肉的味道较差,有不愉快气味,肉汤混浊,不鲜不香。此后,肉内糖原分解酶继续活动,pH 值进一步下降,肌肉结缔组织变软,具有一定弹性,肉松软多汁,味美芳香,表面因蛋白凝固而形成有光泽的膜,有阻止微生物侵入的内部的作用,这个长达 12 ~24h 的过程称为畜肉后熟,俗称排

酸。

2. 良质肉：指健康畜肉，其食用不受限制。

3. 条件可食肉：指必须经过高温、冷冻或其他有效方法处理，达到卫生要求，食后对人无害的肉。

4. 酸奶：是以牛奶为原料，添加适量砂糖，经巴氏杀菌和冷却，加入纯乳酸菌发酵剂，经保温发酵而制成的产品。

5. 热榨法：油料经去杂、去石后进行破碎、蒸炒、挤压等工序。

6. 油脂酸价：中和1g油脂中游离脂肪酸所需KOH的mg数称为油脂酸价。

7. 过氧化值：油脂中不饱和脂肪酸被氧化形成的过氧化物称为过氧化值。

8. 羰基价：油脂酸败时可产生含有醛基和酮基的脂肪酸或甘油脂及其聚合物，其总量称羰基价。

9. 胖听：罐头底盖向外鼓起的胀罐，即罐头的一端或两端突出，叩击呈空虚鼓音称为胖听。

10. 方便食品：那些不需要或稍需加工或烹调就可以食用，并且包装完好、便于携带的预制或冷冻食品。

11. 软饮料：乙醇含量小于0.5%(m/V)的饮料制品。

12. 油脂酸败：油脂由于含有杂质或在不适宜条件下久藏而发生一系列化学变化和感官性状恶化，称为油脂酸败。

13. 平酸腐败：平酸腐败是罐头食品常见的一种腐败变质，表现为罐头内容物酸度增加，而外观完全正常。此种腐败变质又可分解碳水化合物产酸不产气的微生物(平酸菌)引起。

14. 转基因食品：系指以利用基因工程技术改变基因组构成的动物、植物和微生物而生产的食品。

15. 保健食品：表明具有特定保健功能的食品。即适宜于特定人群食用，具有调节机体功能，不以治疗疾病为目的的食品。

模块十

一、填空题

1. 食物中毒是指人经口摄入<u>正常</u>数量的<u>可食</u>状态的<u>“有毒食物”</u>后所引起的以<u>急性感染或中毒</u>为主要临床特征的疾病。

2. 微生物类群引起的食物中毒，主要包括<u>细菌性食物</u>中毒和<u>霉菌性食物</u>中毒两大类。

3. 根据引起食物中毒的机理不同可分为<u>感染型</u>及<u>毒素型</u>食物中毒。

4. 排除毒物的方法：<u>催吐</u>、<u>洗胃</u>、<u>导泻或灌肠</u>。

5. 细菌性食物中毒是由于进食被<u>细菌或细菌毒素</u>所污染的食物而引起的急性感染中毒性疾病。一般可分为<u>毒素型</u>、<u>感染型</u>和<u>混合型</u>三类。

6. 沙门氏菌属为<u>革兰氏阴性杆菌菌</u>，菌型繁多，在自然界分布<u>广</u>。

7. 变形杆菌属有五个群，即<u>普通变形杆菌</u>、<u>奇异变形杆菌</u>，摩根氏变形杆菌，<u>雷极氏变形杆菌</u>和<u>无恒变形杆菌</u>。

8. 副溶血性弧菌为<u>革兰氏阴性</u>，在含盐浓度3%～3.5%的培养基内生长最好，故曾叫<u>致病性嗜盐菌菌</u>。

9. 葡萄球菌有多种，其中<u>金黄色葡萄球菌</u>和<u>表面葡萄球菌</u>中有些菌株可产生肠毒素而引起中毒。

10. 肉毒梭菌是革兰式阳性厌氧菌，可产生芽孢，在厌氧环境中能产生强烈的外毒素。

11. 组胺中毒是食用含有致病量组胺的食品而引起的一类过敏性食物中毒。

12. 河豚鱼的卵巢、肝脏 、鱼籽的毒性最强，肾脏，血液、眼睛 、鳃、鱼皮毒性次之，以鱼肉中毒性最弱，多数无毒。

13. 不要过量食用可能含有大量维生素 A 和维生素 D 的动物肝脏。

14. 一般按临床表现将毒蕈中毒分为四种类型肝肾损害型原浆毒型、神经毒型、溶血素型、胃肠毒型 。

15. 人们食入这些含氰苷类物质后，在消化道遇水分解产生有毒的氢氰酸 ，经胃肠吸收，与细胞色素氧化酶的铁结合，阻止细胞色素氧化酶递送氧的作用，造成机体处于窒息状态。

16. 龙葵素具有腐蚀性 、溶血性并对运动中枢及呼吸中枢有麻痹作用 。

17. 化学性食物中毒是指健康人经口摄入了正常数量，在感官上无异常，但确含有某种或几种化学性毒物的食物，随食物进入体内的化学性毒物发生异常作用，破坏了正常生理功能，引起功能性或器质性病理改变的急性中毒。

18. 常见的化学性食物中毒有亚硝酸盐食物中毒，有机磷引起的食物中毒，砷化物引起的食物中毒等。

19. 亚硝酸盐作用于血管舒缩中枢，在大剂量时直接作用于血管而引起周围血管扩张，正常的低铁血红蛋白，经过亚硝酸盐的作用，被氧化成高铁血红蛋白，失去了输送氧气的功能，引起组织缺氧和皮肤青紫现象。

20. 有机磷农药种类很多，根据其毒性强弱分为高毒 、中毒 、低毒三类。

21. 砷中毒一般都是由口服引起的。砷急性中毒的症状有两种类型，即麻痹型和胃肠型。

22.《中华人民共和国食品安全法》已于 2009 年6 月1 日起施行。

23. 食物中毒的调查、处理与管理，是医学诊断处理过程，也是食品卫生案例的调查处理过程。

24. 卫生监督机构当接到食物中毒报告后，应向报告人了解发生中毒的单位 、地址 、中毒人数 、中毒症状、可疑食品等。

25. 食物中毒调查资料的整理和总结，内容一般包括：基本情况 ，食物中毒发生经过，病人临床表现，引起中毒食品，致病因素，实验室检测结果（一流行病学调查，二卫生学调查），中毒暴发原因与条件，检验结果，最后诊断，事件处理经过和采取的预防措施。

二、判断题

1. 食物中毒与人的体质没有太大关系。（ × ）

2. 食品在生产过程中不注意卫生、生熟不分造成食品污染，食用前又未充分加热处理，可能导致食物中毒发生。（ √ ）

3. 夏秋季多发生肉毒中毒和亚硝酸盐中毒；冬春季细菌性和有毒动植物食物等多发生。（ × ）

4. 天然动物、植物性食物，怎么食用都不会引起食物中毒。（ × ）

5. 由毒素型和感染型两种协同作用所致的食物中毒称为混合型食物中毒。（ √ ）

6. 在春秋季节人和动物的带变形杆菌率一般都比较高。（ × ）

7. 预防副溶血性弧菌中毒需要防止病菌污染，控制繁殖和杀死病原菌。（ √ ）

8. 发酵食品臭豆腐易引起肉毒中毒。(√)

9. 一般含水分多,蛋白质和糖也多的食品有利于葡萄球菌的繁殖,并产生肠毒素。(√)

10. 动物肝脏含有丰富的维生素 A 和维生素 D,被人们视为营养佳品,所以可过量食用。(×)

11. 生豆浆含有皂素和抗胰蛋白酶等有害物质,人们喝了未经煮沸的豆浆可引起中毒症状。(√)

12. 蔬菜可随意大量食用。(×)

13. 马铃薯发芽后龙葵素的含量不会明显增加。(×)

14. 四季豆烹调时加热不充分,就不能完全破坏皂素等有毒物质,会引起食物中毒。(√)

15. 亚硝酸盐为白色粉末,会误作为食盐、食用碱面或白糖食后而引起中毒。(√)

16. 喷过有机磷农药农药和播过毒种的农田,不需要竖立提示标志。(×)

17. 元素砷是无毒的,所以砷的化合物也无毒。(×)

18. 由于我国鼠药市场管理混乱,误食、恶意投毒事件时有发生。(√)

19. 甲醇是一种强烈的神经和血管毒物,可直接毒害中枢神经系统。(√)

20. 发生食物中毒,首先应是抢救和妥善安置病人。(√)

21. 对可疑食品的剩余部分,病人的吐泻物及其他可疑物品应采样送检。(√)

22. 确定食品中毒类型后,不急着对现场进行处理,以调查事件真相。(×)

23. 根据《食品安全事故应急预案》的要求时限,应尽可能报告事件发生的时间、地点、单位、危害程度、死伤人数、事故报告单位、联系人员、原因的初步判断、采取措施及控制情况等。(√)

参考文献

1. 卢文. 大豆蛋白的营养价值及其开发策略. 粮食与食品工业. 1995(4)

2. 农村居民主要动物性食品消费研究. 张红岩，上海交通大学，农业经济管理，2008，硕士，导师：史清华

3. 蛋白质粉的营养价值评价及对老年大鼠的抗衰老研究. 李洁莹，南方医科大学，营养与食品卫生学，2013，硕士，导师：邓红

4. 周才琼，周玉林主编. 食品营养学. 北京：中国计量出版社，2006

5. 吴坤主编. 营养与食品卫生学. 人民卫生出版社，第5版，2003年5月

6. 白英丽，全玉红. 小儿微量营养素缺乏的防治建议. 求医问药. 2012(6)

7. 刘建东. 浅谈烹饪和营养的融合. 才智. 2012(2－15)：309

8. 苏东民. 小麦、小麦粉及面制食品的营养品质. 营养健康新观察. 2006(2)

9. 莫英杰，张欣然，王苏，吴贾锋，涂顺明，许晓曦. 国内外婴幼儿食品中蛋白质质量评价方法的对比研究. 大豆科技. 2013(4)

10. 赵九永，陆启玉，孙辉. 小麦脂类研究进展. 粮油食品科技. 2010(1)

11. 五谷杂粮营养粉食品的研究. 黄佩佩，西华大学，食品工程，2013，硕士，导师：马力

12. 欧克勤，梁建芬，杨丽琛. 食品中矿物质利用率的影响因素及研究方法. 食品科技. 2009(10)

读者反馈意见

亲爱的读者：

感谢您对《食品营养与卫生安全》的学习和热爱！为了今后能给您提供更优质的服务，请您抽出宝贵时间填写下面意见反馈表，以便我们更好地对本教材做进一步的改进。同时如果您在使用本教材的过程中遇到了什么问题，或者有什么好的建议，也请您来信、来电告诉我们。

地址：北京市丰台区科学城南极星大厦 108 室

电话：010 - 61229894/ 83795649

电子邮箱：caikai6223@263. net　　QQ：649319527　　QQ：1694299827

教材名称：《食品营养与卫生安全》

个人资料：

姓名：＿＿＿＿＿年龄：＿＿＿＿所在院校/专业＿＿＿＿＿＿＿＿

文化程度：＿＿＿＿＿通讯地址：＿＿＿＿＿＿＿＿＿＿＿＿＿

联系电话：＿＿＿＿＿电子信箱：＿＿＿＿＿＿＿＿＿＿＿＿＿

您使用本书是作为：□指定教材、□选用教材、□辅导教材

您对封面设计的满意度：

□很满意、□满意、□一般、□不满意　改进建议＿＿＿＿＿＿＿＿＿

您对本书印刷质量的满意度：

□很满意、□满意、□一般、□不满意　改进建议＿＿＿＿＿＿＿＿＿

您对本书的总体满意度：

从语言质量角度看：□很满意、□满意、□一般、□不满意

从科技含量角度看：□很满意、□满意、□一般、□不满意

本书最令您满意的是：

□指导明确、□内容充实、□讲解详尽、□实例丰富

您认为本书在哪些地方应进行修改？（可附页）

＿＿＿＿＿＿＿＿＿＿＿＿＿＿＿＿＿＿＿＿＿＿＿＿＿＿＿＿＿＿

＿＿＿＿＿＿＿＿＿＿＿＿＿＿＿＿＿＿＿＿＿＿＿＿＿＿＿＿＿＿

您希望本书在哪些方面需进行改进？（可附页）

＿＿＿＿＿＿＿＿＿＿＿＿＿＿＿＿＿＿＿＿＿＿＿＿＿＿＿＿＿＿

＿＿＿＿＿＿＿＿＿＿＿＿＿＿＿＿＿＿＿＿＿＿＿＿＿＿＿＿＿＿